焦虑症中医典籍撷英

主编 王 振 刘兰英

上海科学技术出版社

图书在版编目（CIP）数据

焦虑症中医典籍撷英 / 王振，刘兰英主编. -- 上海：上海科学技术出版社, 2025. 4. -- ISBN 978-7-5478-7080-8

Ⅰ. R277.797.05

中国国家版本馆CIP数据核字第202524VH82号

焦虑症中医典籍撷英
主编 王 振 刘兰英

上海世纪出版（集团）有限公司 出版、发行
上 海 科 学 技 术 出 版 社
（上海市闵行区号景路159弄A座9F-10F）
邮政编码 201101　www.sstp.cn
常熟市华顺印刷有限公司印刷
开本 787×1092　1/16　印张 21.25
字数 480千字
2025年4月第1版　2025年4月第1次印刷
ISBN 978-7-5478-7080-8/R·3221
定价：88.00元

本书如有缺页、错装或坏损等严重质量问题，请向印刷厂联系调换

内容提要

中医历来重视情志对健康和疾病的影响,强调人体生理-心理与社会-环境一体的整体观,契合现代生物-心理-社会-环境医学模式。中医历代医家对情志病的研究内容丰富、疗效确切,研究好、利用好这些成果对现代临床和基础研究意义重大。

焦虑症是最常见的精神障碍之一,是一种以暂时性或持续性情绪紧张为主要临床症状,并伴有自主神经功能失调、运动障碍、睡眠障碍等症状的神经症。其病因尚未完全阐明,具有高发病率、高复发率、高致残率及较低治愈率等特性,严重影响人们生活质量和社会稳定。根据焦虑症临床表现,现代医家多将其归属于中医学"奔豚""恐证""惊病"等范畴。以现代医学对焦虑症的诊断依据为标准,从病因、症状、治疗等方面研究中医古籍文献,可以了解中国古代对焦虑症的认识,获悉古今对焦虑症描述方式上的差异,从而丰富中医文献学和临床精神病学,对中医、中西医结合研究焦虑症都有一定借鉴价值。

本书系统挖掘了先秦至清代的中医典籍,全面而细致地梳理与焦虑症这一现代心理疾病相契合的古代中医病证名描述。内容涵盖中医基础理论、中药、方剂、临证各科、医案等。资料翔实,具有较高的文献参考价值和临床研究价值。通过本书,读者不仅可以领略到中医在应对现代心理疾病方面的深厚底蕴与独特的魅力,还能为现代临床治疗焦虑症提供参考与借鉴。

编委会名单

主　编

王　振　刘兰英

副主编

安　欢　张兆洲　郑月娟

编　委（按姓氏笔画排序）

于　林　王　振　王丹丹　王亚萍　王安江　王若愚　尹冬青
厉汪涛　田　菲　史栋栋　邢梦娟　刘立瑾　刘兰英　刘晓丹
安　欢　安　娜　李　伟　李晓寅　吴晶晶　余　凯　张　静
张兆洲　陈剑华　郑月娟　项　琼　胡奕颖　骆利元　郭励园
阎兆君

秘　书

胡奕颖

序　言

焦虑症（焦虑障碍）是精神障碍疾病谱系中最为常见的一类，其核心临床表征为过度的担忧、恐惧和焦虑，以及相关的行为异常。随着社会的快速发展，人们所承受的心理压力与日俱增，焦虑症作为一种普遍的精神障碍，其发病率不断攀升。焦虑症不仅造成个人的精神痛苦，还可能引发或加重一系列生理健康问题，如心血管疾病、消化系统功能紊乱、睡眠障碍等。此外，焦虑症还严重影响患者的社会功能，包括学习、工作和人际关系，进而产生社会经济负担。

中医虽无焦虑症这个病名，但有与之呼应的"奔豚、恐证、惊病、百合病、郁证、卑惵、脏躁"等病证名。在焦虑症的治疗上，中医典籍提供了独到的见解和多样性的治疗手段，如中药方剂、针灸、推拿、情志疗法等，这些方法在当今医学界仍具有极高的参考价值。《焦虑症中医典籍撷英》一书的问世，为我们深入挖掘和研究中医治疗焦虑症提供了宝贵的资料。

本书由王振教授和刘兰英教授主编，同时汇集众多专家学者的智慧和努力，系统整理了中医典籍中关于焦虑症的诊疗方法。书中不仅详细介绍了中药方剂及其临床应用，还结合现代医学体系进行中医病证的分类描述。这种古今交融、中西合璧的研究视角，为中医文献学和临床精神病学的发展注入了新的活力，也为探索中西医结合的深层内涵提供了坚实的理论基础。

本书的出版，是对中医药智慧的传承与发扬，也是对焦虑症治疗领域的一次重要贡献。它不仅为专业医护人员提供了宝贵的参考资料，更为广大患者带来了更多元化的治疗选择。殷切期望本书的问世，能充分发挥中医原创思维的独特优势，不仅传承与弘扬中医在神志病治疗中的卓越优势，更致力于构建一个开放包容、科学严谨的交流平台，促进中西医理论与实践的深度融合，共同开拓神志病诊疗的新篇章。

愿本书能成为一座桥梁，连接过去与未来，带领我们走向更加全面、综合的治疗模式，为焦虑症患者带来更多光明与希望。

杨永清
上海中医药大学
2024 年 7 月于上海

前 言

焦虑症(焦虑障碍)是全球范围内最常见的精神障碍之一,是一组临床以焦虑症状为主的精神障碍的统称。我国焦虑障碍年患病率为5.0%,终身患病率为7.6%。焦虑症的病因及发病机制尚不明确,抗焦虑药物是目前临床主要的治疗方法,但存在较多不良反应。中医药可能成为良好的辅助(替代)方法。中医学对精神疾患的诊疗记载古已有之,但是散见于各中医古籍之中。

为全面总结和深入挖掘中医古籍文献中的焦虑症诊疗经验和学术观点,发扬中医药的特色和优势,提高专病的诊疗质量和水平,我们邀请上海市精神卫生中心、上海市中医神志病研究所、上海中医药大学、浙江省中医药研究院中医文献信息研究所、广州医科大学附属中医医院、北京安定医院等单位的专家学者共同编写了《焦虑症中医典籍撷英》一书。

我们利用文献检索方式查找现代已出版的焦虑症专著和期刊文献,全面梳理当代学者关于焦虑症的中医古代病证名描述。最终确认与焦虑症最相关的7个病证名,分别为奔豚、恐证、惊病、百合病、郁证、卑惵、脏躁,而后以7个病证名为检索词,采用全文检索的方式检索了古籍数据库,包括国医典藏中医古籍数据库、书同文古籍数据库、爱如生中医典海数据库、中华医典等,收集与焦虑症相关的古籍文献。文献时间上讫先秦、下至清末,内容涵盖中医基础理论、中药、方剂、临证各科、医案等。其间,文献工作者、精神科医生、中医内科医师皆参与,共同完成焦虑症古籍文献资料的搜集与筛选,并对原文内容进行两轮校对。由此,本书为广大读者呈现出了原汁原味的中医古籍资料,全面系统地展示古代中医治疗焦虑症的智慧。

我们诚挚地推荐本书,希望可以帮助读者对焦虑症中医诊疗有更深入的理解,将更多的中医经验应用于临床实践,继承和发扬传统中医,更好地服务患者。最后,感谢上海市中医药科技计划项目(2022CX004)、上海市中医药标准化项目(2023JSP03)、上海市技术规范化管理和推广项目(2SHDC22023212)的支持。

由于能力有限,恐有不足之处,恳请广大医家和同道不吝赐教。

王 振 刘兰英
2024年7月于上海

目 录

绪论 ··· 001

第一章　先秦汉两晋时期 ·· 003
第一节　奔豚 ··· 004
《难经》 ··· 004
《金匮要略》 ··· 004
《脉经》 ··· 005
《肘后备急方》 ··· 005
《小品方》 ··· 005
第二节　恐证 ··· 006
《黄帝内经素问》 ··· 006
《黄帝内经灵枢》 ··· 007
《难经》 ··· 008
《脉经》 ··· 008
第三节　惊病 ··· 008
《金匮要略》 ··· 008
《针灸甲乙经》 ··· 009
《肘后备急方》 ··· 009
第四节　百合病 ··· 010
《金匮要略》 ··· 010
《脉经》 ··· 011

第二章　隋唐时期 ·· 012
第一节　奔豚 ··· 012
《诸病源候论》 ··· 012
《备急千金要方》 ··· 013
《千金翼方》 ··· 013
《外台秘要》 ··· 013
第二节　恐证 ··· 014

《黄帝内经太素》	014
《诸病源候论》	015
《备急千金要方》	016
《千金翼方》	018
《外台秘要》	019

第三节 惊病 …… 020
　《诸病源候论》 …… 020
　《备急千金要方》 …… 021
　《外台秘要》 …… 022

第四节 百合病 …… 024
　《诸病源候论》 …… 024
　《备急千金要方》 …… 024
　《外台秘要》 …… 024

第三章　宋金元时期 …… 026

第一节 奔豚 …… 027
　《神巧万全方》 …… 027
　《针灸资生经》 …… 027
　《窦太师流注指要赋》 …… 028
　《仁斋直指方论》 …… 028
　《永类钤方》 …… 029
　《世医得效方》 …… 029
　《新编南北经验医方大成》 …… 029

第二节 恐证 …… 029
　《太平圣惠方》 …… 029
　《圣济总录》 …… 036
　《普济本事方》 …… 042
　《鸡峰普济方》 …… 042
　《太平惠民和剂局方》 …… 043
　《三因极一病证方论》 …… 043
　《严氏济生方》 …… 044
　《御药院方》 …… 044
　《卫生宝鉴》 …… 045
　《三元参赞延寿书》 …… 045
　《扁鹊神应针灸玉龙经》 …… 045
　《世医得效方》 …… 046

第三节 惊病 …… 046

《医心方》 046
　　《太平圣惠方》 047
　　《太平惠民和剂局方》 057
　　《圣济总录》 058
　　《伤寒百证歌》 069
　　《三因极一病证方论》 069
　　《女科百问》 070
　　《针灸资生经》 070
　　《儒门事亲》 071
　　《妇人大全良方》 072
　　《严氏济生方》 072
　　《仁斋直指方论》 072
　　《世医得效方》 074
　　《丹溪心法》 074
　第四节　郁证 075
　　《太平惠民和剂局方》 075
　第五节　卑㦖 076
　　《扁鹊心书》 076
　第六节　百合病 076
　　《医心方》 076
　　《太平圣惠方》 076
　　《圣济总录》 077
　　《仲景伤寒补亡论》 077

第四章　明代时期 079
　第一节　奔豚 080
　　《医学纲目》 080
　　《普济方》 080
　　《金镜内台方议》 086
　　《丹溪心法附余》 086
　　《张卿子伤寒论》 087
　第二节　恐证 087
　　《医学纲目》 087
　　《普济方》 088
　　《玉机微义》 103
　　《推求师意》 103
　　《奇效良方》 104

《医方选要》 105
《校注妇人良方》 106
《古今医统大全》 106
《孙文垣医案》 107
《赤水玄珠》 108
《黄帝内经灵枢注证发微》 109
《证治准绳》 110
《万氏家抄济世良方》 112
《针灸大成》 112
《寿世保元》 113
《针方六集》 114
《景岳全书》 114
《类经》 115
《济阳纲目》 119
《痰火点雪》 120
《医宗必读》 120
《丹台玉案》 121
《诊家正眼》 121
《轩岐救正论》 122
《医验大成》 122

第三节 惊病

《普济方》 122
《秘传证治要诀及类方》 155
《本草单方》 155
《苍生司命》 156
《医学正传》 157
《石山医案》 158
《医学原理》 159
《校注妇人良方》 159
《古今医统大全》 160
《医学纲目》 162
《周慎斋遗书》 166
《孙文垣医案》 166
《古今医鉴》 167
《赤水玄珠》 168
《仁术便览》 170
《云林神彀》 170

《鲁府禁方》 170
　《考证病源》 170
　《松厓医径》 171
　《证治准绳》 171
　《伤寒证治准绳》 176
　《女科证治准绳》 177
　《胤产全书》 182
　《万氏家抄济世良方》 183
　《寿世保元》 185
　《万病回春》 186
　《针方六集》 187
　《济阴纲目》 187
　《丹溪手镜》 189
　《孕育玄机》 189
　《福寿丹书》 190
　《济阳纲目》 191
　《简明医彀》 195
　《痰火点雪》 195
　《丹台玉案》 196
　《医宗必读》 196
　《医验大成》 196
　《伤寒括要》 197
　《订正太素脉秘诀》 197
　《绛雪丹书》 197
　《明医指掌》 198

第四节　郁证 199
　《普济方》 199

第五节　卑惵 199
　《秘传证治要诀及类方》 199
　《医学统旨》 200
　《证治准绳》 200
　《医辨》 200
　《医学六要》 200
　《医林正印》 200
　《济阳纲目》 200

第六节　脏躁 201
　《普济方》 201

《校注妇人良方》 201
《万氏女科》 202
《女科证治准绳》 202
《济阴纲目》 203

第七节 百合病 203
《医学纲目》 203
《普济方》 203
《奇效良方》 206
《万病回春》 207
《证治准绳》 207
《医宗必读》 207

第五章 清代时期 208

第一节 奔豚 209
《金匮要略广注》 209
《金匮玉函经二注》 210
《张氏医通》 211
《伤寒溯源集》 211
《金匮要略心典》 211
《绛雪园古方选注》 212
《订正仲景全书伤寒论注》 212
《订正仲景全书金匮要略注》 213
《四圣心源》 214
《金匮悬解》 215
《伤寒说意》 216
《伤寒论纲目》 216
《鲁峰医案》 217
《救急选方》 217
《金匮玉函要略辑义》 217
《医阶辨证》 218
《龢山草堂医案》 218
《金匮玉函要略述义》 218
《杂病广要》 219
《高注金匮要略》 220
《针灸集成》 221
《经方例释》 221
《读医随笔》 222

《难经正义》 …… 222
《医学摘粹》 …… 223
《医学衷中参西录》 …… 223

第二节 恐证 …… 224

《医灯续焰》 …… 224
《身经通考》 …… 225
《内经博议》 …… 225
《证治汇补》 …… 225
《冯氏锦囊秘录》 …… 226
《张氏医通》 …… 226
《济世全书》 …… 226
《四诊抉微》 …… 227
《静香楼医案》 …… 227
《不居集》 …… 227
《临证指南医案》 …… 228
《叶选医衡》 …… 228
《医碥》 …… 229
《医经原旨》 …… 229
《难经悬解》 …… 231
《杂病源流犀烛》 …… 231
《古今医案按》 …… 232
《吴医汇讲》 …… 232
《大方脉》 …… 233
《银海指南》 …… 233
《生生宝录》 …… 233
《医述》 …… 234
《奉时旨要》 …… 235
《类证治裁》 …… 236
《王孟英医案》 …… 237
《经脉图考》 …… 237
《脉义简摩》 …… 237
《辨脉平脉章句》 …… 237
《难经正义》 …… 238
《内经评文》 …… 238
《旌孝堂医案》 …… 238
《曹沧洲医案》 …… 239
《费绳甫先生医案》 …… 239

《徐批叶天士晚年方案真本》···239
　第三节　惊病···240
　　《喻选古方试验》···240
　　《医宗说约》···240
　　《病机沙篆》···240
　　《伤寒绪论》···241
　　《女科仙方》···242
　　《伤寒论辨证广注》···242
　　《金匮要略广注》···242
　　《女科经纶》···243
　　《辨证奇闻》···243
　　《金匮玉函经二注》···244
　　《证治汇补》···245
　　《辨证录》···247
　　《辨症玉函》···248
　　《冯氏锦囊秘录》···248
　　《张氏医通》···250
　　《济世全书》···251
　　《傅青主女科》···252
　　《良朋汇集经验神方》···253
　　《顾松园医镜》···253
　　《身经通考》···253
　　《医宗己任编》···254
　　《医家心法》···254
　　《灵验良方汇编》···255
　　《胎产心法》···255
　　《医学心悟》···256
　　《绛雪园古方选注》···256
　　《不居集》···257
　　《订正仲景全书金匮要略注》·····································259
　　《叶选医衡》···260
　　《临证指南医案》···261
　　《医碥》···262
　　《四圣心源》···262
　　《伤寒说意》···263
　　《金匮悬解》···264
　　《方症会要》···265

《疡医大全》 265
《一见能医》 266
《柳洲医话》 266
《续名医类案》 266
《杂病源流犀烛》 270
《伤寒论纲目》 271
《脉因证治》 271
《妇科冰鉴》 272
《古今医案按》 272
《罗氏会约医镜》 274
《彤园妇人科》 274
《胎产秘书》 275
《神仙济世良方》 275
《盘珠集胎产症治》 276
《素灵微蕴》 276
《金匮要略浅注》 278
《金匮启钥(妇科)》 279
《竹林女科证治》 279
《医法圆通》 280
《王九峰医案》 280
《证治针经》 281
《灵素节注类编》 281
《奉时旨要》 282
《类证治裁》 283
《王孟英医案》 283
《景岳全书发挥》 285
《医学从众录》 285
《验方新编》 285
《杂病广要》 286
《胎产指南》 291
《校注医醇賸义》 291
《高注金匮要略》 291
《不知医必要》 292
《灸法秘传》 292
《血证论》 293
《一得集》 293
《邹亦仲医案新编》 293

009

第四节　郁证 ... 294

《良朋汇集经验神方》 ... 294
《身经通考》 ... 294
《不居集》 ... 294
《叶天士晚年方案真本》 ... 295
《续名医类案》 ... 295
《程杏轩医案》 ... 295
《南雅堂医案》 ... 295
《箬山草堂医案》 ... 296
《类证治裁》 ... 296
《王孟英医案》 ... 296
《问斋医案》 ... 296
《沈俞医案合钞》 ... 297
《校注医醇賸义》 ... 297
《曹沧洲医案》 ... 297
《叶天士医案精华》 ... 298

第五节　卑惵 ... 298

《杂症要略》 ... 298
《病机沙篆》 ... 298
《证治汇补》 ... 298
《张氏医通》 ... 299
《四诊抉微》 ... 299
《医学读书记》 ... 299
《不居集》 ... 299
《医碥》 ... 299
《虚损启微》 ... 299
《杂病源流犀烛》 ... 300
《奇症汇》 ... 300
《宝命真诠》 ... 300
《医书汇参辑成》 ... 300
《思远堂类方大全》 ... 300
《医会元要》 ... 300
《医钞类编》 ... 301
《类证治裁》 ... 301
《素问绍识》 ... 301

第六节　脏躁 ... 301

《女科经纶》 ... 301
《张氏医通》 ... 302

《济阴近编》 ... 302
《胎产心法》 ... 302
《临证指南医案》 ... 302
《素灵微蕴》 ... 303
《评注产科心法》 ... 303
《彤园医书(妇人科)》 ... 303
《金匮启钥(妇科)》 ... 303
《济阴宝筏》 ... 304
《也是山人医案》 ... 304

第七节 百合病 ... 304

《医灯续焰》 ... 304
《金匮要略广注》 ... 305
《冯氏锦囊秘录》 ... 306
《张氏医通》 ... 306
《绛雪园古方选注》 ... 306
《医学心悟》 ... 307
《伤寒心法要诀》 ... 307
《订正仲景全书金匮要略注》 ... 307
《金匮悬解》 ... 309
《伤寒直指》 ... 309
《兰台轨范》 ... 310
《续名医类案》 ... 310
《伤寒论纲目》 ... 310
《伤寒瘟疫条辨》 ... 311
《金匮要略浅注》 ... 311
《金匮玉函要略辑义》 ... 312
《吴门治验录》 ... 313
《金匮方歌括》 ... 313
《奉时旨要》 ... 313
《叶氏医效秘传》 ... 314
《研经言》 ... 314
《高注金匮要略》 ... 314
《中西汇通医经精义》 ... 315
《血证论》 ... 315
《一得集》 ... 316
《难经正义》 ... 316
《医学摘粹》 ... 316
《退思集类方歌注》 ... 316

绪 论

焦虑症（焦虑障碍）是一种常见的精神类疾病，表现为在日常情况下的过度担忧和恐惧，并伴有自主神经功能失调、运动障碍、睡眠障碍等症状。该病起病隐匿，难以诊断，且病情缠绵，常因不能早期发现并接受治疗致使病情恶化。焦虑症具有高发病率、高复发率、高致残率及较低治愈率等特性，严重影响人们生活质量和社会稳定。

"焦虑症"这一病名的提出是在1869年，距今不过百余年时间，但中医对于这一疾病的认识可以追溯至战国时期。在《难经》中，记载有"肾之积，名曰贲豚，发于少腹，上至心下，若豚状，或上或下无时，久不已，令人喘逆，骨痿少气，以夏丙丁日得之"，以"奔（贲）豚"为名出现。该时期对病机的认识则主要是从阴阳、气血、脏腑这些宏观的角度，认为气血失调、阴阳失衡、脏腑功能紊乱是导致该疾病发生的机制。治疗上，通过方药、针灸、心理疗法治疗焦虑症。《金匮要略》中创立了奔豚汤、桂枝加桂汤、百合知母汤、滑石代赭汤、百合鸡子汤、百合地黄汤等治疗焦虑症的经典方剂。在《黄帝内经》中，大量的篇幅记录了治疗恐证的针刺、放血法的原则及具体方法，为后世"针灸与方药主治之"的治疗观点奠定了基础。《素问·阴阳应象大论》根据五行生克规律创制的"以情胜情法"，是极具中医特色的心理疗法，在治疗焦虑症方面发挥着较好的补充作用。

隋唐时期，医学发展迅速，丰富了中医神志病的内容，为中医治疗精神疾病的发展奠定了基础。该时期认为焦虑症多由伤寒大病后失调，形寒饮寒，纵志放情、惊恐忧思等所引起。对"奔豚、恐症、惊病、百合病"等常见疾病的症状进行了归纳总结，并对其食饮辄呕、胸中狂痴不定、吸吸短气、心中踊踊、五脏觉不安、心中善恐怖、虚悸恐畏、悲思恍惚、目视眈眈、默默欲卧复不得眠等伴随症状也进行了详细的记载。该时期焦虑症的治疗以中草药为主，《千金翼方》《备急千金要方》《外台秘要》等对方药的适应症状及处方剂量等进行了详尽的记载。除此之外，也注重非药物疗法，在《千金翼方》中提出以针灸治疗奔豚气。针药联合治疗焦虑症，在今天仍值得广泛研究和探讨。

宋金元时期，社会动荡频繁，对情志类疾病的关注较前增多。中医对焦虑症的认识，无论在广度还是深度上，都达到了一个新的水平。该时期有了小儿、妇女焦虑症的专科记载，如《御药院方》详细记载了小儿恐证的临床表现，而《太平圣惠方》记载了妇人血风惊悸的临床表现。该时期医家注重从虚论治，《太平圣惠方》也在《诸病源候论》的基础上进一步阐述了五劳六极七情的内涵，并可以使用薯蓣散、白茯苓圆治疗五劳六极七情引起的虚劳诸证。该时期也注重情志类疾病的鉴别诊断，对于惊与悸的鉴别诊断，奔豚之痞块与五积的鉴别诊断等都有详细的阐述。该时期还出现了现代心理治疗的雏形，张从正在《儒门事亲》中记载卫德新之妻案，对于外界所致惊者，他遵循"惊者平之"的原则，采取了类似于现代心理治疗的暴露疗法，使患者逐渐适应外界刺激而不再复惊。

明代在对焦虑症的精深理解和治疗策略上展现了一段辉煌的探索与积累期。在该时期的焦虑症临床实践中，尽管病名沿用了前人的术语，如"惊悸与怔忡""卑愯"和"脏躁"，但对这些病症的临床表现和病理机制有了更为细腻的描绘与理解。明代医家普遍认为，焦虑症的产生与心、脾、肾、胆、肝等脏腑功能失调紧密相关。在治疗上，明代医家提出了诸多方剂，如《鲁府禁方》中的安神丸、宁神定志丸，以及《松厓医径》中的金箔镇心丸，都体现了平肝潜阳、重镇安神的治则治法。明代对于焦虑症的研究与治疗，不仅体现了对心理疾患的深刻认识，更展现了传统医学中调和阴阳、整体观念的治疗哲学。

在清代时期，考据之风盛行，诸多医学大家纷纷投身于对古代医学经典的严谨考证与精细注疏之中，有大量的注本涌现于世。清代医案较前代有大量增加，许多医案都对焦虑症的理法方药做出了详细描述。对于产后出现的惊悸，《女科经纶》中医家认为其病因与"产后脏虚，体虚心气不足"密切相关，当补血气为主。由于对"脏躁"有了更系统的认识，在临床治疗中，不仅灵活运用甘麦大枣汤、淡竹茹汤等经典方剂，"自拟方"也被应用于临床实践。清代医家还完善了针灸治疗焦虑症的方法，如《订正仲景全书伤寒论注》中治疗奔豚病："先灸核上各一壮，继与桂枝加桂汤。"

中医治疗焦虑症的方法多种多样，包括中药治疗、针灸疗法、推拿按摩、情志疗法等，旨在通过调节人体内在平衡，恢复心肝功能，从而缓解焦虑症状。

中医对焦虑症的认识和治疗有着深厚的历史渊源，随着焦虑症的发病率逐年上升，中医治疗焦虑症的优势逐渐显现。在不断的临床实践中，中医理论体系与治疗方法在不断展现出独特的价值。未来，中西医结合的研究将进一步推动中医在焦虑症治疗领域的应用与发展。

第一章　先秦汉两晋时期

秦汉两晋时期，百家争鸣，这个时期的医学也得到了极大的发展。在此期间，前人给后世留下了诸如《难经》《黄帝内经》《金匮要略》《脉经》《针灸甲乙经》等中医典籍，为后世中医学的发展奠定了稳固的基础，进一步促进了医学的全面发展。这一时期形成的对焦虑症病名、病因病机、治疗的认识，对后世中医临床治疗焦虑症产生了极大的影响。

1. 病名的初步认识　"焦虑症"这一病名是1869年由Beard提出，其历史不过百余年。但中医对于这一疾病的认识可以追溯至战国时期，在《难经》中，记载有"肾之积，名曰贲豚"，以"奔(贲)豚"为名出现。《黄帝内经素问》中，记载"善恐如人将捕之"，是为"恐证"。汉代时期，《金匮要略》中记载"寸口脉动而弱，动即为惊，弱则为悸"，是为"惊病"；又载"百合病者，百脉一宗，悉致其病也。意欲食复不能食，常默默，欲卧不能卧，欲行不能行"，是为"百合病"。典籍中对"奔豚""恐证""惊病""百合病"的症状亦有大量的描述，对病因病机和治疗方法也有一定见解。

2. 对症状的描述十分丰富　《难经》对于奔豚的描述，细腻而生动："发于少腹，上至心下，若豚状，或上或下无时，久不已，令人喘逆，骨痿少气，以夏丙丁日得之。"汉代《金匮要略》亦载："奔豚病，从少腹起，上冲咽喉，发作欲死，复还止，皆从惊恐得之。"这些症状形象描述了心下惶惶不安、心神不宁、严重时有濒死感等焦虑症状。

关于恐证的描述见于《黄帝内经素问》的"恐如人将捕之者"，而《脉经》记载的"心中澹澹善悲恐，如人将捕之"，也形象地描述了焦虑急性发作时的表现。

《金匮要略》对百合病的描述是："百合病者，百脉一宗，悉致其病也。意欲食复不能食，常默默，欲卧不能卧，欲行不能行。"这形象地描述了焦虑症的坐立不安，卧也不是，行也不是，不得安宁。

3. 对病因病机的认识　这一时期的医家对焦虑症的病因病机有深刻而细致的认识。主要表现在以下几个方面：① 情志因素。《金匮要略》载："师曰：病有奔豚，有吐脓，有惊怖，有火邪，此四部病，皆从惊发得之。"《脉经》载："心澹澹恐，如人将捕之。"② 外感邪气。《华佗神方》载："百合病者，谓无经络百脉，一宗悉致病也。皆因伤寒虚劳，大病之后，不平复，变成斯病也。"③ 体虚劳倦。《黄帝内经灵枢》中记载："有所用力举重，若入房过度，汗出浴水，则伤肾。"④ 其他因素。如误治，《金匮要略方论》中记载"衄家不可汗，汗出必额上陷，脉紧急，直视不能眴，不得眠"。《金匮要略》中记载"发汗后，烧针令其汗，针处被寒，核起而赤者，必发奔豚"。

对于病理机制的认识则主要是从阴阳、气血、脏腑这些宏观的角度对疾病进行了论述。认为气血失调、阴阳失衡、脏腑功能紊乱是导致疾病发生的机制。

4. 治疗方法多样　这一时期的医家对焦虑症的病因病机有深刻而细致的认识。主要表现在以下几个方面：① 方药。《金匮要略》中针对奔豚创立了奔豚汤、桂枝加桂汤、茯苓桂枝甘草大枣汤温通心阳，平冲降逆。针对百合病创立了百合知母汤、滑石代赭汤、百合鸡子汤、百合地黄汤、栝蒌牡蛎散等。《金匮要略方论》中针对惊病记载了半夏麻黄丸。《小品方》中记载："病有奔豚，有吐脓，有惊怖，有火邪，此四部病者，皆从惊发。得之火邪者，桂枝加龙骨牡蛎汤主之。"这些方剂到现代为止，也是在临床上常用的方剂。② 针灸、放血。在《黄帝内经素问》《黄帝内经灵枢》中，大量的篇幅论及治疗恐证的针刺、放血法的原则及具体方法。《脉经》中记载："胆病者，善太息，口苦，呕宿汁，心澹澹恐，如人将捕之，嗌中介介然，数唾。候在足少阳之本末，亦见其脉之陷下者，灸之；其寒热，刺阳陵泉。""胃气逆则呕苦汁，故曰呕胆。刺三里以下胃气逆，刺足少阳血络以闭胆，却调其虚实以去其邪也。"《针灸甲乙经》则在《内经》的基础上进行了一些补充和细化，针对一些具体症状，提出相应穴位。如《针灸甲乙经》载："心澹澹而善惊恐，心悲，内关主之。""大惊，乳痛，梁丘主之。"等。重视针灸在治疗中的应用是这一时期治疗的要点，为后世"针灸与方药主治之"的治疗观点奠定了基础。③ 心理治疗。《素问·阴阳应象大论》根据五行生克规律创制的"悲胜怒，怒胜思，思胜恐，恐胜喜，喜胜忧"的"以情胜情法"，是极具中医特色的心理疗法，在治疗焦虑症方面发挥着较好的补充作用。

第一节　奔　豚

《难经》

【原文】　肾之积，名曰贲豚，发于少腹，上至心下，若豚状，或上或下无时。久不已，令人喘逆，骨痿少气。以夏丙丁日得之。何以言之？脾病传肾，肾当传心，心以夏适王，王者不受邪，肾复欲还脾，脾不肯受，故留结为积。故知贲豚以夏丙丁日得之。此是五积之要法也。（《难经·五十六难》）

【参考文献】　秦越人. 难经[M]. 北京：科学技术文献出版社，2010.

《金匮要略》

【原文】　师曰：病有奔豚，有吐脓，有惊怖，有火邪，此四部病，皆从惊发得之。师曰：奔豚病，从少腹起，上冲咽喉，发作欲死，复还止，皆从惊恐得之。

奔豚气上冲胸，腹痛，往来寒热，**奔豚汤**主之。

奔豚汤方：

甘草　芎䓖　当归　黄芩　芍药各二两　半夏　生姜各四两　生葛五两　甘李根白皮一升

上九味，以水二斗，煮取五升，温服一升，日三夜一服。

发汗后，烧针令其汗，针处被寒，核起而赤者，必发奔豚，气从少腹上至心，灸其核上各一壮，与**桂枝加桂汤**主之。

桂枝加桂汤方：

桂枝五两　芍药　生姜各三两　甘草二两，炙　大枣十二枚

上五味，以水七升，微火煮取三升，去滓，温服一升。

发汗后，脐下悸者，欲作奔豚，**茯苓桂枝甘草大枣汤**主之。

茯苓桂枝甘草大枣汤方：

茯苓半斤　甘草二两，炙　大枣十五枚　桂枝四两

上四味，以甘澜水一斗，先煮茯苓，减二升，内诸药，煮取三升，去滓，温服一升，日三服。甘澜水法：取水二斗，置大盆内，以杓扬之，水上有珠子五六千颗相逐，取用之也。（《金匮要略·奔豚气病脉证治第八》）

【参考文献】 张仲景.金匮要略[M].北京：中国医药科技出版社，2018.

《脉经》

【原文】 肾之积，名曰奔豚，发于少腹，上至心下，如豚奔走之状，上下无时，久久不愈，病喘逆，骨痿，少气，以夏丙丁日得之，何也？脾病传肾，肾当传心，心适以夏王，王者不受邪，肾复欲还脾，脾不肯受，因留结为积，故知奔豚，以夏得之。水流夜疾，何以故？师曰：土休，故流疾而有声，人亦应之，人夜卧则脾不动摇，脉为之数疾也。（《脉经·卷六·肾足少阴经病证第九》）

【参考文献】 王叔和.脉经[M].北京：人民卫生出版社，1982.

《肘后备急方》

【原文】 治卒厥逆上气，又两心胁下痛满，淹淹欲绝方。温汤令灼灼尔，以渍两足及两手，数易之也。此谓奔豚病，从卒惊怖忧迫得之，气下纵纵，冲心胸脐间，筑筑发动，有时不治，煞人。诸方用药皆多，又必须煞豚，唯有一汤，但可办耳。甘草二两，人参二两，桂心二两，茱萸一升，生姜一斤，半夏一升。以水一斗煮取三升，分三服。此药宜预蓄，得病便急合之。（《肘后备急方·卷三·治卒上气咳嗽方第二十三》）

【参考文献】 葛洪.肘后备急方[M].汪剑，邹运国，罗思航，整理.北京：中国中医药出版社，2016.

《小品方》

【原文】 黄帝问金冶子曰：惊为病，如奔豚，其病奈何？金冶子对曰：惊为奔豚，心中踊踊，如车盖惊，人所恐，五脏不定，食饮辄呕，气满胸中，狂痴欲走，闭眼谬言，开眼妄语，或张面目，不相取与，众师不知，呼有所负，奔豚汤主之。黄帝曰：善。

黄帝问金冶子曰：忧思奔豚，何以别之？金冶子对曰忧思奔豚者，气满支心，心下烦乱，不欲闻人入声，发作有时，乍差乍剧，吸吸短气，手足厥逆，内烦结痛，温温欲呕，众师不知，呼有触忤，奔豚汤主之。黄帝曰：善。

师曰：病如奔豚者，气从少腹起，上冲喉咽，发作欲死，复还生，皆从惊恐得之，肾间有脓故也。

师曰：病有奔豚，有吐脓，有惊怖，有火邪，此四部病者，皆从惊发。得之火邪者，桂枝加

龙骨牡蛎汤主之。若新亡财,为县官所捕迫,从惊恐者,治用鸱头、铅鞲。复余物未定,所言奔豚者,病人气息逆喘迫上,如豚奔走之状,奔豚汤主之。(《小品方·卷一·治气逆如奔豚状并诸汤方》)

【参考文献】 陈延之.小品方[M].高文铸,辑校注释.北京:中国中医药出版社,1995.

第二节 恐 证

《黄帝内经素问》

【原文】 人有五藏,化五气,以生喜怒悲忧恐。故喜怒伤气,寒暑伤形。暴怒伤阴,暴喜伤阳。厥气上行,满脉去形。喜怒不节,寒暑过度,生乃不固。故重阴必阳,重阳必阴。故曰:冬伤于寒,春必温病;春伤于风,夏生飧泄;夏伤于暑,秋必痎疟;秋伤于湿,冬生咳嗽……

酸伤筋,辛胜酸。

南方生热,热生火,火生苦,苦生心,心生血,血生脾,心主舌。其在天为热,在地为火,在体为脉,在藏为心,在色为赤,在音为徵,在声为笑,在变动为忧,在窍为舌,在味为苦,在志为喜。喜伤心,恐胜喜……

辛伤皮毛,苦胜辛。

北方生寒,寒生水,水生咸,咸生肾,肾生骨髓,髓生肝,肾主耳。其在天为寒,在地为水,在体为骨,在藏为肾,在色为黑,在音为羽,在声为呻,在变动为栗,在窍为耳,在味为咸,在志为恐。恐伤肾,思胜恐。(《素问·阴阳应象大论篇第五》)

【原文】 黄帝问曰:人之居处、动静、勇怯,脉亦为之变乎?岐伯对曰:凡人之惊恐恚劳动静,皆为变也。是以夜行则喘出于肾,淫气病肺;有所堕恐,喘出于肝,淫气害脾;有所惊恐,喘出于肺,淫气伤心;度水跌仆,喘出于肾与骨。当是之时,勇者气行则已;怯者则着而为病也。故曰:诊病之道,观人勇怯、骨肉、皮肤,能知其情,以为诊法也。

故饮食饱甚,汗出于胃;惊而夺精,汗出于心;持重远行,汗出于肾;疾走恐惧,汗出于肝;摇体劳苦,汗出于脾。故春秋冬夏,四时阴阳,生病起于过用,此为常也。

食气入胃,散精于肝,淫气于筋。食气入胃,浊气归心,淫精于脉;脉气流经,经气归于肺;肺朝百脉,输精于皮毛;毛脉合精,行气于府;府精神明,留于四藏,气归于权衡;权衡以平,气口成寸,以决死生。饮入于胃,游溢精气,上输于脾;脾气散精,上归于肺;通调水道,下输膀胱;水精四布,五经并行,合于四时五藏阴阳,揆度以为常也。

太阳藏独至,厥喘虚气逆,是阴不足,阳有余也,表里当俱泻,取之下俞。阳明藏独至,是阳气重并也,当泻阳补阴,取之下俞。少阳藏独至,是厥气也,蹻前卒大,取之下俞,少阳独至者,一阳之过也。太阴藏搏者,用心省真,五脉气少,胃气不平,三阴也,宜治其下俞,补阳泻阴。一阳独啸,少阳厥也,阳并于上,四脉争张,气归于肾,宜治其经络,泻阳补阴。一阴至,厥阴之治也,真虚痛心,厥气留薄,发为白汗,调食和药,治在下俞。(《素问·经脉别论篇第二十一》)

【原文】 肝病者,两胁下痛引少腹,令人善怒;虚则目䀮䀮无所见,耳无所闻,善恐,如人将捕之。取其经，厥阴与少阳。气逆则头痛，耳聋不聪，颊肿，取血者。

心病者，胸中痛，胁支满，胁下痛，膺背肩甲间痛，两臂内痛；虚则胸腹大，胁下与腰相引而痛。取其经，少阴、太阳、舌下血者。其变病，刺郄中血者。（《素问·藏气法时论篇第二十二》）

【原文】 五气所病：心为噫，肺为咳，肝为语，脾为吞，肾为欠、为嚏，胃为气逆、为哕、为恐，大肠、小肠为泄，下焦溢为水，膀胱不利为癃、不约为遗溺，胆为怒。是谓五病。

五精所并：精气并于心则喜，并于肺则悲，并于肝则忧，并于脾则畏，并于肾则恐。是谓五并，虚而相并者也。（《素问·宣明五气篇第二十三》）

【原文】 足厥阴之疟，令人腰痛，少腹满，小便不利，如癃状，非癃也，数便，意恐惧，气不足，腹中悒悒，刺足厥阴。（《素问·刺疟篇第三十六》）

【原文】 帝曰：善。余知百病生于气也。怒则气上，喜则气缓，悲则气消，恐则气下，寒则气收，炅则气泄，惊则气乱，劳则气耗，思则气结，九气不同，何病之生？岐伯曰：怒则气逆，甚则呕血及飧泄，故气上矣。喜则气和志达，荣卫通利，故气缓矣。悲则心系急，肺布叶举，而上焦不通，荣卫不散，热气在中，故气消矣。恐则精却，却则上焦闭，闭则气还，还则下焦胀，故气不行矣。寒则腠理闭，气不行，故气收矣。炅则腠理开，荣卫通，汗大泄，故气泄。惊则心无所倚，神无所归，虑无所定，故气乱矣。劳则喘息汗出，外内皆越，故气耗矣。思则心有所存，神有所归，正气留而不行，故气结矣。（《素问·举痛论篇第三十九》）

【原文】 脉至如华者，令人善恐，不欲坐卧，行立常听，是小肠气予不足也，季秋而死。（《素问·大奇论篇第四十八》）

【原文】 所谓恐如人将捕之者，秋气万物未有毕去，阴气少，阳气入，阴阳相薄，故恐也。（《素问·脉解篇第四十九》）

【参考文献】 王冰.黄帝内经素问[M].南宁：广西科学技术出版社，2016.

《黄帝内经灵枢》

【原文】 黄帝曰：邪之中人脏奈何？岐伯曰：愁忧恐惧则伤心。形寒寒饮则伤肺，以其两寒相感，中外皆伤，故气逆而上行。有所堕坠，恶血留内，若有所大怒，气上而不下，积于胁下，则伤肝。有所击仆，若醉入房，汗出当风，则伤脾。有所用力举重，若入房过度，汗出浴水，则伤肾。（《灵枢·邪气藏府病形第四》）

【原文】 是故怵惕思虑者则伤神，神伤则恐惧流淫而不止。因悲哀动中者，竭绝而失生。喜乐者，神惮散而不藏。愁忧者，气闭塞而不行。盛怒者，迷惑而不治。恐惧者，神荡惮而不收。

心怵惕思虑则伤神，神伤则恐惧自失，破䐃脱肉，毛悴色夭，死于冬。脾愁忧而不解则伤意，意伤则悗乱，四肢不举，毛悴色夭，死于春。肝悲哀动中则伤魂，魂伤则狂忘不精，不精则不正，当人阴缩而挛筋，两胁骨不举，毛悴色夭，死于秋。肺喜乐无极则伤魄，魄伤则狂，狂者意不存人，皮革焦，毛悴色夭，死于夏。肾盛怒而不止则伤志，志伤则喜忘其前言，腰脊不可以俯仰屈伸，毛悴色夭，死于季夏。

恐惧而不解则伤精，精伤则骨酸痿厥，精时自下。是故五藏主藏精者也，不可伤，伤则失守而阴虚,阴虚则无气,无气则死矣。是故用针者,察观病人之态,以知精、神、魂、魄之存亡得失之意,五者已伤,针不可以治之也。

肝藏血,血舍魂,肝气虚则恐,实则怒。脾藏营,营舍意,脾气虚则四肢不用,五藏不安,实则腹胀经溲不利。心藏脉,脉舍神,心气虚则悲,实则笑不休。肺藏气,气舍魄,肺气虚则鼻塞不利,少气,实则喘喝胸盈仰息。肾藏精,精舍志,肾气虚则厥,实则胀。五藏不安,必审五藏之病形,以知其气之虚实,谨而调之也。(《灵枢·本神第八》)

【参考文献】 灵枢经[M].北京:中国中医药出版社,2022.

《难经》

【原文】 假令得肾脉,其外证,面黑,善恐欠;其内证,脐下有动气,按之牢若痛。其病,逆气,小腹急痛,泄如下重,足胫寒而逆。有是者肾也,无是者非也。(《难经·第十六难》)

【参考文献】 秦越人.难经[M].北京:科学技术文献出版社,2010.

《脉经》

【原文】 心虚　左手寸口人迎以前脉阴虚者,手厥阴经也。病苦悸恐不乐,心腹痛,难以言,心如寒,状恍惚。(《脉经·卷二·平人迎神门气口前后脉第二》)

【原文】 胆病者,善太息,口苦,呕宿汁,心澹澹恐,如人将捕之,嗌中介介然,数唾。候在足少阳之本末,亦见其脉之陷下者,灸之;其寒热,刺阳陵泉。善呕有苦汁,长太息,心中澹澹善悲恐,如人将捕之,邪在胆,逆在胃,胆溢则口苦;胃气逆则呕苦汁,故曰呕胆。刺三里以下胃气逆,刺足少阳血络以闭胆,却调其虚实以去其邪也。

胆胀者,胁下痛胀,口苦,太息。(《脉经·卷六·胆足少阳经病证第二》)

【参考文献】 王叔和.脉经[M].北京:人民卫生出版社,1982.

第三节　惊　病

《金匮要略》

【原文】 寸口脉动而弱,动即为惊,弱则为悸。(一)
衄家不可汗,汗出必额上陷,脉紧急,直视不能眴,不得眠。(四)
心下悸者,半夏麻黄丸主之。(十三)
半夏麻黄丸方:
半夏　麻黄等分
上二味,末之,炼蜜和丸小豆大。饮服三丸,日三服。
心气不足,吐血、衄血,泻心汤主之。(十七)
泻心汤方: 亦治霍乱。
大黄二两　黄连一两　黄芩一两
上三味,以水三升,煮取一升,顿服之。(《金匮要略·惊悸吐衄下血胸满瘀血病脉证治

第十六》）

【参考文献】 张仲景.金匮要略[M].北京：中国医药科技出版社，2018.

《针灸甲乙经》

【原文】 善怒而欲食，言益少，刺足太阴。怒而多言，刺足少阴。《太素》作少阳。

短气心痹，悲怒逆气，怒，狂易，鱼际主之。

心痛善悲，厥逆，悬心如饥之状，心谵谵而惊，大陵及间使主之。

心澹澹而善惊恐，心悲，内关主之。《千金》作曲泽。

善惊，悲不乐，厥，胫足下热，面尽热，渴，行间主之。

脾虚令人病寒不乐，好太息，商丘主之。色苍苍然，太息，如将死状，振寒溲白，便难，中封主之。

心如悬，哀而乱，善恐，嗌内肿，心惕惕恐，如人将捕之，多溢出，喘，少气，吸吸不足以息，然谷主之。

惊，善悲不乐，如堕坠，汗不出，面尘黑，病饮不欲食，照海主之。

胆眩寒厥，手臂痛，善惊忘言，面赤泣出，腋门主之。

大惊，乳痛，梁丘主之。（《针灸甲乙经·卷九·邪在心胆及诸脏腑发悲恐太息口苦不乐及惊第五》）

【参考文献】 皇甫谧.针灸甲乙经[M].周琦，校注.北京：中国医药科技出版社，2019.

《肘后备急方》

【原文】 治人心下虚悸方：麻黄、半夏等分，捣蜜丸。服如大豆三丸，日三，稍增之。半夏汤洗去滑，干。

治惊忧怖迫逐，或惊恐失财，或激愤惆怅，致志气错越，心行违僻不得安定者。龙骨、远志、茯神、防风、牡蛎各二两，甘草七两，大枣七枚。以水八升煮取二升，分再服，日日作之，取瘥。

又方，茯苓、干地黄各四两，人参、桂各三两，甘草二两，麦门冬一升（去心），半夏六两（洗滑），生姜一斤。以水一斗，又杀乌鸡，取血及肝、心，煮三升，分四服，日三夜一。其间少食无爽，作三剂，瘥。

又方，白雄鸡一头（治如食），真珠四两（切），薤白四两。以水三升煮取二升。宿勿食，旦悉食鸡等及饮汁尽。

又有镇心、定志诸丸，在大方中。

治卒中邪鬼，恍惚振噤方：灸鼻下、人中及两手足大指爪甲本，令艾丸在穴上各七壮。不止，至十四壮，愈，此事本在杂治中。

治女人与邪物交通，独言独笑，悲思恍惚者：末雄黄一两，以松脂二两溶，和虎爪搅，令如弹丸，夜纳火笼中烧之，令女人侵坐其上，被急自蒙，唯出头耳。一尔未瘥，不过三剂，过自断也。

又方，雄黄一两，人参一两，防风一两，五味子一升。捣筛，清旦以井水服方寸匕，三服瘥。

若男女喜梦与鬼通致恍惚者。锯截鹿角屑,酒服三指撮,日三。

附方:

张仲景主心下悸,半夏、麻黄丸二物等分。末,蜜丸如小豆。每服三丸,日三。

《简要济众方》,每心脏不安,惊悸善忘,上膈风热化痰。白石英一两,朱砂一两,同研为散。每服半钱,食后夜卧金银汤调下。

心中客热,膀胱间连胁下气妨,常旦忧愁不乐,兼心忪者。取莎草根二大斤切,熬令香,以生绢袋贮之,于三大斗无灰清酒中浸之,春三月浸一日即堪服,冬十月后即七日,近暖处乃佳。每空腹服一盏,日夜三四服之,常令酒气相续,以知为度。若不饮酒,即取莎草根十两,加桂心五两、芜荑三两,和捣为散,以蜜和为丸,捣一千杵,丸如梧子大。每空腹以酒及姜蜜汤饮汁等下二十丸,日再服,渐加至三十丸,以瘥为度。(《肘后备急方·卷三·治卒得惊邪恍惚方第十八》)

【参考文献】　葛洪.肘后备急方[M].汪剑,邹运国,罗思航,整理.北京:中国中医药出版社,2016.

第四节　百合病

《金匮要略》

【原文】　论曰:百合病者,百脉一宗,悉致其病也。意欲食复不能食,常默默,欲卧不能卧,欲行不能行,欲饮食,或有美时,或有不用闻食臭时,如寒无寒,如热无热,口苦,小便赤,诸药不能治,得药则剧吐利,如有神灵者,身形如和,其脉微数。

每溺时头痛者,六十日乃愈;若溺时头不痛,淅然者,四十日愈;若溺快然,但头眩者,二十日愈。

其证或未病而预见,或病四五日而出,或病二十日或一月微见者,各随证治之。

百合病发汗后者,百合知母汤主之。

百合知母汤方:

百合七枚,擘　知母三两,切

上先以水洗百合,渍一宿,当白沫出,去其水,更以泉水二升,煎取一升,去滓;别以泉水二升煎知母,取一升,去滓;后合和煎,取一升五合,分温再服。

百合病,下之后者,滑石代赭汤主之。

滑石代赭汤方:

百合七枚,擘　滑石三两,碎,绵裹　代赭石如弹丸大一枚,碎,绵裹

上先以水洗百合,渍一宿,当白沫,出去其水,更以泉水二升,煎取一升,去滓;别以泉水二升煎滑石、代赭,取一升,去滓;后合和重煎,取一升五合,分温服。

百合病吐之后者,用后方主之。

百合鸡子汤方:

百合七枚,擘　鸡子黄一枚

上先以水洗百合,渍一宿,当白沫出,去其水,更以泉水二升,煎取一升,去滓,内鸡子黄,搅匀,煎五分,温服。

百合病不经吐、下、发汗,病形如初者,百合地黄汤主之。

百合地黄汤方:

百合七枚,擘　生地黄汁一升

上以水洗百合,渍一宿,当白沫出,去其水,更以泉水二升,煎取一升,去滓,内地黄汁,煎取一升五合,分温再服。中病,勿更服,大便当如漆。

百合病一月不解,变成渴者,百合洗方主之。

百合洗方:

上以百合一升,以水一斗,渍之一宿,以洗身。洗已,食煮饼,勿以盐豉也。

百合病渴不差者,用后方主之。

栝蒌牡蛎散方:

栝蒌根　牡蛎熬,等分

上为细末,饮服方寸匕,日三服。

百合病变发热者一作发寒热,百合滑石散主之。

百合滑石散方:

百合一两,炙　滑石三两

上为散。饮服方寸匕,日三服。当微利者,止服,热则除。

百合病见于阴者,以阳法救之;见于阳者,以阴法救之。见阳攻阴,复发其汗,此为逆;见阴攻阳,乃复下之,此亦为逆。(《金匮要略·百合狐惑阴阳毒病证治第三》)

【参考文献】　张仲景.金匮要略[M].北京:中国医药科技出版社,2018.

《脉经》

【原文】　百合之为病,其状常默默欲卧,复不能卧,或如强健人,欲得出行,而复不能行,意欲得食,复不能食,或有美时,或有不用闻饮食臭时,如寒无寒,如热无热,朝至口苦,小便赤黄,身形如和,其脉微数,百脉一宗,悉病,各随证治之。百合病,见于阴者,以阳法救之;见于阳者,以阴法救之。见阳攻阴,复发其汗,此为逆,其病难治;见阴攻阳,乃复下之,此亦为逆,其病难治。(《脉经·卷八·平阳毒阴毒百合狐惑脉证第三》)

【参考文献】　王叔和.脉经[M].北京:人民卫生出版社,1982.

第二章 隋 唐 时 期

隋唐时期,我国结束南北分裂割据的局面,实现了国家统一。当时稳定的社会环境和繁盛的经济文化,为医学发展奠定了良好的外部环境和物质基础。隋唐统治阶级建立了更趋完善的医学教育及医政制度,多次组织编修大型医方及本草著作,有效推动了医学知识的普及。在这样的历史背景下,中医学术开始从门派授受向文本传承过渡,诞生了《诸病源候论》《新修本草》《备急千金要方》《外台秘要》等集成性典籍,大量收录隋唐以前的医学文献,其中不仅对奔豚、恐证、惊病等情志病证专列篇目论述,收载紫雪丹、温胆汤、磁朱丸等治疗情志病证的经验方药,还可见对心理疗法的论述,如孙思邈《备急千金要方》中所主张的"少思、少欲、少愁、少怒"。

隋唐时期中医文献中对情志病证的相关记载能够一定程度上反映此前历代中医情志理论发展的脉络,本章节对部分内容进行了整理与归纳,总结特点如下。

1. 对焦虑症的症状记载丰富　隋唐时期的医书中对"奔豚、恐症、惊病、百合病"等常见疾病的症状进行了归纳总结,对其症状比如"食饮辄呕、气满、胸中狂痴不定、妄言妄见、心下闷乱、乍瘥乍剧、吸吸短气、手足厥逆、内烦结痛、心中踊踊、烦闷惊恐、五脏觉不安、忽忽喜悲、心中善恐怖、虚悸恐畏、悲思恍惚、心神不定、惕惕然、目视䀮䀮、恍惚不安、默默欲卧复不得眠"等伴随症状也进行了详细的记载。

2. 阐述有因病所致焦虑的病理演变　该时期认为焦虑症多由伤寒大病后失调,形寒饮寒,纵志放情、惊恐忧思等所引起。

3. 演示了焦虑症在发生、演变及治疗转归上的特点　《备急千金要方》中提出奔豚转归为"贲豚为患,发多气急,气急则死不可救"。

4. 对焦虑症的治疗提供多种方法　该时期焦虑症的治疗以中草药为主,《千金翼方》《备急千金要方》《外台秘要》等对方药的适应症状及处方剂量等进行了详尽的记载。除此之外,也注重非药物疗法,在《千金翼方》中提出以针灸治疗奔豚气。针药联合治疗焦虑症,在今天仍值得广泛研究和探讨。

第一节 奔 豚

《诸病源候论》

【原文】　夫贲豚气者,肾之积气。起于惊恐、忧思所生。若惊恐,则伤神,心藏神也。忧思则伤志,肾藏志也。神志伤动,气积于肾,而气下上游走,如豚之奔,故曰贲豚。其气乘心,若心中踊踊如事所惊,如人所恐,五脏不定,食饮辄呕,气满胸中,狂痴不定,妄言妄见,此惊恐贲豚之状。若气满支心,心下闷乱,不欲闻人声,休作有时,乍瘥乍极,吸吸短气,手足厥逆,内烦结痛,温温欲呕,此忧思贲豚之状。诊其脉来触祝触祝者,病贲豚也。肾脉微急,沉厥,贲豚,其足不收,不得前后。(《诸病源候论·卷之十三·气病诸候·贲豚气候》)

【参考文献】 巢元方.诸病源候论[M].北京:人民卫生出版社,1955.

《备急千金要方》

【原文】 而贲豚为患,发多气急,气急则死不可救,故此一汤是轻重之宜,勿因此便谓非患所治。风眩汤散丸煎,凡有十方。凡人初发,宜急与续命汤。因急时但度灸穴,便火针针之,无不差者。初得针竟便灸,最良,灸法次列于后。余业之以来三十余年,所救活者数十百人,无不差矣。后人能晓此方,幸勿参以余术焉。

治气奔急欲绝者,**奔豚汤**方。

吴茱萸一升　桂心　芍药　生姜各四分　石膏　人参　半夏　芎䓖各三分　生葛根　茯苓各六分　当归四两　李根皮一斤

上十二味㕮咀,以水七升、清酒八升,煮取三升,分作三服。(《备急千金要方·卷第十·伤寒方下·百合第三》)

【参考文献】 孙思邈.备急千金要方[M].北京:人民卫生出版社,1982.

《千金翼方》

【原文】 治奔豚上气法:章门,一名长平,二穴在大横外,直脐季肋端,主奔豚腹肿,灸百壮。又,灸气海百壮,在脐下一寸半。又,灸关元五十壮,亦可百壮,在脐下三寸。

中极,一名玉泉,在脐下四寸。主奔豚抢心不得息,灸五十壮。心中烦热奔豚,胃气胀满不能食,针上管入八分,得气即泻。若心痛不能食,为冷气,宜先补后泻,神验。灸之亦佳,日二七至一百止,不瘥倍之。大忌房室。

奔豚冷气,心间伏梁,状如覆杯,冷结诸气,针中管入八分,留七呼,在上管下一寸,泻五吸,疾出针,须灸,日二七壮至四百止,慎忌房室。又,中府二穴,主奔豚上下,腹中与腰相引痛,灸一百壮。又,期门二穴,直乳下二肋端旁一寸五分,主奔豚,灸百壮。又,四满侠丹田两旁相去三寸,灸百壮(一云三十壮)。主奔豚气,上下抢心腹痛。(《千金翼方·卷第二十七·针灸中·肺病第七》)

【参考文献】 孙思邈.千金翼方[M]//中医古籍珍本集成:方书卷上.周仲瑛,于文明,主编.长沙:湖南科学技术出版社,2014.

《外台秘要》

【原文】 《病源》:夫贲豚者,肾之积气也。起于惊恐,忧思所生也。若惊恐则伤神,心藏神也。忧思则伤志,肾藏志也。神志伤动,气积于肾,而气下上游走,如豚之贲,故曰贲豚。其气乘心,若心中踊踊如车所惊如人所恐。五脏不定,食饮辄呕,气满胸中,狂痴不定,妄言妄见,此惊恐奔豚之状也。若气满支心,心下烦乱,不欲闻人声,休作有时,乍瘥乍剧,吸吸短气,手足厥逆,内烦结痛,温温欲呕,此忧思贲豚之状也。诊其脉来祝祝一云触祝者,病贲豚也。肾脉微急,沉厥,贲豚也,其足不收,不得前后。(出第十三卷中)

《小品》黄帝问金冶子曰:惊为病如奔豚,其病奈何?金冶子对曰:惊为奔豚,心中踊踊,如车盖惊,人所常恐。五脏不定,食饮辄呕,气满胸中,狂痴欲走,闭眼谬言,开眼妄语,或张面目,不相取与,众师不知,呼有所负,贲豚汤主之。黄帝曰:善。所负者,如祸祟罪负,鬼神信之。

黄帝问金冶子曰:忧思贲豚,何以别之?金冶子对曰:忧思贲豚者,气满支心,心下烦乱,不欲闻人之声,发作有时,乍瘥乍剧,吸吸短气,手足厥逆,内烦结痛,温温欲呕,众师不知,呼有触忤,奔豚汤主之。黄帝曰:善。

师曰:病如奔豚者,气从少腹起,上冲喉咽,发作欲死,复还生,皆从惊恐得之。肾间有脓故也。(《范汪》同)

师曰:病有奔豚,有吐脓,有惊怖,有火邪,此四部病者,皆从惊发得之。火邪者,桂枝加龙骨牡蛎汤主之。若新亡财,为县官所捕迫,从惊恐者,疗用鸥头、铅鞲。《千金翼》有飞鸿铅丹丸,主癫痫瘛疭。此意相近,铅鞲一云角,为马桃末,即羚羊角)复余物未定(未定者,上作方未成)。所言奔豚者,病人气息逆喘迫上,如豚奔走之状也,奔豚汤主之。(《外台秘要·卷第十二·贲豚气方四首》)

【参考文献】　王焘.外台秘要方[M].太原:山西科学技术出版社,2013.

第二节　恐　　证

《黄帝内经太素》

【原文】　黄帝曰:余闻百病生于气也,怒则气上,喜则气缓,悲则气消,恐则气下,寒则气收聚,炅则腠理开气泄,忧则气乱,劳则气耗,思则气结,九气不同,何病之生?(炅音桂,热也。人之生病,莫不内因怒喜思忧恐等五志,外因阴阳寒暑,以发于气而生百病。所以善摄生者,内除喜怒,外避寒暑,故无道夭,遂得长生久视者也。若纵志放情,怒以气上伤魂,魂伤肝伤也。若喜气缓伤神,神伤心伤也。若忧悲气消亦伤于魂,魂伤肝伤也。恐以气下则伤志,志伤肾伤也。若多寒则气收聚,内伤于肺也。若多热腠理开泄,内伤于心也。忧则气乱伤魄,魄伤则肺伤也。若多劳气耗,则伤于肾。思以气结伤意,意伤则脾伤也。五脏既伤,各至不胜时则致死也,皆由九邪生于九气,所生之病也)

恐则精却,却则上焦闭,闭则气还,还则下焦胀,故气不行。(虽命门藏精,通名为肾,脉起肾,上贯肝膈,入肺中;支者,从肺络心,注胸中。故人惊恐,其精却缩。上焦起胃口上,上焦既闭不通,则气不得上,还于下焦,下焦胀满,气不得行。平按:精却《甲乙经》作神却。又《素问》新校正云:气不行当作气下行。玩本注:仍当作气不行)(《黄帝内经太素·卷第二·摄生之二·九气》)

【原文】　阴气者,静则神藏,躁则消亡。(……若怀惕思虑,悲哀动中,喜乐无极,愁忧不解,盛怒不止,恐惧不息,躁动不已,则五神消灭,伤脏者也)饮食自倍,肠胃乃伤。(凡人饮食,胃实则肠虚,肠实则胃虚,肠胃更实更虚,故得气通,长生久视。若饮食自倍,则气不通,夭人寿命也,此则伤府也)淫气喘息,痹聚在肺;(淫,过也。喘息,肺所为也。喘息过者,则肺虚邪客,故痹聚也)淫气忧思,痹聚在心;(忧思,心所为。忧思过者,则心伤邪客,故痹聚也)淫气欧唾,痹聚在肾。(欧唾,肾所为也。欧唾过者,则肾虚邪客,故痹聚也)(《黄帝内经太素·卷第三·阴阳·阴阳杂说》)

【原文】 恐惧者,荡惮而不收。(右肾命门藏精气,恐惧惊荡,则精气无守而精自下,故曰不收。平按:《甲乙》注云,《太素》不收作失守。今仍作不收,或另有本耶?)心怵惕思虑则伤神,(心藏也。怵惕,肾来乘心也。思虑,则脾来乘心。二邪乘甚,故伤神也)神伤则恐惧自失,破䐃脱肉,神为其主,故伤神则反伤右肾,故恐惧自失也。亦反伤脾,故破䐃脱肉也。毛悴色夭,死于冬。(毛悴肺伤,色夭肝伤也,以神伤则五脏皆伤也。冬,火死时也)肝悲哀动中则伤魂,(肝藏也。悲哀太甚伤肝,故曰动中。肝伤则魂伤。平按:肝上《灵枢》有脾忧愁至死于春一段,本书在后)魂伤则狂忘不精,不敢正当人。(魂既伤已,肝肾亦伤,故□□及□不精,不敢当人也。平按:狂忘,《甲乙》作狂妄。不精,不敢正当人,《甲乙》作其精不守。注:一本作不精,不精则不正当。《灵枢》作狂忘不精,不精则不正当人。注:故下缺二字,及下缺一字,袁刻作故狂妄不精,与原钞不合)(《黄帝内经太素·卷第六·脏腑之一》)

【原文】 六府气:胆为怒,胃为气逆为哕,小肠大肠为泄,膀胱不约为遗溺,下焦溢为水,(皆是六府之气所变之病。《素问》:胃为逆气为恐,肠为泄,膀胱不利癃遗溺也。平按:《素问》无六府气三字,胆为怒在遗溺下,为哕下有为恐二字,小肠、大肠作大肠、小肠,为泄下有下焦溢为水五字,膀胱下有不利为癃四字,遗溺下无下焦溢为水五字)五并:精气并于肝则忧,并于心则喜,并于肺则悲,并于肾则恐,并于脾则畏,是谓精气并于脏也。(精,谓命门所藏精也,五脏之所生也。五精有所不足,不足之脏虚而病也。五精有余,所并之脏亦实而病也。命门通名为肾,肝之母也,母实并子,故为忧也。心为火也,精为水也,水克于火,遂坏为喜。肺为金也,水子并母,故有悲怜。精并左肾,则肾实生恐。脾为土也,水并于水,被克生畏。《素问》精并于脾,消食生饥。如是相并为病,乃有无穷,斯为阴阳五行之变也)(《黄帝内经太素·卷第六·脏腑之一·脏腑气液》)

【原文】 脉至如华者,令人善恐,不欲坐卧,行立常听,小肠予不足也,季秋而死。(脉之浮散,故如华也。心府小肠虚小,故多恐坐卧不安。心虚耳中如有物声,故恒听。至于季秋,为肺气来乘,遂致于死也。平按:如华,《甲乙》作如春)(《黄帝内经太素·卷第十五·诊候之二·五脏脉诊》)

【原文】 形数惊恐,筋脉不通,病生于不仁,治之以按摩醪药,是谓五形。(惊恐主肾,形多惊惧,邪客筋脉,筋脉不通,肾之应也。痛生筋脉皮肤之间,为痹不仁,故以按摩醪醴。五形,言陈其所宜也)(《黄帝内经太素·卷第十九·设方·知形志所宜》)

【原文】 黄帝曰:邪之中藏者奈何?(前言外邪不中五藏,次言邪从内起中于五藏,故问起也)岐伯曰:愁忧恐惧则伤心。(愁忧恐惧,内起伤神,故心藏伤也)形寒饮寒则伤肺,以其两寒相感,中外皆伤,故气逆而上行。(形寒、饮寒,内外二寒伤肺,以肺恶寒也)(《黄帝内经太素·卷第二十七·邪论·邪中》)

【参考文献】 杨上善.黄帝内经太素[M].北京:中医古籍出版社,2016.

《诸病源候论》

【原文】 风惊恐者,由体虚受风,入乘脏腑,其状如人将捕之。心虚则惊,肝虚则恐。足厥阴为肝之经,与胆合;足少阳为胆之经,主决断众事。心肝虚而受风邪,胆气又弱,而为风所乘,恐如人捕之。(《诸病源候论·卷之一·风病诸候·风惊恐候》)

【原文】 夫贲豚气者,肾之积气,起于惊恐、忧思所生。若惊恐则伤神,心藏神也;忧思则伤志,肾藏志也。神志伤,动气积于肾,而气下上游走如豚之奔,故曰贲豚。其气乘心,若心中踊踊,如事所惊,如人所恐,五脏不定,食饮辄呕,气满胸中,狂痴不定,妄言妄见,此惊恐贲豚之状。若气满支心,心下闷乱,不欲闻人声,休作有时,乍瘥乍极,吸吸短气,手足厥逆,内烦结痛,温温欲呕,此忧思贲豚之状。诊其脉来触祝触祝者,病贲豚也。肾脉微急,沉厥,贲豚,其足不收,不得前后。(《诸病源候论·卷之十三·气病诸候·贲豚气候》)

【原文】 气病,是肺虚所为。肺主气,五脏六腑皆禀气于肺。忧思恐怒,居处饮食不节,伤动肺气者,并成病。其气之病,有虚有实。其肺气实,谓之有余,则喘逆上气。其肺气虚,谓之不足,则短乏少气。而有冷有热,热则四肢烦热也,冷则手足逆冷。(《诸病源候论·卷之三十七·妇人杂病诸候一·气候》)

【参考文献】 巢元方.诸病源候论[M].北京:人民卫生出版社,1955.

《备急千金要方》

【原文】 治产后大虚心悸,志意不安,不自觉,恍惚恐畏,夜不得眠,虚烦少气方。

人参 甘草 茯苓各三两 麦门冬 菖蒲 泽泻 薯蓣 干姜各二两 桂心一两 大枣五十枚

上十味为末,以蜜、枣膏和丸如梧子。未食酒服二十丸,日三夜一,不知稍增。若有远志,纳二两为善;若风气,纳当归、独活三两。亦治男子虚损心悸。(《备急千金要方·卷三妇人方中·中风第十二·人参丸》)

【原文】 治迷惑如醉,狂言妄语,惊悸恐怖,恍惚见鬼,喜怒悲忧,烦满颠倒,邑邑短气不得语,语则失忘。或心痛彻背,不嗜饮食,恶风不得去帷帐,时复疼热,恶闻人声,不知痛痒,身悉振摇,汗出,猥退,头重浮肿,抓之不知痛,颈项强直,口面㖞戾,四肢不随不仁偏枯,挛掣不得屈伸,悉主之方。

天雄 当归 人参各五分 附子 天冬 防风 蜀椒 独活各四分 乌头 秦艽 细辛 白术 干姜各三分 麻黄 五味子 桔梗 山萸 柴胡 莽草 白芷各二分

上二十味治下筛,合相得。酒服半方寸匕,渐至全匕,日三服,以身中觉如针刺状,药行也。(备急千金要方·卷八治诸风方·诸风第二·小八风散)

【原文】 治虚热恍惚,惊邪恐惧方。

荆沥三升 竹沥三升 牛黄十八铢 人参 生麦门冬各三两 香豉三合 升麻 铁精各一两 龙齿 天门冬 茯苓 栀子各二两

上十二味,㕮咀,以水二斗,煮取三升,去滓,下牛黄、铁精,更煎五六沸,取一升七合。分温三服,相去十里久。(《备急千金要方·卷八治诸风方·诸风第二·苍耳散》)

【原文】 治肝实热,阳气伏,邪热喘逆闷恐,目视物无明,狂悖,非意而言,**竹沥泄热汤**方。

竹沥一升 麻黄三分 石膏八分 生姜 芍药各四分 大青 栀子仁 升麻 茯苓 玄

参　知母各三分　生葛八分

上十二味，㕮咀，以水九升，煮取二升半，去滓，下竹沥，煮两三沸，分三服。须利，下芒硝三分，去芍药，加生地黄五分《删繁方》无石膏、生姜、芍药、生葛，用人参三分。（《备急千金要方·卷十一肝脏·肝虚实第二》）

【原文】　治邪热伤肝，好生悲怒，所作不定，自惊恐，**地黄煎方**。

生地黄　淡竹叶　生姜　车前草　干蓝各切，一升　丹参　玄参各四两　茯苓二两　石膏五两　赤蜜一升

上十味，㕮咀，以水九升，煮取三升，去滓，停冷下蜜，更煎三两沸，分三服。

肝胆俱实：左手关上脉阴阳俱实者，足厥阴与少阳经俱实也。病苦胃胀呕逆，食不消，名曰肝胆俱实也。

肝虚寒：左手关上脉阴虚者，足厥阴经也。病苦胁下坚，寒热，腹满不欲饮食，腹胀，悒悒不乐，妇人月经不利，腰腹痛，名曰肝虚寒也。（《备急千金要方·卷十一肝脏·肝虚实第二·地黄煎方》）

【原文】　治心实热，惊梦喜笑，恐畏悸惧不安，**竹沥汤**方。

淡竹沥一升　石膏八两　芍药　白术　栀子仁　人参各三两　知母　茯神　赤石脂　紫菀各二两　生地黄汁一升

上十一味，㕮咀，以水九升，煮十味至二升七合，去滓，下竹沥更煎，取三升。若须利，入芒硝二两，去芍药。分三服。（《备急千金要方·卷十三心脏方·心虚实第二·竹沥汤》）

【原文】　治心热满，烦闷惊恐，**安心煮散**方。

远志　白芍药　宿姜各二两　茯苓　知母　紫菀　赤石脂　石膏　麦门冬各四十二铢　桂心　麻黄　黄芩各三十铢　菝葜三十六铢　人参二十四铢　甘草十铢

上十五味治下筛，为粗散，先以水五升、淡竹叶一升煮取三升，去滓，煮散一方寸匕，牢以绢裹煮，时动之。煎取八合为一服，日再。（《备急千金要方·卷十三心脏方·心虚实第二·安心煮散》）

【原文】　治脏虚善恐怖如魇状，及妇人产后余疾，月经不调方。

当归　防风　芎䓖　附子　芍药　甘草　蜀椒　干姜　细辛　桂心　半夏　厚朴　大黄　猪苓各一两　茯苓一方用茯神　远志各二两

上十六味，末之，蜜丸如梧子。酒服五丸，日三，不知加至十丸。冷极加热药。（《备急千金要方·卷十三心脏方·心虚实第二·补心丸》）

【原文】　治五脏六腑血气少，亡魂失魄，五脏觉不安，忽忽喜悲，心中善恐怖，如有鬼物，此皆发于大惊及当风，从高堕下落水所致，悉主之方。

雄黄　人参各五分　黄芩　大黄　桂心　黄芪　黄柏　细辛各三分　黄连　合欢　蒲黄　麻黄各一分　黄环　泽泻　山茱萸各二分

上十五味治下筛，未食温酒服方寸匕，日三。不知，加至二匕，羸劣者更加人参五分，合十分。一方有生黄二分。《崔氏》有蜀椒五分，干姜四分。（《备急千金要方·卷十四小肠腑方·风癫第五·十黄散》）

【原文】　主风虚劳冷，心气不足，善忘恐怖，神志不定方。

防风　当归　大黄各五分　泽泻四分　白敛四分，一云三两　菖蒲　人参　桔梗各三分　白

术　甘草各十分　紫菀　茯苓各二分，一云各三两　秦艽六分　桂心　远志　薯蓣　石膏各三分　大豆卷四分　麦门冬五分，一云五两　粳米五合　大枣十五枚　干姜二分　附子　茯神各二两

上二十四味，㕮咀，以水一斗二升，先煮粳米令熟，去滓纳药，煮取四升。分服八合，日三夜一。《翼》不用粳米，蜜丸，酒服梧子大十丸，加至二十丸。（《备急千金要方·卷十四小肠腑方·风虚惊悸第六·小镇心散》）

【原文】　治心气不足，虚悸恐畏，悲思恍惚，心神不定，惕惕然惊者方。

人参　远志　白术　附子　桂心　黄芪　细辛　干姜　龙齿　防风　菖蒲　干地黄　赤小豆各二两　茯苓四两

上十四味，治下筛。酒服二方寸匕，日三。（《备急千金要方·卷十四小肠腑方·风虚惊悸第六·镇心汤》）

【原文】　主肺伤，善泄咳，善惊恐，不能动筋，不可以远行，膝不可久立，汗出鼻干，少气喜悲，心下急痛，痛引胸中，卧不安席，忽忽喜梦，寒热，小便赤黄，目不远视，唾血方。

天门冬一升　防风　泽泻　人参各一两半　白薇一两　大豆卷　前胡　芍药　栝蒌根　石膏　干姜各二两　紫菀一两　桂心　白术各四两　甘草　干地黄　薯蓣　当归各二两半　阿胶一两半

上十九味，治下筛。食前酒服方寸匕，日三。（《备急千金要方·卷十七肺脏方·积气第五·补伤散》）

【参考文献】　孙思邈.备急千金要方[M].北京：人民卫生出版社，1982.

《千金翼方》

【原文】　主产后大虚，心悸，志意不安，恍惚不自觉，心中畏恐，夜不得眠，虚烦少气方。

人参　茯苓　麦门冬去心　甘草炙，各三两　桂心一两　大枣五十枚，作膏　菖蒲　泽泻　薯蓣　干姜各二两

上一十味，捣筛为末，炼蜜枣膏和丸如梧子大。空腹酒下二十丸，日三夜一服，不知稍增至三十丸。若有远志得二两纳之为善。气绝，纳当归、独活各三两更善。此方亦治男子虚、心悸不定，至良。（《千金翼方·卷第七·妇人三·虚乏第一·人参丸》）

【原文】　治产后心冲恐悸不定，恍恍惚惚，不自知觉，言语错误，虚烦短气。志意不定，此是心虚所致方。

远志去心，二两　人参　茯神　当归　芍药　甘草炙，各三两　大枣三十枚，擘　麦门冬一升，去心

上八味，㕮咀，以水一斗煮取三升，分三服。若苦虚烦短气者，加生淡竹叶一升，以水一斗二升煮取一斗，乃用诸药。胸中少气者，益甘草一两为善。（《千金翼方·卷第七·妇人三·心悸第五》）

【原文】　主心气不足，心痛惊恐方。

远志去心　菖蒲　人参　茯苓各四两

上四味，㕮咀，以水一斗煮取三升，分三服。（《千金翼方·卷第十五·补益·补五脏第四·定志补心汤》）

【原文】　主呕逆，腰以上热，惕惕惊恐，时悲泪出，时复喜怒，妄语梦寤，洒洒淅淅，头痛

少气,时如醉状,不能食,噫闻食臭欲呕,大小便不利,或寒热,小便赤黄,恶风,目视𥈌𥈌,耳中凶凶方。

防风　泽泻　白术　蛇床子　吴茱萸　细辛　菖蒲　乌头炮,去皮　五味子各一分　当归　远志去心　桂心各半两　干姜三分

上一十三味,捣筛为末,炼蜜和丸。空腹吞五丸如梧子,日三,加至十丸。华佗方。(《千金翼方·卷第十五·补益·补五脏第四·试和丸》)

【原文】　主风虚劳冷,心气不足,喜忘恐怖,神志不定方。

防风五分　甘草二两半,炙　干姜半两　当归五分　泽泻一两　紫菀半两　茯神二分　大黄五分　秦艽一两半　菖蒲三两　白术二两半　桂心三两　白蔹二两　远志去心,二两　附子二两,炮,去皮　桔梗三分　大豆卷四两　薯蓣二两　石膏三两,研　茯苓一两　人参五分　大枣五十枚,擘　麦门冬去心,五两

上二十三味,末之,炼蜜和为丸。酒服如梧子大十丸,日三服,加至二十丸。(《千金翼方·卷第十六·中风上·心风第五·镇心丸》)

【参考文献】　孙思邈.千金翼方[M]//中医古籍珍本集成:方书卷上.周仲瑛,于文明,主编.长沙:湖南科学技术出版社,2014.

《外台秘要》

【原文】　《深师》人参汤　疗忽忽善忘,小便赤黄,喜梦见死人,或梦居水中,惊恐惕惕如怖,目视𥈌𥈌,不欲闻人声,饮食不得味,神情恍惚不安,定志养魂方。

人参　甘草炙,各二两　半夏一两,洗　龙骨六两　远志八两　麦门冬一升,洗,去心　干地黄四两　大枣五十枚,擘　小麦一升　阿胶三两,炙　胶饴八两　石膏四两,碎,绵裹

上十二味切,以水三斗煮小麦令熟,去麦纳药,煮取七升,去滓,纳胶饴令烊。一服一升,日三夜一,安卧,当小汗弥佳。忌海藻、菘菜、羊肉、芜荑。

又铁精散　疗惊恐妄言,或见邪魅,恍惚不自觉,发作有时,或如中风方。

铁精　茯苓　芎䓖　桂心　猬皮炙,各三两

上五味,捣下筛,以酒服钱五匕,日三,不知稍增至一钱以上,知之为度。忌酢物、生葱。并出第九卷中。(《外台秘要·卷第十五·风惊恐失志喜忘及妄言方六首》)

【原文】　《病源》:风惊恐者,由体虚受风,入乘腑脏,其状如人将捕之。心虚则惊,肝虚则恐。足厥阴为肝之经,与胆合;足少阳为胆之经,主决断众事。心肝既虚,而受风邪,胆气又弱,而为风所乘,故惊恐如人将捕之。出第一卷中……

《深师》续命汤　疗大风,风邪入心,或心痛彻背,背痛彻心,去来上下,惊恐,水腹胀满,微痛,乍寒乍热,心中闷,状如微温,进退无常,面青或白或黄,虚劳,邪气入百脉,百病皆疗之方。

人参　甘草炙　干姜　麻黄去节　独活　当归　芎䓖　石膏碎,绵裹,各二两　附子一枚,炮　桂心　白术　细辛各三分　防风五分　芍药二分　秦艽一两　杏仁四十枚,去两仁尖皮　黄芩一两

上十七味,以水一斗煮麻黄十余沸,纳诸药,煮取四升半,去滓,纳枣十枚,煎取三升,分五服,老小者五合。此以下以意消息。调和六腑,安五脏,无不损除。无芎䓖,防己代之。无

独活,天雄代之。无附子,乌头代之。汤成之后,服汤以椒十枚置汤中,温令暖服之。此与十二味西州续命汤疗同,俱疗癫邪大风。西中有十二味者,中有大枣三十枚。忌海藻、生葱、猪肉、桃李、生菜、雀肉等。

又疗五脏六腑血气少,亡魂失魄,五脏昼夜不安,惚惚善悲,心中善恐怖,如有鬼物,此皆发于大惊,及当风从高堕落所致,疗之**十黄散**方。

雄黄五分,熬　人参五分　蜀椒五分,汗　大黄四分　朱砂三分,研　干姜四分　黄檗二分　山茱萸二分　细辛二分　黄耆三分　泽泻三分　黄连一分　蒲黄一分　桂心三分　麻黄去节,一分　黄孙一分,牡蒙也,一方云黄昏　黄环三分　黄芩三分

上十八味,捣筛为散,未食温酒服一方寸匕,日三,稍增至二匕。服此散体中筋力强者,不须增人参,气力羸虚,可增人参五分,合十分。忌猪肉、冷水、生菜、生葱、生血物等。并出第八卷中。崔氏同。《千金》无椒、朱砂、干姜。(《外台秘要·卷第十五·风惊恐方三首》)

【原文】《删繁》:疗肝劳实热,闷怒,精神不守,恐畏不能独卧,目视无明,气逆上不下,胸中满塞,半夏下气消闷,明目吐热,汤方。

半夏洗破　生姜各八两　麻黄去节　芍药　杜蘅　枳实炙　细辛　杏仁去皮尖,碎　乌梅擘,各三两　松萝二两　淡竹叶切,一升

上十一味切,以水一斗先煮麻黄去沫,下诸药,煮取三升,分为三服。忌羊肉、饧、生菜。出第七卷中。(《外台秘要·卷第十六·肝劳实热方二首》)

【原文】又疗肝劳热,恐畏不安,精神不守,闷怒不能独卧,感激惆怅,志气错越,不得安守,茯苓安肝定精神,丸方。

茯苓　远志去心　防风　人参　柏子仁熬,各五分　龙骨七分　牡蛎熬　大枣肉各八分　甘草四分,炙

上九味,捣筛,白蜜和为丸如梧子。初服二十丸,加至三十丸为度,暖清白饮进之,日再服。忌海藻、菘菜、大醋。(《外台秘要·卷第十六·肝劳虚热方四首》)

【原文】又疗心实热,惊梦喜笑,恐畏悸惧不安,**竹沥汤**方。

淡竹沥一升　石膏八两,碎,绵裹　人参　知母去毛　赤石脂　栀子仁　芍药　白术各三两　茯神　紫菀各二两　生地黄汁一升

上十一味切,以水九升煮十味,取二升七合,去滓,下竹沥,更煎取三升。若须利,下芒消二两,去芍药,分为三服。忌桃李、雀肉、酢物、芜荑。(《外台秘要·卷第十六·心实热方三首》)

【参考文献】　王焘.外台秘要方[M].太原:山西科学技术出版社,2013.

第三节　惊　病

《诸病源候论》

【原文】　风惊邪者,由体虚,风邪伤于心之经也。心为手少阴之经,心气虚,则风邪乘虚

伤其经,入舍于心,故为风惊邪也。其状乍惊乍喜,恍惚失常是也。(《诸病源候论·卷之一·风病诸候·风惊邪候》)

【原文】 风惊悸者,由体虚,心气不足,心之腑为风邪所乘;或恐惧忧迫,令心气虚,亦受于风邪。风邪搏于心,则惊不自安。惊不已,则悸动不定。其状目精不转,而不能呼。诊其脉,动而弱者,惊悸也。动则为惊,弱则为悸。(《诸病源候论·卷之一·风病诸候·风惊悸候》)

【原文】 风惊者,由体虚,心气不足,为风邪所乘也。心藏神而主血脉,心气不足则虚,虚则血乱,血乱则气并于血,气血相并,又被风邪所乘,故惊不安定,名为风惊。诊其脉至如数,使人暴惊,三四日自已。

《养生方》云：精藏于玉房,交接太数,则失精。失精者,令人怅怅,心常惊悸。(《诸病源候论·卷之一·风病诸候·风惊候》)

【原文】 心藏神而主血脉。虚劳损伤血脉,致令心气不足,因为邪气所乘,则使惊而悸动不定。(《诸病源候论·卷之十三·脚气病诸候上·脚气风经五脏惊悸候》)

【原文】 夫温湿成脚气,而挟风毒,毒少风多,则风证偏见。风邪之来,初客肤腠,后经腑脏,脏虚,乘虚而入,经游五脏,与神气相搏,神气为邪所乘,则心惊悸也。(《诸病源候论·卷之三·虚劳病诸候上·虚劳惊悸候》)

【原文】 此由体虚受寒,寒客于经络,血脉否涩,热气蕴积,结聚成痈。结热不散,热气内迫于心,故心虚热,则惊不定也。(《诸病源候论·卷之三十二·痈疽病诸候上·发痈内虚心惊候》)

【原文】 金疮失血多者,必惊悸,以其损于心故也。心主血,血虚则心守不安。心守不安,则喜惊悸。悸者,心动也。(《诸病源候论·卷之三十六·金疮病诸候上·金疮惊悸候》)

【原文】 风邪惊悸者,是为风乘于心故也。心藏神,为诸脏之主。若血气调和,则心神安定;若虚损,则心神虚弱,致风邪乘虚干之,故惊而悸动不定。其惊悸不止,则变恍惚而忧惧。(《诸病源候论·卷之三十七·妇人杂病诸候一·风邪惊悸候》)

【参考文献】 巢元方.诸病源候论[M].北京：人民卫生出版社,1955.

《备急千金要方》

【原文】 内补散 治男子五劳六绝。其心伤者,令人善惊,妄怒无常;其脾伤者,令人腹满喜噫,食竟欲卧,面目萎黄;其肺伤者,令人少精,腰背痛,四肢厥逆;其肝伤者,令人少血面黑;其肾伤者,有积聚,少腹腰背满痹,咳唾,小便难。六绝之为病,皆起于大劳脉虚,外受风邪,内受寒热,令人手足疼痛,膝以下冷,腹中雷鸣,时时泄痢,或闭或痢,面目肿,心下愦愦,不欲语,憎闻人声方。

干地黄五分 巴戟天半两 甘草 麦门冬 人参 苁蓉 石斛 五味子 桂心 茯苓 附子各一两半 菟丝子 山茱萸各五分 远志半两 地麦五分

上十五味治下筛,酒服方寸匕,日三,加至三七。无所禁。(《备急千金要方·卷十九·肾脏方·补肾第八》)

【参考文献】 孙思邈.备急千金要方[M].北京：人民卫生出版社,1982.

《外台秘要》

【原文】 又**定志紫葳丸**，疗五惊，喜怒不安方。

紫葳六分　远志十五分，去心　白龙骨七分　牛黄一两　甘草十分，炙　虎头皮十二分，炙令焦　人参　桂心　白术各八分　防风七分　麦门冬去心，熬　雷矢各五分　柴胡六分

上十三味，各别捣下筛，蜜和丸如梧桐子大。先食服十丸，日三，甚良。忌海藻、菘菜、桃李、生葱。并出第五卷中。

《千金》：疗惊劳失志方。

茯神五两　甘草炙　桂心各一两　龙骨　麦门冬去心　防风　牡蛎熬　远志去心，各二两　枣二十枚，擘

上九味切，以水八升，煮取二升，分为二服，日再。忌海藻、菘菜、生葱、酢物。出第十四卷中。一云：主惊悸，心神错乱，或是或非，言语无度，茯神汤。(《外台秘要·卷第十五·风惊恐失志喜忘及妄言方六首》)

【原文】《病源》：风惊悸者，由体虚，心气不足，心之经为风邪所乘也；或恐惧忧迫，令心气虚，亦受风邪。风邪搏于心，则惊不自安。惊不已则悸动不定。其状目睛不转，而不能呼。诊其脉，动而弱者，惊悸也。动则为惊，弱则为悸。出第一卷中。

《广济》：疗热风惊悸，安心，久服长年，**镇心丸**方。

茯神　人参　龙齿研　升麻　石膏研　黄芩　茯苓　麦门冬八分，去心　银薄二百番，研　虎睛[1]一具，炙　枳实炙　白敛　玄参　芍药　葳蕤　甘草炙，各六分　生姜二分

上十七味，捣筛，蜜和丸。每食讫少时以饮服如梧子十五丸，日二服，渐渐加至三十丸，不利。忌海藻、菘菜、醋、蒜、面、粘食、陈臭物等。出第一卷中。

《深师》：**大定心丸**，疗恍惚惊悸，心神不安，或风邪因虚加脏，语言喜忘，胸胁满，不得饮食方。

人参　桂心各二两　白术　防己　茯苓　干姜　防风　大黄　茯神　桔梗　白敛各一两　牛膝十铢　远志二两，去心　银屑六铢

上十四味，捣合下筛，以蜜丸如梧子。先食服五丸，日三，不知稍稍增之。一方无牛膝，而有茱萸一两，银屑十铢，余悉同。忌生葱、酢、猪肉、桃李、雀肉等。

又**补心汤**，疗心气不足，其病苦满汗出，心风烦闷善恐，独苦多梦不自觉者，咽喉痛，时时吐血，舌本强，水浆不通，手掌热，心惊悸，吐下血方。

麦门冬三两，去心　紫石英五分　紫菀二两　桂心一尺，一方二两　茯苓四两，一方一两　小豆二十四枚，一方六合　人参半两　大枣二十五枚，擘　甘草五寸炙，一方一两

上九味切，以水八升，煮取二升四合，羸人分作三服，强人再服。心王之时，有血证可服耳。一方说用药两数不尽同，注之在下，煮取多少服亦同。忌海藻、菘菜、生葱、酢物。并出第十卷中。

《千金》：疗心虚寒，阴伤寒损，心惊掣悸，语声宽急混浊，口㖞冒昧，好自笑，历风伤心，**荆沥汤**方。

荆沥三升　麻黄去节　白术　芎䓖各四两　防风　桂心　升麻　茯苓　远志去心　人参　羌活　当归各三两　防己　甘草炙，各二两　母姜切一升，取汁

上十五味切，以水一斗，先煮麻黄两沸，去沫，次下诸药，煮取三升，绞去滓，下荆沥、姜汁，煎取四升，分为四服，日三夜一。忌海藻、菘菜、酢、生葱、桃李、雀肉等。

又**大镇心丸**，疗心虚惊悸，梦寤恐畏方。

紫石英　茯苓　防风　人参　甘草炙　泽泻各八分　秦艽　黄耆　白术　薯蓣　白薇各六分　麦门冬　当归各五分　桂心　远志去心　柏子仁　石膏　桔梗　大黄　大豆卷各四分，熬椒汗，去目　芍药　干姜　细辛各三分

上二十四味，酒服如梧子大十五丸，日再。一方用枣膏丸。忌海藻、菘菜、生葱、猪肉、生菜、桃李、雀肉等。

又**小镇心散**，疗心气不足，虚悸恐畏，悲思恍惚，心神不定，惕惕而惊方。

人参　远志去心　赤小豆　附子炮　桂心　细辛　干姜　防风　龙齿炙　菖蒲　干地黄各二两　茯苓　白术　黄耆各四两

上十四味，捣筛为散，以酒服两方寸匕，日三。忌羊肉、饧、桃李、雀肉、生葱、生菜、猪肉。并出第十四卷中。

崔氏：疗热风惊掣，心忪恐悸，风邪狂叫妄走者，服此汤亦瘥，朱四频用之极效方。

茯神三两　杏仁三两，去皮尖两仁，切　升麻　白藓皮　沙参各二两　龙齿六两，炙　寒水石一斤，碎，绵裹　石膏二十两，碎，绵裹　生麦门冬去心，四两

上九味切，以水一斗二升，煎取三升，去滓，温分为三服，相去十里。若甚者，减水三升，纳竹沥三升，先用水煮九沸，然后纳竹沥，煮取三升，服如上法。忌酢物。出第六卷中。

《古今录验》：**茯神汤**，疗风经五脏虚惊悸，安神定志方。

龙骨二两　干姜一两半　细辛一两半　白术一两　茯神三两　人参　远志去心　甘草炙　桂心　独活各二两　酸枣仁一两　防风二两

上十二味切，以水九升，煮取三升，分为三服。忌海藻、菘菜、桃李、雀肉、生葱、生菜、酢物。

又**大竹沥汤**，疗大虚风气入腹，拘急心痛烦冤，恍惚迷惑不知人，或惊悸时怖，吸吸口干，涩涩恶寒，时失精明，历节疼痛，或缓或不摄，产妇体虚，受风恶寒，惨惨愦愦，闷心欲绝者，并疗风痉，口噤不开，目视如故，耳亦闻人语，心亦解人语，但口不得开，剧者背强反折，百脉掣动，悉主之方。

秦艽　防风　茯苓　人参各二两　茵芋　乌头炮　黄芩　干姜　当归　细辛　白术各一两　天雄一枚，炮　甘草三两，炙　防己二两

上十四味切，以竹沥一斗、水五升，煮取四升，分服一升，羸人服五合佳。此汤令人痹，宁少服也。茵芋有毒，令人闷乱，目花虚人，可半两良。风轻者，用竹沥三升、水七升。小重者，竹沥五升、水五升。风大剧，停水用竹沥一斗。忌酢、生菜、海藻、菘菜、桃李、雀肉等。并出第一卷中。（《外台秘要·卷第十五·风惊悸方九首》）

【参考文献】　王焘.外台秘要方[M].太原：山西科学技术出版社，2013.

【注释】

① 虎睛：本书所载虎睛、虎骨、犀角等中药材，根据国发[1993]39号、卫药发[1993]59号文，属于禁用之剂，均以代用品代替，书中所述虎睛、虎骨、犀角等相关内容仅作文献参考。

第四节 百合病

《诸病源候论》

【原文】 百合病者,谓无经络,百脉一宗,悉致病也。多因伤寒虚劳,大病之后不平复,变成斯疾也。其状意欲食复不能食,常默默欲得卧复不得卧,欲出行复不能行,饮食或有美时或有不用饮时,如强健人而卧不能行,如有寒复如无寒,如有热复如无热,口苦,小便赤黄。百合之病,诸药不能治,得药则剧吐利,如有神灵者。身形如和,其人脉微数,每尿辄头痛,其病六十日乃愈。若尿头不痛,淅淅然者,四十日愈。若尿快然,但眩者,二十日愈。体证或未病而预见,或病四五日而出,或病二十、一月微见,其状恶寒而呕者,病在上焦也,二十三日当愈。其状腹满微喘,大便坚,三四日一大便,时复小溏者,病在中焦也,六十三日当愈。其状小便淋沥难者,病在下焦也,四十三日当愈。各随其证,以治之耳。(《诸病源候论·卷八·伤寒病诸候下·伤寒百合病》)

【参考文献】 巢元方.诸病源候论[M].北京:人民卫生出版社,1955.

《备急千金要方》

【原文】 论曰:百合病者,谓无经络百脉一宗悉致病也。皆因伤寒虚劳,大病已后不平复,变成斯病。其状恶寒而呕者,病在上焦也,二十三日当愈。其状腹满、微喘、大便坚,三四日一大便,时复小溏者,病在中焦也,六十三日当愈。其状小便淋沥难者,病在下焦也,三十三日当愈。各随其证以治之。百合之为病令人意欲食,复不能食,或有美时,或有不用闻饮食臭时,如有寒其实无寒,如有热其实无热,常默默欲卧复不得眠,至朝口苦小便赤涩,欲行复不能行,诸药不能治,治之即剧吐利,如有神灵所为也。百合病身形如和其脉微数,其候每溺时即觉头痛者,六十日乃愈。百合病候之溺时头不觉痛,淅淅然寒者四十日愈。百合病候之溺时觉快,然但觉头眩者二十日愈。百合病证,其人或未病而预见其候者,或已病四五日而出,或一月二十日后见其候者,治之善误也,依证治之。

论曰:百合病见在于阴而攻其阳,则阴不得解也,复发其汗为逆也。见在于阳而攻其阴,则阳不能解也,复下之其病不愈。(《要略》云:见于阳者以阳法救之,见于阴者以阴法解之。见阳攻阴复发其汗,此为逆其病,难治。见阴攻阳乃复下之,此亦为逆其病难治)(《备急千金要方·卷十·伤寒方下·百合第十二》)

【参考文献】 孙思邈.备急千金要方[M].北京:人民卫生出版社,1982.

《外台秘要》

【原文】《病源》:伤寒百合病者,谓无经络百脉一宗,悉致病也。皆因伤寒虚劳,大病之后不平复,变成斯病也。其状意欲食复不能食,常默默欲得卧复不得卧,欲出行而复不能行,饮食或有美时或有不用时,闻饮食臭,或如强健人而欲卧复不得眠,如有寒复如无寒,如有热复如无热,至朝口苦,小便赤黄。百合之病,诸药不能疗,得药则剧而吐利,如有神灵所加也,身形如和,其人脉微数,每尿辄头痛,其病六十日乃愈。若尿时头不痛,淅淅然如寒者,四十日愈。若尿时快然但眩者,二十日愈。其证或未病而预见,或病四五日而出,或病二十日、一月日复见,其状恶寒而呕者,病在上焦也,二十三日当愈。其状腹满微喘,大便硬,三四日一大便,时复小溏者,病在中焦也,六十三日当愈。其状小便淋沥难者,病在下焦也,四十三日当愈。各随其证以疗之耳。出第八卷中。

仲景《伤寒论》:疗百合之病,诸药不能疗,若得药则剧而吐痢,如有神灵所加也。身体仍和,脉微数,每尿时辄头痛,六十日乃愈。尿时头不痛,淅淅然者,四十日愈,尿快然,但头眩者,二十日愈。其证或未病而预见,或病四五日而出,或病二十日、一月复见者,悉疗之。(《外台秘要·卷第二·伤寒百合病方七首》)

【参考文献】 王焘.外台秘要方[M].太原:山西科学技术出版社,2013.

第三章 宋金元时期

宋金元时期各政权对峙，其间既有战乱频仍造成的社会动荡，也有科技文化的高度发展，以及宋室南渡形成的文化交融，我国古代科技水平在宋金元时期一度达到巅峰，并推动中医学术取得长足发展；加之政府对基础理论、临证各科、医事制度、医学教育及对外交流等方面的高度重视，这一时期医药学术蓬勃活跃，医家各立其说，争鸣创新，医学门户肇始于此。中医情志病理论的深度和广度，在此时都发展到了新的水平，陈无择"七情"学说、刘完素"五志化火"观点、朱丹溪"相火论"及"六郁"学说，都进一步完善了情志病理论体系。

得益于宋金元时期经济文化的繁盛、印刷技术的发展及政府对编修医学典籍的重视，情志病相关文献资料颇丰。通过梳理归纳，发现这一时期情志病诊疗具有如下特点。

1. **对症状的描述更加详尽**　本时期对于情志类疾病的描述较前更加详尽，比如《严氏济生方》详细记载惊悸的主要表现为"或因事有所大惊，或闻虚响，或见异相，登高陟险，惊忤心神，气与涎郁，遂使惊悸。惊悸不已，变生诸证，或短气悸乏，体倦自汗，四肢浮肿，饮食无味，心虚烦闷，坐卧不安……"宋代《太平惠民和剂局方》中详细阐述了"恐证"的发病表现："志意不定，惊悸恐怖，悲忧惨戚，虚烦少睡，喜怒不常，夜多盗汗，饮食无味，头目昏眩……"《太平圣惠方》也详细地记载了鬼魅致病的主要表现："夫鬼魅者……则好悲，或心乱如醉，如狂言惊怖……此魅之所致也。"

在本时期也有了小儿、妇女的专科记载，如《御药院方》记载"小儿精神不爽，寝寐多惊，心忪恐悸，四肢战掉，举动欲倒，状类暗风，或烦躁而多啼"。《太平圣惠方》中记载了妇人血风惊悸可出现"言语谬误，恍恍惚惚，心中烦闷"的表现，妇人产后脏虚心神惊悸则会"不自觉知，言语错误，志意不定"。

2. **完善对病因病机的认识**　宋金元时期，陈无择七情学说的提出，金元医家的学术争鸣，广泛应用情志相胜疗法，推动了对情志病证的进一步认识。① 情志因素。陈无择在前人七情理论基础上提出"七情内伤病因论"，情志过极则会引起疾病，创方"大七气汤"用于"治喜怒不节，忧思兼并，多生悲恐……"《太平圣惠方》也在《诸病源候论》的基础上进一步阐述了五劳六极七情的内涵，并用薯蓣散、白茯苓圆治疗五劳六极七情引起的虚劳诸证。② 气血阴阳脏腑虚损。宋金元时期医家注重从虚论治，《太平圣惠方》指出："夫心虚则多惊，胆虚则多恐。此皆气血不实，腑脏虚伤，风邪所干，入于经络，心既不足，胆气衰微，故令神思恐怯而多惊悸也。"《圣济总录》中也提到风惊邪乃因"心气虚则神不宁，风邪乘虚而干之"。③ 其他因素。《伤寒百证歌》记载"伤寒何故生惊惕，吐下温针或火力。或因吐下，或因温针，或因火劫"，说明伤寒后失治误治也可能引发情志类疾病。

3. 注重疾病的鉴别诊断 本时期也注重情志类疾病的鉴别诊断。对于惊、悸的鉴别诊断,在《金匮要略》寸口脉动则为惊、弱则为悸的基础上进一步指出:"惊者,恐怖之谓;悸者,怔忪之谓",并指出治疗惊病与豁痰定惊之剂,悸病与逐水消饮之剂。陈无择首次指出了鉴别惊悸与怔悸,即"惊悸……名曰心惊胆寒,在心胆经,属不内外因,其脉必动"。元代《新编南北经验医方大成》总结奔豚"缘思伤脾,以所胜传肾",其痞块易于转动,可以与五积相区分。

4. 治疗方法多样 通过统计本时期的方剂发现,本时期多使用远志、茯神、甘草等补益药配伍行气药和化痰开窍类药物,常用酸枣仁汤(散)、茯神汤(散/丸)等方剂治疗情志类疾病。但本时期的治疗手段不仅仅局限于汤药,也注重针灸对于情志病的治疗。比如在奔豚的治疗中,《针灸资生经》中记载:"贲豚腹肿,灸章门百壮。贲豚,灸气海百壮,或期门,或关元百壮。贲豚,抢心不得息,灸中极五十壮。贲豚上下,腹中与腰相引痛,灸中府百壮。贲豚上下,灸四满一七壮。"根据奔豚的不同病症,选取不同的穴位灸治。针刺疗法往往和灸法相结合,促进疗效。如《窦太师流注指要赋》记载奔豚水饮内停时"当针期门,使经不传。针入四分,可灸五壮";在《扁鹊心书》中记载"当服睡圣散,灸巨阙穴二百壮,鬼气自灭,服姜附汤而愈",强调针药结合在情志病治疗的重要作用。

本时期还出现了现代心理治疗的雏形。张从正提出运用以情胜情的方法治疗情志疾病,在《儒门事亲》中记载卫德新之妻案,对于外界所致惊者,他遵循"惊者平之"的原则,采取了类似于现代心理治疗的暴露疗法,使患者逐渐适应外界刺激而不再复惊。

第一节 奔 豚

《神巧万全方》

【原文】 肾之积,名奔豚,以夏丙丁日得之,其积发于小腹,上至心下,如豚之奔走,上下无时,久不愈,令人喘逆,发骨痿,少气。(《神巧万全方·卷四》)

【参考文献】 佚名.神巧万全方[M]//全汉三国六朝唐宋方书辑稿.北京:中医古籍出版社,2022.

《针灸资生经》

【原文】 凡卒厥逆上气,气攻两胁,心下痛满,奄奄欲绝,此为贲豚气。即急作汤,以浸两手足,数数易之。(《千》)贲豚腹肿,灸章门百壮。贲豚,灸气海百壮,或期门,或关元百壮。贲豚,抢心不得息,灸中极五十壮。贲豚上下,腹中与腰相引痛,灸中府百壮。贲豚上下,灸四满一七壮。期门(见产)阴交、石门主贲豚。(见无子)贲豚腹肿,章门主之。贲豚气上,腹䐜痛,茎肿,先引腰,后引小腹,腰髂小痛坚痛,下引阴中,不得小便,两丸骞,石门主之。贲豚气上,腹䐜坚痛引阴中,不得小便,两丸骞,阴交主之。(并《甲》)章门(《铜》同)、石门(《明》下同)、阴交,主贲豚上气。期门,主贲豚上下。(《铜》同见霍乱)中极,主贲豚上抢心,甚则不得息。天枢,主贲豚胀疝。归来,主贲豚卵上入,引茎痛。天枢,主气疝,烦呕面肿,贲豚。(《甲》)关元、中极,主妇人贲豚抢心,上管,疗心中烦,贲豚气,胀满不能食。《明》巨阙,治贲豚气胀不能食。《铜》中脘,治因读书得奔豚气上攻,伏梁心下,状如覆杯,寒癖结气。《明》云:贲豚气如闷,伏梁气如覆杯)归来,治小腹贲豚,《千》云主贲豚。(并见阴痛)中极,治贲豚抢心,甚则不得息,恍惚尸厥。关元,疗贲豚,寒气入小腹,《千》同)时欲呕,溺血,小便黄,腹泄不止。《明》下)气海,疗贲豚腹坚。(见劳)期门,主贲豚。(见产后)气穴,治贲气上下,引腰脊痛。(见月事)关元、中极、阴交、石门、四满(《千》并见无子)、期门(见产后疾),主妇人贲豚。上管,治伏梁气,状如覆杯。《铜》与《明》同)中管,治伏梁气。(见上)期门、缺盆(《千》见胸满)、鸠尾(心痛),主息贲。(肺之积曰息贲,在右胁下,大如杯)(《针灸资生经·针灸资生经第四·贲豚气》)

【参考文献】 王执中.针灸资生经[M].上海:上海科学技术出版社,1959.

《窦太师流注指要赋》

【原文】 贲豚上下,目青而呕,霍乱,泄利,腹坚硬,大喘不得安卧。胁下积气,女子产余疾,食饮不下,胸胁支满,心中切痛,善噫。若伤寒过经不解,当针期门,使经不传。针入四分,可灸五壮。(《窦太师流注指要赋》)

【参考文献】 窦杰.窦太师流注指要赋[M].长沙:湖南科学技术出版社,2020.

《仁斋直指方论》

【原文】 肾主纳气,人之气海系焉。肾虚而为风寒所乘,为暑湿所袭,为喜怒忧恐所伤,而水结不散,又与气搏,是以群邪聚于其中,曰疝、曰奔豚、曰小肠气、曰膀胱气,皆是物也。其候不特外肾、小腹作痛,或攻刺于腰胁,或游走于背膂,或冷气抢心,心下痛满,或手足厥冷,痛绕脐傍,或胁之左右如杯,或脐之上下如臂,或腹中累累如桃李,或胃脘间覆大如盘。有壮热恶寒者,有洒淅寒热者,有不得大小便者,有里急而下泄者,有自汗出者,有不欲食者。其于阴间,则卵有小大,伸缩而上下不常;囊有肿胀急痛而发歇无定。挟冷触怒则块物逼上囊根,或攻腹胁。时和心平,则块物自循营系归入囊中,凡此皆谓之肾气。治法纲领,风则散之,寒则温之,暑则解其热,湿则渗其水,七情所发,调其心气,水与气搏,行其小便,其间以主治肾气之剂参之,固定则也。然总治之法,大要以流行疏利为先。毋曰肾虚得病不敢疏泄,盖肾为邪气所干,若非逐去,病何由愈?倘或姑息畏虚,妄以刚剂兜住,使大小腑秘而不通,邪气入腹冲心,危殆必矣!虽然,肾气发作,固以肾虚得之,然虚中有冷,虚中有热,又有冷热不调,尤当详审。冷者,胁边及外肾清冷,小便清而多,遇寒则发是也。热者,内挟暑气,或积酒毒,或服暖药于前,外肾与小腹俱热,肛门间粪后亦热,小便数而涩,遇热则甚是也。冷热不调者,小腹外肾,乍冷乍热,大便小便或秘或利,用药温凉,当随证而权度之。但所谓流行疏导,常常运斡于其中矣。其若大小便流利之后,或更有牵刺引疼,或微气游注于肌肤之间,此则肾虚血虚,气不还元,当加润养,人参、当归、川芎、芍药、桑螵蛸、葫芦巴辈,又不可无。惟是逆气长嘘,中脘停酸,燥闷扰扰,甚而至于呕吐,最为恶候。何则?天一生水,肾实主之,宗筋聚于阴器,惟藉阳明以养之。今脾土不济,肾水上乘,必为酸汁,必为涎饮,荏苒逾时,遂成暴吐。医家执剂之始,皆知肾经恶燥,如苍术、白术、良姜之类,诚不敢发用耳。及其呕吐大作,姜、术辈用之而不顾,若犹未也,则吴茱萸、荜茇刚燥等剂又加多焉,虽附子亦用之,而救急矣。病势至此,脾土未强,肾水已为之涸,肾水既涸,脾土又为之焦,往往阴阳不升降,营卫不流行,大小二便关格涩闭,而肾汁、胃汁皆自其口出也。如此者,大抵不救,临病须当识证,预与病家言之。(《仁斋直指方论·卷之十八·肾气·肾气方论》)

【参考文献】 杨士瀛.仁斋直指[M].北京:中医古籍出版社,2016.

《永类钤方》

【原文】 [病证]肾奔豚。动也,发于小腹,上至心下,上下无时,如豚走,色黑,饥则见,饱则减,小腹里急,腰痛口干,目昏骨冷,久则骨痿。[治]《三因》奔豚丸、散聚汤。气奔脉搏无外证,七气汤加吴茱萸,《济生》大七气汤、香棱丸。(《永类钤方·卷三·五积六聚》)

【参考文献】 李仲南.永类钤方[M]//中医临床必读丛书:方书卷2.北京:人民卫生出版社,2011.

《世医得效方》

【原文】 肾积　　奔豚汤

治肾之积,发于小腹,上至心,如豚奔走,上下无时。久久不病喘逆,骨痿,少气,其脉沉而滑。

甘李根皮焙干　干葛各一两一分　当归　川芎　白芍药　甘草炙　黄芩各二两　半夏汤洗七次,四两

上到散。每服四钱,水一盏半,煎七分,去滓服。

灸法:交厥逆上气,气攻两胁,心下痛满,奄奄欲绝,此为奔豚气。先急作汤,以浸两手足,频频易之。后灸气海百壮,穴在脐下一寸半。又灸关元百壮,穴在脐下三寸。又灸期门百壮,六直两乳下第二肋间端,旁一寸五分。奔豚腹肿,灸章门百壮,穴在大横外,直脐季肋端。奔豚抢心不得息,灸中极五十壮,穴在脐下四寸。(《世医得效方·卷四·五积》)

【参考文献】 危亦林.世医得效方[M].田代华,整理.北京:人民卫生出版社,2006.

《新编南北经验医方大成》

【原文】 缘思伤脾者,以所胜传肾,遇夏则心火旺,传克不行,故成肾积,名曰奔豚,其状发于小腹,或凑心下,上下无时,有若奔走之状,诊其脉,沉而急,其色黑,饥则见,饱则灭,小腹里急,腰痛臂冷,眼昏口干,久则令人骨寒少气。至如六聚之在六腑,其痛上下,亦无常处,在上则搭,再下则胀,旁攻两胁,如有坏块易于转动,此其与五积为异耳。(《新编南北经验医方大成·卷之六·积聚》)

【参考文献】 孙允贤.新编南北经验医方大成[M].北京:中国中医药出版社,2015.

第二节　恐　　证

《太平圣惠方》

【原文】 治肝实热,梦怒惊恐,宜服**泻肝防风散**方。

防风三分,去芦头　犀角屑半两　赤茯苓半分　葳蕤半两　射干半两　人参半两,去芦头　川大黄一两,锉碎,微炒　细辛半两　甘草半两,炙微赤,锉　黄芩半两　白鲜皮半两　沙参半两,去芦头

上为散。每服三钱,以水一中盏,煎至六分,去滓,不计时候温服。忌炙煿热面。(《太平圣惠方·卷第三·治肝实泻肝诸方》)

【原文】　治肝气不足,则伤胆,胆伤则恐惧,面色青白,筋脉拘急,目视不明,宜服**酸枣仁散**方。

酸枣仁一两,微炒　枳实一两,麸炒微黄　五味子一两　白术一两　白茯苓一两　泽泻一两　芎䓖一两　黄芪一两,锉　甘草半两,炙微赤,锉

上为散。每服三钱,以水一中盏,煎至六分,去滓,不计时候温服。(《太平圣惠方·卷第三·治肝气不足诸方》)

【原文】　治肝风筋脉拘挛,不得屈伸,恍惚,或多喜忘,有时恐怖,宜服**防风圆**方。

防风半两,去芦头　犀角屑三分　茯神一两　远志半两,去心　人参三分,去芦头　白僵蚕三分,微炒　白附子半两,炮裂　芎䓖半两　朱砂三分,别研,水飞过　羌活半两　桂心三分　当归半两,锉,微炒　麦门冬半两,去心,焙

上为细末,入研了朱砂令匀,炼蜜和捣三二百杵,圆如梧桐子大。每服不计时候,酒下二十圆。忌猪肉、毒鱼等。(《太平圣惠方·卷第三·治肝风筋脉拘挛诸方》)

【原文】　治肝脏气逆,面色青,多饶恐怒,胸膈烦滞,心神不安,宜服**沙参散**方。

沙参三分,去芦头　甘菊花三分　酸枣仁三分　枳实三分,麸炒微黄　桔梗三分,去芦头　茯神三分　桑根白皮三分,锉　葳蕤三分　羚羊角屑三分　大腹皮三分,锉

上件药,捣筛为散。每服三钱,以水一中盏,煎至六分,去滓,不计时候温服。(《太平圣惠方·卷第三·治肝气逆面青多怒诸方》)

【原文】　夫胆合于肝,足少阳是其经也,为清净之府,谋虑出焉。若虚则生寒,寒则恐畏,不能独卧,其气上溢,头眩口苦,常喜大息,多呕宿水,心下澹澹,如人将捕之,咽中介介,数数好唾,是为胆虚冷之候也。

治胆虚冷,目眩头疼,心神恐畏,不能独处,胸中满闷,宜服**茯神散**方。

茯神一两　远志三分,去心　防风三分,去芦头　细辛三分　白术三分　前胡三分,去芦头　人参一两,去芦头　熟干地黄一两　桂心三分　甘菊花三分　枳壳半两,麸炒微黄,去瓤

上件药,捣筛为散。每服三钱,以水一中盏,入生姜半分,煎至六分,去滓,不计时候温服。

治胆虚冷,精神不守,头目昏眩,恒多恐畏,宜服**酸枣仁散**方。

酸枣仁一两,微炒　羌活一两　柏子仁三分　白芍药半两　茯神三分　熟干地黄三分　甘菊花一两　防风三分,去芦头　当归半两,锉,微炒　人参三分,去芦头　黄芪一两,锉　甘草半两,炙微赤,锉

上捣筛为散。每服三钱,以水一中盏,煎至六分,去滓,不计时候温服。忌生冷、猪、鱼等。

治胆虚冷,恒多恐畏,不能独卧,心下澹澹,如人将捕,头目不利,胸中满闷,宜服**人参散**方。

人参一两,去芦头　枳壳三分,麸炒微黄,去瓤　五味子三分　桂心三分　柏子仁一两　山茱萸三分　甘菊花三分　茯神三分　枸杞子三分　熟干地黄一两

上件药，捣筛为散。每服一钱，以温酒调下，不计时候服。

治胆虚冷，精神不守，喜多恐惧，目暗头昏，四肢不利，宜服**薯蓣圆**方。

薯蓣一两　白茯苓三分　决明子三分　菟丝子一两，酒浸三日，焙干，别捣为末　天雄一两，炮裂，去皮脐　防风三分，去芦头　柏子仁三分　熟干地黄一两　山茱萸三分　人参一两，去芦头　黄芪三分，锉　远志三分，去心　桂心三分　酸枣仁三分，微炒

上捣罗为末，炼蜜和捣三二百杵，圆如梧桐子大。每服三十圆，以温酒下，空心及晚食前服。（《太平圣惠方·卷第三·治胆虚冷诸方》）

【原文】　夫心虚则生寒，寒则阴气盛，阴盛则血脉虚少，而多恐畏，情绪不乐，心腹暴痛，时唾清涎，心膈胀满，好忘多惊，梦寐飞扬，精神离散，其脉浮而虚者，是其候也。

治心气虚，惊悸喜忘，不思饮食，宜服**远志散**方。

远志半两，去心　菖蒲半两　铁精半两　桂心三分　黄芪一两，锉　防风三分，去芦头　当归三分，锉，微炒　人参半两，去芦头　甘草半两，炙微赤，锉　熟干地黄三分　芎䓖半两　茯神三分　独活半两　紫石英一两，细研如粉　五味子半两　麦门冬三分，去心　半夏半两，汤洗七遍，去滑

上件药，捣粗罗为散。每服三钱，以水一中盏，入生姜半分、枣三枚，煎至六分，去滓，每于食后温服。

治心气虚，忧恐恍惚，心腹痛，胀满，食少，宜服**熟干地黄散**方。

熟干地黄三分　远志半两，去心　菖蒲一两　陈橘皮三分，汤浸去白瓤，焙　芎䓖半两　桂心半两　人参一两，去芦头　白茯苓一两　白芍药半两

上件药，捣粗罗为散。每服三钱，水一中盏，煎至六分，去滓，不计时候温服。

治心气虚，苦悲恐惊悸，恍惚谬忘，心中烦闷，面目或赤或黄，羸瘦，宜服**紫石英散**。

紫石英二两，细研如粉　桂心二两　白茯苓一两　人参一两，去芦头　白术半两　黄芪半两，锉　熟干地黄一两　甘草半两，炙微赤，锉　麦门冬一两，去心

上件药，捣粗罗为散。每服三钱，以水一中盏，入枣三枚，煎至六分，去滓，不计时候温服。

治心虚恐畏，腹胁暴痛，志意不乐，宜服**薯蓣圆**方。

薯蓣一两半　远志半两，去心　柏子仁一两　沉香一两　茯神一两　熟干地黄一两半　芎䓖一两　菖蒲半两　人参一两，去芦头　丹参一两　甘草一两，炙微赤，锉　防风一两，去芦头

上件药，捣罗为末，炼蜜和捣三二百杵，圆如梧桐子大。每服不计时候，以温酒下二十圆。（《太平圣惠方·卷第四·治心虚补心诸方》）

【原文】　夫人脏腑充实，气血和平，荣卫通流，阴阳调顺，则心神安静，疾无所生也。若血脉虚损，神性劳伤，则多恐畏，喜怒，心烦，咽痛口干，精神恍惚，此皆心气不足之所致也。

治心气不足，或喜或悲，时时嗔怒烦闷，或鼻衄，眼目黄赤，或独言语，不自觉知，咽喉强痛，唇口干燥，令汗自出，惊悸，心烦面赤，宜服**人参散**方。

人参一两，去芦头　白茯苓一两　子芩半两　桂心半两　白术半两　麦门冬一两，去心　射干半两　川升麻一两　甘草半两，炙微赤，锉　紫石英一两，细研如粉

上件药，捣粗罗为散。每服三钱，以水一中盏，煎至六分，去滓，每于食后温服。忌炙煿、热面。

治心气不足，虚悸恐畏，悲思恍惚，心神不定，惕惕而惊，宜服**紫石英散**方。

紫石英一两,细研,水飞过　远志去心　赤小豆炒熟　附子炮裂,去皮脐　桂心半两　人参去芦头　干姜炮裂,锉　防风去芦头　龙骨细研　熟干地黄以上各半两　菖蒲一两　白茯苓一两　白术一两　黄芪一两,锉

上件药,捣细罗为散。每于食前以温酒调下二钱。(《太平圣惠方·卷第四·治心气不足诸方》)

【原文】　夫心虚则多惊,胆虚则多恐。此皆气血不实,腑脏虚伤,风邪所干,入于经络,心既不足,胆气衰微,故令神思恐怯而多惊悸也。

治心脏风虚,惊悸好忘,恍惚,安定神妄,**白茯苓散**方。

白茯苓一两　远志三分,去心　甘草三分,炙微赤,锉　桂心一两　人参一两,去芦头　白芍药三分　防风三分,去芦头　熟干地黄一两　铁粉二两　黄芪三分,锉　麦门冬三分,去心

上件药,捣粗罗为散。每服三钱,以水一中盏,入生姜半分、枣三枚,煎至六分,去滓,不计时候温服。

治心脏风虚,四肢惊掣,心忪恐悸,或狂叫妄走,如见鬼神,状似癫痫,时时发动,宜服**茯神散**方。

茯神一两　龙齿二两　川升麻一两　人参三分,去芦头　白鲜皮三分　麦门冬一两,去心　杏仁三分,汤浸去皮尖双仁,麸炒微黄　防风三分,去芦头　黄芩三分　羚羊角屑一两　甘草半两,炙微赤,锉　铁粉一两

上件药,捣粗罗为散。每服三钱,以水一中盏,入生姜半分、枣三枚,煎至六分,去滓,不计时候温服。(《太平圣惠方·卷第四·治心脏风虚惊悸诸方》)

【原文】　治脾胃气虚,不思饮食,精神恐悸,上气顿绝,身心昏昧,口舌干焦,四肢无力,宜服**木香散**方。

木香一两　人参一两,去芦头　白茯苓一两　当归一两,锉,微炒　白芍药半两　桂心半两　麦门冬一两,去心　远志一分,去心　五味子半两　京三棱半两,炮,锉　白术一两　诃黎勒半两,煨,用皮　厚朴一两,去粗皮,涂生姜汁炙令香熟　陈橘皮一两,汤浸去白瓤,焙

上件药,捣粗罗为散。每服三钱,以水一中盏,入生姜半分、枣三枚,煎至六分,去滓,不计时候温服。忌生冷、油腻。(《太平圣惠方·卷第五·治脾胃气虚弱不能饮食诸方》)

【原文】　治肾气不足,体重嗜卧,骨节酸疼,目暗耳鸣,多恐喜唾,腰背强痛,小腹满急,食饮无味,心悬少气,宜服**肉苁蓉散**方。

肉苁蓉一两半,酒浸去皱皮,微炙　石斛一两,去根　五味子一两　黄芪一两,锉　丹参一两　牛膝一两,去苗　肉桂二两,去粗皮　附子一两,炮裂,去皮脐　当归一两,锉,微炒　人参一两,去芦头　沉香一两　白茯苓一两　石南一两　杜仲一两,去粗皮,炙微赤,锉　枳实一两,麸炒微黄　熟干地黄一两　磁石二两,捣碎,水淘去赤汁,以绢包之

上件药,捣筛为散。每服四钱,以水一中盏,每用磁石包子同煎至五分,去滓,空心及晚食前热服。

治肾气不足,体重无力,腰背强痛,脚膝酸疼,耳目不聪,忽忽喜忘,悲恐不乐,阳气虚弱,小便失精,宜服**天雄圆**方。

天雄一两,炮裂,去皮脐　石斛三分,去根,锉　五味子三分　巴戟一两　白茯苓三分　熟干地黄一两　远志三分,去苗　人参半两,去芦头　补骨脂三分,微炒　蛇床子一两　泽泻三分　薯蓣三分　石

南三分　草薢三分,锉　附子三分,炮裂,去皮脐　沉香二分　石龙芮三分　桂心三分　棘刺三分　黄芪三分,锉　白龙骨一两　菟丝子三分,酒浸三日,曝干,别杵为末　杜仲三分,去粗皮,炙微黄,锉　肉苁蓉三分,酒浸一宿,刮去皱皮,炙干

上件药,捣罗为散,炼蜜和捣三二百杵,圆如梧桐子大。每日空心及晚食前,以温酒下三十圆。(《太平圣惠方·卷第七·治肾气不足诸》)

【原文】　治肾脏虚损,头昏耳鸣,目暗茫茫,心中喜忘,恍惚不定,饮食无味,心恒不乐,多有恐思,时吐酸水,面无悦泽,肌体虚羸,骨萎不能行立,宜服**石斛圆**方。

石斛一两,去根,锉　天门冬半两,去心,焙　五味子三分　巴戟半两　牛膝一两,去苗　肉苁蓉三分,酒浸一宿刮去皱皮,炙干　干漆半两,捣碎,微炒　菟丝子一两,酒浸三宿,焙干,别捣为末　白术三分　远志半两,去心　白茯苓三分　熟干地黄三分　覆盆子半两　薯蓣半两　补骨脂一两,微炒　人参半两,去芦头　石龙芮三分　五加皮三分　草薢三分,锉　狗脊半两　石南半两　杜仲二分,去粗皮,炙微黄,锉　天雄三分,炮裂,去皮脐　鹿茸一两,去毛,涂酥炙微黄

上件药,捣罗为末,炼蜜和捣三五百杵,圆如梧桐子大。每服,空心及晚食前,以温酒下三十圆,渐加至五十圆。(《太平圣惠方·卷第七·治肾脏虚损骨萎羸瘦诸方》)

【原文】　治伤寒后,伏热在心,烦躁恍惚,或多惊恐,及不得眠卧,宜服**茵陈散**方。

茵陈　茯神　栀子仁　赤芍药　麦门冬去心　黄芩以上各半两　犀角屑一分　生干地黄一两

上件药,捣粗罗为散。每服五钱,以水一大盏,入生姜半分,煎至五分,去滓,不计时候温服。(《太平圣惠方·卷第十·治伤寒烦躁诸方》)

【原文】　治伤寒身体大热,小便黄赤,烦渴不止,心中闷绝,言语错乱,睡多惊恐,宜服**犀角散**方。

犀角屑一两　人参三分,去芦头　赤茯苓半两　茵陈半两　细辛半两　陈橘皮半两,汤浸去白瓤　麻黄半两,去根节　甘草半两,炙微赤,锉

上件药,捣粗罗为散。每服五钱,以水一大盏,入生姜半分,煎至五分,去滓,不计时候温服。(《太平圣惠方·卷第十·治伤寒烦渴诸方》)

【原文】　治风惊,心神不安,恒多恐怖,宜服**茯神散**方。

茯神一两　生干地黄一两　人参一两,去芦头　石菖蒲一两　沙参一两,去芦头　天门冬一两半,去心,焙　犀角屑半两　远志半两,去心　甘草半两,炙微赤,锉

上件药,捣粗罗为散。每服三钱,以水一中盏,入赤小豆二七粒,煎至六分,去滓,不计时候温服。

治风,心神惊恐,睡卧不安,四肢烦热,宜服**犀角圆**方。

犀角屑半两　人参半两,去芦头　茯神半两　川升麻半两　槟榔半两　龙齿半两　朱砂半两,细研　金箔五十片,细研　银箔五十片,细研

上件药,捣罗为末,入研了药令匀,炼蜜和捣五七百杵,圆如梧桐子大。每服,不计时候,以人参竹叶汤下二十圆。

治五脏风虚,六腑邪热,风热相搏,令人寐即惊恐忧恚,寤即恍惚怔忪,忽恐忽喜,恒怖如狂,宜服**雄黄圆**方。

雄黄三分,细研　人参一两,去芦头　安息香一分　川椒一分,去目及闭口者,微炒出汗　川大黄三分,

锉,微炒　铁粉半两,细研　沉香三分　防风半两,去芦头　薯蓣三分　附子半两,炮裂,去皮脐　白茯苓半两　朱砂二分,细研

上件药,捣罗为末,入研了药令匀,炼蜜和捣五七百杵,圆如梧桐子大。每服,不计时候,以人参茯苓汤下二十圆。(《太平圣惠方·卷第二十·治风惊诸方》)

【原文】　治风恍惚,心神烦乱,志意不安,或卧惊恐,宜服**茯神散**方。

茯神一两　麦门冬一两半,去心,焙　龙齿二两　黄芪一两,锉　甘草半两,炙微赤,锉　石菖蒲一两　人参一两,去芦头　防风三分,去芦头　远志半两,去心　熟干地黄一两　石膏二两　羚羊角屑一两

上件药,捣粗罗为散。每服四钱,以水一中盏,入生姜半分,枣三枚,煎至六分,去滓,不计时候温服。(《太平圣惠方·卷第二十·治风恍惚诸方》)

【原文】　治肝劳实热,多怒,精神不守,恐畏,不能独卧,目视不明,胸中满闷,宜服**半夏散**方。

半夏一两,汤洗七遍去滑　前胡一两,去芦头　人参三分,去芦头　赤芍药二分　枳实三分,麸炒微黄　细辛三分　杏仁三分,汤浸去皮尖双仁,麸炒微黄　甘草半两,炙微赤,锉　麦门冬一两半,去心,焙

上件药,捣粗罗为散。每服三钱,以水一中盏,入生姜半分,煎至六分,去滓,空腹温服,晚食前再服。忌饴糖、羊肉、生菜。

治肝劳热,恐畏不安,精神闷怒,不能独卧,志气错乱,宜服**白茯苓圆**方。

白茯苓一两　白龙骨一两　远志一两,去心　防风一两,去芦头　人参一两,去芦头　柏子仁一两　牡蛎二两,烧为粉　犀角屑一两　生干地黄一两

上件药,捣罗为末,入枣肉二两,炼蜜相和捣三二百杵,圆如梧桐子大。每日空腹,以粥饮下三十圆,晚食前再服。

治肝劳,或生长虫,恐畏不安,眼中赤脉,宜服此方。

鸡子五枚,去黄　吴茱萸根三两,东引者,锉捣为末　蜡三两　粳米粉一合

上件药,将茱萸根末,与米粉和令匀,于铜器中,以鸡子及镕蜡和圆,如小豆大。每服空腹,以粥饮下二十圆,虫当自下。(《太平圣惠方·卷第二十六·治肝劳诸方》)

【原文】　治心劳实热,多惊,梦中恐畏不安,宜服**人参散**方。

人参一两,去芦头　石膏五两　沙参一两,去芦头　茯神一两半　赤芍药一两　栀子仁半两　赤石脂一两　犀角屑半两　紫菀一两,洗去苗、土　远志一两,去心　甘草一两,炙微赤,锉

上件药,捣筛为散。每服五钱,以水一大盏,煎至六分,去滓,入竹沥半合、生地黄汁半合搅匀,食后分温三服。(《太平圣惠方·卷第二十六·治心劳诸方》)

【原文】　治脉极,惊悸不安,神心烦满,恐畏,**朱砂圆**方。

朱砂一两,细研,水飞过　铁粉一两,细研　远志一两,去心　人参一两,去芦头　茯神一两　牛黄一分,细研　龙脑半分,细研　虎睛一对,酒浸一宿,微炙　琥珀半两,细研　金箔五十片,细研　银箔五十片,细研

上件药,捣罗为末,入研了药,同研令匀,炼蜜和捣三二百杵,圆如梧桐子大。每服,不计时候,煎金箔汤下二十圆。忌羊血。(《太平圣惠方·卷第二十六·治脉极诸方》)

【原文】　夫虚劳者,为五劳六极七伤是也。五劳者,一曰志劳,二曰思劳,三曰心劳,四曰忧劳,五曰瘦劳。又肺劳者,短气而面肿,鼻不闻香臭;肝劳者,面目干黑,口苦,精神不守,恐畏不能独卧,目视不明;心劳者,忽忽喜忘,大便苦难,或时溏痢,口内生疮;脾劳者,舌根苦

直,不得咽唾;肾劳者,背难以俯仰,小便不利,色赤黄而有余沥,阴囊生疮,小腹急满。六极者,一曰气极,令人内虚,五脏气不足,邪气多,正气少,不欲言;二曰血极,令人无颜色,眉发堕落,忽忽喜忘;三曰筋极,令人数转筋,十指爪甲皆痛苦,倦不能久立;四曰骨极,令人酸削,齿苦痛,手足烦疼,不欲行动;五曰肌极,令人羸瘦,无润泽,饮食不生肌肉;六曰精极,令人少气,翕翕内虚,五脏气不足,鬓发毛落,悲伤喜忘。七伤者,一曰阴寒,二曰阴萎,三曰里急,四曰精连连,五曰精少,阴下湿,六曰精清,七曰小便苦数。又一曰大饱则伤脾,脾伤则喜噫,欲卧面黄;二曰大怒气逆则伤肝,肝伤则少血目暗;三曰强力举重,久坐湿地则伤肾,肾伤则少精,腰背痛,厥逆下冷;四曰形寒饮冷则伤肺,肺伤则短气咳嗽鼻鸣;五曰忧愁思虑则伤心,心伤则苦惊,喜忘喜怒;六曰风雨寒则伤形,形伤则皮肤枯夭;七曰大恐惧不节则伤志,志伤则恍惚不乐。男子平人脉大为劳极,虚亦为劳。男子劳之为病,其脉浮大,手足烦,春夏剧,秋冬差,阴寒精自出,酸㾦。寸口脉浮而迟,浮即为虚,迟即为劳,虚则卫气不足,浮则劳,气竭脉直上逆者虚也。脉涩无阳,是肾气少,寸关涩无血气,逆冷,是大虚也。脉浮微缓,皆为虚,缓而大者劳也。脉微濡相搏,是五劳六极七伤;微弱相搏,是虚损病也。

治五劳六极七伤,脐下膨脖,两胁胀满,腰脊相引痛,鼻中干燥,目暗眈眈,愤愤不乐,胸中气逆,不下饮食,小便赤黄余沥,梦与鬼交,失精惊恐虚乏,宜服**薯蓣散**方。

薯蓣二两　白茯苓二两　远志半两,去心　泽泻一两　黄芪二两,锉　人参一两,去芦头　龙骨一两半　白芍药一两　五味子一两　山茱萸一两　沉香一两　枳壳三分,麸炒微黄,去皮

上件药,捣粗罗为散。每服四钱,以水一中盏。入生姜半分、枣三枚,煎至六分,去滓,内白砂糖如栗大,更煎一两沸,食前温服。

治五劳六极七伤,阴衰,囊下生疮,腰背疼痛,不得侧仰,两膝时时热痒,或时浮肿,难以行步,见风泪出,远视眈眈,咳嗽上气,身体痿黄,绕脐弦急,痛引膀胱,小便尿血,茎中疼痛,或时余沥,或梦惊恐,口干舌强,渴欲饮水,食不得味,时时气逆,羸瘦无力,宜服**白茯苓圆**方。

白茯苓二两　石菖蒲一两　山茱萸一两　栝蒌根一两　菟丝子一两半,酒浸一宿,曝干别捣罗为末　牛膝一两,去苗　赤石脂一两　熟干地黄二两　细辛一两　防风一两,去芦头　薯蓣一两　续断一两　蛇床子一两　柏子仁一两　巴戟一两　天雄一两半,炮裂,去皮脐　远志一两,去心　石斛一两半,去根,锉　肉苁蓉一两半,酒浸一宿,刮去皱皮,炙令黄　杜仲一两,去粗皮,炙令微黄,锉

上件药,捣罗为末,炼蜜和捣五七百杵,圆如梧桐子大。每日空腹及晚食前,以温酒下三十圆,渐加至四十圆。(《太平圣惠方·卷第二十六·治五劳六极七伤通用诸方》)

【原文】　治虚劳烦热,惊恐不得睡卧,宜服**酸枣仁散**方。

酸枣仁微炒　当归　茯神　黄芪锉　人参去芦头　五味子以上各一两　防风去芦头　甘草炙微赤,锉　远志去心　猪苓去黑皮　桂心　芎䓖　白术　白芍药　熟干地黄以上各半两

上件药,捣粗罗为散。每服四钱,以水一中盏,入生姜半分、枣三枚,煎至六分,去滓,不计时候温服。(《太平圣惠方·卷第二十七·治虚劳心热不得睡诸方》)

【原文】　治虚劳烦热,惊恐不得睡卧,宜服**酸枣仁散**方。

酸枣仁微炒　当归　茯神　黄芪锉　人参去芦头　五味子以上各一两　防风去芦头　甘草炙微赤,锉　远志去心　猪苓去黑皮　桂心　芎䓖　白术　白芍药　熟干地黄以上各半两

上件药,捣粗罗为散。每服四钱,以水一中盏,入生姜半分、枣三枚,煎至六分,去滓,不计时候温服。(《太平圣惠方·卷第二十七·治虚劳心热不得睡诸方》)

【原文】 夫鬼魅者,是鬼物所魅,则好悲,或心乱如醉,如狂言惊怖,向壁悲啼,梦寐喜魇,或与鬼神交通,病苦乍寒乍热,心腹满,短气不能食,此魅之所致也。

治五脏六腑气少,亡魂失魄,五脏不安,忽喜忽悲,恐怖如有鬼物,皆发于大惊及当风,从高坠下落水所致,悉治之,**雄黄散方**。

雄黄一两,细研　黄芩半两　黄连一分,去须　黄柏一分,锉　川大黄半两,锉碎,微炒　黄芪半两,锉　桂心半两　细辛半两　黄环半两　泽泻半两　山茱萸半两　蒲黄一分

上件药,捣细罗为散。每服,不计时候,以温酒调下一钱,日三服,不差,稍增至二钱服。(《太平圣惠方·卷第五十六·治鬼魅诸方》)

【原文】 治妇人血风气,心烦惊悸,恐畏恍惚,神思不定,少欲饮食,四肢疼痛,**人参散方**。

人参一两,去芦头　远志半两,去心　当归三分,锉,微炒　附子半两,炮裂,去皮脐　细辛半两　桂心半两　干姜半两,炮裂,锉　防风半两,去芦头　龙齿一两　菖蒲半两　茯神一两　黄芪半两,锉　白术三分　熟干地黄一两　甘草一分,炙微赤,锉

上件药,捣筛为散。每服四钱,以水一中盏,入生姜半分、枣三枚,煎至六分,去滓,不计时候温服。(《太平圣惠方·卷第六十九·治妇人血风心神惊悸诸方》)

【原文】 治妇人风邪癫狂,或啼泣不止,或歌笑无度,或心神恐惧,或言语失常,**防风散方**。

防风一两,去芦头　茯神一两　独活一两　远志一两,去心　人参一两,去芦头　龙齿一两　秦艽半两　菖蒲一两　石膏一两　牡蛎一两　禹余粮半两　蛇蜕皮一尺,烧灰　桂心半两　甘草三分,炙微赤,锉

上件药,捣筛为散。每服三钱,以水一中盏,煎至六分,去滓,不计时候温服。

治妇人风邪,悲思愁忧,喜怒无常,梦寐不安,心神恐惧,**远志散方**。

远志三分,去心　白术一分,微炒　桂心半两　茵芋半两　天雄半两,炮裂,去皮脐　龙齿半两　菖蒲半两　附子半两,炮裂,去皮脐　生干地黄半两　细辛半两　甘草半两,炙微赤,锉　杨柳上寄生一两

上件药,捣细罗为散。每服空心及食前,以温酒调下一钱。(《太平圣惠方·卷第六十九·治妇人风邪癫狂诸方》)

【原文】 治心胸结气,烦闷,恐悸风热,惊邪口干,**茯苓粥方**。

赤茯苓一两　麦门冬一两,去心　粟米二合

上件药,细锉,先以水二大盏半,煎至一盏半,去滓,下米煮作粥,温温食之。(《太平圣惠方·卷第九十六·食治风热烦闷诸方》)

【参考文献】 王怀隐.《太平圣惠方》校注[M].田文敬,孙现鹏,牛国顺,注.郑州:河南科学技术出版社,2015.

《圣济总录》

【原文】 治风惊邪,心中恍惚,惊悸恐怖,精神不乐,化痰润肌,清神快气,**茯神丸方**。

茯神去木　人参　远志去心　麦门冬去心,焙　熟干地黄焙　青橘皮汤浸去白,焙　甘草炙锉　五味子　山芋　桔梗去芦头,切,炒　枳壳去瓤,麸炒　槟榔生,锉,各一两　白术　桂去粗皮　芍药各半两

上一十五味,捣罗为末,炼蜜和丸如鸡头大。每服一丸,含化。(《圣济总录·卷第一十四·诸风门·风惊邪》)

【原文】 论曰:风惊恐之状,神志不宁,时发惊恐,如人将捕之。盖心者,生之本,神之变;肝者,将军之官,谋虑之所从出。二藏平调,则外邪不侵。若正气不足,风邪干之,薄于心,则怵惕不自安;迫于肝,则惊恐也。

治风惊恐,梦寐颠错,**大镇心散**方。

紫石英研,一两　白茯苓去黑皮　防风去叉　人参　甘草炙,锉　泽泻各二两　秦艽去土　黄耆炙,锉　白术　山芋　白敛锉,各一两半　麦门冬去心,焙　当归切,焙,各一两一分　桂去粗皮　远志去心　柏子仁生用,各一两　石膏研,三分　桔梗去芦头,炒　大黄锉,醋炒　大豆卷炒,各一两　蜀椒去目并合口,炒出汗　芍药　细辛去苗叶,各三分

上二十三味,除二味别研外,捣罗为细散,后入研者同拌匀,更细罗。每服三钱匕,温酒调下,空心、临卧各一服。

治风惊恐怖不安,或发痫吐沫,**银液汤**方。

山泽银一斤,水煮取液　龙齿二两　生地黄切,焙,半两　防己锉　羚羊角镑　远志去心,各二两　人参去芦头　独活去芦头　甘草炙,锉　桂去粗皮,各一两半　细辛去苗叶,一两　白茯苓去黑皮,二两半　杏仁汤浸去皮尖、双仁,炒,八十枚

上一十三味,除银液外,余粗捣筛。每服五钱匕,以银液二盏,煮取八分,去滓,入竹沥少许,搅匀,温服,空心午时夜卧各一。热多,即去桂加钩藤二两。

治风惊恐怖,如物迫逐,如有所失,悲伤志意不定,**玄参汤**方。

玄参坚者　白薇微炒　白茯苓去黑皮　山栀子仁各二两　石膏捣碎,半两　生干地黄切,焙,半两　人参锉,一两　羚羊角镑,二两

上八味,粗捣筛。每服五钱匕,以水二盏,煎取九分,去滓,入竹沥少许,更煎三沸服,食后及夜卧。如要利动,即入芒消末半钱匕同煎。

治风惊恐,忽忽善忘,悲伤不乐,烦壅多恚闷,**牡蛎汤**方。

牡蛎去黑硬处,火烧令碎,三两　白茯苓去黑皮,一两　麦门冬去心　远志去心,各二两　甘草炙,锉　龙骨去土　桂去粗皮　凝水石各一两

上八味,粗捣筛。每服三钱匕,以水一盏半,生姜三片同煎,去滓,取八分温服,空心及晚食前各一服。

治风惊恐失志,中常惕惕,恍惚善忘,梦寐颠倒,目视眈眈,不闻人声,小便黄赤,饮食无味,安神定志,**人参汤**方。

人参　甘草炙,锉,各一两　半夏为末,姜汁作饼,焙干,一两　龙骨二两　远志去心,四两　麦门冬去心,焙,半升　熟干地黄切,焙,四两　小麦炒,半升　阿胶慢火炙令燥,一两半　石膏捣碎,二两

上一十味,粗捣筛。每服五钱匕,入枣二枚,饧糖少许,生姜三片,水二盏同煎,去滓,取八分温服,每空心、食后、临卧各一服。

治风惊恐怖,或因迫逐惊惧,悲伤感动,志意颠越,言语失次,**龙齿汤**方。

龙齿　麦门冬去心,焙,各三两　远志去心　茯神去木,各二两半　防风去叉　甘草炙,锉　人参锉　羚羊角镑,各二两

上八味,粗捣筛。每服三钱匕,以水一盏,大枣三枚,拍破,同煎至七分,去滓,空心、午

时、夜卧各一服。

治风惊恐，神魂错越，不得安定，**龙骨汤**方。

龙骨　远志去心　茯神去木　防风去叉　牡蛎去黑硬，烧令碎，各一两　甘草炙，锉，半两

上六味，粗捣筛。每服五钱匕，以水二盏，大枣二枚，去核，同煎，去滓，取一盏，空心、日午各一服。

治风惊恐，志意不定，五藏不足，甚者忧愁恐惧，悲伤不乐，忽忽喜忘，朝差暮发，甚则狂眩，**茯神丸**方。

茯神去木　菖蒲九节者，去须节，用米泔浸切，炒干　远志去心　白茯苓去黑皮，各半两　人参锉，三分　牛黄研，一分

上六味，先将五味捣罗为细末，然后入牛黄同研再罗，炼蜜为丸如梧桐子大。每服温酒下二十丸，每食后良久及夜卧时服。

治风惊恐，恍惚多忘，神气怯弱，**龙骨汤**方。

龙骨二两半　白茯苓去黑皮　远志去心　当归切，焙干　甘草炙令微紫，锉　防风去叉　人参各二两　桂去粗皮，一两半

上八味，粗捣筛。每服三钱匕，水二盏，生姜三片，枣二枚，同煎至一盏，去滓，空心、午时、夜卧各一服。

治风惊恐，恍惚善忘，或风邪上冲，胸胁胀满，不思饮食，**防己丸**方。

防己锉　白蔹锉　桔梗去芦头，炒　干姜炮裂　白茯苓去黑皮　防风去叉　大黄锉，醋炒，各一两　牛膝去苗　远志去心，各一两一分　银箔二十一片，研入　桂去粗皮　人参各二两

上一十二味，捣研极细，炼蜜为丸如梧桐子大。食后米饮下二十丸，日二。

治风惊恐，四肢牵掣，神志不宁，或发邪狂叫妄走，见鬼若癫痫状，**白薇汤**方。

白薇焙干　细辛去苗叶，各一两半　龙齿捣末，三两　杏仁去皮尖、双仁，炒，八十枚

上四味，粗捣筛。每服五钱匕，以水二盏，煮取八分，去滓，温服，空心、午时、夜卧各一。风热盛实，即入竹沥少许，搅匀服。

治心惊恐，寤寐愁忧不乐，吸吸短气。当发之时，恍惚喜卧，心中愦愦，昏迷颠越，手足厥冷，食即呕逆，**芎䓖丸**方。

芎䓖　白茯苓去黑皮　龙角研　防风去叉　紫石英研　厚朴去粗皮，生姜汁浸炙　铁精　丹参　大黄醋炒　枳实去瓤，麸炒　蜀椒去目并闭口者，炒出汗　桂去粗皮　人参　干姜炮　附子炮裂，去皮脐　吴茱萸汤浸焙，炒　禹余粮煅，醋淬　甘草炙，锉　菖蒲各四两　远志一两半　白芥子　细辛各三分

上二十二味，各捣研为细末，和匀，炼蜜丸如梧桐子大。空腹米饮下十丸，日再服。

治风惊恐，悲思恍惚，心常惕惕，梦寐不定，**远志散**方。

远志去心　人参　赤小豆炒熟　附子炮裂，去皮脐　细辛去苗叶　桂去粗皮　干姜炮　防风去叉　龙齿研　熟干地黄切，焙　菖蒲九节者，去须节，米泔浸切，焙干，各二两　黄耆锉　白茯苓去黑皮　白术各四两

上一十四味，除别研一味外，余捣罗令细，即入研者拌匀，再罗。每服三钱匕，温酒调，空心晚食前服。

治风惊恐，梦寐不安，**泽泻丸**方。

泽泻锉　白茯苓去黑皮　防风去叉　人参　紫石英研　秦艽去土　黄耆锉　白术　山芋　白敛　麦门冬去心,焙,各二两　桂去粗皮　当归切,焙　远志去心　柏子仁炒　石膏捣碎,研　桔梗去芦头,炒　大豆黄炒　大黄锉,醋炒,各一两　蜀椒去目并闭口者,炒出汗　赤芍药去土　干姜炮裂,切　细辛去苗叶,各三分　甘草炙令微紫,锉,二两

上二十四味,除紫石英、石膏二味别研外,余二十二味捣罗为细末,入所研二味拌匀,更罗,炼蜜和丸如梧桐子大。空心晚食前,米饮下二十丸。

治风惊恐失志,如有所失,悲感惆怅,**茯苓汤**方。

白茯苓去黑皮　熟干地黄焙干,各二两　人参　桂去粗皮,各一两半　麦门冬去心,焙,半升　半夏汤洗七遍,切,焙,二两　甘草炙,锉,一两

上七味,粗捣筛。每服五钱匕,以水三盏,生姜三片,乌雌鸡血并肝、心各少许同煮,去滓,取八分温服。每食前后良久服之,令药与食相远,恐药食相犯、少力故也。(《圣济总录·卷第一十四·诸风门·风惊恐》)

【原文】　治风邪入藏,心虚,气不足,梦魇惊恐,**紫石英丸**方。

紫石英研,一两　海蛤　白茯苓去黑皮　白石英研　菖蒲　杏仁去双仁、尖皮,熬　石硫黄研　远志去心　阿胶炙令燥　卷柏去土,炒　铁精研　细辛去苗叶　牛黄研,各半两　麦门冬去心,焙　当归切,焙　大豆黄卷　生银锉屑　大黄蒸三遍,炒　钟乳粉　肉苁蓉酒浸,切,焙　干姜各一两一分　白术　白敛　前胡去芦头,各一分　大枣去核,炒干,二十枚　人参　防风去叉　山芋　石膏碎研　赤芍药　桔梗去芦头,炒　柏子仁　乌头炮裂,去皮脐　桂去粗皮　熟干地黄焙　甘草炙,各三分

上三十六味,捣罗为细末,炼蜜和丸如梧桐子大。每服空心食前,用粥饮下十丸,日二服。

治风邪入心藏,忽心痛惊恐,小肠微痛,乍寒乍热,心中闷,面色青赤,虚劳邪气,**人参饮**方。

人参　干姜炮　麻黄去节,煎,掠去沫,焙干　独活去芦头　当归切,焙　芎䓖　石膏碎　秦艽去苗、土,各二两　附子炮裂,去皮脐,一枚　桂去粗皮,三分　防风去叉,一两一分　黄芩去黑心,一两　白术　细辛去苗叶,各三分　杏仁去双仁、皮尖,炒,四十枚　赤芍药半两　甘草炙,二两

上一十七味,锉如麻豆。每服二钱匕,以水一盏,煎至六分,空心去滓温服。(《圣济总录·卷第一十四·诸风门·风邪》)

【原文】　治风厥背痛,善噫善欠,惊恐不安,**干地黄丸**方。

熟干地黄焙　桂去粗皮　续断　山茱萸　天门冬去心,焙,各一两半　白茯苓去黑皮　天雄炮裂,去皮脐　钟乳粉　杜仲去粗皮,炙,锉　牛膝酒浸切,焙　肉苁蓉酒浸切,焙　柏子仁各一两三分　松脂　远志去心　干姜炮,各一两一分　菖蒲　山芋　甘草炙,锉,各一两

上一十八味,捣罗为末,炼蜜和丸梧桐子大。每服三十丸,温酒下,空心食前,日二。(《圣济总录·卷第一十五·诸风门·风厥》)

【原文】　治心痹,神思昏塞,四肢不利,胸中烦闷,时复恐悸,**茯神汤**方。

茯神去木　羌活去芦头　龙齿　麦门冬去心,焙　麻黄去根节,各一两　蔓荆实　人参　薏苡仁　防风去叉　远志去心　犀角屑各三分　赤芍药　甘草微炙,各半两

上一十三味,粗捣筛。每服三钱匕,水一盏,生姜五片,同煎至七分,去滓,温服,不计时候。

治心痹,精神恍惚,恐畏闷乱,不得睡卧,志气不定,言语错误,**犀角散**方。

犀角屑　牛黄别研　麝香别研　羚羊角屑各一分　丹砂别研,半两　防风　天麻　独活去芦头　人参　茯神去木　沙参去芦头　天竺黄别研　升麻　龙齿各一分　麦门冬去心,焙,半两　白鲜皮一分　远志去心,一分　龙脑别研,半分　甘草微炙,一分

上一十九味,除别研者外,捣罗为散,同研药一处拌匀,再研细。每服三钱匕,煎麦门冬汤调下,不计时候。(《圣济总录·卷第一十九·诸痹门·心痹》)

【原文】治肝风筋脉抽掣疼痛,不得屈伸,恍惚多忘,或时恐怖,**茯神丸**方。

茯神去木,一两　远志去心　人参　白僵蚕微炒,各三分　白附子微炮　乳香别研,一两　当归锉,炒,半两

上七味,捣研为末,炼蜜丸如梧桐子大。每服二十丸,温酒下,不计时候,渐加丸数。(《圣济总录·卷第四十一·肝脏门·肝风筋脉抽掣疼痛》)

【原文】论曰:足少阳经不足者,胆虚也。虚则生寒,寒则其病恐畏,不能独卧,口苦善太息,呕宿汁,心下淡淡,如人将捕之,嗌中介介数唾,头眩痿躄,足指不能摇,坐不能起,僵仆,目视眈眈。盖胆虚则精神不守,其气上溢,循其所在而生病也。

治胆气不足,常多恐惧,头眩痿厥,四肢不利,僵仆目黄,**中正汤**方。

茯神去木　酸枣仁微炒　黄耆锉　羌活去芦头,各一两　熟干地黄切,焙　甘菊花　柏子仁　防风去叉,各三分　人参　白芍药　当归切,焙　甘草炙,锉,各半两

上一十二味,粗捣筛。每服三钱匕,水一盏,煎至七分,去滓,温服,不拘时。

治胆虚劳烦,精神不守,奔气在胸,眠睡多恐,**人参汤**方。

人参　桂去粗皮,各一两　酸枣仁微炒　白茯苓去黑皮　知母焙　石膏碎,各一两半　甘草炙,锉,八钱

上七味,粗捣筛。每服五钱匕,用水一盏半,生姜五片,煎至一盏,去滓,温服,不计时候。(《圣济总录·卷第四十二·胆门·胆虚》)

【原文】治胆虚睡卧不安,精神恐怯,**酸枣仁丸**方。

酸枣仁二两,微炒,捣研　人参　白术　白茯苓去粗皮　半夏汤洗七遍,去滑,切,焙　干姜炮,各一两半　陈橘皮去白,焙　榆白皮锉　旋覆花　前胡锉,各一两　槟榔五枚,椎碎

上一十一味,捣罗为末,炼蜜丸如梧桐子大。空心食前,煎枣汤下二十丸,日再服,加至三十丸。

治胆虚冷,精神不守,寝卧不宁,头目昏眩,恐畏不能独处,**山芋丸**方。

山芋　酸枣仁微炒,各一两　柏子仁研　茯神去木　山茱萸各三分

上五味,捣罗为末,炼蜜和丸如梧桐子大。每服三十丸,温酒下,米饮亦得,不拘时候。(《圣济总录·卷第四十二·胆门·胆虚不眠》)

【原文】治心实热,梦惊恐,畏惧不安。**石膏汤**方。

石膏四两,碎研　人参　知母焙　赤石脂　栀子去皮　芍药　白术　茯神去木　紫菀洗,切,各一两半

上九味,粗捣筛。每服五钱匕,水一盏半,煎至一盏,去滓,入竹沥少许,生地黄汁一合,更煎一两沸,食后温服。若要利,加芒消一两,去芍药。(《圣济总录·卷第四十三·心脏门·心实》)

【原文】 治善忘，小便赤黄，多梦亡人，或梦居水中，惊恐惕惕，目视眈眈，不欲闻人声，食不知味。安神定志，**人参汤**方。

人参　甘草炙，各二两　半夏汤洗去滑七遍，三两　龙骨炙　远志去心，各六两　麦门冬去心　石膏　熟干地黄各四两

上八味，粗捣筛。每服五钱匕，水一盏半，入大枣二枚，擘破，小麦五十粒，煎取八分，去滓，入炙阿胶一片，饧糖半匙，再煎少顷，食后温服，日三。

治惊劳失志健忘，**桂心汤**方。

桂去粗皮　白龙骨炙　防风去叉　远志去心　麦门冬去心　牡蛎烧，研　甘草炙，各一两　茯神去木，五两

上八味，锉如麻豆。每服五钱匕，水一盏半，入大枣二枚，擘破，煎至七分，去滓，空心温服，日三。

治心常忪悸，恐惧多忘，**檀香丸**方。

檀香三两　菖蒲　犀角镑　天竺黄研　生干地黄焙　苏合香油各一两　桂去粗皮　甘草炙　白茯苓去黑皮，各三两半　人参　远志去心　天门冬去心，各一两半

上一十二味，除苏合香油外，为末，以苏合香油同少酒，化入炼蜜丸如樱桃大，食后含化一丸。

治心脏气虚，恐怖惊悸，恍惚健忘，烦闷羸瘦，**山芋丸**方。

山芋　熟干地黄焙　黄芪锉，各一两　菖蒲半两　远志去心，一两半

上五味，捣罗为末，炼蜜和丸梧桐子大。每服二十丸，温酒或米饮下，不拘时候。（《圣济总录·卷第四十三·心脏门·心健忘》）

【原文】 治肝劳热，恐畏不安，精神闷怒，不能独卧，志气错越，**茯苓丸**方。

白茯苓去黑皮　远志去心　防风去叉　人参　柏子仁微炒，研　牡蛎烧令赤　甘草炙，锉，各半两　龙骨三分

上八味，捣罗为末，炼蜜并煮枣肉同和丸如梧桐子大。每服空腹温酒下二十九，渐加至三十丸，夜卧再服。（《圣济总录·卷第八十六·虚劳门·肝劳》）

【原文】 治虚劳心热，惊梦恐悸，畏惧不安，**石膏汤**方。

石膏碎，四两　人参　知母焙　赤石脂　栀子去皮　芍药　白术　白茯苓去黑皮　紫菀去土，各一两半

上九味，粗捣筛。每五钱匕，用水一盏半，煎至一盏，去滓，下竹沥少许及生地黄汁一合，更煎一两沸，分温二服，早晚食后服之。

治虚劳惊恐，虚烦不得眠睡，**当归汤**方。

当归切，焙　防风去叉　甘草炙　远志去心　猪苓去黑皮　茯神去木　桂去粗皮　黄芪锉细　人参　芎䓖　白术　芍药　熟干地黄焙，各半两　五味子一分　酸枣仁汤浸去皮，炒用，三两

上一十五味，粗捣筛。每服三钱匕，以水一盏，入枣三枚，擘破，生姜一枣大，拍碎，同煎至七分，去滓，空腹服，夜卧再服。（《圣济总录·卷第九十·虚劳门·虚劳惊悸》）

【原文】 治虚劳惊恐不安，夜不得眠，**桔梗汤**方。

桔梗炒，锉，三分　半夏汤洗七遍，去滑，姜汁炒，一两一分　白术三分　甘草炙，锉，一分　桂去粗皮　芍药各半两　玄参一两半

上七味,粗捣筛。每服三钱匕,以水一盏,入生姜半分,拍碎,煎至七分,去滓,下饴糖一分,空腹温服,夜卧再煎服。(《圣济总录·卷第九十·虚劳门·虚劳不得眠》)

【原文】 治妇人经血不止,心多惊恐,**紫石英汤**方。

紫石英细研　人参　桂去粗皮　白茯苓去黑皮,各一两　甘草炙,锉,二两　赤小豆二百粒　麦门冬去心,焙,三两

上七味,粗捣筛。每服三钱匕,水一盏,枣二枚,擘,同煎七分,去滓,温服,食前。(《圣济总录·卷第一百五十二·妇人血气门·经血暴下》)

【原文】 治产后血虚,或因惊恐,神志不宁,言语错谬,妄有所见,**远志丸**方。

远志去心　甘草炙　白茯苓去黑皮　桂去粗皮　山芋　麦门冬去心,焙　人参　当归切,焙　白术　泽泻　独活去芦头　阿胶炙令燥　菖蒲各一两半　干姜炮,一两　熟干地黄焙,二两

上一十五味,捣罗为末,炼蜜丸如梧桐子大。每服二十丸,煎人参汤下,空心日午夜卧服。(《圣济总录·卷第一百六十·产后门·产后语言妄乱》)

【参考文献】 赵佶.圣济总录校注[M].王振国,杨金萍,主校.上海:上海科学技术出版社,2016.

《普济本事方》

【原文】 **茯神散**　治胆虚冷,目眩头疼,心神恐畏,不能独处,胸中满闷。

茯神一两,去木　远志去心　防风去钗股　细辛去叶　白术　前胡去苗,洗　人参去芦　桂心不见火　甘菊花去萼梗　熟干地黄酒洒,九蒸九曝,焙干,秤,各三分　枳壳半两,去穰,麸炒黄

上为细末。每服三钱,水一盏,生姜三片,同煎至六分,温服,不拘老幼皆宜服。(《普济本事方·卷第一·中风肝胆筋骨诸风·茯神散》)

【原文】 **人参散**　治胆虚常多畏恐,不能独卧,如人捕状,头目不利。

人参去芦　枳壳去穰,细切,麸炒黄　五味子拣　桂心不见火,各三分　柏子仁研　熟干地黄酒洒,九蒸九曝,焙干,各一两　山茱萸连核　甘菊花去萼梗　茯神去木　枸杞子各三分

上为细末。每服二钱,温酒调服。(《普济本事方·卷第一·中风肝胆筋骨诸风·人参散》)

【参考文献】 许叔微.普济本事方[M].北京:中国中医药出版社,2007.

《鸡峰普济方》

【原文】 **酸枣仁散**　治胆虚冷,精神不守,头目昏眩,常多恐惧。

酸枣仁　羌活　黄耆各一两　柏子仁　茯神　甘菊花　防风　熟干地黄　人参各三分　白芍药　当归　甘草各半两

为细末。每服三钱,水一中盏,煎至六分,去滓,不计时候温服。忌生冷、猪、鱼。(《鸡峰普济方·卷第四·补虚·酸枣仁散》)

【原文】 **茯神汤**　治或惊恐失财,或忿怒惆怅,若惊忧逼逐,致志气错越,心行违僻,不得安定。

龙骨　远志　茯神　防风　牡蛎各二两　甘草七两　大枣七个

上为粗末。每服三钱,水一盏,枣一枚,同煎至六分,去滓,温服。

又方：

茯苓黄　茯苓各四分　人参　桂各三分　甘草二分　麦门冬五分　半夏

上为粗末。每服二钱，水一盏，生姜一片，煎至六分，温服不以时。(《鸡峰普济方·卷第七·心·茯神汤》)

【参考文献】　张锐.鸡峰普济方[M].上海：上海科学技术出版社，1987.

《太平惠民和剂局方》

【原文】　**妙香散**　治男子、妇人心气不足，志意不定，惊悸恐怖，悲忧惨戚，虚烦少睡，喜怒不常，夜多盗汗，饮食无味，头目昏眩。常服补益气血，安神镇心。

麝香别研，一钱　木香煨，二两半　山药姜汁炙　茯神去皮、木　茯苓去皮，不焙　黄芪　远志去心，炒，各一两　人参　桔梗　甘草炙，各半两　辰砂别研，三钱

上为细末。每服二钱，温酒调服，不拘时候。(《太平惠民和剂局方·卷之五·绍兴续添方·妙香散》)

【原文】　**宁志膏**　治心脏亏虚，神志不守，恐怖惊惕，常多恍惚，易于健忘，睡卧不宁，梦涉危险，一切心疾，并皆治之。

酸枣仁微炒，去皮　人参各一两　辰砂研细水飞，半两　乳香以乳钵坐水盆中研，一分

上四味研和停，炼蜜圆如弹子大。每服一粒，温酒化下，枣汤亦得，空心、临卧服。(《太平惠民和剂局方·卷之五·淳祐新添方·宁志膏》)

【参考文献】　太平惠民和剂局.太平惠民和剂局方[M].陈庆平，陈冰鸥，校注.北京：中国中医药出版社，1996.

《三因极一病证方论》

【原文】　**五加皮汤**　治肾劳虚寒，恐虑失志，伤精损髓，嘘吸短气，遗泄白浊，小便赤黄，阴下湿痒，腰脊如折，颜色枯悴。

五加皮十两　丹参八两　石斛酒浸，六两　杜仲酒浸，炒丝断　附子炮，去皮脐，各五两　牛膝酒浸　秦艽　川芎　防风　桂心　独活各四两　茯苓四两　麦门冬去心　地骨皮各三两　薏苡仁一两

上为锉散。每服四大钱，水盏半，姜五片，大麻子一撮研破，同煎七分，去滓，食前服。(《三因极一病证方论·卷之八·五劳证治·五加皮汤》)

【原文】　**大七气汤**　治喜怒不节，忧思兼并，多生悲恐，或时振惊，致脏气不平，憎寒发热，心腹胀满，傍冲两胁，上塞咽喉，有如炙脔，吐咽不下，皆七气所生。

半夏汤洗七次，五两　白茯苓四两　厚朴姜制炒，三两　紫苏二两

上锉散。每服四钱，水盏半，姜七片，煎七分，去滓，食前服。(《三因极一病证方论·卷之八·七气证治·大七气汤》)

【原文】　**加味四斤丸**　治肝肾脏虚，热淫于内，致筋骨痿弱，不自胜持；起居须人，足不任地，惊恐战掉，潮热时作，饮食无味，不生气力，诸虚不足。

苁蓉酒浸　牛膝酒浸　天麻　木瓜干　鹿茸燎去毛，切，酥炙　熟地黄　菟丝子酒浸通软，别研细　五味子酒浸，各等分

上为末,蜜圆如梧子大。每服五十圆,温酒、米汤,食前下。一法,不用五味子,有杜仲。(《三因极一病证方论·卷之九·五痿治法·加味四斤丸》)

【原文】 参香散 治心气不宁,诸虚百损,肢体沉重,情思不乐,夜多异梦,盗汗失精,恐怖,烦悸,喜怒无时,口干咽燥,渴欲饮水,饮食减少,肌肉瘦瘁,渐成劳瘵。常服补精血,调心气,进饮食,安神守中,功效不可尽述。

人参　黄芪　白茯苓　白术　山药　莲肉去心,各一两　缩砂仁　乌药　橘红　干姜炮,各半两　甘草炙,三分　南木香　丁香　檀香各一分　沉香二钱

上为粗末。每服四钱,水一大盏,姜三片,枣子一个,煎七分,去滓食前服。一法,有炮熟附子半两。(《三因极一病证方论·卷之十三·虚损证治·参香散》)

【参考文献】 陈无择.三因极一病证方论[M].北京:中国中医药出版社,2007.

《严氏济生方》

【原文】 茯神汤 治胆气虚冷,头痛目眩,心神恐畏不能独处,胸中满闷。

茯神去木　酸枣仁炒,去壳　黄芪去芦　白芍药　五味子　柏子仁炒,各一两　桂心不见火　熟地黄洗　人参　甘草炙,各半两

上㕮咀。每服四钱,水一盏半,姜五片,煎至七分,去滓,温服,不拘时候。(《严氏济生方·五脏门·肝胆虚实论治·茯神汤》)

【原文】 补心丸 治忧愁思虑过度,心血虚寒,悸恐不乐,舌强话难,恍惚,喜忘,愁恚,面黄多汗,不进饮食。

紫石英火煅,研细　熟地黄洗　菖蒲　茯神去木　当归去芦　附子炮,去皮脐　黄芪去芦　远志去心,炒　川芎　桂心不见火　龙齿各一两　人参半两

上为细末,炼蜜为丸如梧桐子大。每服七十丸,不拘时候,用枣汤下。(《严氏济生方·五脏门·心小肠虚实论治·补心丸》)

【原文】 远志丸 治因事有所大惊,梦寐不祥,登高陟险,神魂不安,惊悸恐怯。

远志去心,姜汁淹　石菖蒲各二两　茯神去皮木　白茯苓去皮　人参　龙齿各一两

上为细末,炼蜜为丸如梧桐子大,辰砂为衣。每服七十丸,用熟水送下,食后临卧。(《严氏济生方·惊悸怔忡健忘门·惊悸论治·远志丸》)

【参考文献】 严用和.重订严氏济生方[M].浙江省中医研究所文献组,湖州中医院,整理.北京:人民卫生出版社,1980.

《御药院方》

【原文】 酸枣仁丸 治胆经不足,心经受热,精神恍惚,恐畏多惊,情思不乐,时有盗汗,虚烦不眠,朝差暮剧,或发眩运。

酸枣仁炒　地榆各一两　丹砂研,为衣　茯神去水　人参　菖蒲锉,各半两

上为细末,水蜜面糊为丸如梧桐子大,以朱砂为衣。每服三十丸至五十丸,煎人参汤下,不拘时候,或米饮下亦得。(《御药院方·卷六·补虚损门·酸枣仁丸》)

【原文】 大镇心丸 治小儿精神不爽,寝寐多惊,心忪恐悸,四肢战掉,举动欲倒,状类暗风,或烦躁而多啼。退惊风,化痰涎,壮心气,益精神。

生犀角镑末　铁粉研,各一两　羚羊角镑末　龟甲镑末　赤箭各半两　牛黄研　茯神去木　远志去心　真珠末研　人参　桂去粗皮　蛇蜕皮炙,令焦黄　天竺黄研　龙脑各一分,研　麝香研　菖蒲各半两　丹砂研,半分　金箔研　银箔研,各五十片

上一十九味捣研为末,炼蜜和丸如梧桐子大。每服一丸至二丸,食后临卧,薄荷汤化下,更量大小加减。(《御药院方·卷十一·治小儿诸疾门·大镇心丸》)

【参考文献】 许国桢.御药院方[M].王淑民,关雪,点校.北京：人民卫生出版社,1992.

《卫生宝鉴》

【原文】 酸枣仁丸　治胆经不足,心经受热。精神昏愦,恐畏多惊,情思不乐,时有盗汗,虚烦不眠,朝瘥暮剧或发眩运。

地榆　酸枣仁炒,各一两　茯苓　菖蒲　人参各半两　丹砂二钱,研

上六味为末,水蜜面糊丸如桐子大。每服三五十丸,煎人参汤送下,不拘时,米饮汤亦得。(《卫生宝鉴·卷五·劳倦所伤虚中有热》)

【参考文献】 罗天益.卫生宝鉴[M].武文玉,孙洪生,校注.北京：中国医药科技出版社,2019.

《三元参赞延寿书》

【原文】 《书》云：因事而有大惊恐,不能自遣,胆气不壮,神魂不安,心虚烦闷,自汗体浮,食饮无味。

《书》云：恐惧不解则精伤,骨酸痿厥,精时自下,五脏失守,阴虚气弱不耐。

《书》云：惊则身无所倚,神无所归,虑无所定,气乃乱矣。

《书》云：大恐伤肾,恐不除则志伤,恍惚不乐,非长生道。

《书》云：惊恐忧思,内伤脏腑,气逆于上,则吐血也。

《书》云：恐则精却,却则上焦闭,闭则气逆,逆则下焦胀,气乃不行。

有妇人累日不产,以坐草太早,恐惧气结而然,遂与紫苏药破气,方得下。

《书》云：临危冒险则魂飞,戏狂禽异兽则神恐。

《淮南子》曰：大怖生狂。

高逢辰表侄常游惠山,暮归遇一巨人醉卧寺门,惊悸不能解,自是便溺一日五六十次。

心,小肠受盛府也,因惊而心火散失,心寒肾冷而然,其伤心伤肾之验欤。

有朝贵坐寺中,须臾雷击坐后柱且碎,而神色不动。又有使高丽者,遇风樯折,舟人大恐,其人恬然读书,如在斋阁。

苟非所守如此,则其为疾,当何如耶?(《三元参赞延寿书·卷之二·惊恐》)

【参考文献】 李鹏飞.三元参赞延寿书[M].北京：中国书店,1987.

《扁鹊神应针灸玉龙经》

【原文】 连月虚烦面赤妆,心中惊恐亦难当。通里心原真妙穴,神针一刺便安康。

通里,在腕后侧,起骨后一寸。直针半寸,泻之,禁灸。(《扁鹊神应针灸玉龙经·一百二十穴玉龙歌·虚烦》)

【参考文献】 扁鹊. 扁鹊神应针灸玉龙经[M]//王国瑞. 中国针灸大成：通论卷. 长沙：湖南科学技术出版社，2020.

《世医得效方》

【原文】 **小定志丸** 治心气不定，五脏不足，甚者忧忧愁愁不乐，忽忽喜忘，朝瘥暮剧，暮瘥朝发。及因事有所大惊，梦寐不祥，登高履险，致神魂不安，惊悸恐怯。

菖蒲炒　远志去心,姜汁淹,各二两　茯苓　茯神　人参各三两　辰砂一两,为衣

上为末，炼蜜丸如梧桐子大。每服五十丸，米汤下。一方，去茯神，名**开心散**。每服二钱匕，不以时服。(《世医得效方·卷第九·大方脉杂医科·健忘·小定志丸》)

【参考文献】 危亦林. 世医得效方[M]. 田代华，整理. 北京：人民卫生出版社，2006.

第三节　惊　病

《医心方》

【原文】《病源论》云：风惊悸者，由体虚心气不足，心之经为风邪所乘也。或恐惧忧恚，迫令心气虚，亦受风邪，风邪搏于心，则惊不自安，惊已则悸动不定，其状目精不转，而不能呼。

《极要方》**四神镇心丸** 疗男子读诵健忘，心神不定，心风虚弱，补骨髓方。

茯神十二分　天门冬十二分　干地黄十二分　人参八分　远志皮八分

已上蜜丸，饮服十五丸，日再，加至卅丸。

《博济安众方》云：治因重病虚损后，或因忧虑失心，惊悸心忪，或夜间狂言，恒常忧怕，或如神不足人，小儿诸惊痫等，并时疾心热等，并宜服**七宝镇心丸**。

虎睛一双,炙　金箔五十片　银箔五十片　光明珠二分　雄黄二分　牛黄二分　虎珀二分　真珠二分　龙脑二分　麝香二分

上如法研如面，以枣肉为丸如绿豆大。每日空心以井花水下三丸，或五丸，或七丸，量而服之。

《小品方》**远志汤** 治中风，心气不定，惊悸，言语谬误，恍恍惚惚，心中烦闷，耳鸣方。

远志三两,去心　茯苓二两　独活四两　甘草二两　夕药三两　当归二两　桂肉三两　麦门冬三两半,去心　生姜五两　人参二两　附子一两,炮　黄耆三两

凡十二物，以水一斗二升，煮取四升，服八合，人赢可服五合，日三夜一。

《葛氏方》治人心下虚悸方。

麻黄、半夏分等，捣蜜丸，服如大豆三丸，日三。

《千金方》云：**补心汤**主心气不足，多汗心烦，喜独语，多梦不自觉，喉咽痛，时吐血，舌本强，水浆不通方。

紫石英二两　麦门冬三两　茯苓二两　人参二分　紫菀一两　桂心二两　赤小豆二十四枚　甘草一两　干枣廿枚

九味,水八升,煮取二升半,分三服,宜春夏服。

又云:**定志汤**,主心气不足,心痛惊恐方。

远志四两　菖蒲四两　人参四两　茯苓四两

四味,水一斗,煮取三升,分三服。

《僧深方》云:**定志丸**,治恍惚忆忘,胸中恐悸,志不定,风气干脏方。

人参二两　茯苓二两　菖蒲二两　远志二两　防风二两　独活二两

凡六物,治下筛,以蜜丸丸如梧子,服五丸,日再。今按《范汪方》加铁精一合,细辛四分。(《医心方·卷第三·治中风惊悸方第十四》)

【参考文献】　丹波康赖.医心方[M].北京:人民卫生出版社,1955.

《太平圣惠方》

【原文】　夫心虚则多惊,胆虚则多恐。此皆气血不实,腑脏虚伤,风邪所干,入于经络,心既不足,胆气衰微,故令神思恐怯而多惊悸也。

治心脏风虚,惊悸好忘,恍惚,安定神志,**白茯苓散**方。

白茯苓一两　远志三分,去心　甘草二分,炙微赤,锉　桂心一两　人参一两,去芦头　白芍药三分　防风三分,去芦头　熟干地黄一两　铁粉二两　黄耆三分,锉　麦门冬三分,去心

上件药,捣粗罗为散。每服三钱,以水一中盏,入生姜半分,枣三枚,煎至六分,去滓,不计时候温服。

治心脏风虚,惊悸失常,或喜或怒,神思不安,宜服**龙齿散**方。

龙齿一两　远志半两,去心　茯神一两　防风半两,去芦头　甘草半两,炙微赤,锉　人参三分,去芦头　麦门冬三分,去心　羚羊角屑三分

上件药,捣粗罗为散。每服三钱,以水一中盏,入生姜半分,枣三枚,煎至六分,去滓,不计时候温服。

治心脏风虚,四肢惊掣,心松恐悸,或狂呼(叫)急(妄)走,如见鬼神,状似癫痫,时时发动,宜服**茯神散**方。

茯神一两　龙齿二两　川升麻一两　人参三分,去芦头　白藓皮三分　麦门冬一两,去心　杏仁三分,汤浸去皮尖、双仁,麸炒微黄　防风三分,去芦头　黄芩三分　羚羊角屑半(一)两　甘草半两,炙微赤,锉　铁粉一两

上件药,捣粗罗为散。每服三钱,以水一中盏,入生姜半分,枣三枚,煎至六分,去滓,不计时候温服。

治心脏风虚,惊悸失志,或瞋恚悲愁,志意不乐,惕惕若惊怖,宜服**紫石英散**方。

紫石英半两,细研,水飞过　防风三分,去芦头　朱砂一两,细研如粉　龙骨一两　人参二(三)分去芦头　细辛三分　甘草半两,炙微赤,锉　羚羊角屑三分　远志三分,去心　白藓皮一两　白茯苓二两半　熟干地黄一两　铁精二两,细研如粉　牛黄一分,细研

上件药,捣筛为散,入研了药令匀。每服不计时候,煎枣汤调下一钱。

治心脏风虚惊悸,恍惚悲愁,妄语失志,宜服**铁精圆**方。

铁精一两,细研如粉　人参三分,去芦头　白茯苓三分　远志三分,去心　龙齿一两,细研如粉　甘草三分,炙微赤,锉　白薇三分　朱砂一两,细研,水飞过　熟干地黄一两　茯神三分　麦门冬三分,去心

焙　防风三分,去芦头　独活三分　赤石脂三分　白术三分

上件药,捣罗为末,入研了药,都研令匀,炼蜜和捣三二百杵,圆如梧桐子大。每服不计时候,粥饮下三十圆。

治心脏风虚,惊悸心忪,常多健忘,宜服**茯神圆**方。

茯神一两　人参一两,去芦头　麦门冬一两,去心,焙　熟干地黄一两　龙齿一两半,细研如粉　黄芩一两　防风三分,去芦头　黄耆三分,锉　云母粉一两　犀角屑一两　薏苡仁一两　柏子仁一两

上件药,捣罗为末,入研了药令匀,炼蜜和捣三二百杵,圆如梧桐子大。每服不计时候,以温粥饮下二十圆。

治心脏风虚,多惊悸,喜怒不安,宜服**远志圆**方。

远志三分,去心　白术三分　龙骨一两　牛黄半两,细研　紫葳半两　虎睛一对,酒浸微炙　人参一两,去芦头　茯神三分,锉　防风三分,去芦头　桂心一两　麦门冬三分,去心,焙　甘草半两,炙微赤,锉　熟干地黄一两

上件药,捣罗为末,入牛黄研令匀,炼蜜和捣三二百杵,圆如梧桐子大。每服不计时候,以温水下二十圆。

治心脏风虚,心忪惊悸,或因忧虑之后,时有恍惚,心神不安,宜服**人参圆**方。

人参一两,去芦头　茯神一两半　龙齿一两,细研如粉　白术半两　防风三分,去芦头　金银箔各五十片,细研　麦门冬半两,去心,焙　甘草半两,炙微赤,锉　熟干地黄一两

上件药,捣罗为末,入研了药令匀,炼蜜和捣三二百杵,圆如梧桐子大。每服不计时候,以粥饮下二十圆。

治心脏风虚,多惊悸,神思昏乱,志意不定,镇心**熟干地黄圆**方。

熟干地黄三分　前胡半两,去芦头　柏子仁半两　铁精一两,细研　白茯苓三分　泽泻半两　黄耆三分,锉　牛黄半两,细研　桑螵蛸二(五)枚,微炒　独活三分　人参一两,去芦头　桂心三分　秦艽三分,去苗　芎䓖半两　麦门冬三分,去心,焙　远志半两,去心　朱砂一两,细研,水飞过　阿胶三分,捣碎,炒令黄燥　紫石英半两,细研,水飞过　防风半两,去芦头　甘草半两,炙微赤,锉　杏仁三分,汤浸去皮尖、双仁,麸炒微黄

上件药,捣罗为末,入研了药令匀,炼蜜和捣三二百杵,圆如梧桐子大。每服不计时候,以温酒下十圆。

治心脏风虚,惊悸心忪,或夜间狂言,恒常忧怕,或如见鬼神,恍惚不定,宜服**虎睛圆**方。

虎睛一对,酒浸一宿,微炙捣　金箔五十片,细研　银箔五十片,细研　光明砂半两,细研　雄黄半两,细研　牛黄半两,细研　琥珀半两,细研　真珠一两,细研　龙齿半两,细研　麝香半两,细研　人参二两,去芦头为末　茯神二两,末

上件药,都研如面,以煮枣肉和圆,如绿豆大。每服不计时候,以温水下七圆。(《太平圣惠方·卷第四·治心脏风虚惊悸诸方》)

【原文】　夫伤寒后虚损,心气不足,致多惊悸,此由邪热乘于心也。心主于血,又主于神,血脉乱则神气不定,故令惊悸也。

治伤寒后心虚惊悸,或时妄语,四肢烦热,肌体羸瘦,宜服**白茯苓散**方。

白茯苓一两　远志三分,去心　半夏半两,汤洗七遍去滑　石膏一两　黄芩半两　人参一两,去芦头　桂心半两　熟干地黄一两　麦门冬半两,去心

上件捣筛为散。每服四钱,以水一中盏,入生姜半分,枣二枚,煎至六分,去滓,下饴糖一分,搅令匀,不计时候温服。

治伤寒后心虚惊悸,烦闷,及咽喉不利,面目忽赤忽黄,虚羸少力,宜服**紫石英散**方。

紫石英一两,细研　桂心一两　紫菀一两,洗去苗、土　白茯苓二两　麦门冬一两半,去心,焙　人参一两,去芦头　甘草半两,炙微赤,锉　黄耆一两,锉　熟干地黄二两

上件捣罗为散,入石英和匀。每服五钱,以水一大盏,入生姜半分,枣三枚,煎至五分,去滓,不计时候温服。

治伤寒后心虚惊悸,恍惚不安,**人参散**方。

人参一两,去芦头　茯神一两　陈橘皮三分,汤浸去白瓤,焙　杏仁一分,汤浸去皮尖、双仁,麸炒微黄

上件药,捣筛为散。每服三钱。以水一中盏,入生姜半分,枣三枚,煎至六分,去滓,不计时候温服。

治伤寒后心虚惊悸,烦热口干,头项时疼,宜服**龙齿散**方。

龙齿一两　子芩三分　防风三分,去芦头　茯神三分　川升麻半两　大青半两　人参三分,去芦头　石膏一两

上件药,捣筛为散。每服三钱,以水一中盏,煎至六分,去滓,入竹沥半合,搅匀,不计时候温服。

治伤寒后心虚惊悸,恍惚多忘,或梦惊魇,及诸不足,宜服**远志散**方。

远志去心　人参去芦头　龙齿　茯神　紫石英细研　赤石脂　当归锉,微炒　桂心　甘草炙微赤,锉　白术　白芍药　紫菀洗去苗、土　防风去芦头,以上各一两　麦门冬一两半,去心,焙

上件药,捣粗罗为散,入石英,相和令匀。每服五钱,以水一大盏,入枣三枚,煎至五分,去滓,不计时候温服。

治伤寒后虚羸,心气乏弱,惊悸,多忘,宜服**茯神散**方。

茯神一两　白芍药半两　黄耆一两,锉　人参半两,去芦头　远志三分,去心　菖蒲一两

上件捣筛为散。每服三钱。以水一中盏,入枣三枚,煎至六分,去滓,不计时候温服。

治伤寒后伏热在心,心虚惊悸,宜服**龙齿圆**方。

龙齿一两　人参一两,去芦头　远志半两,去心　铁粉半两,细研　防风三分,去芦头　茯神一两　生干地黄一两　麦门冬一两半,去心,焙　黄连二分,去须　马牙硝三分,细研　麝香半分,细研

上件药,捣罗为末,都研令匀,炼蜜和捣三二百杵,圆如梧桐子大。每服,不计时候,以竹叶金银汤下二十圆。

治伤寒后心虚惊悸,精神昏乱,烦闷,四肢沉重,不能饮食,宜服**防风圆**方。

防风一两半,去芦头　茯神一两半　人参一两半,去芦头　天门冬一两半,去心,焙　黄连半两,去须　豉一合　白术二两

上件药,捣罗为末,炼蜜和捣三二百杵,丸如梧桐子大。每服不计时候,以粥饮下二十丸。

治伤寒后心虚惊悸,卧起不安,吃食全少,宜服**人参圆**方。

人参三分,去芦头　茯神三分　黄连一两,去须　麦门冬一两,去心,焙　白术三分　柏子仁三分　枳壳三分,麸炒微黄,去瓤　黄耆三分,锉　甘草三分,炙微赤,锉　陈橘皮半两,汤浸去白瓤,焙　厚朴半两,去粗皮,涂生姜汁炙令香熟　龙齿三分

上件药捣罗为末,炼蜜和捣三二百杵,圆如梧桐子大。每服不计时候,以粥饮下三十圆。

治伤寒后,或用心力劳倦,四肢烦弱,心虚惊悸,翕翕短气,宜服**补虚定志圆**方。

茯神一两　远志半两,去心　麦门冬一两半,去心,焙　人参三分,去芦头　熟干地黄一两　甘草半两,炙微赤,锉　黄耆三分,锉　桂心半两　牛膝半两,去苗　泽泻半两

上件药,捣罗为散,炼蜜和捣三二百杵,圆如梧桐子大。每服不计时候,以粥饮下三十丸。

治伤寒后心虚惊悸,发即恍惚不定,眠卧不定,**酸枣仁圆**方。

酸枣仁三分,微炒　枸杞子三分　甘菊花三分　白茯苓三(二)分　远志半两　天门冬一两半,去心,焙　人参三分,去芦头　防风三分,去芦头　桂心三分　赤石脂一两　龙齿一两　柏子仁三分

上件捣罗为末,炼蜜和捣三二百杵,圆如梧桐子大。每服不计时候,以粥饮下三十圆。

治伤寒后心虚惊悸,恍惚不定,宜服**黄耆圆**方。

黄耆半两,锉　人参半两,去芦头　龙齿一两　茯神三分　铁粉一两,细研　金银箔各五十片,细研　防风半两,去芦头　远志半两,去心　熟干地黄三分

上件药,捣筛为散,入铁粉金银箔,都研令匀,炼蜜和捣三二百杵,圆如梧桐子大。每服不计时候,以粥饮下二十圆。

治伤寒后心虚惊悸,神气不定,宜服**龙齿圆**方。

龙齿一两　人参一两,去芦头　虎睛一对,酒浸一宿,微炙　茯神一两　犀角屑一两　龙胆一两,去芦头　鬼臼三分,去毛　桂心一两　防风半两,去芦头　远志三分,去心　甘草一分,炙微赤,锉　麝香一钱,细研

上件药捣罗为末,入麝香研令匀,炼蜜和捣三二百杵,圆如梧桐子大。每服不计时候,以金银汤下二十圆。

治伤寒后心肺壅热,背膊烦闷,心虚惊悸,眼涩口干,宜服**羚羊角圆**方。

羚羊角屑三分　川升麻一两　栀子仁一两　玄参三分　麦门冬一两半,去心,焙　龙齿一两半　金银箔各五十片,与马牙硝同研令细　茯神一两半　知母一两　防风一两,去芦头　子芩一两　赤芍药一两　大麻仁一两半,别研如膏　马牙硝二两,细研

上件药,捣罗为末,入金银箔马牙硝麻仁,同研令匀,炼蜜和捣三二百杵,圆如梧桐子大。每服不计时候,以竹叶汤下三十丸。(《太平圣惠方·卷第十四·治伤寒后心虚惊悸诸方》)

【原文】　夫风惊者,由体虚、心气不足,为风邪所乘也。心藏神而主血脉,心气不足,则血虚,虚则血气乱,血乱则气并于血,气血相并,又被风邪所乘,故多惊、心神不安,名曰风惊也。

治风惊,心神不安,恒多恐怖,宜服**茯神散**方。

茯神一两　生干地黄一两　人参一两,去芦头　石菖蒲一两　沙参一两,去芦头　天门冬一两半,去心,焙　犀角屑半两　远志半两,去心　甘草半两,炙微赤,锉

上件药,捣粗罗为散。每服三钱,以水一中盏,入赤小豆二七粒,煎至六分,去滓,不计时候温服。

治风惊,闷乱恍惚,宜服**人参散**方。

人参二两,去芦头　生干地黄一两　麦门冬一两半,去心,焙　白茯苓一两　龙齿二两　犀角屑一两　小草一两

上件药,捣粗罗为散。每服三钱,以水一中盏,煎至六分,去滓,不计时候,温服。

治风惊,手足颤掉,精神错乱,宜服**金箔散**方。

金箔五十片,细研　银箔五十片,细研　铁粉二两,细研　人参一两,去芦头　龙齿一两半　琥珀一两,细研　犀角屑一两　茯神一两半　酸枣仁一两,微炒　防风三分,去芦头　葳蕤三分　麦门冬一两半,去心,焙　玄参三分　露蜂房三分,炙微黄　牛黄半两,细研

上件药,捣细罗为散,入牛黄、金箔、银箔,更研令匀。每服,不计时候,以薄荷酒调下一钱。

治风惊恍惚,心神不安,**茯神圆**方。

茯神一两　牛黄一两,细研　虎胫一对,酒浸一宿微黄　石膏二两,细研　川升麻一两　麦门冬一两半,去心,焙　玄参一两　铁粉二两,细研　生干地黄一两　龙齿二两　金箔五十片,细研　银箔五十片,细研

上件药,捣罗为末,入研了药令匀,炼蜜和捣三二百杵,圆如梧桐子大。每服,不计时候,以人参汤下二十圆。

治风惊,狂言妄语不得睡卧,宜服**铁精圆**方。

铁精一两　龙齿一两　犀角屑一两　人参一两,去芦头　石菖蒲三分　远志三分,去心　茯神一两　防风一两,去芦头　麦门冬一两半,去心,焙　生干地黄一两半

上件药,捣罗为末,炼蜜和捣三二百杵,圆如梧桐子大。每服,不计时候,以粥饮下二十圆。

治风惊,恍惚寝寐不安,宜服**菖蒲圆**方。

石菖蒲一两　远志一两,去心　白茯苓一两半　人参一两半,去芦头　防风三分,去芦头　羚羊角屑三分　铁粉一两　朱砂一两,细研　金箔五十片,研入

上件药,捣罗为末,入研了药令匀,炼蜜和圆如梧桐子大。每服,不计时候,以粥饮下二十圆。

治风惊,心神惊恐,睡卧不安,四肢烦热,宜服**犀角圆**方。

犀角屑半两　人参半两,去芦头　茯神半两　川升麻半两　槟榔半两　龙齿半两　朱砂半两,细研　金箔三十片,细研　银箔五十片,细研

上件药,捣罗为末,入研了药令匀,炼蜜和捣五七百杵,圆如梧桐子大。每服,不计时候,以人参竹叶汤下二十圆。

治五脏风虚,六腑邪热,风热相搏,令人寐即惊恐忧恚,寤即恍惚怔忪,忽恐忽喜,恒怖如狂,宜服**雄黄圆**方。

雄黄三分,细研　人参一两,去芦头　安息香一两　川椒一分,去目及闭口者,微炒出汗　川大黄三分,锉,微炒　铁粉半两,细研　沉香三分　防风半两,去芦头　薯蓣三分　附子半两,炮裂,去皮脐　白茯苓半两　朱砂三分,细研

上件药,捣罗为末,入研了药令匀,炼蜜和捣五七百杵,圆如梧桐子大。每服,不计时候,以人参茯苓汤下二十圆。

治风虚,心惊不定,宜服龙齿圆方。

龙齿一两　人参一两,去芦头　远志三分,去心　茯神一两　铁粉一分,细研　金箔五十片,细研　防风三分,去芦头　甘草半两,炙微赤,锉　银箔五十片,细研

上件药,捣罗为末,入研了药令匀,炼蜜和捣三二百杵,圆如梧桐子大。每服,不计时候,以粥饮下十五圆。

治风惊,心神不安,宜服**铁粉散**方。

铁粉一两　光明砂一两　天竹黄一两　铅霜一两

上件药,都细研如面。每服,不计时候,以竹沥调下半钱。(《太平圣惠方·卷第二十·治风惊诸方》)

【原文】 夫风惊悸者,由体虚心气不足故也。心之经为风邪所乘,则恐惧忧迫,令心惊不得自安,惊若不已,则悸动不定。其状目睛不转,而不能言。诊其脉动而弱者,惊悸也。动则为惊,弱则为悸也。

治风惊悸,心神不安,宜服**犀角散**方。

犀角屑半两　防风三分,去芦头　枳壳三分,麸炒微黄,去瓤　独活三分　茯神一两　黄连三分,去须　白鲜皮半两　麦门冬一两半,去心,焙　甘草半两,炙微赤,锉

上件药,捣粗罗为散。每服三钱,以水一中盏,煎至六分,去滓,不计时候,温服。

治风惊悸,言语错误,恍恍惚惚,心中烦闷,宜服**远志散**方。

远志一两,去心　白茯苓一两　独活三分　白芍药三分　当归三分　麦门冬三分,去心　人参三分,去芦头　羚羊角屑三分　黄耆三分,锉　桂心三分　甘草半两,炙微赤,锉

上件药,捣筛为散。每服四钱,以水一中盏,入生姜半分,煎至六分,去滓,不计时候,温服。

治风经五脏,恍惚惊悸,神思不安,宜服**茯神散**方。

茯神一两　人参一两,去芦头　防风半两,去芦头　远志半两,去心　天麻一两　羚羊角屑三分　白鲜皮半两　龙骨一两　酸枣仁一两,微炒　桂心一两　独活一两　甘草半两,炙微赤,锉

上件药,捣筛为散。每服三钱,以水一中盏,入生姜半分,煎至六分,去滓,不计时候,温服。

治风虚,心气不足,惊悸汗出,烦闷短气,悲喜恚怒,不自觉知,咽喉痛,口唇黑,呕吐,舌本强,水浆不通,宜服**紫石英散**方。

紫石英二两,细研　麦门冬一两半,去心,焙　射干三分　人参一两,去芦头　龙骨一两　远志三分,去心　茯神一两　当归一两　防风三分,去芦头　甘草半两,炙微赤,锉　川升麻三分　沉香一两

上件药,捣粗罗为散。每服三钱,以水一中盏,入赤小豆二十一粒,煎至六分,去滓,不计时候,温服。

治风经五脏,恍惚,惊悸,安神定志,宜服**犀角散**方。

犀角屑一两　人参一两,去芦头　远志三分,去心　甘草半两,炙微赤,锉　桂心三分　独活三分　酸枣仁一两,微炒　生干地黄一两

上件药,捣粗罗为散。每服三钱,以水一中盏,入生姜半分,薄荷二七叶,煎至六分,去滓,不计时候,温服。

治风惊悸,心气不足,其病苦满,汗出烦闷,喜怒不自觉知,咽喉干痛,时时吐血,五心发热,宜服**麦门冬散**方。

麦门冬一两半,去心,焙　紫石英一两,细研　紫菀一两,洗去苗、土　白茯苓一两　人参一两,去芦头　桂心半两　甘草半两,炙微赤,锉

上件药,捣粗罗为散。每服三钱。以水一中盏,入生姜半分,赤小豆三十粒,煎至六分,去滓,不计时候,温服。

治风虚惊悸,心神烦闷,睡卧不安,宜服**丹砂圆**方。

丹砂一两,细研,水飞　铁粉一两,细研　金箔五十片,细研　银箔五十片,细研　人参一两半,去芦头　茯神二两　秦艽一两,去苗　川升麻一两　子芩一两　白鲜皮一两　麦门冬一两半,去心,焙　龙齿一两　木香一两　枳实一两,麸炒微黄　甘草半两,炙微赤,锉

上件药,捣罗为末,入研了药,更研令匀,炼蜜和捣五七百杵,圆如梧桐子大。每服,不计时候,以荆芥汤下二十圆。忌生血等。

治风热惊悸,心风狂乱,宜服**牛黄圆**方。

牛黄一分,细研　朱砂三分,细研　天竹黄半两,细研　龙脑一钱,细研　木香一分　白附子一分,炮裂　犀角屑半两　天南星一分,炮裂　蛴螬半两,微炒去足　铅霜一分,细研　人参三分,去芦头　茯神三分　天麻半两　防风半两,去芦头

上件药,捣罗为末,入研了药,都研令匀,炼蜜和捣三二百杵,圆如绿豆大。每服,不计时候,以荆芥汤下二十圆。忌生血。(《太平圣惠方·卷第二十·治风惊悸诸方》)

【原文】　夫心藏神而生血脉。今虚劳之人,损伤于血脉,致令心气不足,因为邪气所乘,则使惊而悸动不安定也。

治虚劳惊悸,心神不安,宜服**人参散**方。

人参一两,去芦头　白芍药三分　桂心三分　黄芪二(一)两,锉　甘草半两,炙微赤,锉　茯神一两　白龙骨一两　牡蛎一两,烧为粉　远志一两,去心　泽泻一两　酸枣仁二两,微炒

上件药,捣粗罗为散。每服三钱,以水一中盏,煎至六分,去滓,不计时候,温服。

治虚劳惊悸,奔气在胸中不得眠睡,**酸枣仁散**方。

酸枣仁一两,微炒　甘草三分,炙微赤,锉　白茯苓一两　半夏三分,汤洗七遍去滑　前胡半两(三分),去芦头　五味子三分　桂心半两　人参一两,去芦头

上件药,捣粗罗为散。每服三钱,以水一中盏,入生姜半分,煎至六分,去滓,不计时候,温服。

治虚劳,惊悸不安,心膈烦满,不能嗜食,宜服**黄芪圆**方。

黄芪一两,锉　人参一两,去芦头　桂心一两　当归一两　赤石脂一两,细研　茯神一两　龙齿一两,细研　朱砂一两,细研　远志一两,去心　桔梗三分,去芦头　柏子仁三分　五味子一两　麦门冬一两半,去心,焙　薯蓣一两　枳实一分,麸炒

上件药,捣罗为末,入研了药令匀,炼蜜和捣三二百杵,圆如梧桐子大。每服,不计时候,以温酒下二十圆。

治虚劳惊悸,不能食,神思虚烦,不多睡,宜服安神定志,令人嗜食,**人参圆**方。

人参三分,去芦头　茯神一两　芎䓖半两　枳壳半两,麸炒微黄,去瓤　薏苡仁一两,微炒　桂心半两　甘草半两,炙微赤,锉　薯蓣一两　白术半两　龙齿三分,细研　铁粉半两,细研　黄芪一两,锉　厚朴三分,去粗皮,涂生姜汁炙令香熟

上件药,捣罗为末,入研了药,更研令匀,炼蜜和捣三二百杵,圆如梧桐子大。每服,不计时候,以温酒下二十圆。

治虚劳风邪惊悸,心气不定,吃食少,四肢瘦损无力,宜服**龙齿圆**方。

龙齿三分　黄耆一两,锉　熟干地黄一两　人参三分,去芦头　柏子仁三分　防风三分,去芦头　独活三两　甘草一两,炙微赤,锉　枳壳半两,麸炒微黄,去瓤　白术三分　干姜三分,炮裂,锉　桂心三分　鳖甲一两,涂醋炙微黄,去裙襕　桔梗半两,去芦　茯神一两

上件药,捣罗为末,炼蜜和捣三二百杵,圆如梧桐子大。每服不计时候,以温酒下二十圆。忌苋菜。

治虚劳惊悸,心气不定,宜服**丹砂圆**方。

丹砂一两,细研,水飞过　龙齿半两,细研　茯神半两　远志一两,去心　雄黄细研　犀角屑　鬼白去毛　桂心　人参去芦头,以上各三分　虎鼻一枚,干者　麝香二(一)分,细研

上件药,捣罗为末,入研了药令匀,炼蜜和捣三二百杵,圆如梧桐子大。每服不计时候,以温酒下十五圆,晚食前再服。

治虚劳惊悸,神气不足,多忘不安,宜服**远志圆**方。

远志二两,去心　茯神一两　石菖蒲一两　黄芪一两,锉　熟干地黄一两　人参一两,去芦头　薯蓣一两　麦门冬二两,去心,焙　龙齿一两,细研　紫石英一两,细研,水飞过

上件药,捣罗为末,入研了药令匀,炼蜜和捣三二百杵,圆如梧桐子大。每服不计时候,以人参汤下十五圆。

治虚劳,止惊悸,令能食,**紫石英汤**方。

紫石英五两,打碎如米豆大,水淘一遍

上以水一斗,煮取二升,去滓澄清,细细温服,或煮羹粥食亦得,服尽更煎之。(《太平圣惠方·卷第二十八·治虚劳惊悸诸方》)

【原文】　夫妇人血风惊悸者,是风乘于心故也。心脏神,为诸脏之主。若血气调和,则心神安定。若虚损,则心神虚弱,致风邪乘虚干之,故惊而悸动不定也。其惊悸不止。则变恍惚而忧惧者也。

治妇人血风,心神惊悸,头痛,眠卧不安,四肢烦疼,不思饮食,**酸枣仁散**方。

酸枣仁三分,微炒　犀角屑半两　黄耆三分,锉　赤芍药三分　枳壳半两,麸炒微黄,去瓤　防风半两,去芦头　细辛半两　茯神一两　当归三分,锉,微炒　龙齿三分　桑根白皮一两　独活半两　子芩三分　麦门冬三分,去心　石膏二两　人参一两,去芦头　羚羊角屑三分　甘草半两,炙微赤,锉

上件药,捣粗罗为散。每服四钱,以水一中盏,入生姜半分,枣二枚,煎至六分,去滓,不计时候,温服。

治妇人血风,气壅多发,心神惊悸,**羚羊角散**方。

羚羊角屑一两　茯神三分　麦门冬三分,去心　生干地黄一两　黄芪半两　人参三分,去芦头　甘草半两,炙微赤,锉　防风三两(分),去芦头　桑根白皮半两,锉

上件药,捣筛为散。每服四钱,以水一中盏,入生姜半分,淡竹叶二七片,煎至六分,去滓,不计时候,温服。

治妇人血风,心气不足惊悸,言语谬误,恍恍惚惚,心中烦闷,**远志散**方。

远志半两,去心　茯神一两　独活一两　甘草半两,炙微赤,锉　白芍药半两　当归半两,锉,微炒　桂心半两　麦门冬三分,去心　人参一两,去芦头　附子半两,炮裂,去皮脐　黄耆一两,锉　羚羊角屑一两

上件药,捣筛为散。每服四钱,以水一中盏,入生姜半分,煎至六分,去滓,不计时候,温服。

治妇人血风,五脏大虚,惊悸。安神定志,**茯神散方**。

茯神一两　防风三分,去芦头　人参一两　远志三分,去心　甘草半两,炙微赤,锉　龙骨一两　桂心一(三)分　独活三分(一两)　细辛三分　干姜半两,炮裂,锉　白术三分　酸枣仁一两,微炒

上件药,捣筛为散。每服四钱,以水一中盏,煎至六分,去滓,不计时候,温服。

治妇人血风,心气虚,惊悸喜忘,不能进食,**铁精散方**。

铁精一两　生干地黄一两　远志一两,去心　桂心三分　黄耆一两,锉　紫石英一两,细研　防风三分,去芦头　当归三分,锉,微炒　人参一两,去芦头　白茯苓一两　甘草半两,炙微赤,锉　白术半两　羌活半两　茯神一两　麦门冬三(二)分,去心

上件药,捣筛为散。每服四钱,以水一中盏,入生姜半分,枣三枚,煎至六分,去滓,不计时候,温服。

治妇人血风气,心烦惊悸,恐畏恍惚,神思不定,少欲饮食,四肢疼痛,**人参散方**。

人参一两,去芦头　远志半两,去心　当归三分,锉,微炒　附子半两,炮裂,去皮脐　细辛半两　桂心半两　干姜半两,炮裂,锉　防风半两,去芦头　龙齿一两　菖蒲半两　茯神一两　黄芪半两,锉　白术三分　熟干地黄一两　甘草一分,炙微赤,锉

上件药,捣筛为散。每服四钱,以水一中盏,入生姜半分,枣三枚,煎至六分,去滓,不计时候,温服。

治妇人血风烦热,心神惊悸,筋脉拘急,肢节疼痛,不欲饮食,**防风散方**。

防风二两(分),去芦头　人参一两,去芦头　茯苓一两　远志半两,去心　细辛半两　羚羊角屑三分　生干地黄三分　赤芍药三分　沙参半两,去芦头　白术半两　酸枣仁半两,微炒　桂心半两　独活一两　甘草半两,炙微赤,锉　当归三分,锉,微炒

上件药,捣粗罗为散。每服四钱,以水一中盏,入生姜半分,枣三枚,同煎至六分,去滓,不计时候,温服。

治妇人血风,心神惊悸,恍惚失常;或瞋恚悲愁,志意不乐,**紫石英散方**。

紫石英三分,细研　白石英三分,细研　朱砂三分,细研,水飞过　龙齿一两　人参一两,去芦头　琥珀半两　天雄半两,炮裂,去皮脐　犀角屑半两　远志三分,去心　生干地黄半两　沙参半两,去芦头　茯神一两　桂心半两　防风三分,去芦头　麦门冬一两半,去心,焙

上件药,捣细罗为散。不计时候,以温酒调下一钱。

治妇人血风,气壅多惊悸,头目旋痛,烦热恍惚,**镇心朱砂圆方**。

朱砂一两半,细研,水飞过　龙脑一分,细研　牛黄半两,细研　龙齿一两　天竹黄一两,细研　虎睛二对,酒浸一宿,微炙　蛇骨皮三分　紫石英一两,细研,水飞过　白僵蚕三分,微炒　马牙硝一两,细研　金箔一百片,细研　银箔一百片,细研　赤箭一两　当归三分,锉,微炒　蔓荆子半两　麝香一两,细研　犀角屑一两　远志一两,去心　铅霜一两,细研　人参一两,去芦头　茯神一两半　麦门冬一两半,去心,焙　独活一两　甘菊花一两　防风一两,去芦头　子芩一两　甘草一两,炙微赤,锉

上件药,捣罗为末,入研了药,更研令匀,炼蜜和捣五七百杵,圆如梧桐子大。每于食后及夜临卧时,以荆芥薄荷汤内,入淡竹沥半合,嚼下十圆。

治妇人血风,气上攻,心神恍惚惊悸,眠卧不安,**龙齿圆方**。

龙齿一两,细研　朱砂三分,细研,水飞过　麝香一钱,细研　犀角屑半两　人参三分,去芦头　茯神一两　赤箭一分　槟榔半两　当归三分,锉,微炒　远志一分,去心　防风半两,去芦头　天麻三分　生

干地黄半两

上件药,捣罗为末,炼蜜和捣三五百杵,圆如梧桐子大。每服不计时候,研薄荷暖酒下二十圆。

治妇人血风,心神烦热,恍惚多惊,不得睡卧,**玳瑁圆**方。

生玳瑁屑一两　生金屑半两,细研　自然铜半两,细研　不灰木一两,用牛粪火烧通　真珠末一两　琥珀一两,细研　犀角屑一两　铁粉三分,细研　牛黄一分,细研　朱砂三分,细研,水飞过　龙脑一分,细研　麝香一分,细研

上件药,捣罗为末,入研了药,重研令匀,以炼蜜和捣五七百杵,圆如鸡头实大。每服不计时候,煎麦门冬汤嚼下五丸。

治妇人血风,气壅,多惊悸烦躁,**镇心圆**方。

铁精三分　人参一两,去芦头　茯神一两　龙齿三分　金箔一分　铅霜一分半,金银箔同细研　银箔一分　紫菀三分,洗去苗、土　麦门冬一两半,去心,焙　甘草半两,炙微赤,锉　黄芩半两　生干地黄一两

上件药,捣罗为末,入研了药,同研令匀,以炼蜜和捣三五百杵,圆如梧桐子大。每于食后,煎淡竹叶汤嚼下十圆。(《太平圣惠方·卷第六十九·治妇人血风心神惊悸诸方》)

【原文】 夫产后脏虚,心神惊悸者,由体虚心气不足,心之经为风邪所乘也。或恐惧忧迫,令心气受于邪风,风邪搏于心,则惊不自安。若惊不已,则悸动不定。其状,目睛不转,而不能呼。诊其脉动而弱者,惊悸也。动则为惊,弱则为悸矣。

治产后脏虚,心中惊悸,志意不安,言语错乱,不自觉知,**茯神散**方。

茯神　远志　人参去芦头　麦门冬去心,焙　甘草炙微赤,锉　当归锉,炒　桂心　羚羊角屑　龙齿　熟干地黄　白芍药以上各一两

上件药,捣粗罗为散。每服三钱,以水一中盏,入生姜半分,枣三枚,煎至六分,去滓,不计时候,温服。

治产后,脏气虚,心神惊悸,不自觉知,言语错误,志意不定,**龙齿散**方。

龙齿三两　远志去心　人参去芦头　茯神　熟干地黄　甘草炙微赤,锉　当归锉,微炒　白芍药　麦门冬去心,焙　牡蛎烧为粉,以上各一两

上件药,捣粗罗为散。每服三钱,以水一中盏,入竹叶二(三)七片,生姜半分,枣三枚,煎至六分,去滓,不计时候,温服。

治产后,心神惊悸不定,言语失常,心中愦愦,**白茯苓散**方。

白茯苓一两半　熟干地黄一两半　远志一两,去心　甘草一两,炙微赤　白芍药一两　黄耆一两锉　桂心一两　当归一两,锉,微炒　麦门冬一两,去心,焙　人参一两半,去芦头　菖蒲一分　桑寄生一(二)分

上件药,捣粗罗为散。每服四钱,以水一中盏,入生姜半分,枣三枚,竹叶二(三)七片,煎至六分,去滓,不计时候,温服。

治产后内虚,心神惊悸,志意不定,皆为风邪所攻,宜服**白羊心汤**方。

白羊心一枚,细切,以水六中盏,煎取一(二)盏,去心　熟干地黄三分　防风去芦头　牡蛎捣碎,炒令微黄　人参去芦头　远志去心　独活　白芍药　黄耆锉　茯苓　甘草炙微赤,锉,以上各半两

上件药,捣筛为散。每服三钱,以羊心汁一中盏,煎至六分,去滓,不计时候,温服,日三服。

治产后,心虚惊悸,神思不安,**熟干地黄散**方。

熟干地黄一两　人参三分,去芦头　茯神三分　龙齿一两　羌活三分　桂心半两　黄耆一两　白薇一两　远志三分,去心　防风半两,去芦头　甘草半两,炙微赤,锉

上件药,捣粗罗为散。每服三钱。以水一中盏,入生姜半分,枣三枚,煎至六分,去滓,不计时候,温服。

治产后脏虚,心忪惊悸,言语错乱,宜服**人参散**方。

人参去芦头　茯神　麦门冬去心,焙　羚羊角屑　黄芩　犀角屑　龙齿以上各一两　白鲜皮半两　甘草半两,炙微赤,锉

上件药,捣粗罗为散。每服四钱,以水一中盏,煎至六分,去滓,入竹沥半合,更煎一两沸,不计时候,温服。

治产后心虚,风邪惊悸,志意不安,精神昏乱,**牛黄散**方。

牛黄半两,研入　白薇半两　人参二两,去芦头　麦门冬二两,去心,焙　茯神　远志去心　熟干地黄　朱砂细研,水飞过　天竹黄细研　防风去芦头　独活　甘草炙微赤,锉　龙齿细研,以上各一两　龙脑一钱,细研　麝香一分,细研

上件药,捣细罗为散,入研了药令匀。不计时候,以薄荷酒调下二钱。

治产后,心虚不足,惊悸,言语不定,错乱,眠卧不安,**琥珀散**方。

琥珀一两　茯神一两　远志三分,去心　人参一两,去芦头　熟干地黄一两　甘草三分,炙微赤,锉　铁粉二两

上件药,捣细罗为散。不计时候,煎金银汤调下一钱。

治产后脏虚不足,心神惊悸,志意不安,腹中急痛,或时恐怖,夜不安卧,**远志圆**方。

远志去心　黄耆锉　白茯苓　桂心　麦门冬去心,焙　人参去芦头　当归锉,微炒　白术　钟乳粉　独活　柏子仁　阿胶捣碎,炒令黄燥　菖蒲　熟干地黄　薯蓣以上各一两

上件药,捣罗为末,炼蜜和捣五七百杵,圆如梧桐子大。不计时候,温酒下二十圆。

治产后脏虚,心神惊悸,或时烦闷,志意不安,**丹砂圆**方。

丹砂一两,细研,水飞过　龙齿三分,细研　铁精三分,细研　金箔三十一片,细研　牛黄一分,细研　麝香一分,细研　柏子仁半两　菖蒲半两　远志半两,去心　琥珀半两,细研　人参三分,去芦头　茯神半两　生干地黄三分

上件药,捣细罗为末,入研了药令匀,炼蜜和捣三五百杵,圆如梧桐子大。每服,不计时候,以金银汤下二十圆。

治产后,心虚惊悸,神不安定,**白茯苓圆**方。

白茯苓一两　熟干地黄一两　人参去芦头　琥珀　桂心　远志去心　菖蒲　柏子仁以上各半两

上件药,捣罗为末,炼蜜和捣三二百杵,圆如梧桐子大。不计时候,以粥饮下三十圆。
(《太平圣惠方·卷第七十八·治产后脏虚心神惊悸诸方》)

【参考文献】　王怀隐.太平圣惠方[M].北京:人民卫生出版社,1958.

《太平惠民和剂局方》

【原文】　惊气圆　治惊忧积气,心受风邪,发作牙关紧急,涎潮昏塞;醒则精神若痴,大

宜服之。

紫苏子炒一两　橘红　南木香　附子生，去皮脐　麻黄去根节　花蛇酒浸炙，去皮骨　白僵蚕微炒　南星洗浸薄切，姜汁浸一宿　天麻去苗，各半两　朱砂研，一分半，为衣　干蝎去尾针，微炒，一分

上为末，入研脑、麝少许，同研极停，炼蜜杵，圆如龙眼大。每服一粒，用金银薄荷汤化下，温酒亦得。此方，戊申年军中一人犯法，褫衣将受刃，得释，神失如痴，与一粒服讫而寐，及觉，疾已失。江东提辖张载阳妻避寇，失心数年，受此方，不终剂而愈。又，巡检黄彦妻狂厥逾年，授此方去附子加铁粉，不终剂而愈。铁粉，化痰、镇心、抑肝邪，若多恚怒，肝邪大盛，铁粉能制伏之。《素问》言"阳厥狂怒，治以铁粉"，金克木之意也。（《太平惠民和剂局方·卷之一·吴直阁增诸家名方·惊气丸》）

【参考文献】　太平惠民和剂局.太平惠民和剂局方[M].陈庆平，陈冰鸥，校注.北京：中国中医药出版社，1996.

《圣济总录》

【原文】　论曰：风惊者，心气不足，风邪干之，而心不安定也。《内经》曰：心为君主之官，神明出焉。又曰：主明则下安。今心气不足，风邪相乘，阴阳不和，情思错乱，神魂散越，故动作多惊也。

治心气不足，风邪所乘，惊悸恍惚，梦多魇，**小定心汤**方。

白茯苓去黑皮，四两　桂去粗皮，三两　甘草炙　芍药　干姜炮　远志去心　人参各二两

上七味，㕮咀。每服五钱匕，水二盏，入枣两枚，擘破，煎至一盏二分，去滓，温服，日三夜一。

治心虚中风，惊悸，恍惚多忘，或梦寐惊魇，志少不足，**大定心汤**方。

人参　白茯苓去黑皮　茯神去木　远志去心　龙骨　干姜炮　当归切，焙　甘草炙　白术　芍药　桂去粗皮　紫菀去苗、土　防风去叉　赤石脂各二两

上一十四味，㕮咀。每服五钱匕，水二盏，入枣二枚，擘破，煎至一盏，去滓，温服，日三夜一。

治风惊，镇心化涎，**天南星丸**方。

天南星大者，逐日换水浸五日，慢火煮五七沸，切作片子，暴干，麸炒令黄香　乌蛇酒浸，取肉，炙干　白僵蚕直者，麸炒令黄　天麻各一两　干蝎全者，擘破，炒黄色　白附子炮　雄黄研　琥珀杵，研，各三两　麝香一分，研　牛黄研　龙脑，各半两　丹砂一两半，研

上一十二味，除研者外，捣罗为末，合研匀，干瓷器收，密封勿令透气，旋炼蜜和丸如鸡头大。每服一丸，荆芥人参汤化下。

治惊风，心膈生涎，**龙脑煎**方。

龙脑研　蝎梢炒　水银研　麝香研　腻粉研　丹砂研　天南星薄荷汁浸一宿切，炒　白附子炮裂，各等分

上八味，捣研为末，用石脑油和为煎。每服一皂子大，薄荷汤化下，食后、临卧服。

治风惊，镇心安神，化涎，**牛黄真珠丸**方。

牛黄研　真珠研　琥珀研　麝香研　天麻　天竺黄研　甘草炙，锉　铅霜研　雄黄研　铁粉研，各一钱　人参　茯神去木　天南星牛胆裹者，各二钱　丹砂研，半两　龙脑研，一钱半　金箔　银箔

各一十片,同研入药

上一十七味,捣研为末,同拌匀,炼蜜和丸如鸡头大,别用大金箔五片衮为衣。每服一丸,细嚼,人参薄荷汤化下,小儿半丸。

治心虚风邪惊悸,安神,清膈化涎,**小银箔丸**方。

水银用锡结砂子 半夏汤洗七遍去滑,入生姜捣,暴干 天南星炮 白矾熬令汁枯 人参各半两 白茯苓去黑皮 铅霜研,各一分 腻粉半钱,研 青黛研,一两 银箔二十片,研入药

上一十味,捣研为末,水煮面糊和丸如梧桐子大。每服十丸,食后、临卧,人参薄荷汤下。

治心受风邪,镇惊,利头目,化痰壅,**铅金丸**方。

铅霜半两,研 金箔一十片,研入药 半夏三分,汤洗净,生用 天南星生用 雄黄研,各二两 白矾生用 防风去叉,各半两 白茯苓去黑皮,一两半

上八味,捣研为末,水煮面糊和丸如梧桐子大。每服十五丸,食后、临卧生姜薄荷汤下药丸了,不可见日。

治因风致惊,眼斜反张,手足瘛疭,背急发搐,**雄黄丸**方。

雄黄一分,别研细 巴豆去皮、心、膜,醋熬令赤黄,净洗,压去油,取末,二钱 郁金末,一两

上三味,研匀,炼蜜丸如绿豆大。每服五七丸,荆芥汤下,常服、临卧服。若当病发,煎槐胶薄荷酒调下一钱或半钱,当吐利风涎痰涕等;小儿每服一丸至二丸,冷荆芥汤下,以利为效。仍节乳食,无令儿饱。(《圣济总录·卷第一十四·诸风门·风惊》)

【原文】 论曰:风惊邪之状,乍惊乍喜,恍惚不宁,举措失常是也。盖心者生之本而藏神,今心气虚则神不宁,风邪乘虚而干之,故谓之风惊邪也。

治风惊邪心虚,冷热不调,左肋下有气发,即妨胀不能食,**地黄煎丸**方。

生地黄汁六升 生天门冬汁五合 牛髓五合 生姜汁七合 牛酥五合 白蜜五合 醇酒二升 枣肉膏去核,五合

以上八味,先煎地黄汁并酒五分,减二分,次下天门冬汁、姜汁,煎二十沸,次下牛髓、酥蜜、枣膏,煎如稀糖,次下后散药:

黄耆锉 石斛去根 人参 山芋 茯神去木 柏子仁别捣,研 山茱萸 桂去粗皮 五味子 防风去叉 枸杞子 枳壳去瓤,麸炒 厚朴去粗皮,生姜汁炙,锉 白术各两 干姜炮,半两 赤石脂别捣,研 甘草炙,锉,各一两 远志去心 细辛去苗叶,各一分

上二十七味,除前八味外,捣研为末,入前煎中搅匀,于银器中重汤煎,可丸即丸如梧桐子大。每空心早食后,温酒下三十丸,日再服。

治风惊邪及一切风,舌强语涩,昏迷恍惚,化痰益智,**太一丸**方。

金箔一分,同丹砂研 真珠一分,研 丹砂研,一两半,同金箔研令匀 玳瑁锉,二两 阿胶炙令燥,一两 龙脑研,半两 雄黄研 琥珀捣研,各一两 麝香研 牛黄研,各半两 安息香二两,酒研,滤去砂,入银石器中,更用蜜二两于重汤内熬成膏

上一十一味,除安息香外,各细捣,研讫,再同研令匀细,候熬安息香膏稀稠得所,即将前药入在膏内,不住以槐枝搅令得所,可丸即丸如梧桐子大。每服一丸,细嚼,人参汤下。如卒中,用童子小便化下三丸;如中风,用酒化下五丸。小儿风痰及惊痫,以薄荷汤化下半丸。

治风惊邪及一切风,肢节不利,筋脉拘急,头目旋痛,恍惚心忪,**独活丸**方。

独活去芦头,三分 防风去叉 白茯苓去黑皮,各半两 阿胶炙令燥 石膏碎研,各三分 玳瑁锉,一

两　人参一两半　甘草炙,锉,半两　天南星炮,一两　细辛去苗叶,半两　丹砂研,二两　白僵蚕炒,半两　丁香一分　琥珀捣研,一两　牛黄研　麝香研,各一分　天麻　龙脑研,各半两

上一十八味,捣研为末,再同研匀,别用安息香二两半捣碎,以酒一升研,滤去滓,于银器内慢火熬成膏,和前药了,臼中杵三五百下,丸如鸡头大。每服一丸,细嚼,薄荷茶下,不计时;甚者加一丸。

治风惊邪及心虚喜忘,风涎不利,**生犀角丸**方。

犀角镑,一两　天麻半两　败龟醋炙,半两　牛黄研　茯神去木　远志去心　人参　桂去粗皮　龙齿酥炙黄　丹砂研,各一分　麝香研,半两　龙脑研,一分　菖蒲细锉,九节者,半两　金箔五十片,研　羚羊角镑,半两　银箔五十片,研

上一十六味,捣研为末,再同研令匀细,炼蜜丸如梧桐子大。食后、临卧温水化下三丸,加至五七丸。

治风惊邪,心中恍惚,惊悸恐怖,精神不乐。化痰润肌,清神快气,**茯神丸**方。

茯神去木　人参　远志去心　麦门冬去心,焙　熟干地黄焙　青橘皮汤浸去白,焙　甘草炙,锉　五味子　山芋　桔梗去芦头,切,炒　枳壳去瓤,麸炒　槟榔生,锉,各一两　白术　桂去粗皮　芍药各半两

上一十五味,捣罗为末,炼蜜和丸如鸡头大。每服一丸,含化。

治风痰热气,安魂定魄,镇心神,**大丹砂丸**方。

丹砂研,半两　牛黄研,一分　金箔二十片,研　银箔二十片,研　龙脑研,一分　蓬砂研　琥珀研,各一钱　甘草炙,锉为末　犀角镑为末　羚羊角镑为末,各一分

上一十味,再同研令匀细,炼蜜和丸如鸡头大。每服一丸至两丸,熟水嚼下。

治风惊邪,冒郁烦闷,伸欠倦怠。化利风痰,**镇心丸**方。

银箔五十片　水银　黑锡各半两,同水银结沙子,与银箔共研　龙齿　人参　远志去心　麝香研　丹砂研　犀角镑　牛黄切,各半两　虎睛一对,酒浸一宿,炙微黄

上一十一味,捣研为末,再同研匀,炼蜜和丸如梧桐子大。每服三丸,荆芥汤下,食后、临卧服。

治风惊邪,分涎利膈,安神,**镇心追风散**方。

干蝎去土,首尾全者,四七枚,去爪生用　附子炮裂,去皮脐　乌头生,去皮脐　白附子生　天南星生,各一分　丹砂研,一钱半　麝香研,半钱　龙脑研,半钱　半夏生姜汁浸一宿,切,焙,一分

上九味,六味捣研为散,入龙脑、麝香、丹砂,再同研令匀细,入瓷合中盛。每服半字,煨葱白酒调下,日二三服,渐加至一字,觉体麻即减服;小儿惊风,服半字许。

治风化痰,定心气,**银粉丸**方。

粉霜半两　天南星炮,一两半　铅白霜半两　半夏汤洗七遍,焙,一两　丹砂研,一两　白矾熬令汁枯,半两　水银半两　铅半两,二味结砂子

上八味,捣研为末,再和匀,用白面糊为丸如梧桐子大。每服五丸,薄荷水下;小儿丸如麻子大。

治风惊,调心气,安神志,化痰,止烦渴,**茯神汤**方。

茯神去木　人参各一两　白鲜皮一分　麦门冬去心,焙,三分　枳实麸炒　羚羊角屑　甘草炙,锉　龙齿各半两　防风去叉,三分　黄芩去黑心,一分

上一十味,粗捣筛。每服三钱匕,水一盏,入竹叶十片,煎至七分,去滓,食后临卧温服。

治诸风惊,**桃花散**方。

麻黄去根节　天南星炮　白附子炮　附子炮裂,去皮脐　乌头炮裂,去皮脐,各一两　丹砂研　麝香研,各一两　干蝎去土,一两,生用

上八味,捣研为散。每服半钱匕,薄荷温酒调下。一切风,用葱酒调下;小儿每服一字匕,薄荷蜜水调下。

治惊邪风痫,医所不治者,**风引汤**方。

大黄锉,炒　干姜炮　龙骨各四两　桂去粗皮,三分　甘草炙　牡蛎熬,各半两　凝水石　赤石脂　白石脂　紫石英　滑石各一两半

上一十一味,咬咀如麻豆。每服三钱匕,水一盏,煎至七分,去滓,温服,日再。

定心忪,化风痰,治昏虚,安神魂,**远志丸**方。

远志去心　人参　白茯苓去黑皮　山芋　凝水石碎研,各一两

上五味,捣研为末,用白面糊为丸梧桐子大。每服二十丸,人参汤下,加至三十丸。

治惊邪,**安神散**方。

丹砂研　铁粉研,各半两　白茯苓去黑皮,为末,一钱

上三味,同研令极细。每服半钱匕,鹅梨汁调下,磨刀水亦得。(《圣济总录·卷第一十四·诸风门·风惊邪》)

【原文】论曰:风惊悸者,以心气不足,为风邪所乘,神魂惊怖不已,则悸动不宁。其证目睛不转,不能呼是也。或因恐惧忧迫,致损心气惊悸者,亦缘风邪搏之故尔。诊其脉动而弱,动则为惊,弱则为悸,不可不察。

治心气虚弱,风热所乘,惊悸不宁,胸中逆气,魇梦参错,谬妄恍惚,**镇心丸**方。

紫石英别研　丹砂别研　茯神去木　银屑别研　雄黄别研　菖蒲　人参　桔梗锉,炒　干姜炮　远志去心　甘草炙,锉　当归切,焙　桂去粗皮,各半两　防风去叉　细辛去苗叶　铁精研　防己各一两

上一十七味,除别研外,捣罗为末,和匀,炼蜜丸如小豆大。每服十五丸,米饮下,渐加至二十丸。

治风热心气不定,五脏不足,甚者忧愁悲伤不乐,忽忽善忘,朝差暮剧,暮差朝发,**定志丸**方。

菖蒲　远志去心,各二两　白茯苓去黑皮　人参各三两

上四味,捣罗为末,炼蜜和丸如梧桐子大。每服十丸至十五丸,米饮或熟水下,日三。

治风热心虚惊悸,或忧怖怔忪,如人追逐,或睡中惊怕,忘谬不安,**定心龙胆丸**方。

龙胆去苗　茯神去木　白薇焙　栀子仁各一两　麦门冬去心,焙,一两半　玄参　羚羊角镑,各一两一分　甘草炙,三分　人参一两　丹砂别研,三分

上一十味,除别研外,捣罗为末,和匀,炼蜜和丸如梧桐子大。每服二十丸,食后煎枣汤下,日三,加至三十丸。肠胃风热秘涩,加大黄一两半。

治久积风热,发即惊悸,气满不安,四肢虚弱,不生肌肉,**鹿髓煎丸**方。

鹿髓五合　生天门冬汁三合,滤　生麦门冬汁三合,滤　清酒五合　牛髓五合,无牛髓,牛酥一升代　白蜜七合　枣膏五合　生地黄汁一升,滤

以上药八味，先煎地黄、天门冬汁、清酒五分，可减二分，次内麦门冬汁，煎二十沸，次内酥髓、白蜜、枣膏，煎如稠糖，倾出银石器中，复于重汤上煮，搅如稠膏，即入后药末：

茯神去木　龙骨　人参各一两　枳壳去瓤，麸炒　细辛去苗叶　防风去叉　白术　石斛去根　桂去粗皮　芎䓖　黄耆炙，锉　五味子各三分　甘草炙，锉，一两半　陈橘皮汤浸去白，焙　厚朴去粗皮，生姜汁炙　山芋各半两　山茱萸并子用　柏子仁炒　枸杞子各三分　远志去心　黄连去须，各半两　薏苡仁炒　槟榔锉，各三分

上三十一味，除八味为煎外，捣罗为末，入在煎中，和捣令匀，丸如梧桐子大。每服二十丸，加至三十丸，温酒下，空心日午夜卧服。

治中风邪，惊悸，心不安，**石膏丸**方。

石膏碎　麦门冬去心，焙　龙齿别研　人参　升麻　玄参　茯神去木　黄芩去黑心，各一两　银箔一百片，与石膏、龙齿同研　枳壳去瓤，麸炒，三分　白蔹锉　赤芍药　葳蕤各一分　虎睛一对，炙　甘草炙，锉，半两

上一十五味，除别研外，捣罗为末，和匀，炼蜜和丸如梧桐子大。每服三十丸，米饮下，日三。

治中风惊悸，安神定气，**金箔丸**方。

金箔三十片　银箔三十片　丹砂与金、银箔同研，一两　牛黄别研，一分　铁粉别研，一两　胡黄连去苗，一分　铅霜别研，一分　天竺黄别研，半两　龙齿别研，半两　麝香别研，一分　龙脑别研，二钱　虎睛炙，一对

上一十二味，除金、银箔等别研外，余二味捣罗为末，和匀，用粟米饭和丸如梧桐子大。每服十丸至十五丸，早晚食后用黄耆汤下。

治风惊悸，心神恍惚，半身不随，**牛黄饮**方。

牛黄研，别入，三分　人参二两　豉炒，三合　升麻一两　铁精捣研，别入，一两　龙骨　白茯苓去黑皮，各二两　栀子仁一两　天门冬去心，焙，二两　麦门冬去心，焙，三两

上一十味，除别研外，粗捣筛。每服三钱匕，水一盏，煎至七分，去滓，入荆沥少许，再煎令沸，入牛黄、铁精末各半字。调匀温服，日午、临卧服。

治心神不安，化风痰，止惊悸，解烦热，**安神散**方。

人参　白茯苓去黑皮，各一两　甘草炙，锉　丹砂别研　茯神去木　天竺黄别研，各半两　凝水石烧，二两半，别研

上七味，除别研外，捣罗为散，合和令匀。每服一钱匕，食后临卧以温荆芥汤调下。

治心神惊悸，头目不清，**金箔十珍丸**方。

金箔五片　银箔五片　丹砂与金、银箔同研，一两　琥珀别研　玳瑁镑　真珠别研　犀角镑，各一分　硼砂别研　龙脑别研，各一分　牛黄别研，半钱　人参　白茯苓去黑皮，各一两半　紫河车二两　茯神去木，半两　甘草生，锉，一两

上一十五味，除别研外，捣罗为末，和匀，炼蜜丸如鸡头实大。每服一丸，嚼破，竹叶汤下，食后临卧服。

治心气不足，惊悸，心风，谵语狂癫，化痰涎，**蛇黄丸**方。

蛇黄火烧，酒淬　丹砂别研　铁粉别研　不灰木烧　人参　白茯苓去黑皮，各半两　甘草生，锉　雄黄醋煮，别研，各一分

上八味,除别研外,捣罗为末,合研令匀,用糯米饭丸如梧桐子大。每服十丸,金银薄荷汤下。

治风化涎,保精神,益肝胆,压惊悸,镇心,**牛黄丸**方。

牛黄别研,一分　龙脑别研,半两　人参二两　玳瑁末一两　丹砂别研,二两　麝香别研,一分　白茯苓去黑皮,一两　安息香半两,捣碎,以酒浸,研细,滤银器内,慢火熬成膏

上八味,除别研并安息香膏外,捣罗为末,和匀,以安息香膏同炼蜜少许和丸如梧桐子大。每服三丸,薄荷汤嚼下。小儿惊热风虚,以金银薄荷汤化下一丸,食后、临卧服。

治中风惊悸,心虚恍惚,言语失常,或嗔或怒,志意不乐,**定心防风散**方。

防风去叉　龙骨　远志去心　铁精别研,各一两　紫石英别研　丹砂别研,各二两　熟干地黄洗,切,焙,二两　人参二两半　干姜炮　细辛去苗叶　附子炮裂,去皮脐,各一两　白茯苓去黑皮,二两

上一十二味,除别研外,捣罗为散,再和匀。每服一钱匕,煮枣汤调下,加至二钱。如风热盛者,去干姜,加玄参一两。

治心气不足,风邪乘之,神魂不安,惊怖悸动,目睛不转,不能呼者,**雄黄丸**方。

雄黄研　丹砂研　龙脑研　麝香研,各一钱　乌蛇去皮、骨,生用　白附子生用　天南星去黑皮,生用　白僵蚕去丝,生用,各半两

上八味,捣研为末,再同和匀,炼蜜和丸如梧桐子大。每服一丸,薄荷酒化下。如中风涎潮,牙关不开者,先用大蒜一瓣捣烂,涂两牙关外腮上,次用豆淋酒化一丸,揩在牙龈上,即便开口,续用薄荷酒化服两丸。

治惊悸,恍惚喜忘,心怖,神不安,及风邪胸胁满,不思饮食,**人参丸**方。

人参　桂去粗皮,各二两　桔梗炒　白蔹　白茯苓去黑皮　防风去叉　大黄蒸三度,熟　防己　干姜炮,各一两　银箔十五片,研　牛膝酒浸切,焙　远志去心,各一两一分

上一十二味,捣罗为末,炼蜜丸如梧桐子大。食后米饮下二十丸,日二服。

治风热惊悸,心神不安,常多恐怖,**茯神饮**方。

茯神去木　生干地黄焙　人参　菖蒲　沙参各一两　天门冬去心,焙,一两半　犀角镑　远志去心　甘草炙,锉,各半两

上九味,粗捣筛。每服三钱匕,水一盏,赤小豆二七粒,同煎至六分,去滓,不计时候,温服。(《圣济总录·卷第一十四·诸风门·风惊悸》)

【原文】　论曰:伤寒病后,心气不足,风邪乘之,则令精神不宁,恍惚惊悸,此由忧愁思虑,致心气虚,邪气内乘,故神气不得泰定而生惊悸也。

治伤寒病后壅热,心忪惊悸,**人参汤**方。

人参三分　犀角屑　甘草炙　黄芩去黑心　玄参坚者　秦艽去苗、土　地骨皮各半两

上七味,粗捣筛。每服三钱匕,水一盏,煎至五分,去滓,下竹沥一合,搅匀,食后温服。

治伤寒后,心热烦闷,睡多惊悸,**茯神汤**方。

茯神去木,三分　犀角屑　龙齿一两　升麻半两　麦门冬去心,焙,一两　玄参坚者,半两　竹茹一两　芍药三分　马牙硝一两半

上九味,粗捣筛。每服三钱匕,水一盏,煎至五分,去滓,下地黄汁一合,搅匀,食后温服。

治伤寒后,心忪惊悸,烦热口干,**麦门冬饮**方。

麦门冬去心,焙,一两　龙齿三分　山栀子仁　玄参坚者,各半两　芍药三分　木通锉,一两　人

参　茅根各三分

上八味,粗捣筛。每服五钱匕,水一盏半,入生姜半分,拍碎,同煎至七分,去滓,下生藕、生地黄汁各一合,搅匀,食后分温二服。

治伤寒后伏热在心,怔忪惊悸,不得眠睡,**犀角汤**方。

犀角屑半两　茵陈蒿三分　茯神去木,二两　芍药一两半　山栀子仁半两　麦门冬去心,焙,一两半　生干地黄焙,二两

上七味,粗捣筛。每服五钱匕,水一盏半,入生姜半分,拍碎,竹叶三七片,同煎至七分,去滓,食后温服。

治伤寒后惊悸不定,**前胡汤**方。

前胡去芦头　茯神去木　人参各一两　远志去心,一两半　甘草炙,一分

上五味,粗捣筛。每服二钱匕,水一盏,同煎至七分,去滓,温服,不计时候。

治伤寒后心虚忪悸,**麦门冬汤**方。

麦门冬去心,焙　茯神去木　菊花　人参各一两　甘草炙,半两

上五味,粗捣筛。每服三钱匕,水一盏,煎至半盏,去滓,温服。

治伤寒后心虚惊悸,恍惚不宁,**人参茯神汤**方。

人参　茯神去木,各一两　陈橘皮汤浸去白,焙,三分　杏仁汤浸去皮尖、双仁,炒,一分

上四味,粗捣筛。每服三钱匕,水一盏,入生姜半分,拍碎,同煎至半盏,去滓,温服。

治伤寒后惊悸烦闷,虚羸少力,**紫石英汤**方。

紫石英研　桂去粗皮　紫菀去苗、土　白茯苓去黑皮　麦门冬去心,焙　人参　黄芪锉,各一两　甘草炙,半两

上六味,粗捣筛。每服五钱匕,水一盏半,入枣三枚,擘破,同煎至七分,去滓,温服,不计时候。

治伤寒后,心气虚悸,恍惚多忘,或梦寐惊魇,**龙骨汤**方。

龙骨研　人参　茯神去木　紫石英研　赤石脂　当归切,焙　干姜炮　桂去粗皮　甘草炙　白术　芍药　紫菀去苗、土　防风去叉,各一两　远志去心,焙,半两

上一十四味,粗捣筛。每服五钱匕,水一盏半,入枣三枚,擘破,同煎至七分,去滓,食前温服。

治伤寒后,或用心力劳倦,四肢羸弱,心忪惊悸,吸吸短气,补虚,**茯神丸**方。

茯神去木　麦门冬去心,焙　熟干地黄焙,各一两　牡丹皮　人参　黄芪锉,各三分　桂去粗皮　甘草炙　牛膝去苗　泽泻各半两

上一十味,捣罗为末,炼蜜和捣三五百杵,丸如梧桐子大。食前温酒下二十丸。(《圣济总录·伤寒门·卷第三十一·伤寒后惊悸》)

【原文】论曰:心者生之本,神之舍,所以主治五脏者也。脚弱之疾感于风多而湿证少,则风行阳化,其应在心,令人神思不宁,心多惊悸也。

治脚气风经五脏,夜卧不安,心中惊悸,志意不定,小便频数,**木香丸**方。

木香　升麻　白术　芍药　枳壳去瓤,麸炒,各一两　白茯苓去黑皮,锉　大黄细锉,微炒,各三两　槟榔细锉,二两

上八味,捣罗为末,炼蜜和丸如梧桐子大。每服十丸,空心温酒下。日午再服,渐加至十

治先有风证后患脚气,心闷愦愦,惊悸不安,食即呕吐胀满,**独活汤**方。

独活去芦头　赤茯苓去黑皮　麻黄去根节,炒　陈橘皮汤浸去白,炒,各一两半　半夏汤洗去滑,炒干,三两　槟榔锉　射干　桂去粗皮　防葵生用,各一两

上九味,粗捣筛。每服三钱匕,用水一盏,入生姜半分,拍破,同煎至七分,去滓,温服,若小便利兼汗即差。如无防葵,用龙骨代之。

治脚气风经五脏,心下坚满,惊悸不宁,**木香汤**方。

木香　羚羊角镑　赤茯苓去黑皮　陈橘皮汤浸去白,炒,各一两　犀角镑,半两　半夏汤洗去滑　独活去芦头,各一两半　龙骨碎,研　吴茱萸汤浸,炒,各一两　乌梅去核,五枚

上一十味,粗捣筛。每服三钱匕,水一盏,入生姜少许,拍破,同煎至七分,去滓,空心日午、晡时各一服。

治脚气风毒上冲,心忪惊悸,心下坚满,**茯苓汤**方。

赤茯苓去黑皮,三两　木香　半夏汤洗七遍去滑　独活去芦头,各一两半　犀角镑　羚羊角　吴茱萸汤浸,炒,各二两　人参　陈橘皮汤浸去白,焙,各一两　龙齿捣碎,二两半　贝母去心,炮,七枚

上一十一味,咬咀。每服三钱匕,水一盏,入生姜一枣大,拍破,同煎至七分,去滓,温服,不拘时候。

治两脚肿至膝,小腹引痛,膀胱急,宿水不宣,时复心闷,夜卧恍惚,昏热惊悸,**茯苓饮**方。

赤茯苓去黑皮　桑根白皮炙,锉　防己　羚羊角镑　郁李仁汤浸去皮尖　木香各二两　槟榔碎,五枚　红雪二两半,旋入

上八味,除红雪外,粗捣筛。每服五钱匕,水一盏半,煎取七分,绞去滓,内红雪二钱匕,空腹温服,当快利三两行,须隔日服之。

治风毒散攻下焦,冷注四肢疼痛,脚膝瘴痹,及风邪干脏,心神恍惚,筋脉拘急,**酸枣仁汤**方。

酸枣仁炒,二两　薏苡仁炒,一两半　人参三分　茯神去木,一两　麦门冬去心,焙,半两

上五味,粗捣筛。每服四钱匕,煎至七分,去滓,热服,不拘时,日三。

治脚气风经五脏,惊悸,**羌活汤**方。

羌活去芦头,一两一分　半夏汤洗七遍,去滑　赤茯苓去黑皮　麻黄去根节,炒　槟榔锉,各一两半　陈橘皮汤浸去白,炒干,三分　防葵一两一分　桂去粗皮,一两　杏仁汤浸去皮尖、双仁,研,四十枚

上九味,粗捣筛。每服五钱匕,水一盏半,生姜半分,拍碎,煎至七分,去滓,空心温服,日午再服。(《圣济总录·卷第八十三·脚气门·脚气风经五脏惊悸》)

【原文】　论曰:虚劳惊悸者,心气不足,心下有停水也。心藏神,其主脉,若劳伤血脉,致心气不足,因为邪气所乘,则令人精神惊惕,悸动不定。若水停心下,水气乘心,亦令悸也。

治虚劳羸瘦,心虚惊悸,气乏力劣等,**茈胡汤**方。

茈胡去苗,三分　黄耆锉,一两　厚朴去粗皮,涂生姜汁炙　半夏汤洗去滑,焙干,各三分　人参　白茯苓去黑皮　防风去叉　细辛去苗叶,各半两　当归切,焙　麦门冬去心,焙,各二两　陈橘皮汤浸,去白,焙　甘草炙　杏仁汤浸去皮尖、双仁,别研　槟榔各半两

上一十四味,粗捣筛。每服五钱匕,水一盏半,入生姜一分,切碎,煎至一盏,去滓,空腹顿服,夜卧再服。

治虚劳羸瘦,愁忧思虑,神情不乐,善忘,惊悸,小便秘难,**犀角汤**方。

犀角屑一两　黄耆锉,三分　龙胆去芦头,半两　赤茯苓去黑皮　人参各一两　枳实去瓤,麸炒,三分　槐实炒香,半两

上七味,粗捣筛。每用五钱匕。用水一盏半,入竹叶五片,细锉,煎至一盏,去滓,分温二服,每服更调丹砂末半钱匕,早食后及夜卧时服。

治虚劳心烦惊悸,言语谬误,不欲视听,**人参汤**方。

人参一两半　茯神去木　百合　茈胡去苗,各一两　木通细锉,微炒　麦门冬去心,焙　龙齿各一两半

上七味,粗捣筛。每五钱匕,用水一盏半,大枣三枚,擘破,煎至一盏,去滓,分温二服,早食后相次服之。

治虚劳惊悸,心气不足,**补心麦门冬丸**方。

麦门冬去心,焙,一两半　菖蒲石上者　远志去心　人参　白茯苓去黑皮,各一两　熟干地黄焙,一两半　桂去粗皮,半两　天门冬去心,焙　黄连去须　升麻各一两

上一十味,捣罗为末,炼蜜为丸如梧桐子大。每服早食后及夜卧时,用熟水下二十丸。

治虚劳心热,惊梦恐悸,畏惧不安,**石膏汤**方。

石膏碎,四两　人参　知母焙　赤石脂　栀子去皮　芍药　白术　白茯苓去黑皮　紫菀去土,各一两半

上九味,粗捣筛。每五钱匕,用水一盏半,煎至一盏,去滓,下竹沥少许及生地黄汁一合,更煎一两沸,分温二服,早晚食后服之。

治虚劳心虚惊悸,头项热疼,狂言妄语,少腹气壅,**石膏汤**方。

石膏碎,二两　升麻一两半　桔梗炒,一两　人参半两　甘菊花　麦门冬去心,焙　黄耆锉,各一两

上七味,粗捣筛。每服五钱匕,用水一盏半煎至八分,去滓,温服,早食后。

治虚劳惊恐,虚烦不得眠睡,**当归汤**方。

当归切,焙　防风去叉　甘草炙　远志去心　猪苓去黑皮　茯神去木　桂去粗皮　黄耆锉细　人参　芎䓖　白术　芍药　熟干地黄焙,各半两　五味子一分　酸枣仁汤浸去皮,炒用,三两

上一十五味,粗捣筛。每服三钱匕,以水一盏,入枣三枚,擘破,生姜一枣大,拍碎,同煎至七分,去滓,空腹服,夜卧再服。

治虚劳惊悸,咳嗽,心烦,鼻塞咽干,唇肿口疮,气满,少睡,腰痛,**茯神饮**方。

茯神去木　麦门冬去心,焙　茈胡去苗　黄连去须　贝母去心,各一两半　秦艽去苗、土,一两　槟榔锉,二枚　甘草炙,一两

上八味,粗捣筛。每服五钱匕,以水一盏半,煎取八分,去滓,温服,食后日二。

治老少气虚弱,惊悸,语则劳乏气短,**镇心牛黄丸**方。

牛黄研　紫菀去苗、土　菖蒲各二两　防风去叉　人参　细辛去苗叶　蜀椒去目及合口者,炒出汗　茯神去木　附子炮裂,去皮脐　紫石英研　防葵各一两　铁精一分半　桂去粗皮　干姜炮,各一两半　丹参　远志去心　麦门冬去心,焙　甘草炙,各一两一分

上一十八味,捣罗为末,炼蜜丸如梧桐子大。每空腹米饮下十丸,日二服。

治虚劳精神恍惚,悸动不安,烦热体痛,**灵宝丹**方。

天灵盖一枚,涂酥炙　鬼箭羽　白术炒　虎头骨涂酥炙,各一两

上四味,捣罗为末,别入丹砂、雄黄、麝香各半两,同研匀,炼蜜和丸如梧桐子大。每服十丸至二十丸,煎安息香汤下,米饮亦得,日二服。(《圣济总录·卷第九十·虚劳门·虚劳惊悸》)

【原文】 论曰:妇人风邪惊悸者,以心为五官之主,神明所出。若心气虚怯,则风邪乘之,风主躁动,所以神志不宁,故令惊而悸动不定也。

治妇人心气虚弱,为风邪所乘,惊悸不定,**麦门冬汤**方。

麦门冬去心,焙　白茯苓去黑皮　人参　防风去叉　芎䓖　当归切,焙　紫菀去苗、土,各一两　桂去粗皮　甘草炙　紫石英研,各半两

上一十味,粗捣筛。每服三钱匕,水一盏,煎七分,去滓,温服,不拘时候。

治妇人风邪惊悸,心神恍惚,**羚羊角汤**方。

羚羊角屑　生干地黄焙　人参各一两　茯神去木　麦门冬去心,焙　防风去叉,各三分　黄芪炙,锉　桑根白皮锉,炒　甘草炙,各半两

上九味,粗捣筛。每服四钱匕,以水一盏,入生姜、竹叶各五片,同煎取七分,去滓,温服,不拘时候。

治妇人风邪惊悸不定,**紫石英饮**方。

紫石英研　防风去叉　白茯苓去黑皮　人参　麦门冬去心,略炒　当归切,焙　远志去心　赤芍药　细辛去苗叶　羌活去芦头　黑豆炒,去皮,各一两

上一十一味,粗捣筛。每服三钱匕,水一盏,煎至七分,去滓,温服。

治妇人心虚受风,惊悸不安,**龙齿丸**方。

龙齿研　丹砂研,水飞过　茯神去木,各一两　犀角屑　槟榔锉　防风去叉　生干地黄各半两　人参　远志去心　当归切,焙,各三分　赤箭　天麻各半两　麝香研,一钱

上一十三味,捣研为末,炼蜜丸如梧桐子大。每服二十丸,薄荷温酒下,不拘时候。

治妇人心气不足,被风所乘,惊悸不已,**丹砂丸**方。

丹砂别研　雄黄别研　龙齿去土,研　羚羊角屑　远志去心,各半两　菖蒲洗,锉,焙　羌活去芦头　独活去芦头　升麻　芎䓖　沙参　防风去叉,各一两

上一十二味,捣罗十味为末,入丹砂、雄黄和匀,用炼蜜为丸如梧桐子大。每服二十丸,温水下,日二服。

治妇人心气不足,汗出烦闷,惊悸不宁,**补心汤**方。

麦门冬去心,焙,三两　紫石英研,一两一分　紫菀去苗、土　桂去粗皮,各二两　赤茯苓去黑皮　甘草炙,各一两　人参　赤小豆三分

上八味,粗捣筛。每服三钱匕,以水一盏,入大枣二枚,擘,煎取七分,去滓,温服,日二。

治妇人心气怯弱,感于风邪,惊悸不安,**茯神汤**方。

茯神去木　麦门冬去心,焙　人参　龙齿去土　升麻　石膏椎碎　枳壳去瓤,麸炒　沙参　赤芍药　甘草炙,锉　羌活去芦头　防己各一两

上一十二味,粗捣筛。每服三钱匕,水一盏,煎至七分,去滓,温服,日再。

治妇人惊悸,安神定志,解风邪,**防风汤**方。

防风去叉　人参　远志去心　桂去粗皮　独活去芦头　甘草炙,各一两　茯神去木,一两半　细辛去苗叶　干姜炮　白术锉,炒　酸枣仁炒,各半两

上一十一味,粗捣筛。每服三钱匕,水一盏,煎七分,去滓,温服,日二夜一。

治妇人风邪惊悸,恍惚不安,**人参散**方。

人参　远志去心　赤小豆炒　白茯苓去黑皮　细辛去苗叶　桂去粗皮　干姜炮　防风去叉,各一两　熟干地黄焙　黄芪炙,锉,各一两半　龙齿研,半两　菖蒲洗,锉,焙　白术各三分

上一十三味,捣罗为散。每服二钱匕,温酒调下,日三。

治妇人风邪惊悸,神思不安,**人参丸**方。

人参二两　桂去粗皮　防己　牛膝酒浸切,焙　桔梗炒　远志去心　干姜炮　白茯苓去黑皮　白敛　防风去叉,各一两　大黄蒸熟,半两　金银箔各十片,研入

上一十三味,捣罗十一味为末,将金银箔细研和入,炼蜜为丸梧桐子大。每服二十丸,生姜薄荷汤下。

镇心安神,去邪气,止惊悸,及治妇人血攻寒热,惊忧成病等,**蕊珠丸**方。

丹砂一两一分　凤尾草一握,水研汁,同煮一食久,水洗干,研　桃仁去皮尖、双仁,四十九枚,生,研　附子一分半,纸裹煨,捣　安息香一分,蜜一分,酒少许,同煮成膏　麝香研,二钱　阿魏研　木香捣,各半两　牛黄研,一钱

上八味,和丸如大豆。每服五七丸至十丸,妇人桃心醋汤下,丈夫桃心盐汤下。有人因悲忧,病腹中有块如拳,每相冲击则闷绝,服此药即愈。(《圣济总录·卷第一百五十·妇人血风门·妇人风邪惊悸》)

【原文】论曰:产后气血俱虚,心气不足,风邪乘虚入于手少阴之经,则神气浮越,举动多惊,心悸,目睛不转者,是其候也。

治产后心虚惊悸,梦寐不安,**远志汤**方。

远志去心　龙齿　人参　茯神去木　桂去粗皮　芍药锉　黄芪锉　麦门冬去心,焙,各半两

上八味,粗捣筛。每服二钱匕,水一盏,煎七分,去滓,温服,不拘时候。

治产后心气不足,惊悸不安,**琥珀散**方。

琥珀研,一两　人参半两　白茯苓去黑皮,一两　远志去心　熟干地黄焙,各半两　甘草炙,一分　铁粉研,半两

上七味,先以五味,捣罗为散,再入研者药研匀。每服二钱匕,煎金银汤调,放温服,空心、日午、临卧各一。

治产后虚惊,心神恍惚,**人参汤**方。

人参锉,一两　麦门冬去心,半两　木通锉　芍药各二两　甘草炙,一两　羚羊角镑屑,一分

上六味,粗捣筛。每用水三盏,先煮羊肉三两,取汁一盏,去肉入药末三钱匕,再煎至七分,去滓,温服,不拘时候。

治产后血气虚弱,心下惊悸,梦寐不安,妄见鬼物,**芍药汤**方。

赤芍药锉,一两　芎䓖　牡丹皮　玄参　当归切,焙　人参各半两　五味子　麦门冬去心,焙,各一两　白茯苓去黑皮　白薇各半两　熟干地黄焙,二两　甘草炙,半两

上一十二味,粗捣筛。每服三钱匕,水一盏,煎七分,去滓,温服,不拘时候。

治产后血虚惊悸,神志不宁,**羊心汤**方。

羊心一枚,以水五盏,煎取三盏汁用　甘草炙,一两　远志去心,半两　防风去叉,一两　生干地黄焙,一两半　芍药锉　牡蛎熬,各一两　人参一两半　羚羊角镑屑,半两

上九味,将八味粗捣筛。每服三钱匕,以煮羊心汁一盏,煎至七分,去滓,温服,不拘时候。

治产后心虚惊悸,恍惚不安,**麦门冬汤**方。

麦门冬去心,焙,半两 熟干地黄焙,一两 白茯苓去黑皮 甘草炙,锉,各一两 芍药锉,一两

上五味,粗捣筛。每服三钱匕,水一盏,入生姜五片,枣一枚,擘破,煎至七分,去滓,温服,不拘时候。

治产后惊悸不安,**人参汤**方。

人参一两 远志去心,半两 白茯苓去黑皮,二两 麦门冬去心,焙 芍药锉,各半两 甘草炙,锉碎 当归切,焙 桂去粗皮,各一两

上八味,粗捣筛。每服二钱匕,生姜二片,枣一枚,擘破,水一盏,煎至七分,去滓,通口服,不拘时候。

治产后虚惊,心气不安,**茯神汤**方。

茯神去木,二两 人参 白茯苓去黑皮,各一两半 芍药锉 甘草炙,锉 当归锉,焙 桂去粗皮,各一两

上七味,粗捣筛。每服二钱匕,水一盏,煎至七分,去滓,温服,不拘时候。(《圣济总录·卷第一百六十三·产后门·产后惊悸》)

【参考文献】 赵佶.圣济总录校注[M].王振国,杨金萍,主校.上海:上海科学技术出版社,2016.

《伤寒百证歌》

【原文】 伤寒何故生惊惕,吐下温针或火力。或因吐下,或因温针,或因火劫,下之谵语牡蛎汤。仲景云:伤寒八九日,下之,胸满烦惊,小便不利,谵语,一身尽痛,不可转侧者,**柴胡牡蛎龙骨汤**主之。妄用温针于理逆。仲景云:太阳伤寒,加温针必惊也。风温被火多痓,尺世切;亦作瘛,疭,疭,子用切。仲景云:风温被火者,微发黄色,剧则如惊痫,时瘛疭,若火熏之。一逆尚引日,再逆促命期。阳明被火汗流出,仲景云:阳明病被火,额上微汗出,发热,汗出不恶寒。加温针者,必怵惕烦躁不得眠。脉浮火劫必亡阳。仲景云:伤寒脉浮,医以火迫,劫之亡阳,必惊狂卧起不安者,桂枝去芍药,加蜀漆,**牡蛎龙骨救逆汤**。三者不同同此疾,少阳中风耳无闻,吐下悸惊常惕惕。仲景云:少阳中风,两耳无所闻,目赤,胸中满而不烦,不可吐下,吐下则悸而惊。(《伤寒百证歌·卷四·第六十一证惊惕歌》)

【参考文献】 许叔微.伤寒百证歌[M]//许叔微伤寒论著三种.北京:商务印书馆,1956.

《三因极一病证方论》

【原文】 夫惊悸与忪悸,二证不同。惊悸,则因事有所大惊,或闻虚响,或见异相,登高涉险,梦寐不祥,惊忤心神,气与涎郁,遂使惊悸,名曰心惊胆寒,在心胆经,属不内外因,其脉必动;忪悸,则因汲汲富贵,戚戚贫贱,久思所爱,遽失所重,触事不意,气郁涎聚,遂致忪悸,在心脾经,意思所主,属内所因。或冒寒暑湿,寒闭诸经,令人忽忽若有所失,恐恐如人将捕,中脘忪悸,此乃外邪,非因心病。况五饮停蓄,闭于中脘,最使人忪悸,治属饮家。除饮悸与

外内因所治,各见本门,惊悸治方,备列于后。(《三因极一病证方论·卷之十·惊悸证治》)

【参考文献】 陈无择.三因极一病证方论[M].北京:中国中医药出版社,2007.

《女科百问》

【原文】 答曰:妇人者,众阴之所集,而以血为之主。夫心主行血。脾主裹血,肝主藏血,因产蓐过伤,或因喜怒攻损,是致营血亏耗。《内经》云:血气者,人之神。血既不足,神亦不定,所以惊怖。巢氏有"风惊悸候"云:心藏神,为诸脏之主。若血气调和,则心神安定;若亏损,则心神怯弱。故风邪乘虚干之,防以惊悸。若久不止。则变为恍惚也。

经济丹 治妇人血气不足,营卫俱虚,心气不定,夜卧惊怖,梦寐不祥,心虚自汗,乏力倦怠,饮食减少,咳嗽痰实。常服补心养血,安神定志,令人血壮气实,极有神效。

白茯苓　白茯神　白芍药各一两　远志去心,一两　乳香半两,别研　当归一两,酒浸　酸枣仁去壳,炒　人参一两　没药一两,研　朱砂别研,半两　石菖蒲一两,真者

只用枣仁丸亦得。

上十味为末,炼蜜为丸桐子大,将朱砂为衣。每服三十丸,加至五十丸,枣汤、参汤食前任下,饮后亦可。

坎离丹 既济水火,补心滋肾,白浊梦遗。

辰砂一两,另研　酸枣仁酒浸去壳,研,一两,净　附子一个,去皮脐　乳香半两,令隔水乳钵细研入

上先用附子碾细罗末,次入三味和匀,炼蜜丸如鸡头大。每服一粒,温酒下,空心,一服。须是腊月合,瓷器盛之。

石斛散 治虚劳羸瘦,乏力少食,倦怠,多惊畏。

石斛四钱,去根净洗,锉,酒炒　牛膝酒浸　柏子仁去皮,研　五味子　远志炒　杏仁去皮尖,炒　木香　肉苁蓉酒浸,焙干　诃子肉炮　青橘皮　柴胡　人参　熟地蒸,各三钱　白茯苓四钱　甘草二钱,炙　干姜一钱半,炮　神曲研,炒　麦蘖各六钱

上为细末。每服二钱,米饮调下,食前,日二三服。(《女科百问·卷上·第十五问妇人多惊》)

【参考文献】 齐仲甫.女科百问[M].北京:中国医药科技出版社,2012.

《针灸资生经》

【原文】 曲泽,治心痛善惊。(《铜》)灵道,治悲恐。(心心痛)下廉,治暴惊。鱼际,治心痹悲恐。少冲,治悲恐善惊。(见伤寒)上管,治心风惊悸。(《明》同,作心松)少府,治悲恐畏人。(见忧疝)神门(见心烦)、蠡沟(见疝)、巨阙治惊悸少气(见狂)。梁丘,治大惊乳痛。阴郄、间使(见心烦)、二间、厉兑治多惊。《明》下云:间使,疗惊悸。(见伤寒无汗)五里,治惊恐。(见风劳)京骨(见疟)、大钟(见淋)、大陵,治喜惊恐。百会(见风痫)、神道(见头痛)、天井(见风痹)、液门(见狂),治惊悸。通谷(见目眩)、章门,治善恐。(见水肿)天冲,治癫疾风痓、牙肿、善惊恐。支正,治风虚惊恐狂惕。《明》下云:疗惊恐悲愁。郄门治惊恐畏人。(见心痛)神庭,治惊悸不得安寝。脑空,治脑风头痛,目瞑心悸。三间、合谷、厉兑,主吐舌、戾颈、喜惊。(《千》)曲泽、大陵,主心下澹澹喜惊。(《甲》作内关)通里,主心下悸。《明》下云:疗悲恐畏人。然谷(《铜》同)、阳陵泉(《明》同),主心下惕恐,如人将捕之。大钟、郄门,主惊恐畏人,神气不足。气海、阴交、大巨,主惊不得卧。大巨,

主善惊。厉兑,主多卧好惊。(《明》同)掖门,主喜惊,妄言面赤。少府,主数噫,恐悸,气不足。神门,主数噫,恐悸不足。巨阙,主惊悸少气。阴跷,主卧惊视如见鬼。解溪,主瘛疭而惊。少冲,主太息烦满,少气悲惊。行间,主心痛数惊,心悲不乐。手少阴、阴郄,主气惊心痛。少冲,疗悲恐畏人,善惊。神庭,疗惊不安寝。(《明》见癫痫)曲泽,疗喜惊。梁丘(见足寒),疗大惊。瘈脉,疗小儿惊恐。(见瘛疭)阴跷,疗妇人惊悲不乐;(见月事)又疗大风,卧惊视如见星。风府,疗多悲恐惊悸。(《千》)鸠尾,疗心惊悸,神气耗散。儿睡中惊,目不合,灸屈肘横文中上三分,各一壮。儿睡中惊掣,灸足大指次指端,去爪甲如韭叶,各一壮。然谷,主儿善惊。(《千》)惊怖心忪少力,灸大横五十壮。上管,疗惊悸。(《明》,见心烦)天井,疗惊悸。(《明》下,见悲)厉兑,疗善惊见卧。或中等,主悸坐不安席。(《千》,见上气)长强,主小儿惊恐失精。(见惊痫)(《针灸资生经·卷第四·心惊恐》)

【参考文献】 王执中.针灸资生经[M].上海:上海科学技术出版社,1959.

《儒门事亲》

【原文】 卫德新之妻,旅中宿于楼上,夜值盗劫人烧舍,惊坠床下,自后每闻有响则惊倒不知人,家人辈蹑足而行,莫敢冒触有声,岁余不痊。诸医作心病治之,人参、珍珠及定志丸皆无效。戴人见而断之曰:惊者为阳,从外入也;恐者为阴,从内出也。惊者,为自不知故也;恐者,自知也。足少阳胆经属肝木。胆者,敢也。惊怕则胆伤矣。乃命二侍女执其两手,按高椅之上,当面前下置一小几。戴人曰:娘子当视此。一木猛击之,其妇人大惊。戴人曰:我以木击几,何以惊乎?伺少定击之,惊也缓。又斯须连击三五次,又以杖击门,又暗遣人画背后之窗,徐徐惊定而笑曰:是何治法?戴人曰:《内经》云:惊者平之。平者,常也。平常见之必无惊。是夜使人击其门窗,自夕达曙。夫惊者,神上越也。从下击几,使之下视,所以收神也。一二日,虽闻雷而不惊。德新素不喜戴人,至是终身厌服,如有言戴人不知医者,执戈以逐之。(《儒门事亲·卷七·内伤形·惊一百三》)

【原文】 上渠卜家一男子,年二十八岁,病身弱,四肢无力,面色苍黄,左胁下身侧上下如臂状,每发则痛无时,食不减,大便如常,小便微黄,已二三载矣。诸医计穷,求戴人治之。视其部分乃足厥阴肝经兼足少阳胆经也。张曰:甲胆乙肝故青。其黄者,脾也。诊胆脉小,此因惊也。惊则胆受邪,腹中当有惊涎绿水。病人曰:昔曾屯军被火,自是而疾。戴人夜以舟车百五十丸,浚川散四五钱,加生姜自然汁,平旦果下绿水四五行。或问:大加生姜何也?答曰:辛能伐木也。下后觉微痛,令再下之,比前药减三之一,又下绿水三四行。痛止思食,反有力。戴人谓卜曰:汝妻亦当病。卜曰:太医未见吾妻,何以知之?曰:尔感此惊几年矣?卜省曰:当被火时,我正在草堂中熟寐,人惊唤,我睡中惊不能言,火已塞门,我父拽出我火中,今五年矣。张曰:汝胆伏火惊,甲乙乘脾土,是少阳相火乘脾,脾中有热,故能食而杀谷。热虽能化谷,其精气不完,汝必无子。盖败经反损妇人,汝妻必手足热,四肢无力,经血不时。卜曰:吾妻实如此,亦已五年矣。他日,门人因观《内经》,言先泻所不胜,次泻所胜之论,其法何如,以问张。张曰:且如胆木乘胃土,此土不胜木也。不胜之气寻救于子,己土能生庚金。庚为大肠,味辛者为金,故大加生姜使伐木。然先不开脾,土无由行也。遂用舟车丸先通其闭塞之路,是先泻其所不胜;后用姜汁调浚川散大下之,次泻其所胜也。大抵阳干克阳干,腑克腑,脏克脏。(《儒门事亲·卷七·内伤形·伏惊一百十四》)

【参考文献】 张从正.儒门事亲[M].王雅丽,校注.北京：中国医药科技出版社,2019.

《妇人大全良方》

【原文】 夫妇人血风惊悸者,是风乘于心故也。心藏神,为诸脏之主。若血气调和,则心神安定；若虚损,则心神虚弱,致风邪乘虚干之,故惊而悸动不定也。其惊悸不止,则变恍惚而忧惧也。排风汤亦可用。(《妇人大全良方·卷三·妇人血风心神惊悸方论第十》)

【原文】 夫产后脏虚,心神惊悸者,由体虚心气不足,心之经为风邪所乘也。或恐惧忧迫,令心气受于风邪,风邪搏于心则惊不自安。若惊不已则悸动不安,其状目睛不转而不能呼,诊其脉动而弱者,惊悸也。动则为惊,弱则为悸矣。(《妇人大全良方·卷十九·产后脏虚心神惊悸方论第二》)

【原文】 论曰：产后心闷气绝,眼张口噤,遍身强直,腰背反偃,状如痫疾,心忪惊悸,言语错乱。皆是宿有风毒,因产心气虚弱,发成风痓。

疗产后心气虚损,卒惊狂语,或歌哭嗔笑,性气不定。

上等银一斤　桂心　甘草各六分　细辛四分　人参　生姜　远志　茯神各八分　生地黄二十分　龙骨三分　枣子一个

上㕮咀,以水八升,煮银至一升半,入药煎至一升,分作三服,温进。

疗产后多虚羸弱。若大汗、利,皆至于死,此重虚故也。若患中风,语谬、昏闷不知人者。

人参　茯苓　羌活　桂心　大枣　远志各十分　竹沥一升

上用水六升,煮取三升,下竹沥,更煎取二升,温分三服。

疗产后心惊、中风。

防风　当归　茯苓　防己　麻黄各八分　秦艽　人参　川芎　独活　白鲜皮　甘草　白薇各半分　石膏十二分　竹沥二升

上水七升,先煮麻黄掠去沫,下诸药,入竹沥,煎取二升半,去滓,温分三服。忌菘菜、猪肉、生冷。(《妇人大全良方·卷十九·产后心惊中风方论第三》)

【参考文献】 陈自明.妇人大全良方[M].北京：中国中医药出版社,2007.

《严氏济生方》

【原文】 夫惊悸者,心虚胆怯之所致也。且心者君主之官,神明出焉；胆者中正之官,决断出焉。心气安逸,胆气不怯,决断思虑得其所矣。或因事有所大惊,或闻虚响,或见异相,登高陟险,惊忤心神,气与涎郁,遂使惊悸。惊悸不已,变生诸证,或短气悸乏,体倦自汗,四肢浮肿,饮食无味,心虚烦闷,坐卧不安,皆心虚胆怯之候也。治之之法,宁其心以壮胆气,无不瘥者矣。(《严氏济生方·惊悸怔忡健忘门·惊悸论治》)

【参考文献】 严用和.重订严氏济生方[M].浙江省中医研究所文献组,湖州中医院,整理.北京：人民卫生出版社,1980.

《仁斋直指方论》

【原文】 人之所主者心,心之所养者血,心血一虚,神气不守,此惊悸之所肇端也。曰惊、曰悸,其可无辨乎? 惊者,恐怖之谓；悸者,怔忪之谓。心虚而郁痰,则耳闻大声,目击异物,遇险临危,触事丧志,心为之忤,使人有惕惕之状,是则为惊;心虚而停水,则胸中渗漉,虚气流动,水既上乘,心火恶之,心不自安,使人有怏怏之状,是则为悸。惊者,与之豁痰定惊之剂;悸者,与之逐水消饮之剂。所谓扶虚不过调养心血,和平心气而已。若一切以刚燥用工,或者心火自炎,又有热生风之证。(《仁斋直指方论·卷之十一·惊悸·惊悸方论》)

【原文】 养心汤 治心虚血少,惊惕不宁。

黄芪炙 白茯苓 茯神 半夏曲 当归 川芎各半两 远志取肉,姜汁腌,焙 辣桂 柏子仁 酸枣仁浸,去皮,隔纸炒香 北五味子 人参各一分 甘草炙,四钱

上粗末。每服三钱,姜五片,枣二枚煎,食前服。加槟榔、赤茯苓,治停水怔悸。

宁志丸 治心虚血虚多惊。

人参 白茯苓 茯神 柏子仁 琥珀 当归 酸枣仁温酒浸半日,去壳,隔纸炒香 远志酒浸半日,新布裹,捶取肉,焙,各半两 乳香 朱砂别研 石菖蒲各一分

上末,炼蜜丸桐子大。每三十丸,食后枣汤下。

参乳丸 治心气不足,怔忪自汗。

人参半两 当归一两,日干 乳香一钱半,研

上末,山药煮糊丸桐子大。每三四十丸,食后枣汤下。

十四友丸 治心血俱虚,怔忡惊惕。

柏子仁研 远志肉姜汁腌,焙 酸枣仁汤浸去皮,隔纸炒香 紫石英煅 熟干地黄 川当归 白茯苓 白茯神 人参 黄芪炙 阿胶炒 辣桂 龙齿研,各一两 朱砂半两,研

上细末,炼蜜丸桐子大。每三四十丸,食后枣汤下。

朱雀丸 治心病怔忪不止。

白茯神二两,净 沉香半两

上细末,炼蜜丸小豆大。每三十丸,人参煎汤下。

密陀僧散 治大惊入心,败血、顽痰填塞心窍,喑不能言。

密陀僧即是炉底,研极细

上每服挑一大钱匕,无热者,用热酒调下;有热者,沸汤泡麝香调下。亦治暗风,颇有奇效。出《夷坚志》。

温胆汤 治心胆虚怯,触事多惊;亦治水气怔悸。

半夏制 枳壳制 白茯苓各一两 橘红一两半 甘草炙,半两

上锉。每服三钱半,姜七片,枣二枚,刮青竹皮一块如钱大,煎服。或加制远志尤妙。

加味四七汤 治心气郁滞。豁痰散惊。

半夏制,二两半 白茯苓 厚朴制,各一两半 茯神 紫苏叶各一两 远志姜汁蘸湿,取肉,焙 甘草炙,各半两

上锉。每服四钱,姜七片,石菖蒲半寸,枣二枚,煎服。

茯苓甘草汤 治心下停水忪悸。

茯苓 桂枝各二两 甘草炙,一两 生姜三两

上锉。每服四钱,水煎服。

姜术汤 治虚证停饮怔忪。

白姜生　白术　茯苓　半夏曲各半两　辣桂　甘草炙,各一分

上锉。每服三钱,姜、枣煎服。

炙甘草汤　治心下动悸,其脉结代。动而时止曰代。

甘草炙,一两　人参半两　生干地黄四两　桂枝三分　麻仁　麦门冬去心,各一合　生姜三分　大枣八枚

上粗末。每挑三大钱,水一盏半,酒半盏,煎至八分,入透明阿胶一片,俟胶消,温和服,日进三剂,不拘时。

宁志膏　治因惊失心。

人参　酸枣仁汤浸去皮,各一两　辰砂半两　滴乳香一钱,浮钵坐水研

上末,炼蜜和杵丸如弹子。每一丸,薄荷汤化下。(《仁斋直指方论·卷之十一·惊悸·惊悸证治》)

【参考文献】　杨士瀛.仁斋直指[M].北京:中医古籍出版社,2016.

《世医得效方》

【原文】　**十味温胆汤**　治心胆虚怯,触事易惊,梦寐不祥,异象感惑,遂致心惊胆慑,气郁生涎,涎与气搏,变生诸证。或短气悸乏,或复自汗,四肢浮肿,饮食无味,心虚烦闷,坐卧不安。

半夏汤洗七次　枳实去瓤,切,麸炒　陈皮去白,各三两　白茯苓去皮,两半　酸枣仁微炒　大远志去心,甘草汤煮,姜汁炒,一两　北五味子　熟地黄切,酒炒　条参各一两　粉草五钱

上锉散。每服四钱,水盏半,姜五片,枣一枚煎,不以时服。

远志丸　治因事有所大惊,梦寐不祥,登高陟险,神魂不安,惊悸恐怯。

远志去心,姜汁淹　石菖蒲各二钱　茯神去皮木　茯苓　人参　龙齿各一两

上为末,炼蜜丸如梧子大,辰砂为衣。每服七十丸,食后、临卧熟水下。

加味四七汤　治心气郁滞,豁痰散惊。

半夏制,二两半　茯苓　厚朴姜汁炒,各两半　茯神　紫苏叶各一两　远志姜汁蘸湿,取肉焙干　甘草炙,各半两

上锉散。每服四钱,姜七片,石菖蒲半寸,枣二枚煎服。(《世医得效方·卷第八·大方脉杂医科·惊悸》)

【参考文献】　危亦林.世医得效方[M].田代华,整理.北京:人民卫生出版社,2006.

《丹溪心法》

【原文】　惊悸者血虚,惊悸有时,以朱砂安神丸。痰迷心膈者,痰药皆可,定志丸加琥珀、郁金。怔忡者血虚,怔忡无时,血少者多,有思虑便动,属虚。时作时止者,痰因火动,瘦人多因是血少,肥人属痰,寻常者多是痰。真觉心跳者是血少,四物、朱砂安神之类。假如病因惊而得,惊则神出其舍,舍空则痰生也。

戴云:怔忡者,心中不安,惕惕然如人将捕者是也。

[附录]惊悸,人之所主者心,心之所养者血,心血一虚,神气不守,此惊悸之所肇端也。曰惊曰悸,其可无辨乎?惊者,恐怖之谓;悸者,怔忡之谓。心虚而郁痰,则耳闻大声,目击异

物,遇险临危,触事丧志,心为之忤,使人有惕惕之状,是则为惊;心虚而停水,则胸中渗漉,虚气流动,水既上乘,心火恶之,心不自安,使人有怏怏之状,是则为悸。惊者,与之豁痰定惊之剂;悸者,与之逐水消饮之剂。所谓扶虚,不过调养心血,和平心气而已。

[入方]

治劳役心跳大虚证。

朱砂　归身　白芍　侧柏叶炒,五钱　川芎　陈皮　甘草各二钱　黄连炒,一钱半

上为末,猪心血丸服。

[附方]

养心汤　治心虚血少,惊悸不宁。

黄芪炙　白茯苓　茯神　半夏曲　当归　川芎各半两　远志去心,姜汁炒　辣桂　柏子仁　酸枣仁炒　五味　人参各二钱半　甘草炙,四钱

上每服三钱,水煎,姜三片,枣一个,食前服。治停水怔忡,加槟榔、赤茯苓。

宁志丸　治心虚血虚多惊。若有痰惊,宜吐之。

人参　白茯苓　茯神　柏子仁　琥珀　当归　酸枣仁温酒浸半日,去壳,隔纸炒　远志各半两,炒　乳香　朱砂　石菖蒲二钱半

上为末,炼蜜丸如梧子大。服三十丸,食后煎枣汤吞下。

朱雀丸　治心病怔忡不止。

白茯神二两　沉香五钱

上为末,炼蜜丸小豆大。服三十丸,人参汤下。

加味四七汤　治心气郁滞,豁痰散惊。

半夏二两半　白茯苓　厚朴各一两半　茯神　紫苏各一两　远志炒　甘草炙,半两

上每服四钱,生姜五片,石菖蒲一寸,枣一个,水煎服。

朱砂安神丸

朱砂五钱,水飞过,另研　黄连酒洗,六钱　甘草炙,二钱半　生苄一钱半　当归二钱半

上四味为末,蒸饼丸如黍米大,朱砂为衣。服二十丸或五十丸,津下。(《丹溪心法·卷四·惊悸怔忡六十一》)

【参考文献】　朱丹溪.丹溪心法[M].田思胜,校注.北京:中国中医药出版社,2008.

第四节　郁　　证

《太平惠民和剂局方》

【原文】　**清心莲子饮**　治心中蓄积,时常烦躁,因而思虑劳力,忧愁抑郁,是致小便白浊,或有沙膜,夜梦走泄,遗沥涩痛,便赤如血;或因酒色过度,上盛下虚,心火炎上,肺金受克,口舌干燥,渐成消渴,睡卧不安,四肢倦怠,男子五淋,妇人带下赤白;及病后气不收敛,阳浮于外,五心烦热。药性温平,不冷不热,常服清心养神,秘精补虚,滋润肠胃,调顺血气。

黄芩　麦门冬去心　地骨皮　车前子　甘草炙,各半两　石莲肉去心　白茯苓　黄芪蜜炙

人参各七两半

上锉散。每三钱,麦门冬十粒,水一盏半,煎取八分去滓,水中沉冷,空心食前服。发热加柴胡、薄荷煎。(《太平惠民和剂局方·卷之五·宝庆新增方·清心莲子饮》)

【参考文献】 太平惠民和剂局.太平惠民和剂局方[M].陈庆平,陈冰鸥,校注.北京:中国中医药出版社,1996.

第五节 卑 慄

《扁鹊心书》

【原文】 此证皆由元气虚弱,或下元虚惫,忧恐太过,损伤心气,致鬼邪乘虚而入,令人昏迷,与鬼交通。当服**睡圣散**,灸巨阙穴二百壮,鬼气自灭,服**姜附汤**而愈。(邪祟乌能着人,人自着之耳。果立身正直,心地光明,不负君亲,无惭屋漏,鬼神钦敬不遑,何邪祟之敢乘哉,惟其阴幽偏颇,卑慄昏柔之辈,多能感此,有似邪祟之附着,究非邪祟也。盖由人之藏气受伤而神魂失守。故肝脏伤则意不宁,而白衣人来搏击;心脏伤则神不安,而黑衣人来毁伤;脾脏伤则意有不存,而青衣人来殴辱;肺脏伤则魄不守,而红衣人来凌轹;肾脏伤则志多犹疑,而黄衣人来斥辱。此皆神气受伤,以致妄有闻见,不觉其见乎四体,发乎语言,而若有邪祟所附也。正法惟有安其神魂,定其志魄,审其何脏之虚而补之,何脏之乘而制之可也)(《扁鹊心书·卷中·邪祟》)

【参考文献】 窦材.扁鹊心书[M].北京:中国中医药出版社,2015.

第六节 百 合 病

《医心方》

【原文】《千金方》云:百合病者,是百脉一宗,悉致病也。其状恶寒而呕者,病在上焦也;(二十三日当愈)其腹满微喘,大便坚,三四日一大便,时复小溏(音唐)者,病在中焦也;(六十三日当愈)其状小便淋沥难者,病在下焦也,(三十三日当愈)各随其证以治之耳。(云云,具在本方)

百合之病,令人欲食复不能食,或有美时,或有不用闻饮及饭臭,如有寒其实无寒,如有热其复无他,常默默欲卧,复不能眠,至朝口苦,小便赤涩,欲行复不能行也,诸药不治,治之即剧吐利,如有神灵所为也。(《医心方·卷第十四·治伤寒变成百合病方第五十九》)

【参考文献】 丹波康赖.医心方[M].北京:人民卫生出版社,1955.

《太平圣惠方》

【原文】 夫百合之病者,为经络百脉一宗,悉致病也。皆因伤寒大病之后,不平复,而变为斯病也。其状,意欲食,复不能食,常默默欲得卧,复不得卧,欲出行,复不能行,饮食或美时,或有不能食时。卧时如强健人,而不能行。如有寒,复如无;如有热,复如无。若小便赤黄,其病诸药不能治,与药即剧吐利,如有神灵者,身形如和,其脉微数。每小便辄头痛,其病六七日乃愈;若小便头不痛,淅淅然者,四十日愈;若小便利,但眩者,二十日愈。其病亦有始中伤寒,便成斯疾,或患经多日,方始变为此证。其候恶寒而呕者,在上焦也,二十日当愈。其状腹满微喘,三四日一大便,时复小溏利者,病在中焦也,六十日当愈。其状小便淋沥难者,病在下焦也,四十日当愈。各随其证,以治之尔。

治伤寒百合病,身微热,恶寒烦喘,宜服**百合散**方。

百合二两　紫菀一两,去根节　杏仁一两,汤浸去皮尖、双仁,麸炒微黄　前胡一两,去芦头　麦门冬一两,去心　甘草三分,炙微赤,锉

上件药,捣为散。每服五钱,用水一大盏,煎至五分,去滓,不计时候,温服。(《太平圣惠方·卷第十三·治伤寒百合病诸方》)

【参考文献】　王怀隐.太平圣惠方[M].北京:人民卫生出版社,1958.

《圣济总录》

【原文】　论曰:伤寒百合病者,谓百脉一宗,悉致其病也。其状意欲食,复不能食,常默默欲得卧,复不能卧,欲出行,复不能行,食饮有时美,亦有时不美,如有寒,复如无寒,如有热,复如无热,口苦,小便赤黄,得药则吐利者是也。此皆由伤寒及虚劳大病后,腑脏俱虚,营卫耗弱,不能平复,变成斯疾也,然以百脉一宗,悉致其病,又无复经络,故其病证变异,而治之者,亦宜各随其证。

治伤寒百合已经下后,**百合滑石代赭汤**方。

百合七枚,擘破　滑石一两,碎　代赭如弹丸大一枚,碎

上三味,先以水洗百合,渍一宿,白沫出,去其水,更以新汲水二盏,煎取一盏去滓,别用新汲水二盏,煮滑石、代赭,取一盏,去滓后合和重煎,取一盏半,分温再服。(《圣济总录·卷第二十九·伤寒百合》)

【参考文献】　赵佶.圣济总录校注[M].王振国,杨金萍,主校.上海:上海科学技术出版社,2016.

《仲景伤寒补亡论》

【原文】　《千金》论曰:百合病者,谓无经络,百脉一宗,悉致病也。皆因伤寒病、虚劳、大病以后不平复,变成斯疾。其状恶寒而呕者,病在上焦也,二十三日当愈;其状腹满微喘,大便坚,三四日一大便,时复小溏者,病在中焦也,六十三日当愈;其状小便淋漓难者,病在下焦也,三十三日当愈,各随其症以治之。雍曰:孙氏著论,皆见于古书,独此论中分三焦证,古无所见,岂其书亡乎? 果分三焦,则各有所在,诸药可治,不应仲景曰诸药不能治,乃时用诸百合汤也。《千金》百合病余论,则皆见于《金匮》矣,惟此一论有异。

《金匮要略》论曰:百合病者,百脉一宗,悉致其病也。意欲食复不能食,常默默然,欲卧复不得卧,欲行复不能行,饮食或有美时,或有不用闻食臭时,如有寒实无寒,如有热实无热,口苦,小便赤。(《千金》云:至朝口苦,小便赤涩)诸药不能治,得药则剧吐利,如有神灵所加者。百合

之病,身形如和,其脉微数,其候于溺时即觉头痛者,六十日乃愈;溺时头不痛,淅淅然寒者,四十日愈;若溺时觉快然,但头眩者,二十日愈。其症或未病而预见,或病四五日而出,或病二十日或一月微见者,各随症治之。《千金》:或病一月二十日后见其证者,治之喜误也。雍曰:此论有言不甚明处,今皆以《千金》论中字足之。又如一月二十日后证方出,则一月二十日之前为治,安得不误?故《千金》论中治之喜误四字最为要切。论言其证者,谓溺时三证也。

　　叔和曰:百合之为病,其状若默默,欲卧复不得卧,或如强健人,欲出行而复不能行,意欲得食复不能食,或有美时,或有不用闻饮食臭时,如寒无寒,如热无热,至朝口苦,小便赤黄,身形如和,其脉微数,百脉一宗悉病,各随症治之。

　　《金匮》又曰:百合病见于阴者,以阳法救之;见于阳者,以阴法救之。见阳攻阴,复发其汗,此为逆;见阴攻阳,乃复下之,此亦为逆。《千金》曰:百合病见在于阴,而攻其阳,则阴不得解也,复发其汗,为逆也。见在于阳,而攻其阴,则阳不得解也,复下之,其病不愈。雍曰:《金匮》之意,谓见阳当攻阴,若不攻阴,而发其汗,则为逆;见阴当攻阳,若不攻阳,而复下之,亦为逆。此为易明。《千金》言见阴攻阳,阴未解之间,不可复发汗,恐阳再受攻,故为逆;见阳攻阴,阳未解之间,不可复下之,恐阳再受攻,故为逆。其意难明。(《仲景伤寒补亡论·卷十五·百合病十四条》)

　　【参考文献】　郭雍.《伤寒补亡论》校注[M].牛宝生,周利,谢剑鹏,校注.郑州:河南科学技术出版社,2014.

第四章 明代时期

在中国医学的悠久历程中，明代标志着传统医学理论与实践的一大飞跃，尤其在对焦虑症（惊悸、怔忡、卑惵、脏躁等多种表现）的精深理解和治疗策略上，展现了一段辉煌的探索与积累期。通过细致挖掘并剖析流传至今的珍贵古籍，我们得以洞悉那个时代医者们对于心理疾患与生理状态相互作用的深刻理解，以及其在缓解焦虑症方面的独到智慧。这一时期的医学遗产，包括《医学纲目》《普济方》《孕育玄机》《福寿丹书》《济阳纲目》《考证病源》《松厓医径》等诸多经典，不仅丰富了对病因病机的阐释，深化了对症状的细致认知，而且在治疗策略上创新频出，为现代心理健康领域提供了宝贵的历史参照与灵感来源。

1. 对焦虑症的症状及病因病机描述更详细　明代时期，对焦虑症的临床表现和病因病机有了更为细腻的描绘与理解。如《秘传证治要诀及类方》中记载"卑惵"："有痞塞不饮食，心中常有所怯，爱处暗或倚门后，见人则惊避，似失志状，此名为卑惵之证。"《普济方》对"脏躁"有独到见解："夫产后乍见鬼神者何？答曰：心主身之血脉。因产伤耗血脉，心气则虚，败血停积上干于心如此。"《医学纲目》中记载"恐证"："恐与惊悸相似，实非惊悸也。恐者自知如人将捕之状，及不能独自坐卧，必须人为伴侣，方不恐惧，或夜必用灯照，无灯烛亦恐惧者是也。"这些记述丰富了对焦虑症状的历史认识，为后世的临床诊疗提供了宝贵的参考与启示。

2. 重视孕产妇脏躁　明代时期的一些医书中，有了专门记载孕产妇脏躁相关疗法的篇章。如《普济方·卷三百五十五·产后诸疾门·乍见鬼神附论》中记载脏躁相关的临床表现为"产后乍见鬼神"，《女科证治准绳·卷之四·胎前门·脏躁悲伤》中记载脏躁的临床表现为"妊娠四五个月，脏躁悲伤，遇昼则惨凄泪下，数欠，象若神灵，如有所凭"等。流传于后世的各经典名方也被灵活运用于治疗孕产妇脏躁，如"调经散"治血虚经闭，心神烦躁，浑身疼痛，或时见怪；"淡竹茹汤"治妊妇心虚惊悸，脏躁悲伤，或作虚烦；"竹茹汤"治孕妇心虚惊恐，脏躁悲泣。

3. 强调焦虑症的产生与心、脾、肾、胆、肝等脏腑功能失调紧密相关　明代医家集数千年各朝代医家之大成，同样强调焦虑症的产生与心、脾、肾、胆、肝等脏腑功能失调紧密相关。《医学纲目》强调："夫肾之积，名曰贲豚……以夏丙子日得之，何以言之？脾病传肾，肾以传心，心以夏适旺，旺者不受邪，肾欲复还脾，脾不肯受，故留结为积，故知贲豚，以夏丙子日得之也。"《新编南北经验医方大成》中记载"奔豚"为："缘思伤脾者，以所胜传肾，遇夏则心火旺，传克不行，故成肾积。"《太平圣惠方》中记载"恐证"的"胆虚冷之候"为："夫胆合于肝，足少阳是其经也……若虚则生寒，寒则恐畏，不能独卧，其气上溢，头眩口苦，常喜大息，多呕宿水，心下澹澹，如人将捕之，咽中介介，数数好唾。"

4. 灵活运用多种方法治疗焦虑症　在治疗上,明代医家擅长使用重镇类安神药治疗焦虑症,如《鲁府禁方》中的安神丸、宁神定志丸,以及《松厓医径》中的金箔镇心丸,均使用朱砂重镇,同时也配伍黄连、远志、茯神等药材,旨在平肝潜阳、重镇安神,体现了对焦虑症复杂病因的针对性治疗策略。

这一时期对于针法及灸法治疗焦虑症也有了更为全面的认识,如《医学纲目》中记载:"心烁烁跳动,少冲泻之,灸立效。"这一时期的《针方六集》更是对针刺不同穴位对应不同临床证候做出了详细的描述:"神藏二穴,主心悬病饥,喜恐心惕,口热舌干,咽肿……胸满,不嗜食。少冲二穴,主烦满心痛,悲恐惊笑,目黄……胸膈痛(宜三棱针出血)。少府二穴,主烦满悲恐,肘腋挛急,臂酸,胸中痛……遗尿,偏坠,小便不通,太息。通里二穴,主头晕面赤,懊恼心悸……口苦,喉痹不能言,少气遗溺。"

第一节　奔　豚

《医学纲目》

【原文】　奔豚气上冲咽喉,发作亦似死状,往来寒热是也。(治见"积聚")(《医学纲目·卷之十七·卒中暴厥》)

【参考文献】　楼英.医学纲目[M].北京:中国中医药出版社,1996.

《普济方》

【原文】　夫肾之积,名曰贲豚,发于小腹,上至心下,若豚走之状,上下无时,久不愈,令人喘逆,发骨痿少气,以夏丙子日得之,何以言之?脾病传肾,肾以传心,心以夏适旺,旺者不受邪,肾欲复还脾,脾不肯受,故留结为积,故知贲豚,以夏丙子日得之也。

贲豚气者,是肾之积也,起于惊恐忧思所生。若惊恐则伤神,心藏神也,忧思则伤志。肾藏志也,神志伤动,气积于肾,而气上下游走,如豚之贲,故曰贲豚。其气乘心,若心中踊踊,如车所惊,如人所恐,五脏不定,食饮辄呕,气满胸中,狂痴不定,妄言妄见,此惊恐贲豚之状也。若气满支心,心下闷乱,不欲闻人声,休作有时,乍瘥乍剧,禽禽短气,手足厥逆,内烦结痛,温温欲呕,此忧思贲豚之状也。诊其脉来祝祝者,病贲豚也。肾脉微急沉厥,贲豚也,其足不收,不得前后,皆从惊恐得之,肾间有脓故也。

师曰病如贲豚者,气从小腹起,上冲喉咽,发作欲死,复还生,皆从惊恐得之,肾间有脓故也。师曰病有贲豚、有吐脓、有惊怖、有火邪,此四部病者,皆从惊恐得之,火邪者桂枝加龙骨牡蛎汤主之。若新亡财,为县官所捕迫,从惊恐者,疗用鸱头铅革共。《千金翼方》有飞鸱铅丹丸,主癫痫瘛疭,此意相近。铅革共解为马桃末,一云即羚羊角。所言贲豚者,病人气息逆喘,迫上如豚奔走之状,**奔豚汤**主之。

方,治贲豚气(出《直指方》)。

木馒头　干者四两,锉,先以皮入铫子炒,次下豆并炒黄色　　茴香二两,炒

上为细末。每服二钱,空心酒调服。

沉香石斛汤（出《圣济总录》） 治肾脏积冷，贲豚气攻，小腹疼痛，上冲心胸。

沉香锉　石斛去根　陈曲炒,各一两　人参　赤茯苓去黑皮　五味子微炒　巴戟天去心,炒　桂去粗皮　白术　芎䓖各三分　木香　肉豆蔻仁各半两

上粗捣筛。每服三钱，水一盏，姜三片、枣三枚擘，煎至六分，去滓，食前热服。

七气汤　疗忧劳寒热愁思恐，及食饮隔塞。虚劳内伤。五脏欲绝。奔气不能还下。心中悸动不安。

桔梗二两　人参三两,一方二两　芍药三两　茱萸七分　枳实五枚,炙　黄芩二两,一方三两　干姜三两,一方二两　桂心三两,一方二两　干地黄三两,一方二两　橘皮三两　甘草三两,一方二两炙　半夏三两,洗,一方二两

上以水一斗，煮取三升，去滓，分三服。忌海藻、菘菜、羊肉，及生葱猪肉、无荑等。千金无桂心、橘皮、桔梗，有厚朴、栝蒌、蜀椒。

甘李根散（出《圣惠方》） 治奔豚气，脐腹胀痛，翕翕短气，发作有时，四肢疼闷。

甘李根二两,锉　吴茱萸半两,汤浸七次,焙干微炒　半夏一两,汤浸七次　人参一两,去芦头　附子一两,炮,去皮脐　桂心一两　当归一两,锉微,炒　干姜半两,炮,锉　槟榔一两

上为粗散。每服三钱，水一中盏，煎至六分，去滓，不拘时候，温酒调下。

木香汤　治积气不散，久胀于脐腹间，发似豚状，奔上冲心。

木香　桂去粗皮,各三分　赤茯苓去黑皮　槟榔　甘草炙,半两　桑根白皮锉,各一两半　陈橘皮汤浸去白,焙　紫苏茎叶一两

上粗捣筛。每服三钱，水一盏，入生姜半分，枣一个，拍破，煎至七分，去滓温服，空心、日午、近晚各一服。

李根皮汤　治奔豚气冲心，吸吸短少气，发作有时。

李根白皮锉,焙,八两　半夏汤洗七次,焙,七两　干姜炮　桂去粗皮,各四两　赤茯苓去黑皮　人参　甘草炙,各二两　附子一两,炮裂,去皮脐

上吹咀如麻豆大。每服五钱，水一盏半，煎至八分，去滓温服。

郁李仁丸　治奔豚气，从小腹奔冲上攻，昏乱呕吐，痛甚。

木香一两　郁李仁去皮,生用,三两　沉香锉　槟榔锉　桂去粗皮　青橘皮去白,焙　附子炮裂,去皮脐　茴香子炒,各一两

上为末，炼蜜为丸如梧桐子大。茴香子或薄荷酒下二十丸，一日三服。脐下有块，一月永除。

木香丸　治奔豚气，上冲胸膈，压气。

木香　丁香　白豆蔻去白　肉豆蔻去壳,各半两　沉香三分　吴茱萸醋浸一宿,炒令黄色,各半两　麝香别研,二分　青橘皮浸去白,焙,一分

上除麝香外，捣罗为末，入麝香研匀，用硇砂煎猭猪胆汁和丸如梧桐子大。每服温酒下二十丸。

奔豚汤　治从小腹冲心、胸、咽喉，发病如奔豚状，上下无时；久不治，病喘逆，发则欲死。由脾病传肾，肾当传心，心乘王而不受邪，气留于肾，而为脾积，其脉沉结，谓之奔豚。

甘郁李根皮　干姜各一两　当归　川芎　甘草　黄芩各二两　半夏泡,四两

上锉为散。每服四钱，水一盏半，姜五片，煎至七分，去滓服。一方用干葛无干姜。

茴香金铃丸 治奔豚气。

金铃子一两,每个锉作四片,用僵蚕半两,去丝嘴同炒令香,熟去僵蚕不用　茴香微炒　马蔺花吴茱萸汤洗七次,炒令香熟　石茱萸酒浸炒令香熟　山茱萸　青皮　陈皮以上各一两

上为细末,酒糊为丸如桐子大。每服三五十丸,温酒盐汤下,食前服。《医学发明》名**茴香炼实丸**,有芫花一两,醋炒糊丸,量虚实加减,以利为度。

疗奔豚气,从下上者汤方。

甘李根白皮切,五两　生葛五两　半夏五两,洗　黄芩二两　桂心二两　芍药三两　人参二两　生姜五两

上以水一斗二升,煮取五升,去滓,温服,每服一升,日三服夜二服。忌羊肉饧、生葱。

奔豚汤　疗手足逆冷,胸满气促,从脐左右起,郁冒者。

甘草四两,炙　李根白皮切　葛根各一斤　黄芩三两　桂心　栝蒌　人参各二两　芎䓖一两

上以水一斗五升,煮取五升,去滓,温一升,日三夜二。忌海藻、菘菜、生葱。

赤茯苓散　治奔豚,气从小腹起上至心下,妨胀壅闷,胸中短气,坐卧不安。一方名**七气汤**。

赤茯苓一两半　大腹皮半两,锉　槟榔半两　桂心一两　高良姜半两,锉　诃黎勒皮一两　吴茱萸半两汤浸七次,焙干微炒　牵牛子一两,微炒

上为粗散。每服三钱,水一中盏,煎至六分,去滓,不拘时候,稍热服,微利两三行为度。一方无槟榔。

桃仁丸　治肾虚积气。

桃仁汤浸去皮尖、双仁,炒,二两,以温酒二升煎成膏　木香　桂去粗皮　青橘皮汤浸去白,焙　茴香子炒,各半两　干姜炮,一分　槟榔锉,三分

上捣罗六味为末,入桃仁煎,丸如梧桐子大。每服十五丸至二十丸,空心温酒下。

七宝丸(出《圣济总录》)　治奔豚气,上冲胁肋疠痛。

丁香　沉香锉　硇砂汤浸白,滤澄入陈曲同煎成膏丸,诸药各半两　蒺藜子炒去角　木香各三分　附子炮裂,去皮脐,一两　麝香一分,研

上除煎外,捣研为末,用前煎和丸如梧桐子大。每服十丸,炒生姜酒或炒生姜黑豆汤调下。

桃仁散(出《圣惠方》)　治奔豚气,上攻心胸,喘闷胀满。

桃仁一两,汤浸去皮尖、双仁,麸炒黄研入　牵牛子一两,微炒　槟榔半两　青橘皮半两,汤浸去白瓤,焙　茴香子一两,微炒　木香半两　郁李仁一两,汤浸去皮,微炒

上为散,研入桃仁、郁李仁令匀。每服不拘时候,温酒调下二钱。

硇砂煎丸(出《圣惠方》)　治奔豚气在小腹,积聚成块,发时疼痛。

硇砂三两,不夹石者,细研,以酒醋各一升慢火熬令成膏　附子一两,炮裂,去皮脐　桃仁一两,汤浸去皮尖、双仁,麸炒微黄研入　吴茱萸半两,汤浸七次,焙干微炒　防葵三分,锉碎,醋拌炒令黄　木香三分　槟榔三分

上为细末,入桃仁令匀,硇砂煎中,入少蒸饼和丸如梧桐子大。每服食前,以温酒下十五丸。

槟榔丸(出《圣济总录》)　治肾积气奔豚,从小腹上冲心,昏乱呕吐,疼痛。

槟榔一两,半煨半生　木香微炒,半两　吴茱萸汤洗,　安息香研,各一分　桂去粗皮　青橘皮去白,

麸炒,各半两

上为细末,以猪胆二十枚,水煎如饧,和前六味末,捣二千下,丸如小豆大。每服,空心嚼破七丸,暖酒下。

天雄丸(出《圣济总录》) 治奔豚气,上下攻走疼痛。

天雄生,去皮脐,一两　桃仁去皮、双仁,炒微黄　茴香子炒　桂去粗皮　蜀椒去目并合口,炒出汗　干蝎炒,各半两

上为末,用狗里外肾并胆细切,就银器中,以无灰酒一斤,煎成膏,加药末为丸如梧桐子大。每服二十丸,空心生姜盐汤下。

木香丸(出《圣济总录》) 治奔豚气,脐腹左右,坚硬横连如臂,若弓弦急痛。

木香　鳖甲去裙襕,醋炙　诃黎勒皮　桂去粗皮,各二两　吴茱萸汤浸,焙炒,一两半　牵牛子二两,炒

上为末,炼蜜丸如梧桐子大。每服三十丸,温酒下,加至四十丸。

苦楝丸(出《圣济总录》) 治奔豚及小腹,痛不可忍者。

苦楝　茴香各一两　黑附子一两,炮,去皮脐

上用酒二斤,煮酒尽为度,曝干或阴干,捣为细末。每一两药末,入全蝎十八个、玄胡五钱、丁香十五个,共为末,酒糊为丸如梧桐子大。每服百丸,空心酒下;如痛甚,煎当归入酒大效。

奔气汤(一名茱萸汤,出《千金方》) 疗猝厥逆上气,气入两胁,心下痛满,淹淹欲绝,此谓奔豚病。从猝惊忧怖得之,气从下上上冲心胸,脐间筑筑发动,有时不疗杀人。

甘草炙　人参各三两　吴茱萸　半夏洗,各一斤　生姜一斤　桂心三两

上切以水一斗,煮取三升,分三服。此药须预蓄,得病便急合服。忌海藻、菘菜、生葱、羊肉。《千金方》桂心五两,甘草二两。

治奔豚气,在心胸逆满闷乱。(出《圣惠方》)

半夏二两,汤浸七次,去滑　桂心一两,半　人参一两,去芦头　吴茱萸半两,汤浸七次,焙干微炒　槟榔一两　甘草半两,炙微赤,锉

上为散。每服二钱,水一中盏,煎至六分,去滓,不拘时候,稍热服。

香槟榔散(出《圣济总录》) 治奔豚气成块,上冲腹胁满痛。

茴香子炒　槟榔锉　荆三棱煨,锉　木香一分　青橘皮汤浸切,盐炒去白,各半两

上捣罗为散。每服二钱,热汤调服,不拘时候。

撞气丸(出《圣济总录》) 治肾脏气发,攻心动筑人心腹,面黑闷欲绝,及诸气奔豚喘甚,妇人伤冷血气发,攻心等症,急用此。

铅二两　赤石脂为末,二两　木香为末,二两　麝香研,一两

上将铅于铫子内慢火炒令干,入赤石脂末,急手炒转,莫令焰起,以水微喷之,慢火再炒令干,倾于净地坑子内,以盏子覆之,候冷取出,细研如面;次入诸药相和研之,以粟米饭,丸如鸡头。每服用二丸,研破,热酒浸之,顿服,或下气或通转即愈。如秘不通,每一丸入玄明粉半两;如气满胸膈,服药皆吐,即以炒豆熨令气下,便服此药,无不验。

食气汤(出《百一选方》) 散寒气,亦治奔豚。

茴香炒　丁香各半两　良姜二两,麻油炒　甘草三钱,炙　白豆蔻仁二钱

上为细。每服二钱,入盐少许,沸汤调下,食前服。

疗猝伤损,食下则觉胸膈中痛,慄然如水浆灌下。

生李根一两,细锉　麦门冬一两　人参　桂心　甘草炙,各二两

上㕮咀,以水一斗,煮取三升,分三服。忌海藻、菘菜、生葱。

治奔豚气逆上冲心,满闷,脐腹虚胀。(出《圣惠方》)

槟榔一两　诃黎勒皮一两　木香一两　吴茱萸三分,汤浸七次,焙干微炒　牵牛子二两,微炒

上为细散。每服一钱,以温酒一合,童子小便一合,相入和调下,不拘时候服。

槟榔散(出《圣济总录》)　治奔豚气,冲心满闷。

槟榔锉　诃黎勒皮煨,去核,各二两　牵牛子微炒,三两　吴茱萸陈者,汤浸焙干炒,一两半

上捣罗为散。每服一钱,童子小便半盏,空心调服,不过三服效。如患阴阳二毒,伤寒及脚气亦可服。

四味丸(出《圣济总录》)　治久积奔豚气,时攻膀胱,切痛。

蜀椒去目及闭口,炒出汗　茴香子炒　附子炮裂,去皮脐　肉苁蓉酒浸切,焙,各一两

上为末,炼蜜丸如梧桐子大。每服十五丸,空心温酒下。

磁石丸(出《圣济总录》)　治奔豚,冷气上冲昏乱,四肢软弱不收。

磁石烧醋淬研　肉豆蔻去壳　木香　槟榔锉,各一两

上捣研为散。每服三钱匕,以生葱一茎,细切热酒,投调下。

牡蛎奔豚汤　疗奔豚气,从小腹起撞胸,手足逆冷。

牡蛎三两,熬　桂心八两　李根白皮切,一斤　甘草三两,炙

上切以水一斗七升,煮李根白皮得七升,去滓纳余药,再煮取三升,分五服,日三夜二。忌生葱、海藻、菘菜。

疗手足逆冷,胸满气促,从脐左右,起郁冒者。

伏出鸡头卵壳中白皮　梨木灰　麻黄去节　紫菀各等分

上捣下筛作丸散,随宜酒服十丸,如梧桐子大者。或方寸匕,疗三十年喉中结气,咳逆立瘥,亦可水煮为汤,以意分之。

吴茱萸饮(出《圣济总录》)　治肾脏久积成奔豚气,小腹急疼,发即不识人。

吴茱萸汤洗,焙干　桃仁汤浸去皮尖、双仁,各一　黑豆半两

上同炒以黑豆熟为度,同童子小便一升,浸少顷,煎至六分,去滓,分三服,空心、日午、夜卧各一。

三神煎(出《圣济总录》)　治奔豚气上冲心腹。

桃仁去皮尖、双仁,四两,汤浸研细,取汁三升　荆三棱煨,锉,三两　鳖甲去裙襕,醋炙,三两

上捣二味为末,先煎桃仁汁至二升,次下药末不住手搅,良久更入好醋一斤,同煎如饧,以瓷盒收。每服半匙,空心好酒下。

茯苓桂甘汤(出《直指方》)　治脐下悸动,咳而贲豚。

茯苓二两　甘草半两　桂心一两

上锉细。每服四钱,枣一枚,用甘泉水一盏半,煎一盏温服。

治奔豚气,上下冲走,闷乱面青。(出《圣惠方》)

甘李根皮二两,锉　吴茱萸二两,汤浸七次,焙干微炒　生姜二两,炒干

上为粗散。每服一钱,水一中盏,煎至六分,去滓,不拘时候,热服。

治奔豚气。(出《百一选方》)

诃黎勒 槟榔鸡心者,各四个

上两个半炮带性,两个半生用,并咬咀分四服。用水二大盏,入新紫苏三十叶,若陈者添十叶,煎至八分,遇发时半饥半饱服,急时不拘时候。

沉香汤(出《圣济总录》) 治肾积气。

沉香 黄芪 人参各三分 香子炒 附子炮裂,去皮脐 甘草 木香 桂去粗皮 乌药 石斛去根 五味子炒 巴戟天去心 陈橘皮汤浸去白,焙 高良姜 牛膝酒浸切,焙,各半两

上锉碎,麻豆大。每服三钱,水一钟,生姜一分,拍碎煎七分,去滓,温服,空心、日午、夜各一服。

枣子酒(出《仁存方》) 治奔豚气。

上用斑蝥一枚,去足头翅,好肥枣一枚,擘开去核,安斑蝥在内,用湿纸包,文武火中煨熟,去斑蝥不用。将枣子细嚼,热酒送下,空心服之。

治奔豚气,一名**茱萸平胃散**。(出《百一选方》)

上以醋、酒各三分盏,煎吴茱萸十余粒,候三两沸,用调平胃散三钱,空心服。此药有功效,但不能去根。

治奔豚气上,下冲走闷,乱面青。(出《圣惠方》)

槟榔三枚,捣罗为末 生姜半合

上药以童子小便一大盏,微熬过,入前药二味,搅令匀,分为三服。如人行五六里,进一服,须臾下利为效。

桂枝加桂汤(出《指南方》) 治奔豚气。

官桂五分 芍药三分 甘草二两

上为粗末。每服五钱,水二盏,姜五片,枣一枚,煎至一盏,去滓服。

奔豚丸(出《试效方》) 治发于小腹,上至心下,若豚状,或下或上无时,久不已,令人喘逆,骨痿少气,及男子内结七疝,女人瘕聚带下。

厚朴姜制,七钱 黄连去须,炒,五钱 白茯苓去皮,二钱 川乌头炮,半钱 泽泻二钱 苦楝酒煮,二钱 玄胡索一钱半 全蝎一钱 附子去皮,二钱 巴豆霜四分 菖蒲二钱 独活一钱 丁香半分 肉桂去皮,二分

上除巴豆霜、茯苓另为末旋入外,为细末,炼蜜为丸如梧桐子大。初服二丸,一日加一丸,二日加二丸,渐至大便溏,再从一丸服,淡盐汤送下。食前周而复始,病减大半勿服。秋冬加厚朴半两、通前一两二钱。如积势坚大,先服前药不减,于一料中加烧存性牡蛎三钱,癫疝带下病勿加。

解铃丸(出《杨氏家藏方》) 治奔豚气疼痛,手足拳缩,不可忍者。

茴香一两,同青盐一两研细同炒 蝎梢一分,去毒,炒 蓬莪术用纸数重裹,油内蘸灯上烧过,锉碎,一两

上件为细末,酒煮面糊为丸如梧桐子大。每服三十丸,温酒盐汤送下,空心食前。

奔豚汤(出《千金方》) 治气奔急欲绝者。

吴茱萸一升 石膏 人参 半夏 川芎各三分 桂心 芍药 生姜各四分 生葛根 茯苓各十分 当归四两 李根皮一斤

上十二味咬咀，以水七升，清酒八升，煮取三升，分三服。

木香散（出《圣惠方》） 治奔豚气上冲，心胸闷乱，脐腹胀痛，饮食转呕。

木香一两 青橘皮半两，汤浸去白瓤，焙 槟榔一两 白术半两 沉香一两 香子半两 木瓜三分，焙干 桂心一两 蓬莪术半两 杉木节半两

上件药，捣细罗为散。每服不计时候，以温酒调下二钱。

治奔豚气及内外肾钓，并霍乱转筋。（出《本草》）

以椒叶和艾及葱，研以醋汤拌罨。并得一方以椒叶捣传，外煎水洗脚。（《普济方·卷一百七十一·积聚门·贲豚》）

【原文】 养气丹（出《和剂方》） 能治诸虚百损，脾元耗惫，真阳不固，三焦不和，上实下虚，中脘痰饮上攻头目昏眩，八风五痹，或卒暴中风，痰潮上膈，言语謇涩，神昏气乱，状若瘫痪；及奔豚肾气，上冲胸腹，连两胁膨胀，刺痛不可忍者；阴阳上下，气不升降，饮食不进，面无精光，肢体浮肿；五种水气，上冲腰背搐痛；夜梦鬼交，觉来盗汗，胃冷心疼，小便滑数，牵引小腹，足膝缓弱，步履艰难；妇人血海久冷，赤白带下，岁久无子；及阴毒伤寒，面色青，舌卷阴缩难言，四肢厥冷，不省人事者。急服百丸，用生姜、大枣煎汤灌之。即便回阳，命无不活。或触冒寒邪，霍乱吐泻，手足逆冷，六脉沉伏，唇口青黑，腹胁攻刺，及男子阳事痿怯，脚膝酸疼，脐腹虚鸣，大便自滑；兼疗膈胃烦壅，痰气虚鸣，百药不愈者。此药常服，助养真气，生阳逐阴，温平不潜，消磨冷滞，克化饮食，使五脏安宁，六腑调畅，百病不侵。出入道途，宜将此药随行，缓急服饵，大有功效。（《普济方·卷二百二十五·诸虚门·补益诸虚》）

【原文】 紫菀去土 人参 陈皮去白 紫苏茎叶 诃黎勒去核 枳壳去瓤 细辛去苗 郁李仁去皮尖，研如膏 杏仁汤浸去皮尖、双仁，麸炒 桂 赤茯苓 甘草 当归各一两 大黄半两，炒

上捣筛。每服二钱，水一盏，煎七分，去滓服，不拘时。治产后上气及妇人奔豚气、积劳脏气不足胸中烦躁，关元以下如怀五千钱状。（《普济方·卷三百五十五·产后诸疾门·喘促》）

【参考文献】 朱橚.普济方[M].北京：人民卫生出版社，1982.

《金镜内台方议》

【原文】 议曰：俗间多有烧针焠火之法，以治黄病等证，反成殃咎。令此烧针发汗，则损阴血而惊动心气。心气因惊而虚，则触动肾气，发为奔豚。先灸核上，以散其寒，次与桂枝加桂汤，以泄奔豚之气也。（《金镜内台方议·卷之一·桂枝加桂汤·汤议》）

【参考文献】 许宏.金镜内台方议[M].上海：上海科学技术出版社，1959.

《丹溪心法附余》

【原文】 《仁斋直指·伤寒证》治奔豚动气类有云：动气者，脏气不调，筑触跳动，随脏所主而形见于脐之左右上下也。大抵真气内虚，水结不散，气与之搏，即发奔豚，以其走痛冲突，如豚之奔，虽有发表攻里之证，汗之下之皆不可也。愚按：广斋不言当脐动气者，何耶？盖胃为中州，以主津液，妄施汗下，必先动脾，是以不言而喻也。举此动气，非问证何以知之，然则调理伤寒，贵乎纤悉问证，动气通用理中汤去术加桂，盖桂利小便，泄奔豚故也。奔豚一名肾气，白术燥肾闭气，是以去之。《本草》云：白术敛虚汗。可见其为收敛之药也。（《丹溪

心法附余·卷之二十四》）

【参考文献】 方广.丹溪心法附余[M].北京：中国中医药出版社，2015.

《张卿子伤寒论》

【原文】 烧针令其汗，针处被寒，核起而赤者，必发奔豚，气从少腹上冲心者。灸其核上各一壮，与桂枝加桂汤，更加桂三两。

烧针发汗，则损阴血而惊动心气。针处被寒，气聚而成核，心气因惊而虚，肾气乘寒气而动，发为奔豚。《金匮要略》曰：病有奔豚，从惊发得之，肾气欲上乘心，故其气从少腹上冲心也。先灸核上，以散其寒；与桂枝加桂汤，以泄奔豚之气。（《张卿子伤寒论·卷三·辨太阳病脉证并治第六·桂枝去芍药加蜀漆龙骨牡蛎救逆汤方第四十四》）

【参考文献】 张遂辰.张卿子伤寒论[M].北京：中国中医药出版社，2015.

第二节 恐 证

《医学纲目》

【原文】 恐与惊悸相似，实非惊悸也。张子和云：惊者为自不知故也，恐者为自知也。盖惊者闻响即惊；恐者自知如人将捕之状，及不能独自坐卧，必须人为伴侣，方不恐惧，或夜必用灯照，无灯烛亦恐惧者是也。

脏腑恐有四：

一曰肾。《经》云：在脏为肾，在志为恐。又云：精气并于肾则恐是也。余见虚条及针灸条。

二曰肝胆。《经》云：肝藏血，血不足则恐。戴人曰：胆者，敢也，惊怕则胆伤矣。盖肝胆实则怒而勇敢，肝胆虚则善怒而不敢也。余见同上。

三曰胃。《经》云：胃为恐是也。

四曰心。《经》云：心怵惕思虑则伤神，伤神则恐惧自失者是也。

〔丹〕周本心年六十岁，形气俱实，因大恐，正月间染病，心不自安，如人将捕之状，夜卧亦不安，两耳后亦见火光炎上，食饮虽进而不知味，口干而不欲食。以人参、白术、当归身为君，陈皮为佐，加盐炒黄柏、炙玄参各少许，煎服自愈，月余而安。《经》云：恐伤肾。丹溪用盐炒黄柏、炙玄参，引参、归等入补肾足少阴络也。

〔《本》〕治胆虚常多畏恐，不能独卧，如人捕之状，头目不利，**人参散**。

人参 枳壳 五味子 桂心 甘菊花 茯神 山茱萸 枸杞子各三分 柏子仁 熟地各一两

上细末。每二钱，温酒调服。

治胆虚冷，目眩头疼，心神恐畏，不能独处，胸中满闷，**茯神散**。

茯神一两 远志 防风 细辛 白术 前胡 人参 桂心 熟地 甘菊花各三分 枳壳半两

上为末。每服三钱，水一盏，姜三片，煎六分，温服，不拘老幼皆宜服。

治胆虚目暗,喉痛数唾,眼目眩冒,五色所障,梦见被人争讼,恐惧面色变者,**补胆防风汤**。

防风一钱　人参七分　细辛　芎䓖　甘草　茯苓　独活　前胡各八分

上粗末。每四大钱,水盏半,枣二枚,煎八分,去渣,食前服。

运气:善恐皆属肝木虚。《经》云:木不及曰委和,委和之纪,其病淫动注恐是也。

《内经》针灸善恐有三:

其一取肾。《经》曰:肾足少阴之脉,是动病气不足则善恐,心惕惕如人将捕之,虚则补之,寒则留之是也。

其二取肝。《经》云:肝虚则目䀮䀮无所见,耳无所闻,善恐如人将捕之,取其经厥阴与少阳是也。

其三取胆。《经》云:胆病者善太息,口苦,呕宿汁,心下澹澹,恐人将捕之,取阴陵泉。又云:善呕,呕有苦,善太息,心中憺憺,恐人将捕,邪在胆,逆在胃,胆液泄则口苦,胃气逆则呕苦,故曰呕胆。取三里以下,胃气逆则少阴血络以闭胆逆,却调其虚实,以去其邪是也。

〔《甲》〕心如悬,哀而乱,善恐,嗌内肿,心惕惕恐如人将捕之,多涎出,喘少气,吸吸不足以息,然谷主之。澹澹而善惊恐,心悲,内关主之。《千金》作曲泽。(《医学纲目·卷之二十九·肾膀胱部·恐》)

【参考文献】　楼英.医学纲目[M].北京:中国中医药出版社,1996.

《普济方》

【原文】　**竹沥泻热汤**　治肝实热,阳气伏邪热,喘逆,闷恐,目视物无明,狂悖,非意而言者。

竹沥一升　麻黄　大青　栀子仁　升麻　茯苓　玄参　知母各三分　生葛　石膏　生姜　芍药各四分

上㕮咀,以水九升,煮二升半,去滓,下竹沥,煮两三沸,分三服。须利,下芒硝三分,去芍药,加生地黄五分。一方,无芍药、石膏、生姜、生葛,用人参三分。

泻肝防风散(出《圣惠方》)　治肝实热,梦怒,惊恐。

防风三钱,去芦尖　犀角屑半两　赤茯苓半两　葳蕤半两　射干半两　人参半两,去芦头　川大黄一两,锉碎,微炒　细辛半两　白藓皮半两　沙参半两,去芦头　甘草半两,炙微赤,锉　黄芩半两

上为细散。每服三钱,水一盏,煎至六分,去滓,不计时候,温服。忌炙煿、热面。

地黄煎(出《千金方》)　治邪热伤肝,好生悲怒,所作不定,自惊恐。

生地黄　淡竹叶　生姜　车前草　干蓝各切一升　赤蜜一升　丹参　玄参各四两　茯苓二两　石膏五两

上为㕮咀,以水九升,煮取三升,去滓,停冷水,下蜜,更煎三两沸,分三服。

柴胡散　治肝气实热,头目眩,目赤,胸中烦闷,梦寐惊恐,肢节不利。

柴胡去芦　地骨皮去木　玄参　羚羊角　甘菊花去枝梗　赤芍药　黄芩各一两　甘草炙,半两

上㕮咀。每服四钱,水一盏半,姜五片,煎至八分,去滓温服,不拘时候。(《普济方·卷十四·肝脏门·肝实》)

【原文】 酸枣仁散 治肝气不足则伤胆,胆伤则恐惧,面色青白,筋脉拘急,目视不明。

酸枣仁一两,微炒 枳实一两,麸炒微黄 五味子一两 白术一两 白茯苓一两 泽泻一两 芎䓖一两 麦门冬一两,去心 黄芪一两,锉 甘草炙微赤,半两

上为散。每服三钱,水一中盏,煎至六分,去滓,不计时,温服。(《普济方·卷十四·肝脏门·肝虚》)

【原文】 防风丸(出《圣惠方》) 治肝风,筋脉拘挛,不得屈伸,恍惚,或多喜怒,有时恐怖。

防风半两,去芦头 犀角屑三钱 茯神一两 远志半两,去心 人参三钱,去芦头 羌活半两 白僵蚕三钱,微炒 白茯苓半两,炮制 芎䓖半两 朱砂三钱,别研,水飞过 桂心三钱 当归半两,锉,微炒 麦门冬半两,去心,焙

上为细末,入研了朱砂,合匀,炼蜜和,捣三二百杵,丸如梧桐子大。每服不计时,温酒下二十丸。忌鸡、猪、毒鱼等。(《普济方·卷十四·肝脏门·肝风筋脉》)

【原文】 沙参散(出《圣惠方》) 治肝脏气逆,面色青,多饶恐怒,胸膈烦滞,心神不安。

沙参三分,去芦头 甘菊花 酸枣仁 枳实麸炒微黄 桔梗去芦头 茯神 桑根白皮锉 葳蕤 羚羊角屑 大腹皮锉,各三分

上为散。每服三钱,水一中盏,煎至六分,去滓,不计时候,温服。(《普济方·卷十四·肝脏门·肝气逆面青多怒》)

半夏汤 治肝劳实热,闷怒精神不守,恐畏不能独卧,目视不明,气逆不下,胸中满塞,下气除热。

半夏汤洗七遍,切,焙,二两 麻黄去节,煎掠去沫,焙 杜蘅 芍药 枳实去瓤,麸炒 细辛去苗叶 杏仁汤浸去皮尖、双仁,炒 乌梅肉炒,各三两 菘萝半两 淡竹叶切,三两

上十一味,粗捣筛。每服五钱匕,水一盏半,入生姜一分,拍碎,煎至八分,去滓温服,空心食后各一。

青龙丸 治肝伤狂忘,目视不明,面色青白,常多恐惧。

龙骨研 羌活去芦头 秦艽去苗、土,各一两 茯神去木 羚羊角镑 青葙子 甘菊花 白附子炮 丹砂研如粉,各三分

上九味,捣研为末,炼蜜和丸如梧桐子大。每服三十丸,食后人参汤下。

茯苓丸 治肝劳热,恐畏不安,精神闷怒,不能独卧,志气错越。

白茯苓去黑皮 远志去心 防风去叉 人参 柏子仁微炒,研 牡蛎烧令赤 甘草炙,锉,各半两 龙骨三分

上八味,捣罗为末,炼蜜并煮枣肉同和丸如梧桐子大。每服空腹温酒下二十丸,渐加至三十丸,夜卧再服。

半夏散(出《圣惠方》) 治肝劳实热,多怒,精神不守,恐畏,不能独卧,目视不明,胸中满闷,宜服。

半夏一两,汤洗七遍,去滑 前胡一两,去芦头 人参三分,去芦头 赤芍药二分 枳实三分,麸炒微黄 细辛三分 杏仁三分,汤浸去皮尖、双仁,麸炒微黄 甘草半两,炙微赤,锉 麦门冬一两半,去心,焙

上件药,粗捣罗为散。每服三钱,以水一中盏,入生姜半分,煎至六分,去滓,空腹温服,晚食前再服。忌饴糖、羊肉、生菜。

白茯苓丸(出《圣惠方》) 治肝劳热,恐畏不安,精神闷怒,不能独卧,志气错越,宜服。

白茯苓去黑皮　人参　麦门冬去心　酸枣仁各炒一两　甘草炙,剉　丹砂别研,各三钱　龙脑别研一钱

上除别研外,为细末,和匀,炼蜜为丸,如鸡头大。每服一丸,浮香汤嚼下,食后临卧服。

续断汤(出《医方集成》) 治肝劳虚寒,胁痛胀满,关节疼痛,挛缩烦闷,眼昏不食。

川续断酒浸　芎藭　当归去芦,酒浸　橘红　半夏汤洗七次　干姜炮,各一两　桂心不见火　甘草炙,各半两

上㕮咀。每服四钱,水一盏半,姜五片,煎至七分,去滓温服,不拘时候。(《普济方·卷十五·肝脏门·肝劳》)

【原文】**安心散**(出《千金方》) 治心热满,烦闷,惊恐。

白芍药　远志　宿姜各二两　茯苓　赤石脂　麦门冬　知母　紫菀　石膏各四十二铢　人参二十四铢　桂心　麻黄　黄芩各三十铢　葳蕤三十六铢　甘草十二铢

上为粗散。先以水五升,淡竹叶一升,煮取三升,去滓,煮散一方寸匕,牢以绢裹煮,时动之,煎取八合为一服,日再。

竹沥汤(出《千金方》) 治心实热,惊梦喜笑,恐畏悸惧不安。

淡竹沥　生地黄(汁)各一升　石膏八两　芍药　白术　人参　栀子仁各三两　赤石脂　紫菀　知母　茯神各二两

上㕮咀,以水九升,煮十味,取二升七合,去滓,下竹沥,更煎取三升。若须利,入芒硝二两,去芍药。分三服。(《普济方·卷十六·心脏门·心实》)

【原文】 夫心虚寒,左手寸口人迎以前脉阴虚者,手少阴经也。病苦悸恐不乐,心腹痛难以言,心如寒,恍惚,名曰心虚寒也。心虚之状,气血衰少,面黄烦热,多恐悸不乐,心腹痛难以言,时出清涎,心膈胀满,善忘多惊,梦寝不宁,精神恍惚,皆手少阴经虚寒所致,其脉见于左手寸口人迎以前。阴虚者,乃其候也。

补心丸(出《千金方》) 治脏虚,善恐怖,如魇状,及女人产后余疾,月经不调。

当归　防风　芎藭　附子　芍药　甘草　蜀椒　干姜　细辛　桂心　半夏姜制　厚朴　大黄　猪苓各一两　茯苓一方用茯神　远志各二两

上为末,蜜丸如梧桐子大。酒服五丸,日三服,不知加十丸。冷极加热药亦可。

茯苓补心汤(出《三因方》) 治心虚寒,病苦悸恐,不乐,心腹痛难以言,心寒,恍惚,喜悲愁恚怒,衄血面黄,烦闷,五心热渴,独语不觉,咽喉痛,舌本强,冷汗出,善忘,恐走,及治妇人怀妊恶阻吐呕,眩晕,四肢怠惰,全不纳食。

白茯苓　人参去芦　前胡　半夏汤洗七次,去滑　川芎各三钱　橘皮　枳壳去瓤,麦麸炒　紫苏　桔梗　甘草炙　干姜各半两　当归一两三钱　白芍药三钱　熟地黄一两半

上剉散。每服四大钱,水盏半,姜五片,枣一枚,煎七分,去滓,食前服。一方有干葛,无干姜。

紫石英散(出《圣惠方》) 治心气不足,虚悸恐畏,悲思恍惚,心神不安,惕惕而惊。

紫石英细研水飞　菖蒲　白茯神去木　白术　黄耆剉,各一两　远志去心　赤小豆炒熟　附子炮裂,去皮脐　桂心　人参去芦头　干姜炮裂,剉　防风去芦头　龙骨细研　熟干地黄各半两

上为细散。每于食前,以温酒调下二钱。

第四章 明代时期

补心丸（出《医方大成》） 治忧愁思虑过度，心血虚寒，悸恐不乐，舌强话难，恍惚善忘，愁恚，面黄多汗，不进饮食。

紫石英火煅,研细 熟地黄洗 菖蒲 茯神去木 当归去芦 附子炮,去皮脐 黄芪去芦 远志去心,炒 川芎 桂心不见火 龙齿各一两 人参半两

上为末，炼蜜丸如梧桐子大。每服七十丸，不拘时，以枣子汤下。

镇心丸（一名**预知子丸**，出《和剂方》） 治心气不足，志意不定，精神恍惚，语言错妄，忪悸烦乱，愁忧惨戚，喜惊多恐，健忘少睡，夜多异梦，寤即惊魇，或发昏眩，暴不知人，并宜服之。

预知子 白茯苓并去皮 远志去心 茯神去木 石菖蒲 枸杞子拣净 黄精蒸熟 朱砂飞研 柏子仁 地骨皮去土 山药 人参去芦头,各等分

上为末，炼蜜丸，每两作二十丸，更以朱砂为衣。每服一丸，细嚼，人参汤下，不计时服。

辰砂妙香散（出《危氏方》） 治男子妇人心气不足，志意不定，喜怒不常，头目昏眩，饮食无味，惊悸恐怖，悲忧虚烦，少睡，夜多盗汗。常服补益气血，安镇心神。

茯苓去皮 茯神去木并皮 山药姜炙 远志去心,炒 黄耆炙,各一两 人参 甘草炙 桔梗炒,各半两 辰砂三钱,别研 木香二两半 麝香一钱,别研

上为细末。每服二钱，用温酒调下。

熟地黄散（出《圣惠方》） 治心气虚，忧恐，恍惚，心腹痛，胀满食少。

熟干地黄 陈橘皮汤浸去白瓤,焙,各三两 远志去心 芎䓖 桂心 白芍药各半两 菖蒲 人参去芦头 白茯苓各一两

上为散。每服三钱，水一中盏，煎六分，去滓，不计时，温服。

紫石英散（出《圣惠方》） 治心气虚，苦悲恐惊悸，恍惚谬忘，心中烦闷，面目或赤或黄，羸瘦。

紫石英细研如粉 桂心各二两 白茯苓 人参去芦头 熟干地黄 麦门冬去心,各一两 白术 黄耆锉 甘草炙微赤,锉,各半两

上为散。每服三钱，以水一中盏，入枣三枚，煎六分，去滓，不拘时，温服。（《普济方·卷十六·心脏门·心虚》）

【原文】 **铁粉散**（出《圣惠方》） 治心脏风热，头痛面赤，心烦时多惊恐，精神错乱。

铁粉细研 龙齿细研 琥珀细研如粉 犀角屑 赤茯苓 子芩 石膏 露蜂房微炙,各一两 人参去芦头 防风去芦头 葳蕤 玄参 甘草炙微赤,锉,各半两 金箔五十片,细研 牛黄一分,细研

上为细散，入研了药，令匀。每服不拘时，以薄荷汤，调下一钱。（《普济方·卷十七·心脏门·心脏风热》）

【原文】 **檀香丸** 治心常忪悸，恐惧多忘。

檀香三两 菖蒲 犀角镑 天竺黄研 生干地黄焙 苏合香油各一两 桂去粗皮 甘草炙 白茯苓去黑皮,各三两半 远志去心 天门冬去心 人参各一两半

上除苏合香油外，为末，以苏合香油，同少酒化入，炼蜜丸如樱桃大。食后含化。

人参汤 治善忘，小便赤黄，多梦亡人，或梦居水中，惊恐惕惕，目视眈眈，不欲闻人声，食不知味。安神定志。

人参　甘草炙,各二两　半夏汤洗去滑七遍,三两　龙骨炙　远志去心,焙,各六两　麦门冬去心　石膏　熟干地黄各四两

上捣筛。每服五钱,水一盏半,大枣二枚擘破,小麦五十粒,煎八分,去滓,入炙阿胶一片,饴糖半匙,再煎少顷,食后温服。日三。

山芋丸　治心脏气虚,恐怖惊悸,恍惚健忘,烦闷羸瘦。

山芋　熟干地黄焙　黄芪锉,各一两　菖蒲半两　远志去心,一两半

上为末,炼蜜和丸如梧桐子大。每服二十丸,温酒或米饮下,不拘时候服。

养心丸(出《杨氏家藏方》)　治忧虑太过,健忘,怔忪,睡多恐惕,梦涉险危,自汗不止,五心烦热,目涩昏暗,梦寐失精,口苦舌干,日渐羸瘦,全不思饮食。

茯神去木　人参去芦头　绵黄芪　酸枣仁去皮秤,别研成膏,以上四味各一两　熟干地黄焙干　远志去心　五味子　柏子仁别研成膏,以上四味各半两　朱砂三分,研细,水飞

上件为细末,入贰膏,和匀研细,炼蜜为丸如梧桐子大。每服五十丸,食后临卧,浓煎人参汤送下。(《普济方·卷十七·心脏门·心健忘》)

【原文】**犀角丸**　治心脏风热,上冲头面,心系牵急,时时惊恐,狂言不定,神志不安。

犀角屑　天竺黄　露蜂房微炙,各三钱　防风去芦头　人参去芦头　川升麻　槟榔各半两　光明砂细研,水飞过　铁精各一两,细研　龙齿一两半,细研如粉　金箔五十片,细研　银箔五十片,细研

上为末,入研了药,都研令匀,炼蜜和,捣一二百杵,丸如梧桐子大。每服不计时,温水下二十丸。

茯神散　治心风,狂言恍惚,恐惧。

茯神　杏仁汤浸去皮尖、双仁,麸炒微黄　川升麻　白鲜皮　沙参去芦头　龙齿　远志去心　犀角屑各一两　石膏二两

上为散。每服三钱,水一中盏,生姜半分,煎至六分,去滓,食后温服。

宁志膏(出《直指方》)　治因惊失心,心气虚耗,神不守舍,恐怖惊惕,恍惚健忘,睡卧不宁,梦涉危险,赤白浊甚,一切心疾,并皆治之。宁神定志,安眠止痛。

人参　酸枣仁汤浸去皮,各一两　辰砂半两　滴乳香一钱,乳钵坐水研,一方无乳香

上为末,炼蜜和杵,丸如弹子大。每服一丸,薄荷汤化下。一方,治心脏亏虚,神志不守,恐怖惊惕,常多恍惚,易于健忘,睡卧不宁,梦涉危险,一切心疾,并皆治之。用温酒枣汤亦可,空心临卧化下。一方,温人参汤化下,荆芥汤亦可。

又云:人有弟妇,缘兵火失心,制此方与之,一服二十粒愈。又多传服之,皆验。(《普济方·卷十八·心脏门·心狂》)

【原文】**人参散**　治心劳实热,多惊,梦中恐畏不安。

人参去芦头　沙参去芦头　赤芍药　赤石脂　紫菀洗去苗、土,各一两　犀角屑　远志去心　甘草炙微赤,锉,各半两　石膏五两　茯神一两半　栀子仁半两

上为散。每服五钱,以水一大盏,煎至六分,去滓,入竹沥半合,生地黄汁半合,搅令匀,食后分温二服。(《普济方·卷十九·心脏门·心劳》)

【原文】**镇心丸**(出《圣惠方》)　治脉极惊悸。安五脏,镇心神,烦满恐畏。

丹砂研　铁粉研　远志去心　人参各半两　茯神去木,一两　牛黄研　龙脑研,各一两　虎睛研,一只　琥珀研,一分　金箔研,五片　银箔研,五片

上捣研极细,枣肉丸如梧桐子大。每服十丸,空心,煎金银汤下。一方,炼蜜和丸。忌羊血。(《普济方·卷十九·心脏门·脉极》)

【原文】 木香饮(出《圣惠方》) 治脾胃气虚,不思饮食,精神恐悸,上气顿绝,身心昏昧,口舌干焦,四肢无力。

木香一两 人参一两,去芦头 白茯苓一两 当归一两,锉,微炒 白芍药半两 桂心半两 远志一分,去心 麦门冬一两,去心 五味子半两 京三棱半两,炮,锉 白术一两 诃黎勒半两,煨,用皮 厚朴一两,去粗皮,涂生姜汁炙令香熟 陈橘皮一两,汤浸去白瓤,焙

上件药粗罗为末。每服三钱,以水一中盏,入生姜半分、枣三枚,煎至六分去滓,不计时候,温服。忌生冷油腻。(《普济方·卷二十五·脾脏门·脾胃气虚弱不能饮食》)

【原文】 补伤散(出《千金方》) 治肺伤善泄咳,善惊恐,不能动筋,不可以远行,膝不可久立,汗出,鼻干少气,喜悲,心下急痛,痛引胸中,卧不安席,忽忽常喜梦,小便赤黄,目不远视,唾血。

天门冬一升 防风 泽泻 人参 阿胶 瓜蒌根 前胡 芍药 白蔹各一两 干姜 大豆卷各二两 紫菀 石膏 桂心 白术各四两 干地黄 甘草 薯蓣 当归各二两半

上药捣筛,食上酒服方寸匕,早午晚,日三。

白石英散(出《圣惠方》) 治肺气不足,烦满喘咳,气逆上冲,唾血,或自惊恐,皮毛自起,或呕逆歌笑,心烦不定,耳中虚鸣如风雨,面色常白。

白石英一两,细研如粉 钟乳粉一两 款冬花 桂心二两 天门冬一两,去心 桑根白皮一两,锉 紫菀一两,洗去苗、土 人参一两半,去芦头 五味子二两 白茯苓一两

上为散。每服三钱,以水一中盏,入生姜半分、枣子三枚、糯米五十粒,煎至六分去滓,不计时候温服。(《普济方·卷二十六·肺脏门·肺虚》)

【原文】 天雄丸(出《圣惠方》) 治肾气不足,体重无力,腰背强痛,脚膝酸疼,耳目不聪,忽忽善忘,悲恐不乐,阳气虚弱,小便失精。

天雄一两,炮裂,去皮脐 石斛三分,去根,锉 五味子三分 巴戟一两 白茯苓三分 熟干地黄一两 远志三分,去心 人参半两,去芦头 补骨脂三分,微炒 蛇床子一两 泽泻 薯蓣 石南各三分 草薢三分,锉 附子三分,炮裂,去皮脐 沉香一两 石龙芮 桂心 棘刺各三分 黄芪三分,锉 白龙骨一两 菟丝子一两,酒浸二日,曝干,锉碎为末 杜仲三分,去粗皮,炙微黄,锉 肉苁蓉三分,酒浸一宿,刮去皱皮,炙干

上件药捣罗为散,炼蜜和捣三五百杵,丸如梧桐子大。每日空心及晚食前以温酒下三十丸。

肉苁蓉散 治肾气不足体重嗜卧,骨节酸疼,目暗耳鸣,多恐喜唾,腰背强痛,小腹满急,饮食无味,心悬少气。

肉苁蓉一两半,酒浸去皱皮,微炙 石斛一两,去根 五味子一两 黄芪一两,锉 丹参一两 牛膝一两,去苗 肉桂二两,去粗皮 附子一两,炮裂,去皮脐 当归一两,锉,微炒 人参一两,去芦头 沉香一两 白茯苓一两 石南一两 杜仲一两,去粗皮,炙微黄,锉 枳实一两,麸炒微黄 熟干地黄一两 磁石二两,捣碎水淘去赤汁,以绢包之

上为散。每服四钱,水一中盏,每用磁石包子同煎至五分,去滓,空心及晚食前热服。

五加皮汤 治肾劳虚寒,恐虑失志,伤精损髓,嘘吸短气,遗泄白浊,小便赤黄,阴下湿

痒,腰脊如折,颜色枯悴。

五加皮十两　丹参八两　石斛酒浸,六两　杜仲酒浸,炒丝断　附子去皮脐,各五两　牛膝酒浸　秦艽　川芎　防风　桂心　独活各六两　茯苓四两　麦门冬去心,三两　地骨皮三两　薏苡仁一两

上锉散。每服四钱,水一盏半,姜五片,大麻子一撮研破,同煎七分去滓,食前服。(《普济方·卷二十九·肾脏门·肾虚》)

【原文】　石斛丸(出《圣惠方》)　治肾脏虚损,头昏耳鸣,目暗茫茫,心中喜忘,恍惚不定,饮食无味,心恒不乐,多有恐思,时吐酸水,面无悦泽,肌体虚羸,骨痿不能行立。

石斛一两,去根　天门冬半两,去心　五味子三两　巴戟半两　五加皮三分　牛膝一两　肉苁蓉酒浸,三分　干漆半两,炒　菟丝子一两,酒浸一宿,为末　白术三两　远志半两　白茯苓三分　石龙芮三分　草薢三分　熟地黄三分　覆盆子半两　薯蓣半两　补骨脂一两,炒　人参半两　杜仲三分,去皮,炒　天雄三分,去皮脐　鹿茸一两,涂酥炙　狗脊　石南各半两

上为末,炼蜜和捣三五百杵,丸如梧桐子大。每服空心及晚食前以温酒下三十丸,渐加至五十丸。(《普济方·卷三十二·肾脏门·肾脏虚损骨痿羸瘦》)

【原文】　胆病者善太息,口苦,呕宿汁,心澹澹恐,如人将捕之,咽中介介然,数唾,候在足少阳之本末亦见。其脉之陷下者,灸之。其寒热刺阳陵泉。若善呕有苦长太息,心中澹澹善悲恐,如人将捕之,邪在胆,逆在胃。胆溢则口苦,胃气逆则呕苦汁,故曰呕胆。刺三里以下,胃气逆刺足少阳血络以闭胆,却调其虚实以去其邪也。(《普济方·卷三十四·胆腑门·总论》)

【原文】　夫左手关上脉阳虚者,足少阳经也,为胆虚寒。盖胆虚则生寒,寒则其病恐畏不能独卧,口苦善太息,呕宿汁,心下憺憺如人将捕之,嗌中介介数唾,头眩痿躄,足指不能动,手指不能摇,坐不能起,僵仆,目视䀮䀮。盖胆虚精神不守,其气上溢,循其所在而生病也。

薯蓣丸(出《圣惠方》)　治胆虚冷,精神不守,心多恐惧,目暗头昏,四肢不利。

薯蓣一两　白茯苓二两　决明子三分　菟丝子一两,酒浸三日,焙干,别研为末　天雄一两,炮,去皮脐　防风三分　柏子仁三两　熟地黄一两　人参一两　山茱萸三分　黄芪　远志去心　桂心　酸枣仁各三钱

上为末,炼蜜丸如梧桐子大。每服三十丸,温酒服下。

中正汤(出《圣惠方》)　治胆气不足,常多恐惧,头眩痿厥,四肢不利,僵仆,目黄失精。一名**酸枣散**。

茯苓去皮　酸枣仁　黄芪　羌活各一两　甘菊花　熟地黄　柏子仁　防风各一两　人参　白芍药　当归　甘草炙,各五钱

上捣筛。每服三钱,水一盏,煎至七分去滓,温服,不拘时。忌生冷、猪、鱼。

远志汤(一名**茯神散**,出《圣惠方》)　治胆经虚冷不能独卧,心下憺憺如人将捕,头昏,痿厥,目黄失精。

远志去心　熟地黄各一两　防风　人参　甘菊花　白术　桂去粗皮　茯神　前胡去芦,各三分　枳壳去瓤麸炒,五钱

上捣筛。每服三钱,水一盏,生姜三片,煎七分去滓,不拘时服。

茯苓汤(出《永类钤方》)　治胆气虚冷,头眩痛,心神恐畏,遇事多惊,不能独睡,胸中满

闷,口苦。

茯神去木　酸枣仁　黄耆　白芍药　五味子　柏子仁各一两　桂心　熟地黄酒洗　人参　甘草炙,各半两

上㕮咀,每服四钱,水一盏,姜三片,煎七分去滓,温服,不拘时服。

黄耆汤　治肝虚胆寒,心神不安,卧即惊觉,目昏心燥,四肢不利,多恐。

黄耆锉,三分　人参　槟榔锉　白术　百合　酸枣仁炒　白茯苓去皮　麦门冬去心　桂去皮　附子炮,去皮脐

上㕮咀,每服五钱,水一盏半,姜五片,煎至一盏去滓,温服,空心食前下。

人参汤(一名**酸枣仁汤**)　治胆虚烦劳,精神不守,奔气在胸,眠卧不起,多恐。

酸枣仁五升　人参　桂心　生姜各三两　石膏　茯苓　知母各三两　甘草一两五钱

右捣筛,水一斗。煮酸枣仁取七升,去滓,下药煮三升。分为三服,日三。(《普济方·卷三十四·胆腑门·胆虚寒》)

【原文】　**酸枣仁丸**　治胆虚睡不安,精神恐怯。

酸枣仁研,二两　人参　白术　白茯苓去皮　半夏炒　干姜炮,各一两　陈皮去白　榆白皮锉　旋覆花　前胡各一两　槟榔五枚

上为末,炼蜜丸如梧桐子大。空心煎枣汤下二十丸,加至三十丸。

茯神散(一名**远志汤**)　治胆虚冷,目眩头疼,心神恐畏,不能独处,胸中满闷。

方见远志汤。

治烦闷不得眠。

枸杞　生地黄五两　麦门冬　甘草　前胡各五两　茯苓　知母各四两　人参二两　粟米豆豉各五钱

上㕮咀,水八升,煮三升七合,分四服。

人参散(出《本事方》)　治胆虚常多畏,心恐不能独卧,如人捕然,头目不利,胸中闷。

人参　枳壳　五味子　桂心各三分　柏子仁　熟地黄　山茱萸　干菊花　茯苓　枸杞各二两

上细末。每服二钱,温酒调服。

补胆防风汤(出《本事方》)　治胆虚目暗,喉痛数唾,眼目眩冒,五色所障,梦见人讼,恐惧面色变青。

防风一钱　人参六分　细辛五分　芎䓖　甘草　茯苓　独活　前胡各三分

上捣筛。每服四钱,水一盏半,枣二枚,煎八分去滓,食前服。

酸枣仁丸(出《卫生宝鉴》)　治胆气虚热不睡,胆经不足,心经受热,心神恍惚,恐畏多惊,情思不乐,时有盗汗,虚烦不眠,朝差暮剧,或发眩晕。

酸枣仁炒　地榆各一两　丹砂研　茯神　人参　菖蒲各五钱

上除丹砂外捣末,入丹砂令匀,蜜和丸如梧桐子大。每服二十丸,米饮下,不拘时,朱砂为衣,煎人参汤下。

山芋丸　治胆虚冷精神不守,寝卧不宁,头目昏眩,恐畏不能独处。

山芋　酸枣仁炒,各一两　柏子仁　茯神　山茱萸各三分

上为末,炼蜜丸如梧桐子大。每服三十丸,温酒下,米饮亦可,不拘时服。(《普济方·卷

三十四·胆腑门·胆虚不得眠》)

【原文】 芎䓖丸(出《圣济总录》) 治心中风,惊恐愁忧,烦躁错乱。若风邪流入五脏,则往来烦闷悲啼,吸吸短气发热,恍惚喜卧,心中汹涌,怒起颠倒,手足厥冷,饮食呕逆。

芎䓖 龙骨 白茯苓去黑皮 紫石英捣研 防风去叉 细辛去苗叶 铁精捣研 甘草炙,锉 厚朴去粗皮,生姜汁炙,锉,各一两 枳实去瓤麸炒 丹参 蜀椒去目并闭口,炒出汗 桂去粗皮 人参 大黄锉,炒 附子炮裂,去皮脐 干姜各一两一分,泡 白芥子生研,三分 远志去心,一两半 吴茱萸汤浸焙炒,三分 禹余粮煅,醋淬,两三分 菖蒲九节者,去须,米泔水浸切,焙用,一两一分

上先将一十九味为末,与别研三味和匀,炼蜜丸如梧桐子大。每服七丸,温热水下,食后、临卧各一服。

牛黄散(出《圣惠方》) 治心脏中风,心神恍惚,恐畏闷乱,不得睡卧,志意不定,言语错误。

牛黄一分,细研 犀角屑一分 朱砂半两,细研 麝香一分,细研 羚羊角屑一分 防风一分,去芦头 天麻一分 独活一分 人参一分,去芦头 茯神一分 沙参一分,去芦头 天竺黄一分,细研 铁粉半两,细研 川升麻一分 龙齿一分 麦门冬半两,去心,焙 白鲜皮一分 远志一分,去心 龙脑半分,细研 甘草一分,炙微赤,锉

上为细散,都研令匀。每服一钱,煎麦门冬汤调下,不计时候服。(《普济方·卷九十·诸风门·心中风》)

【原文】 雄黄丸(出《圣惠方》) 治五脏风虚,六腑邪热,风热相搏,令寐即惊恐忧悒,寤即恍惚怔忪,忽悲喜怕怖如狂。

雄黄 川大黄 沉香 薯蓣 朱砂 人参 安息香 川椒 铁粉 防风 附子 白茯苓

上为末,入研了药令匀,炼蜜和丸如梧桐子大。每服不拘时候,人参茯苓汤下二十丸。

犀角丸(出《圣惠方》) 治风。心神惊恐,睡卧不安,四肢烦热。

犀角屑 人参去芦头 茯苓 川升麻 槟榔 樟脑 朱砂各半两,细研 金箔研 银箔各五十片,细研

上为末,入研了药令匀,炼蜜为丸如桐子大。每服不计时候,以人参竹叶汤下二十丸。一方用茯神。(《普济方·卷一百一·诸风门·风惊》)

【原文】 牛黄丸(出《圣济总录》) 治中风邪狂乱失志,心多恐怖。

牛黄研,一两 铁精研,三分 虎睛研,一对 石膏研 龙齿研,各二两 银箔研,一百片 金箔一百片,与牛黄、铁精、虎睛、石膏、龙齿、银箔再同研 地骨皮 茯神去木 升麻 玄参 人参各二两 麦门冬去心,焙 枳实去瓤麸炒 葳蕤去土 赤芍药各一两半 生干地黄焙 甘草炙,锉 黄芩去黑心,各二两

上除研外,捣罗为末,入研药拌匀,炼蜜为丸如桐子大。食后煎枸杞根皮汤,下二十丸,日再服,渐加至三十丸。(《普济方·卷一百一·诸风门·风狂》)

【原文】 紫石英丸(出《圣济总录》) 治邪入脏,心虚气不足,梦寐惊恐。

紫石英研,一两 海蛤 白茯苓去皮 白石英研 菖蒲 杏仁去双仁、尖皮,熬 石硫黄研 远志去心 阿胶炙令燥 卷柏去土,炒 铁精研 细辛去苗叶 牛黄研,各半两 麦门冬去心,焙 当归切,焙 大豆黄卷 生银锉屑 大黄蒸三次,炒 钟乳粉 肉苁蓉酒浸切,焙 干姜各一两一分 白

术　白蔹　前胡去芦,各一分　大枣去核炒干,二十枚　人参　防风去叉　山芋　石膏碎研　赤芍药　桔梗去芦,炒　柏子仁　乌头炮裂,去皮脐　桂去粗皮　熟干地黄焙　甘草炙,各三分

上为细末,炼蜜为丸如桐子大。每服空心食前,用粥饮下丸,日二服。《外台秘要》加泽泻、秦艽二味各六分,黄耆六分,半夏八分。

小八风散(出《千金方》)　治迷惑如醉,狂言妄语,惊悸恐怖,恍惚见鬼,喜怒悲忧,烦满颠倒,悒悒短气不得语,语则失忘;或心痛澈背,不嗜饮食,恶风不得去帷帐,时腹疼热,恶闻人声,不知痛痒,身悉振摇,汗出委顿,头重浮肿;爪不能荣颈痛强直,口面㖞戾,四肢不随不仁,偏枯挛掣不能屈伸,悉主之方。

天雄　当归　人参各五分　附子　天门冬　防风　蜀椒　独活各四分　乌头　秦艽　细辛　白术　干姜各三分　麻黄　山茱萸　五味子　桔梗　白芷　柴胡　荠苨各三分

上治下筛,合相得。酒服半方寸匕,渐至一匕,日三服,以身中觉如针刺状,则是药行也。(《普济方·卷一百一·诸风门·风邪》)

【原文】　**茯神丸**(出《圣济总录》)　治风惊邪,心中恍惚,惊悸恐怖,精神不乐,化痰润肌,清神快气。

茯神去木　人参　远志去心　麦门冬去心,焙　熟干地黄焙　青橘皮汤浸去白,焙　甘草炙,锉　五味子　山芋　桔梗去芦头,切,焙　枳壳去瓤麸炒　槟榔生锉,各一两　白术　桂去粗皮　芍药各半两

上为末,炼蜜和丸如鸡头大。每服一丸,含化。(《普济方·卷一百二·诸风门·风惊邪》)

【原文】　夫风惊恐之状,神志不宁,时发惊恐,如人将捕之。盖心者,生之本,神之变。肝者,将军之官,谋虑之所从出。二藏平调则外邪不侵,若正气不足风邪干之,搏于心则怵惕不自安,迫肝则惊恐也。

大镇心散(出《圣济总录》)　治风惊恐,梦寐颠错。

紫石英研,一两　白茯苓去黑皮　防风　人参　甘草炙,锉　泽泻各二两　秦艽去土　黄耆炙,锉　白术　山芋　白蔹锉,各一两半　麦门冬去心,焙　当归切,焙,各一两一分　桂去粗皮　远志去心　柏子仁生用,各一两　石膏研,三分　芍药　细辛去苗叶,各三分　桔梗去芦头,炒　大黄锉,酢炒　大豆卷炒,各一两　蜀椒三分,去目并合口,炒出汗

上除二味别研外,捣罗为细散,后入研者同拌匀,更细罗。每服三钱,温酒调下,空心、临卧各一服。一方,加干姜为末,炼蜜为丸如梧桐子大,米饮下。**名泽泻丸**。

远志散(出《圣济总录》)　治风惊恐,悲思恍惚,心神惕惕梦寐不宁。

远志去心　人参　赤小豆炒熟　附子炮裂,去皮脐　细辛去苗叶　桂去粗皮　干姜炮　防风去叉　龙齿研　熟干地黄切,焙　菖蒲九节者,去须节,米泔浸切,焙,各二两　黄耆锉　白茯苓去黑皮　白术各四两

上除别研外,余捣罗为细末,入研者拌匀再罗。每服三钱,温酒调,空心晚食前服。

银液汤(出《圣济总录》)　治风惊恐怖不安,或发痫吐沫。

防己锉,二两　山泽银一斤,水煮取液　龙齿二两　生地黄切,焙,半两　羚羊角镑　远志去心,各二两　人参去芦头　独活去芦头　甘草炙,锉　桂去粗皮,各一两半　细辛去苗叶,一两　白茯苓去黑皮,二两半　杏仁汤洗去皮尖、双仁,炒,八十枚

上除银液外,余粗捣筛。每服五钱,以银液二盏,煮取八分去滓,入竹沥少许搅匀,温服,空心、午时、夜卧各一服。热多即去桂,加钩藤二两。

防己丸(出《圣济总录》) 治风惊恐,恍惚善忘,或风邪上冲胸胁胀满,不思饮食。

银箔二十一片,研入 桂去粗皮 人参各二两 防己锉 白薇 桔梗去芦头,炒 干姜炮裂 白茯苓去黑皮 防风去叉 大黄锉,醋炒,各一两 牛膝去苗 远志去心,各一两一分

上捣极细,炼蜜为丸如梧桐子大。食后米饮下二十丸日二。

人参汤(出《圣济总录》) 治风惊恐,失志中常惕惕,恍惚善忘,梦寐颠倒,目视眈眈,不闻人声,小便黄赤,饮食无味,安神定志。

人参 甘草炙,锉,各一两 半夏为末,姜汁作饼,焙干,一两 龙骨三两 远志去心,四两 麦门冬去心,焙,半升 熟干地黄切,焙,四两 小麦炒,半升 阿胶慢火炙令燥,一两 石膏捣碎,二两

上粗捣筛。每服五钱,入枣二枚,饧糖少许,生姜三片,水二盏,同煎去滓,取八分温服,每空心、食后、临卧各一服。

玄参汤(出《圣济总录》) 治风惊恐怖如物迫逐,如有所失,悲伤,意志不定。

玄参坚者 白薇微炒 白茯苓去黑皮 山栀子仁各二两 石膏捣碎,半两 生干地黄切,焙,半两 人参锉,一两 羚羊角镑,二两

上粗筛。每服五钱,以水二盏,煮取九分去滓,入竹沥少许,更煎三沸服,食后及夜卧。如要动,入芒硝末半钱同煎。

牡蛎汤(出《圣济总录》) 治风惊恐,忽忽善忘,悲伤不乐,烦壅多恚闷。

牡蛎去黑硬处,火烧令碎,三两 白茯苓去黑皮,一两 麦门冬去心 远志去心,各二两 甘草炙,锉 龙骨去土 桂去粗皮 凝水石各一两

上粗筛。每服三钱,以水一盏半,生姜三片,同煎去滓,取八分温服,空心及晚食前各一服。

龙齿汤(出《圣济总录》) 治风惊恐怖,或因迫逐惊悸,悲伤感动,志意颠越,言语失次。

龙齿 麦门冬去心,焙,各三两 远志去心 茯神去木,各三两 防风去叉 甘草炙,锉 人参锉 羚羊角镑,各二两

上粗捣研。每服三钱,以水一盏,大枣三枚擘破,同煎至七分去滓,空心、午时、夜卧各一服。

龙骨汤(出《圣济总录》) 治风惊恐,恍惚多忘,神气怯弱。

龙骨二两半 白茯苓去黑皮 远志去心 当归切,焙干 甘草炙令微赤,锉 防风去叉 人参各二两 桂去粗皮,一两半

上粗捣筛。每服三钱,水二盏,生姜三片,枣一枚,同煎至一盏,去滓,空心、午后、夜卧各一服。

茯苓汤(出《圣济总录》) 治风惊恐失志,如有所失,悲感恻怅。

白茯苓去黑皮 熟干地黄焙干,各二两 人参 桂去粗皮,各一两半 麦门冬去心,焙,半升 半夏汤浸七遍,焙,切,二两 甘草炙,锉,一节一两

上粗捣筛。每服五钱,以水三盏,生姜三片,乌雌鸡血并肝心各少许,同煎去滓,取八分温服,每食前后,良久服之,令药与食相远,恐药相犯少力故也。一方治风厥,无雌鸡血并心肝。

龙骨汤（出《圣济总录》） 治风惊恐,神魂错越不得安定,若惊忧怖迫逐,或惊失财,或激愤惆怅,致志气不乐。

龙骨　远志去心　茯神去木　防风去叉　牡蛎去黑硬,令碎,各一两　甘草炙,锉,半两

上粗捣筛。每服五钱,以水二盏,大枣二枚去核,同煎去滓,取一盏,空心、午时各一服,日日服之,取差。

茯神丸（出《圣济总录》） 治风惊恐,志意不定,五脏不足,甚者忧愁恐惧,悲伤不乐,忽忽善忘,朝差暮发,甚则狂眩。

茯神去木　菖蒲九节者,去须节,用米泔浸切,炒干　远志去心　白茯苓　人参锉,三分　牛黄研,一分

上先将五味捣罗为末,然后入牛黄同研,再罗,炼蜜为丸如梧桐子大。每服温酒下二十丸,每食后良久,及夜卧时服。

铁精散 治惊恐妄言,或见邪魅,恍惚不自觉,发作有时,或如中风。

铁精　茯苓　芎䓖　桂心　猬皮炙,各三两

上捣下筛,以酒服半钱匕,日三。不知,稍增至一钱以上,知之为度。忌酢物、生葱。

镇心汤（出《千金方》） 治风虚劳冷,心气不足,喜忘恐怖,神志不定,或如中风。

防风　当归　大黄　麦门冬各五分;此味一云五两　泽泻　大豆卷　白薇各四分;此味一云三两　菖蒲　人参　桂心　桔梗　远志　薯蓣　石膏三分　紫菀　干姜　茯苓各二分;一云各三两　白术　甘草各十分　糯米五合　大枣五两　附子　茯神各三两　秦艽六分

上㕮咀,以水一斗二升,先煮粳米令熟,去滓,内药煮取四升,分服八合,日三夜一。一方不用粳米,蜜丸如桐子大,酒服十丸,加至二十丸。（《普济方·卷一百二·诸风门·风惊恐》）

【原文】 **茯神散** 治风恍惚,心神烦乱,志意不安,或卧惊恐。

茯神一两　麦门冬一两半,去心,焙　龙齿二两　黄耆一两,锉　甘草炙微赤,半两,锉　石菖蒲　人参去芦头,各一两　防风三分,去芦头　远志半两,去心　熟干地黄一两　石膏二两　羚羊角屑一两

上捣粗罗为散。每服四钱,以水一中盏,入生姜半分、枣二枚,煎至六分去滓,不计时候,温服。（《普济方·卷一百二·诸风门·风恍惚》）

【原文】 治虚热恍惚,惊邪恐惧。（出《千金方》）

荆沥三升　竹沥二升　香豉三合　牛黄八　麦门冬生　人参各二两　升麻　铁精　天门冬　龙齿　茯苓　栀子各二两

上㕮咀,以水二斗,煮取三升,去滓,下牛黄、铁精,更煎五六沸,取二升七合,分五服,温服,相去十里久。（《普济方·卷一百三·诸风门·风热》）

【原文】 **茵陈散** 治伤寒后,复热在心,烦躁恍惚,或多惊恐,及不得眠卧。

茵陈　茯苓　栀子仁　赤芍药　麦门冬去心　黄芩以上半两　犀角屑一分　生干地黄一两

上捣粗,罗为散。每服五钱,以水一大盏,入生姜半分,去滓,不计时候,温服。（《普济方·卷一百三十二·伤寒门·伤寒烦躁》）

【原文】 **干地黄丸**（出《圣济总录》） 治风厥背痛,善噫善欠,惊恐不安。

熟干地黄焙　桂去粗皮　续断　山茱萸　钟乳粉　天门冬去心,焙,各半两　白茯苓去黑皮　天雄炮裂,去皮脐　杜仲去粗皮,炙,锉　牛膝酒浸切,焙　肉苁蓉酒浸切,焙　柏子仁各一两三分　松

脂　远志去心　干姜炮,各一两一分　菖蒲　山芋　甘草炙,锉,各一两

上为末,炼蜜和丸如梧桐子大。每服三十丸,温酒空心下,食前,日二。(《普济方·卷一百五·诸风门·风厥》)

【原文】 贲豚气者,是肾之积也,起于惊恐忧思所生。若惊恐则伤神,心藏神也。忧思则伤志,肾藏志也。神志伤动,气积于肾,而气上下游走,如豚之贲,故曰贲豚。其气乘心,若心中踊踊,如车所惊,如人所恐,五脏不定,食饮辄呕,气满胸中,狂痴不定,妄言妄见,此惊恐贲豚之状也。若气满支心,心下闷乱,不欲闻人声,休作有时,乍差乍剧,翕翕短气,手足厥逆,内烦结痛,温温欲呕,此忧思贲豚之状也。诊其脉来祝祝者,病贲豚也。肾脉微急沉厥,贲豚也。其足不收,不得前后,皆从惊恐得之。肾间有脓故也。

师曰:病如贲豚者,气从小腹起,上冲喉咽,发作欲死,复还生,皆从惊恐得之。肾间有脓故也。师曰:病有贲豚,有吐脓,有惊怖,有火邪。此四部病者,皆从惊恐得之。火邪者桂枝加龙骨牡蛎汤主之。若新亡财,为县官所捕迫,从惊恐者,疗用鸱头、铅锴。

七气汤　疗忧劳寒热愁思恐,及食饮隔塞,虚劳内伤,五脏欲绝,奔气不能还下,心中悸动不安。

桔梗二两　人参三两;一方二两　芍药三两　茱萸七分　枳实五枚,炙　黄芩二两;一方三两　干姜三两;一方二两　桂心三两;一方二两　干地黄三两;一方二两　橘皮三两　甘草三两;一方二两,炙　半夏三两,洗;一方二两

上以水一斗,煮取三升,去滓,分三服。忌海藻、菘菜、羊肉及生葱、猪肉、芜荑等。《千金》无桂心、橘皮、桔梗,有厚朴、栝蒌、蜀椒。(《普济方·卷一百七十一·积聚门·贲豚》)

【原文】 《内经》言风寒湿三气杂至,合而为痹。又曰以夏遇此为脉痹,脉痹不已,复感于邪,内舍于心,是为心痹。其状脉不通,烦则心下鼓,暴上气而喘,嗌干善噫,厥气上则恐。盖淫气忧思,痹聚在心。《经》所谓诸痹不已,亦益内者如此,《圣惠方》云:心虚而邪乘,幅幅如满,隐隐而痛,谓之心痹。则息于饮食,诊其脉弦而强,是其候也。

犀角散(出《圣济总录》)　治心痹精神恍惚,恐畏闷乱,不得眠卧,志气不定,言语错误。

犀角屑　牛黄另研　麝香另研　羚羊角屑各一分　丹砂另研,半两　防风　天麻　独活去芦　龙齿各一分　人参　茯神去木　沙参去芦　天竺黄另研　升麻　麦门冬去心,焙,半两　白藓皮一分　远志一分　龙脑另研　甘草炙,一分

上除别研者外为散,同研药一处拌匀,再细研。服二钱,煎麦门冬汤调下,不计时。

茯神汤(出《圣济总录》)　治心痹,神思昏塞,四肢不利,胸中烦闷,时复恐悸。

茯神去木　羌活去芦　麦门冬去心,焙　龙齿　麻黄去根,各一两　蔓荆实　人参　薏苡仁　防风去梢　远志去心　犀角屑各三分　赤芍药　甘草炙,各半两

上捣筛。每服三钱,水一盏,生姜五片,同煎至七分,去滓温服,不计时候。(《普济方·卷一百八十六·诸痹门·心痹》)

【原文】 **当归汤**　治虚劳惊恐,虚烦不得眠睡。

当归切,焙　防风去叉　甘草炙　远志去心　猪苓去黑皮　茯神去木　桂去粗皮　黄耆锉细　人参　芎䓖　白术　白芍药　熟干地黄焙,各五钱　五味子一分　酸枣仁汤浸去皮,炒用,三两

上粗捣筛。每服三钱,以水一盏,入枣三枚,擘破,生姜一片拍碎,同煎至七分,去滓,空腹服,夜卧再服。

石膏汤 治虚劳心热,惊悸梦恐,畏惧不安。

石膏研,四两　人参　知母焙　赤石脂　栀子去皮　芍药　白术　白茯苓去黑皮　紫菀去土,各一两五钱

上粗捣筛。每服五钱,用水一盏半,煎至一盏,去滓,下竹沥少许,及生地黄汁一合,更煎一两沸,分温二服,早晚食后服之。(《普济方·卷二百三十三·虚劳门·虚劳惊悸》)

【原文】　**茯神散**(出《圣惠方》)　治虚劳,起动汗出,怕热,多惊恐,不得睡卧。

茯神　人参去芦头　熟干地黄　牡蛎烧为粉　麦门冬去心,焙　黄耆锉　酸枣仁微炒　龙骨各一两　五味子　苍术　甘草炙微赤,各五钱

上为散。每服四钱,以水一中盏,入生姜半分枣三枚,煎至六分,去滓,不计时候,温服。

桔梗汤　治虚劳,惊恐不安,夜不得眠。

桔梗炒,锉,三分　半夏汤洗七遍去滑,姜汁炒,一两一分　白术三分　甘草炙,锉,一分　桂去粗皮　芍药各五钱　玄参一两五钱

上粗捣筛。每服三钱,以水一盏,入生姜半分,拍碎,煎至七分,去滓下饴糖一分,空腹温服,夜卧再煎服。(《普济方·卷二百三十三·虚劳门·虚劳不得眠》)

【原文】　**补益大枣粥方**(出《圣济总录》)　治中风虚恐惊悸,如人将捕之,四肢沉重。

大枣七枚,去核　青粱粟米二合

上以水三升半,先煮枣,取汁一升半,去滓,入米煮粥食之。(《普济方·卷二百五十七·食治门·食治中风》)

【原文】　**茯苓粥方**(出《圣惠方》)　治心胸结气,烦闷恐悸,风热惊邪,口干。

赤茯苓一两　麦门冬一两,去心　粟米一合

上细锉,先以水二大盏半,煎至一盏半,去滓,下米煮粥温食。(《普济方·卷二百五十七·食治门·食治风热烦闷》)

【原文】　**防风散**(出《永类钤方》)　治妇人风邪癫狂,或啼泣不止,或歌笑无度,或心神恐惧,或言语失常。

防风　茯神　独活　人参　远志去心　龙齿　菖蒲去毛　石膏　牡蛎各一两,煅　秦艽　禹余粮石　桂心各半两　甘草二分　蛇蜕一尺,炙

上为粗末。每服三钱,水一盏半,煎至七分,去滓,温服。

远志散　治妇人风邪,悲思愁忧,喜怒无常,梦寐不安,心神恐惧。

远志三分,去心　白术二(一)两,微炒　桂心半两　茵芋半两　天雄半两,炮裂,去皮脐　龙齿半两　菖蒲半两　附子半两,炮裂,去皮脐　生干地黄半两　细辛半两　甘草半两,炙微赤,锉　杨柳上寄生一两

上为细末,每服空心及食前以温酒调下一钱。(《普济方·卷三百十七·妇人诸疾门·风邪癫狂》)

【原文】　**远志丸**　治产后血虚,或因惊恐神志不宁,语言谬错,妄有所见。

远志去心　甘草炙　白茯苓去黑皮　桂去粗皮　白术　山芋　麦门冬去心,焙　人参　当归切,焙　泽泻　独活去芦头　阿胶炙令燥　菖蒲各一两半　干姜炮,一两　熟干地黄二两,焙

上捣罗为末,炼蜜丸如梧桐子大。每服二十丸,煎人参汤下,空心,日午夜卧服。(《普济方·卷三百五十一·产后诸疾门·语言妄乱》)

【原文】 少冲,一名经始。在手小指内廉之端,去爪甲如韭叶。灸三壮。主热病烦心,上气,心痛而冷,烦满少气,悲恐善惊,掌中热,肘腋胸中痛,口中热,咽喉中酸,乍寒乍热,手卷不伸,掌痛引肘腋。

少府,在手小指本节后陷者中,直劳宫。灸三壮。主烦满少气,悲恐思人,臂酸掌中热,手卷不伸。

神门,一名锐中,一名中都。在掌后锐骨之端陷者中。灸三壮。主疟,心烦,甚欲得冷水,寒则欲处热;热中,喉干不嗜食,心痛数噫,恐悸气不足,喘逆身热,狂悲哭泣,呕血上气,遗溺,手及臂寒。

少阴郄,在掌后脉中,去腕半寸。灸三壮。主十二痫,失喑不能言,凄凄寒咳,吐血,气惊心痛。

通里,手少阴络。在腕后一寸。灸三壮。主热病,先不乐数日,热则卒心中懊侬,数欠频伸,悲恐,头眩痛,面赤而热无汗,反癫,心下悸,臂臑肘痛。实则支满,虚则不能言,善呕,喉痹,少气,遗溺。

灵道,在掌后一寸半,或云一寸。灸三壮。主心痛悲恐,相引瘛疭,臂肘挛,暴喑不能言。(《普济方·针灸·卷五·十二经流注五脏六腑明堂·心》)

【原文】 天冲二穴,在耳上如前三寸足少阳穴图,灸七壮,针三分。《铜人经》云:二穴在耳上如前三分,治头痛,癫疾,风痓,牙龈肿,善惊恐。可灸七壮,针三分。《西方子》云:亦作天衢。

颅囟二穴,在耳后间青络脉。灸七壮,不宜针。《明堂经》云:颅囟在耳后青络间,灸三壮,针一分,不得多出血,出血多杀人。《铜人经》云:足少阳脉气所发,治身热头重,胁痛不得转侧,风痓耳聋,小儿发痫瘛,痰喘不得息,呕吐涎沫,惊恐失精,瞻视不明。不宜针,即可灸七壮。又云:主耳痛塞鸣,胸胁相别,不得俯仰,及治头眩。

瘛脉二穴,一名资脉。在耳本后鸡足青络脉,刺出血,如豆汁,不宜出血多,灸三壮,针一分。《明堂经》云:在内鸡足青脉。《铜人经》云:治头风耳鸣,小儿惊痫,瘛疭,呕吐,泄痢无时,惊恐眵䁾,目睛不明,耳后痛。《西方子》云:不灸。(《普济方·针灸·卷六·腧穴·侧头部左右二十六穴》)

【原文】 少冲二穴,木也,一名经始。在小指内廉端《明下》作则,去爪甲角如韭叶,针一分,灸三壮。《明堂》云:灸一壮。又云灸三壮,主心烦,上气,卒心痛,悲恐畏人,善惊喜言,手拳不得伸,掌中热痛也。秦承祖《明堂》云:臁主惊痫吐舌沫出也。《千金》、杨玄操同。《铜人经》云:手少阴脉之所出也,为井。治热病烦满,痰冷少气,胸中痛,口中热,咽中酸,乍热,手挛不伸,掌痛引肘腋痛。《西方子》云:主热病,心闷而汗不出,及主身热如火,浸淫烦满,舌本痛,咽酸太息。

少府二穴,火也。在手小指本节后陷中,直劳宫劳宫在手厥中,针二分,灸七壮。《明堂》云:三壮。《铜人经》云:手少阴脉之所流也,为荥。治烦满少气,悲恐畏人,臂酸,掌中热,肘腋挛急,胸中痛,手拳不得伸。《西方子》云:在手小指大节后陷者中,有气如息肉状,主小便不利,便癃,主数噫恐悸,气不足,主阴痛,实时梃长,寒热,阴暴痛,遗尿偏虚则暴痒气逆。《明堂》云:主痃疟,灸不愈。

神门二穴,土也。一名兑冲。在掌后兑骨端陷中,灸七壮,炷如小麦,针三分,留七呼。

《铜人经》云：手少阴脉之所注也，为腧。治疟心烦甚，欲得饮冷，恶寒则欲处温，咽干不嗜食，心痛数噫恐悸，少气不足，臂寒，喘逆，身热狂悲哭，呕血上气遗溺，大人小儿五痫。《西方子》云：笑若狂手掣肘挛，主喉痹。阴郄二穴，在掌后脉中，去腕五分，针三分，灸七壮。《铜人经》云：治失音不能言，洒淅振寒，厥逆心痛，霍乱胸中满，衄血，惊恐。《西方子》云：在掌后动脉中，主气惊。

通里二穴，在腕后一寸陷中，针三分，灸三壮。《明堂》云：灸七壮，主头目眩痛，悲恐畏人，肘腕酸重及暴病不能言语。《铜人经》云：主热病，卒心中懊侬，数欠频伸，悲恐，目眩头痛，面赤而兼心悸，肘臑臂痛，实则皮肿，虚则不能言，苦呕喉痹，少气遗溺。《西方子》云：主热病先不乐数日烦心。

灵道二穴，金也。去掌后一寸半或一寸，灸三壮，针三分。《铜人经》云：手少阴脉之所行也，为经。治心痛悲恐，相引瘛疭，肘挛枢满，暴喑不能言。（《普济方·针灸·卷八·腧穴·手少阴心经左右十八穴》）

【原文】 主心悲（《资生经》）。穴漏谷，治心悲；穴商丘，治悲恐；穴灵道，治恍惚悲愁；穴神道，主悲愁恍惚，悲伤不乐；穴天井、心俞、神道，主大风默默不知所痛，悲伤不乐，又疗惊悸悲伤；穴天井，治大风逆气，多寒善悲；穴大横，治善悲不乐；穴照海，治太息善悲，小腹热，欲走，多唾，言语不正，四肢不收；穴日月，治悲恐善惊；穴少冲，疗惊恐悲愁；穴支正，治烦满少气，悲恐畏人，掌热腹脐挛急，胸痛，手倦，不伸；穴少府，治悲笑；穴劳宫，治善悲泣；穴心俞、神门、解溪、大陵，主善悲；穴间使，主悸悲；穴通理，主心悲；穴行间、劳宫，主泣出；穴百会，治忧主心；穴绝骨，治乍哭。（《普济方·针灸·卷十二·心忧悲》）

【参考文献】 ① 朱橚．普济方[M]．北京：人民卫生出版社，1959．
② 朱橚．普济方针灸门[M]．石学敏，总主编．长沙：湖南科学技术出版社，2020．

《玉机微义》

【原文】 **茯神汤** 治胆气虚冷，头痛目眩，心神恐畏，不能独处，胸中满闷。

茯神 酸枣仁炒，去壳 黄芪 白芍 五味子 柏子仁各一两 桂心 熟地黄 人参 甘草半两

上㕮咀。每四钱半，入姜煎。

补心丸 治本脏虚冷，善恐怖，如魇状，及女人产后中寒，腹痛，月水不调。

当归 川芎 白芍 甘草 附子 防风 桂心 细辛 干姜 蜀椒 厚朴 半夏 大黄 猪苓各一两 茯苓 远志各二两

上为末，蜜丸如梧子大。酒服五七丸，日三，加至十丸。（《玉机微义·卷十四·寒证治法·附虚寒温经诸方》）

【参考文献】 徐用诚，刘纯，徐谦，等．玉机微义[M]．上海：上海古籍出版社，1991．

《推求师意》

【原文】 怖，《内经》无有，始于《金匮要略》奔豚条，有惊怖，继云惊恐，可见惊怖即惊恐怖惧也。恐亦惧也，凡连称惊恐者，以一阴一阳对待而言。如喜怒并称者，喜出于心，心居在阳，怒出于肝，肝居在阴。志意并称者，志是静而不移，意是动而不定。静，阴也；动，阳也。

惊恐并称者,惊因触于外事,内动其心,心动则神摇;恐因感于外事,内慊而精怯。《内经》谓:惊则心无所倚,神无所归,虑无所定,故气乱矣。恐则精怯,怯则上焦闭,闭则气外,外则下焦胀,故气不行矣。又谓:尝贵后贱,尝富后贫,悲忧内结。至于脱营失精,病深无气,则洒然而惊,此类皆病,从外事所动内之心神者也。若夫在身之阴阳盛衰而致其惊恐者,则惊是火热躁动其心,心动则神乱,神用无方故惊之。变状亦不一,为惊骇、为惊妄、为惊狂、为惊悸等。病恐则热伤其肾,肾伤则精虚,虚则志不足,志本一定而不移,故恐亦无他状。《内经》有惊病之邪,有火热二淫,司天在泉,胜复之气,有各经热病所致,有三阳积并,有气并于阳,皆为诸惊等病,故病机统而言曰:诸病惊骇,皆属于火也。于恐病之邪者,有精气并于肾则恐,有血不足则恐,有少阳入阴、阴阳相搏则恐,有胃热肾气微弱则恐,有肾是动者恐。然于肝之惊恐互作者,以其脏气属阳,居阴纳血藏魂,魂不安则神动,神动则惊;血不足则志慊,志慊则恐,故二者肝脏兼而有之。似此之类,于火热二淫并湿属感邪之外,其余惊恐皆因气之阴阳所动而内生也。惊恐二病与内外所因治法同乎?异乎?曰:惊则安其神,恐则定其志,治当分阴阳也。心为离火,内阴而外阳;肾为坎水,内阳而外阴。内者是主,外者是用。又,主内者五神,外用者五气。是故心以神为主,阳为用;肾以志为主,阴为用。阳则气也,火也;阴则精也,水也。及乎水火既济,全在阴精上承以安其神,阳气下藏以定其志。不然,则神摇不安于内,阳气散于外,志感于中,阴精走于下。既有二脏水火之分,治法安得无异?所以惊者必先安其神,然后散之则气可敛,气敛则阳道行矣;恐者必先定其志,然后走之则精可固,精固则阴气用矣。于药而有二脏臣君佐使之殊用,内外所感者,亦少异会外事惊者。张子和谓:惊者平之。平有二义:一云平常也,使病者时时闻之,习熟自然不惊;一云此固良法,不若使其平心易气以先之,而后药之也。吾谓内气动其神者,则不可用是法,惟当以药平其阴阳之盛衰而后神可安,心可定矣。(《推求师意·卷之上·杂病门·怖》)

【参考文献】 戴思恭.推求师意[M].程志源,校注.北京:中国中医药出版社,2021.

《奇效良方》

【原文】 加味牛黄散 治心脏中风,恍惚恐惧,闷乱不得睡卧,志意不定,语言错乱,并皆治之。

牛黄另研 麝香另研 犀角屑 羚羊角屑 龙齿另研 防风去芦 天麻 独活去芦 人参去芦 茯神去木 川升麻 甘草炙 白鲜皮 远志去心 天竺黄各二钱半,另研 朱砂水飞 铁粉另研 麦门冬去心,各半两

上为细末,研匀。每服二钱,煎麦门冬汤调下,不拘时服。(《奇效良方·卷之一·风门·心脏中风》)

【原文】 抱胆丸 治男子妇人一切癫痫风狂,或因惊恐怖畏所致者,及妇人产后血虚,惊气入心,室女月脉通行,惊恐蕴结。此方累曾经效,本是忠懿王之子有疾,忽得一僧授此,服之即效,本名灵砂观音丹,忠懿得之未敢轻信,或有一风犬,饲以此药立效,破犬腹而视,乃抱犬胆,因易今名。

水银二两 朱砂一两,细研 黑铅一两半 乳香一两,细研

上将黑铅入铫子内,下水银结成砂子,次下朱砂滴乳,乘热用柳木捶研匀,丸如鸡头大。每服一丸,空心井花水吞下,病者得睡,切莫惊动,觉来即安,再服一丸,可除根本。(《奇效良

方·卷之三·抱胆丸》）

【原文】 茯神散 治诸风恍惚，心神烦乱，志意不安，或卧惊恐。

茯神一两 石膏研 龙齿各二两 麦门冬去心，一两半 黄芪一两 甘草半两，炙 石菖蒲 人参去芦，各一两 防风三分 远志一两，去心 熟干地黄 羚羊角屑各一两

上㕮咀。每服四钱，以水一中盏，入生姜半分，枣三枚，煎至六分，去滓，不拘时候，温服。（《奇效良方·卷之三·茯神散》）

【原文】 参香散 治心气不宁，诸虚百损，肢体沉重，情思不乐，夜多异梦，盗汗失精，恐怖烦悸，喜怒无时，口干咽燥，渴欲饮水，饮食减少，肌肉瘦悴，渐成劳瘵。常服补精血，调心气，进饮食，安神守中，功效不可尽述。

人参 黄芪 白茯苓 莲肉去心 白术 山药各一两 缩砂仁 乌药 橘红 干姜炮，各半两 甘草炙，三分 南木香 檀香 丁香各一分 沉香二钱

上锉散。每服三钱，水二盏，生姜三片，枣一枚，煎至一盏，去滓，食前服。一方用炮熟附子半两，或为细末，每服一匕，食前用苏盐汤调服亦可。（《奇效良方·卷之二十一·诸虚门·诸虚通治方》）

【原文】 犀角散 治心痹，精神恍惚，恐畏闷乱，不得睡卧，志气不定，语言错误。

犀角屑 牛黄别研 麝香别研 羚羊角屑 白鲜皮 茯神去木 沙参去芦 天竺黄别研 防风 天麻 独活 人参 升麻 龙齿 远志去心 甘草炙，以上各一分 麦门冬去心，焙 丹砂别研，各半两 龙脑别研，半分

上为细末，入别研药，再研令极细。每服二钱，不拘时用麦门冬汤调下。（《奇效良方·卷之三十八·五痹门·五痹通治方》）

【原文】 茯神汤 治心痹，神思昏塞，四肢不利，胸中烦闷，时复恐悸。

茯神去木 羌活去芦 麻黄去根节 麦门冬去心，焙 龙齿以上各一两 远志去心 犀角屑 薏苡仁 人参去芦 蔓荆子 防风以上各三分 赤芍药 甘草炙，各半两

上㕮咀。每服三钱，水一盏，生姜五片，同煎至七分，去滓，不拘时温服。（《奇效良方·卷之三十八·五痹门·五痹通治方》）

【原文】 远志丸 治因事有所大惊，梦寐不祥，登高涉险，神魂不安，惊悸恐怯。

远志去心，姜汁制 石菖蒲各二两 茯神去皮木 白茯苓去皮 人参去芦 龙齿各一两

上为细末，炼蜜和丸如梧桐子大，朱砂为衣。每服七十丸，用白汤送下，食后临卧服。（《奇效良方·卷之四十六·怔忡健忘动悸门·怔忡健忘动悸通治方》）

【参考文献】 董宿，方贤.奇效良方[M].可嘉，校注.北京：中国中医药出版社，1995.

《医方选要》

【原文】 妙香散 治心气不足，志意不定，惊悸恐怖，悲忧惨戚，虚烦少睡，喜怒不常，夜多盗汗，饮食无味，头目昏眩。常服补益气血，安神镇心。

麝香另研，一钱 山药姜汁炙，一两 人参半两 木香二钱半 茯苓去皮 茯神去皮、木 黄芪各一两 桔梗半两 甘草炙，半两 远志去心，炒，一两 辰砂另研，三钱

上为末。每服二钱，不拘时温酒调服。（《医方选要·卷之七·怔忡健忘动悸门》）

【参考文献】 周文采.医方选要[M].王道瑞，申好贞，焦增绵，点校.北京：中国中医药

出版社,1993.

《校注妇人良方》

【原文】 独活散(出《三因》) 治气虚感风,或惊恐相乘,肝胆受邪,使上气不守正位,致头招摇,手足颤掉,渐成目昏。

独活 地骨皮 细辛 芎藭 菊花 甘味者 防风 去叉 甘草 炙,等分

上为粗末。每服三钱,水盏半,煎至一盏,去滓,煎取清汁六分,入竹沥少许,再煎一二沸,食后,温饮,日二服。(《校注妇人良方·卷三·妇人颤振方论第八·附方》)

【原文】 茯神汤 治胆气虚冷,头痛目眩,心神恐畏,不能独处,胸中烦闷。

茯神去木 酸枣仁炒 黄芪炒 柏子仁炒 白芍药炒 五味子杵,炒,各一两 桂心 熟地黄自制 人参 甘草炒,各半两

上每服五钱,姜水煎。(《校注妇人良方·卷三·妇人怔忡惊悸方论第十二·附治验》)

【原文】 防风茯神散 治风癫啼泣歌笑,或心神恐惧,或语言失常。

防风 茯神去木 独活 人参 远志去心 龙齿 菖蒲去毛 石膏 牡蛎煅,各一两 秦艽 禹余粮煅 桂心各五钱 甘草炒,三分 蛇蜕一条,炙

上每服五钱,水煎服。(《校注妇人良方·卷三·妇人风邪癫狂方论第十四·附治验》)

【参考文献】 薛己.校注妇人良方:大字本[M].太原:山西科学技术出版社,2012.

《古今医统大全》

【原文】 独活散 治气虚感风,或惊恐相乘,肝胆受邪,使上气不受正位,致手招摇,手足颤掉,渐成目昏。

独活 地骨皮 细辛 芎藭 菊花 防风 炙甘草各等分

上为粗末。每服三钱,水盏半,煎八分,取青汁入少竹沥,温服。(《古今医统大全·卷之三十九·颤振候·药方》)

【原文】 牛黄清心丸 治心志不足,神气不定,惊恐癫狂,语言谵妄,虚烦少睡;甚至弃衣登高,逾墙上屋等证。

羚羊角镑,一两 人参二两半 白茯苓 川芎 防风各半两 阿胶炒,七钱半 干姜炮,七钱 白术两半 牛黄各两半 麝香半两 犀角镑,二两 雄黄研飞,八钱 梅花冰片五钱 金箔一千四百片 白芍药 柴胡各两半 甘草炒,五两 山药七钱 麦门冬去心 枯黄芩各两半 杏仁泡去皮尖及双仁者,面炒黄色,另研用 桔梗各两两二钱 神曲二两半 大枣一百枚,蒸熟去皮核,另研成膏 白敛七钱半 蒲黄炒,二两半 大豆黄卷一两七钱半,微炒 当归酒洗 肉桂去皮,各一两七钱

上除枣、杏仁、金箔、二角及牛黄、脑、麝、雄黄四味为末,入药和匀,炼蜜同枣膏和丸,每两分作十丸,将前金箔除四百片为衣。每服一丸,食后温水化下。(《古今医统大全·卷之四十九·癫狂门·药方·清镇诸剂》)

【原文】《经》曰:肾在志为恐,恐伤肾,思胜恐。又曰:精气并于肾则恐。此属肾也。又曰:肝藏血,血不足则恐。盖肝胆实则怒而勇敢,肝胆虚则善恐而不敢也。子和曰:胆者敢也,惊怕甚则胆伤矣。此恐之属肝胆也。又曰:胃为恐。又曰:心怵惕思虑则伤脾,脾伤则恐惧自失也。此恐之属心脾胃也。(《古今医统大全·卷之五十·恐候·病机·恐分脏腑有四》)

【原文】 恐与惊不同。子和曰：惊者为自不知故也，恐者为自知也。盖惊者闻响则惊，恐者自知如人将捕之状，及不能独自坐卧，须得同伴，方不恐惧。或夜必用灯烛，苦无灯烛则恐者是也。(《古今医统大全·卷之五十·恐候·病机·恐与惊不同》)

【原文】 人参散（出《本事》） 治胆虚，常多畏恐，不能独居，如人将捕，头目不利。

人参 枳壳 五味子 桂心各三钱 柏子仁 熟地黄各一两 甘菊花 枸杞子各二钱 茯神 山茱萸肉各半两

上为细末，温酒调服二钱。

茯神散 治胆虚，目眩头痛，心神恐惧，不敢自卧。

茯神二两 远志 防风 细辛 白术 前胡 人参 桂心 甘菊花 熟地黄 枳壳各二两

上为细末。每服三钱，水盏半、姜三片、枣一枚，煎六分，温服。(《古今医统大全·卷之五十·恐候·药方》)

【原文】 书云：因事而有大惊恐，不能自遣，胆气不壮，神魂不安，心虚烦闷，自汗体浮，饮食无味。

恐惧不解则精伤，骨酸痿厥，精时自下，五脏失守，气虚不固。

惊则心无所倚，神无所归，虑无所定，气乃乱矣。

大恐伤肾，恐不除则志伤，恍惚不乐，非长生之道。

惊恐忧思，内伤脏腑，气逆于上，则吐血也。

恐则精怯，怯则上焦闭，闭则气逆，逆则下焦胀，气乃不行。

有妇人累月不产，以坐草太早，恐惧气结而然。遂与紫苏药破气，方得下。

临危冒险则魂飞，戏狂禽异兽则神恐。

《淮南子》云：大怖生狂。

有朝贵坐寺中，须臾雷击坐后柱且碎，而神色不动。又有使高丽者，遇风樯折，舟人大恐，其人恬然读书，如在斋阁。苟非所守如此，则其为戒当何耶？(《古今医统大全·卷之九十九·养生余录(上)·惊恐》)

【参考文献】 徐春甫.古今医统大全[M].崔仲平，王耀廷，主校.北京：人民卫生出版社，1991.

《孙文垣医案》

【原文】 孙熙宇，肢节肿痛，痰多呕恶，胸中气不畅达，语言亦不清利，夜梦皆亡人野鬼追陪，精神惨恶，惊恐不安，且汗多不止，饮食减三之二。远近名家，医治逾月不应，敦予为治。诊其脉，左手甚弱，汗多故也。右手滑大，痰饮湿热而然。法当补敛，前医皆作风治而用疏散，泄其元神将成柔痓。予以人参、麦门冬、五味子、白芍药、当归、苡仁、陈皮、石斛、木瓜、甘草、白术、桂枝，服此汗大敛而神思稍清，吐亦止矣。惟饮食不思，夜梦与亡人同游为恶耳。改用人参、黄芪、枸杞子、苡仁、白术各一钱五分，当归、远志、茯苓、木瓜、陈皮各一钱，甘草五分，水二盏入雄猪心血一枚，煎作八分，饮之，四帖乃能睡，始梦生人，不复梦亡人矣。(《孙氏医案·三卷·新都治验》)

【参考文献】 孙一奎.孙文垣医案[M].杨洁，校注.北京：中国医药科技出版社，2012.

《赤水玄珠》

【原文】《纲目》云：澹澹因痰动也。心澹澹动者，谓不怕惊而心自动也。惊恐，亦曰心中澹澹，恐谓怕惊而心亦动也。

其澹澹自动之病，属二经，一属厥阴心主。《经》曰：心主手厥阴之脉，是动则病，心中澹澹大动，面赤目黄，喜笑不休，视盛虚寒热，陷下取之，是刺灸之法也。又曰：太阳司天，寒淫所胜，病心澹澹大动，胸胁胃脘不安，治以甘热，是运气之寒伤心主也。其二属少阴病。《经》云：一阳发病，少气善咳，善噫，其传为心掣是也。（《赤水玄珠·第六卷·怔忡惊悸门·心澹澹动》）

【原文】 生生子曰：恐与惊悸相似，实非惊悸也。张子和云：惊者为自不知，恐者为自知故也。盖惊者闻响即惊，恐者心中恍恍然，自知如人将捕之状，及不能独自坐卧，必须人为伴侣，方不恐惧。或夜必用灯照，无灯烛亦恐惧者是也。

脏腑有四：一曰肾。《经》云：在脏为肾，在志为恐。又云：精气并于肾则恐是也。二曰肝胆。《经》云：肝藏血，血不足则恐。戴人曰：胆者敢也，惊怕则胆伤矣。盖肝胆实，则怒而勇敢，肝胆虚，则善怒而不敢也。三曰胃。《经》云：胃为恐。四曰心。《经》云：心怵惕思虑则伤神，伤神则恐惧自失。

周本心年六十岁，形气俱实，因大怒，正月间染病，心不自安，如人将捕之状，夜卧亦不安。两年后，欲饮，以人参、白术、当归身为君，陈皮为佐，加盐炒黄柏、炙玄参各少许，煎服月余而安。《经》云：恐伤肾。丹溪用盐炒黄柏、炙玄参，引参归等药入补肾足少阴络也。

治胆虚常多畏恐，不能独卧，如人捕之状，头目不利。

人参　枳壳　桂心　甘菊　茯神　五味子　山茱萸　枸杞子各三分　柏子仁　熟地黄各一两

上为末。每服二钱，温酒调服。

治胆虚冷，目眩头疼，心神恐畏，不能独处，胸中满闷。

茯神一两　枳壳半两　远志　防风　细辛　白术　人参　前胡　桂心　甘菊　熟地黄各三分

上为末。每服三钱，水一盏，姜三片，煎六分，温服，不拘老幼，皆可服。

治胆虚目暗，喉痛，数唾，眼目眩冒，五色所障，梦见被人争讼，恐惧，面色变者，**补胆防风汤**。

防风一钱　细辛　川芎　茯苓　甘草　独活　前胡各八分　人参七分

枣二枚，水煎，食前服。

运气：善恐皆属肝木虚。《经》云：木不及曰委和。委和之纪，其病淫动注恐是也。

生生子曰：《经》云，恐伤肾。予在莒，见一友人与一女子私合，正值阳败之际，为人惊破，恐惧走归，精流不止而毙。又观六十家小说载一女子与一少年，亦如上故事。特揭附此，以为好色伤生者之戒。（《赤水玄珠·第六卷·怔忡惊悸门·恐》）

【原文】 **茯神汤** 治胆气虚寒，头疼目眩，心神恐惧，不能独处，或是惊痫。

茯神　酸枣仁炒　黄芪　柏子仁　白芍药炒　五味子各一两　桂心　熟地　人参　炙甘草各五钱

上每五钱,水煎服。(《赤水玄珠·第二十六卷·痫门》)

【参考文献】 孙一奎.赤水玄珠[M].叶川,建一,校注.北京:中国中医药出版社,1996.

《黄帝内经灵枢注证发微》

【原文】 黄帝曰:邪之中人脏奈何?岐伯曰:愁忧恐惧则伤心,形寒寒饮则伤肺,以其两寒相感,中外皆伤,故气逆而上行。有所堕坠,恶血留内,若有所大怒,气上而不下,积于胁下,则伤肝。有所击仆,若醉入房,汗出当风,则伤脾。有所用力举重,若入房过度,汗出浴水,则伤肾。黄帝曰:五脏之中风奈何?岐伯曰:阴阳俱感,邪乃得往。黄帝曰:善哉!(按:此与"百病始生篇"末同)

此言五脏之邪有内伤者,有外感者,必其阴阳俱感,而后外邪得以入脏也。帝承上文而言邪不入脏,固以其脏之实也,然岂无入脏之时乎?伯言邪有不同,有所谓内伤者,故愁忧恐惧则心神伤矣。形寒饮寒,则肺本畏寒,而肺斯伤矣。正以两寒相感,中外皆伤,故气逆而上行也。有所堕坠,恶血在内,及有所大怒,气积胁下,则肝斯伤矣。有所击仆,醉以入房,汗出当风,则脾斯伤矣。有所用力举重,入房过度,汗出浴水,则肾斯伤矣。此内伤之邪中于人脏者如此。虽曰当风浴水,而亦由内伤始也。彼五脏之中风者,亦以阴经阳经俱感于邪,则脏腑俱伤,邪乃入脏。若止感阴经,则脏气尚实,其邪岂能以遽入哉?(《黄帝内经灵枢注证发微·卷之一·邪气脏腑病形第四》)

【原文】 黄帝问于伯高曰:余闻形气病之先后,外内之应奈何?伯高答曰:风寒伤形,忧恐忿怒伤气。气伤脏乃病脏,寒伤形乃应形,风伤筋脉,筋脉乃应。此形气内外之相应也。黄帝曰:刺之奈何?伯高答曰:病九日者,三刺而已;病一月者,十刺而已。多少远近,以此衰之。久痹不去身者,视其血络,尽出其血。黄帝曰:内外之病,难易之治奈何?伯高答曰:形先病而未入脏者,刺之半其日;脏先病而形乃应者,刺之倍其日。此月内难易之应也。(《黄帝内经灵枢注证发微·卷之一·寿夭刚柔第六》)

【原文】 是故怵惕思虑者则伤神,神伤则恐惧,流淫而不止。因悲哀动中者,竭绝而失主。喜乐者,神惮散而不藏。愁忧者,气闭塞而不行。盛怒者,迷惑而不治。恐惧者,神荡惮而不收。心怵惕思虑则伤神,神伤则恐惧自失,破䐃脱肉,毛悴色夭,死于冬。脾愁忧而不解则伤意,意伤则悗乱,四肢不举,毛悴色夭,死于春。肝悲哀动中则伤魂,魂伤则狂忘不精,不精则不正,当人阴缩而挛筋,两胁骨不举,毛悴色夭,死于秋。肺喜乐无极则伤魄,魄伤则狂,狂者意不存人,皮革焦,毛悴色夭,死于夏。肾盛怒而不止则伤志,志伤则喜忘其前言,腰脊不可以俯仰屈伸,毛悴色夭,死于季夏。恐惧而不解则伤精,精伤则骨酸痿厥,精时自下。是故五脏主藏精者也,不可伤,伤则失守而阴虚,阴虚则无气,无气则死矣。是故用针者,察观病人之态,以知精神魂魄之存亡得失之意,五者已伤,针不可以治之也。

此言伤五神者,必伤五脏而危也。心藏神,脾藏意,肝藏魂,肺藏魄,肾藏精与志,是之谓五神脏也。故心因怵惕思虑则伤神,神伤则心虚而肾来侮之。肾在志为恐,所以恐惧流淫而不止也。惟其恐惧自失,故䐃破肉脱,毛悴色夭,而死于冬。何也?以水克火也。脾因愁忧而不解,则气闭塞而不行,遂伤意,意为脾之神也,意伤则闷乱,四肢不举,脾主四肢也。至于毛悴色夭而死于春,何也?以木克土也。肝因悲哀动中者则伤魂,魂伤则善狂善忘而不精爽,其志向亦不正,其人当阴缩而筋挛,其两胁骨当不举,渐至竭绝而失生,毛悴色夭而死于秋。何也？以金克木也。肺因喜乐无极则伤魄,魄伤则神惮散而不藏,不藏则狂,狂者意不存。脾本藏意,而母气亦衰,故意不存也。其人皮革当焦,毛悴色夭而死于夏,何也？以火克金也。肾盛怒而不止,则迷惑而不治,遂伤志。以肾藏志也。志伤则前言易忘,及腰脊不可以俛仰屈伸,又恐惧而不解,则神荡散而不收及伤精,以肾又藏精也。精伤则骨酸而为厥,以肾主骨,而痿厥皆成于下也。其精时或自下。至于毛悴色夭而死于季夏,何也？以土克水也。是故五脏皆有气,则各有精,而五脏各有以藏之,伤则失守而阴气虚,以五脏皆属阴也。阴虚则五脏无气,所以随时而死耳。是故用针者,当察观病人之态,以知精神魂魄意志或存或亡,或得或失,若五神已伤,则毛悴色夭,死期将至,针不能以治之也。《素问·五脏别论篇》曰：病不许治者,病必不治,治之无功矣。愚思针不可用,则药亦不可妄投矣。(《黄帝内经灵枢注证发微·卷之一·本神第八》)

【原文】 狂始生,先自悲也。喜忘,苦怒,善恐者,得之忧饥,治之取手太阴、阳明,血变而止,及取足太阴、阳明。肺、大肠、胃、脾穴见前。

此以下六节,皆论狂疾诸证。而此一节,则即其始生之证,有得之于忧饥者,而有刺之之法也。凡狂始生时,悲者肺之志,忘者心之病,怒者肝之志,恐者肾之志,今诸证皆见,皆得之于忧饥也。当取手太阴肺经、手阳明大肠经、足太阴脾经、足阳明胃经以刺之,候其血出色变而止针。(《黄帝内经灵枢注证发微·卷之三·癫狂第二十二》)

【参考文献】 马莳.黄帝内经灵枢注证发微[M].王洪图,李砚青,点校.北京：科学技术文献出版社,1998.

《证治准绳》

【原文】 远志丸 治因事有所大惊,梦寐不祥,登高涉险,神魂不安,心志恐怯。

远志去心,姜汁淹 石菖蒲各五钱 茯神去皮木 茯苓 人参 龙齿各一两

上为末,炼蜜丸如桐子大,辰砂为衣。每服七十丸,食后临卧熟水下。

定志丸 治心气不足,惊悸恐怯。

菖蒲炒 远志去心,各二两 茯神 人参各三两

上为末,炼蜜为丸如桐子大,朱砂为衣。每服五十丸,米汤下。一方,去茯神,名**开心散**,服二钱匕,不时。

茯神散 治风惊,心神不定,常多恐怖。

茯神去木 生干地黄 人参去芦 石菖蒲 沙参去心,各一两 天门冬去心,一两半 甘草炙 远志去心 犀角屑各半两

上㕮咀。每服五钱,水一中盏,入赤小豆二十粒,同煎至七分,去渣温服,不拘时候。(《证治准绳·类方·第五册·惊》)

【原文】 **人参散** 治胆虚常多畏恐,不能独卧,如人捕之状,头目不利。

人参 枳壳 五味子 桂心 甘菊花 茯神 山茱萸 枸杞子各七钱半 柏子仁 熟地黄各一两

上为细末。每服二钱,温酒调下。

茯神散 治胆虚冷,目眩头疼,心神恐畏,不能独处,胸中满闷。

茯神一两 远志 防风 细辛 白术 前胡 人参 桂心 熟地黄 甘菊花各七钱半

枳壳半两

上为末。每服三钱,水一盏,姜三片,煎至六分,温服。

补胆防风汤 治胆虚目暗,喉痛数唾,眼目眩冒,五色所障,梦见被人斗讼,恐惧面色变者。

防风一钱 人参七分 细辛 芎䓖 甘草 茯苓 独活 前胡各八分

上为粗末。每服四大钱,水一盏半,枣二枚,煎八分,食前服。

一士人苦学,久困场屋得疾,吐衄盈盆,尪羸骨立,夜卧交睫,则梦斗争败负,恐怖之状,不可形容,如是者十年矣。每劳则发,医以补心安神药投之,漠如也。一日读《素问·脏气法时论》,乃知人魂藏于肝,肝又藏血,作文既苦,衄血过度,则魂失养,故交睫则若魇,乃肝虚胆怯,故多负多恐耳。非峻补不奏功,而草木之药,不堪任重,乃以酒熔鹿角胶空腹饮之,五日而睡卧安,半月而肌肉生,一月而神气安,始能出户。盖鹿角胶峻补精血,血旺而神自安也。(《证治准绳·类方·第五册·恐》)

【原文】 **参香散**(出《和剂》) 治心气不宁,诸虚百损,肢体沉重,情思不乐,夜多异梦,盗汗失精,恐怖烦悸,喜怒无时,口干咽燥,渴欲饮水,饮食减少,肌肉瘦瘁,渐成劳瘵。常服补精血,调心气,进饮食,安神守中,功效不可具述。

人参 山药 黄芪制 白茯苓去皮 石莲肉去心 白术煨,各一两 乌药 缩砂仁 橘红 干姜炮,各半两 丁香 南木香 檀香各二钱半 沉香二钱 甘草七钱半,炙

上为锉散。每服四钱,水一大盏,生姜三片,枣一枚,煎七分,去滓,空心服。一方,有炮附子半两。(《证治准绳·类方·第五册·消瘅》)

【原文】 脏腑恐有四:一曰肾。《经》云:在脏为肾,在志为恐。又云:精气并于肾则恐是也。二曰肝胆。《经》云:肝藏血,血不足则恐。戴人曰:胆者,敢也,惊怕则胆伤矣。盖肝胆实则怒而勇敢,肝胆虚则善恐而不敢也。三曰胃。《经》云:胃为恐是也。四曰心。《经》云:心怵惕思虑则伤神,神伤则恐惧自失者是也。运气善恐,皆属肝木虚。《经》云:木不及曰委和,委和之纪,其病摇动注恐是也。

针灸善恐有三:其一取肾。《经》云:肾足少阴之脉,是动病,气不足,则善恐,心惕惕如人将捕之。虚则补之,寒则留之是也。其二取肝。《经》云:肝虚则目䀮䀮,䀮䀮无所见,耳无所闻,善恐,如人将捕之,取其经,厥阴与少阳是也。其三取胆。《经》云:胆病者,善太息,口苦呕宿汁,心下澹澹,恐人将捕之,取阳陵泉。又云:善呕,呕有苦,善太息,心中澹澹,恐人将捕之,邪在胆,逆在胃,胆液泄则口苦,胃气逆则呕苦,故曰呕胆。取三里,以下胃气逆,则刺少阳血络以闭胆逆,却调其虚实,以去其邪是也。

丹溪治周本心,年六十,形气俱实,因大恐,正月间染病,心不自安,如人将捕之状,夜卧亦不安,两耳后亦见火光炎上,食饮虽进而不知味,口干而不欲食,以人参、白术、当归身为君,陈皮为佐,加盐炒黄柏、炙玄参各少许煎服自愈,月余而安。《经》云:恐伤肾,此用盐炒黄柏、炙玄参,引参、归等药入补肾足少阴络也。《本事方》人参散、茯神散、补胆防风汤,皆治胆虚之剂。(《证治准绳·杂病·第五册·神志门·恐》)

【参考文献】 ① 王肯堂.证治准绳:第2册类方证治准绳[M].彭怀仁,点校.北京:人民卫生出版社,1991.

② 王肯堂.证治准绳:第1册杂病证治准绳[M].倪和宪,点校.北京:人民卫生出版社,

2014.

《万氏家抄济世良方》

【原文】 牛黄清心丸　治诸风,缓纵不随,语言蹇涩,心忪,健忘,恍惚去来,头目眩晕,胸中烦郁,痰涎壅塞,精神昏愦;又治心气不足,神志不定,惊恐怕怖,悲忧惨戚,虚损少睡,喜怒无时,或发狂颠,并宜服之。

白芍药一两半　羚羊角末,一两　人参去芦,二两半　白术两半　白茯苓去皮,一两二钱　芎䓖一两二钱半　防风去苗,一两半　麝香一两　阿胶炒,一两七钱　干姜泡,七钱半　牛黄研,一两二钱　龙脑一两　犀角末二两　雄黄研飞,八钱　金箔一千二百片,内四百片为衣　当归去芦,一两半　柴胡去苗,一两二钱　甘草炙,五钱　山药七两　麦门冬去心,一两半　桔梗一两二钱半　杏仁去皮尖取仁,麸炒黄,一两二钱半,别研　黄芩去腐,两半　神曲研,二两半　大枣百个,蒸熟去皮核研膏　蒲黄三两半,炒　大豆黄卷一两七钱半,炒　白蔹七钱半　肉桂去皮,一两七钱半

上除枣、杏、金箔、二角末及牛黄、麝香、雄黄、龙脑四味,别为细末,入余药和匀,炼蜜枣膏丸,每两作十丸,金箔为衣,蜡包。每服一丸,食后温水化下;小儿惊痫即酌度多少,以竹叶汤或温酒化下。(《万氏家抄济世·卷二·痰》)

【参考文献】 齐馨,万表.万氏济世良方[M].北京:中医古籍出版社,1991.

《针灸大成》

【原文】 灵道,掌后一寸五分,手少阴心脉所行为经金。《铜人》:针三分,灸三壮。主心痛,干呕,悲恐,相引瘛疭,肘挛,暴喑不能言。

神门(一名锐中,一名中都),掌后锐骨端陷中。手少阴心脉所注为俞土。心实泻之。《铜人》:针三分,留七呼,灸七壮。主疟心烦,甚欲得冷饮,恶寒则欲处温中;咽干不嗜食,心痛数哕,恐悸,少气不足,手臂寒,面赤喜笑,掌中热而哕,目黄胁痛,喘逆身热,狂悲狂笑,呕血吐血,振寒上气,遗溺失音,心性痴呆,健忘,心积伏梁,大小人五痫。

东垣曰:胃气下溜五脏气皆乱,其为病互相出见,气在于心者,取之手少阴之俞神门,同精导气以复其本位。《灵枢经》曰:少阴无俞,心不病乎,其外经病而脏不病,故独取其经于掌后锐骨之端。心者五脏六腑之大主,精神之所舍,其脏坚固,邪不能容,容邪则身死,故诸邪皆在心之包络。包络者,心主之脉也。

少府,手小指本节后,骨缝陷中,直劳宫。手少阴心脉所溜为荥火。《铜人》:针二分,灸七壮。《明堂》:灸三壮。主烦满少气,悲恐畏人,掌中热,臂酸,肘腋挛急,胸中痛,手蜷不伸;疟疾久不愈,振寒;阴挺出,阴痒阴痛;遗尿偏坠,小便不利,太息。(《针灸大成·卷六·手少阴经穴主治·考正穴法》)

【原文】 支正,腕后五寸,手太阳络脉,别走少阴。《铜人》:针三分,灸三壮。《明堂》:灸五壮。主风虚,惊恐悲愁,癫狂,五劳,四肢虚弱,肘臂挛难屈伸,手不握,十指尽痛,热痛先腰颈酸,喜渴,强项,疣目。实则节弛肘废,泻之;虚则生疣小如指,痂疥,补之。(《针灸大成·卷六·手太阳经穴主治·考正穴法》)

【原文】 涌泉(一名地冲),足心陷中,屈足卷指宛宛中,白肉际,跪取之。足少阴肾脉所出为井木。实则泻之。《铜人》:针五分,无令出血,灸三壮。《明堂》:灸不及针。《素注》:

针三分，留三呼。主尸厥，面黑如炭色，咳吐有血，渴而喘，坐欲起，目眺眺无所见，善恐，惕惕如人将捕之，舌干咽肿，上气嗌干，烦心，心痛，黄疸，肠澼，股内后廉痛，痿厥，嗜卧，善悲欠，小腹急痛，泄而下重，足胫寒而逆，腰痛，大便难，心中结热，风疹，风痫，心病饥不嗜食，咳嗽身热，喉闭舌急失音，卒心痛，喉痹，胸胁满闷，头痛目眩，五指端尽痛，足不践地，足下热，男子如蛊，女子如娠，妇人无子，转胞不得尿。

《千金翼》云：主喜喘，脊胁相引，忽忽喜忘，阴痹，腹胀，腰痛，不欲食，喘逆，足下冷至膝，咽中痛不可纳食，喑不能言，小便不利，小腹痛，风入肠中，癫病，夹脐痛，鼻衄不止，五疝，热病先腰酸、喜渴数引饮、身项痛而寒且酸，足热不欲言，头痛癫癫然，少气，寒厥，霍乱转筋，肾积贲豚。

汉，济北王阿母，病患热厥，足热，淳于意刺足心，立愈。

然谷（一名龙渊），足内踝前起大骨下陷中。一云内踝前直下一寸，别于足太阴之郄，足少阴肾脉所溜为荥火。《铜人》：灸三壮，针三分，留三呼，不宜见血，令人立饥欲食。刺足下布络，中脉，血不出为肿。主咽内肿，不能内唾，时不能出唾，心恐惧如人将捕，涎出喘呼少气，足跗肿不得履地，寒疝，小腹胀，上抢胸胁，咳唾血，喉痹，淋沥白浊，脐酸不能久立，足一寒一热，舌纵，烦满，消渴，自汗，盗汗出，痿厥，洞泄，心痛如锥刺，坠堕恶血留内腹中，男子精泄，妇人无子，阴挺出，月事不调，阴痒，初生小儿脐风口噤。

大钟，足跟后踵中，大骨上两筋间。足少阴络，别走太阳。《铜人》：灸三壮，针二分，留七呼。《素注》：留三呼。主呕吐，胸胀喘息，腹满便难，腰脊痛，少气，淋沥洒淅，腹脊强，嗜卧，口中热，多寒，欲闭户而处，少气不足，舌干，咽中食噎不得下，善惊恐不乐，喉中鸣，咳唾气逆，烦闷。实则闭癃泻之，虚则腰痛补之。（《针灸大成·卷六·足少阴经穴主治·考正穴法》）

【原文】 郄门，掌后去腕五寸，手厥阴心包络脉郄。《铜人》：针三分，灸五壮。主呕血，衄血，心痛呕哕，惊恐畏人，神气不足。

大陵，掌后骨下，两筋间陷中。手厥阴心包络脉所注为俞土。心包络实泻之。《铜人》：针五分。《素注》：针六分，留七呼，灸三壮。主热病汗不出，手心热，肘臂挛痛，腋肿，善笑不休。烦心，心悬若饥，心痛掌热，喜悲泣惊恐，目赤目黄，小便如血，呕哕无度，狂言不乐。喉痹，口干，身热，头痛。短气，胸胁痛。痛疮疥癣。（《针灸大成·卷七·手厥阴经穴主治·考正穴法》）

【参考文献】 杨继洲.针灸大成[M].刘从明，高俊雄，赛西娅，等，点校.北京：中医古籍出版社，1998.

《寿世保元》

【原文】 苦参丸　苦参为末，炼蜜为丸，如梧桐子大，每服二三十丸，薄荷汤送下。

一论一切癫痫疯狂，或因惊恐畏怖所致，及妇人产后血虚，惊气入心，并室女经脉通行，惊邪蕴结，顿服，比比经效。（《寿世保元·卷五·癫狂》）

【参考文献】 龚廷贤.寿世保元[M].孙洽熙，徐淑凤，李艳梅，等，点校.北京：中国中医药出版社，1993.

《针方六集》

【原文】 神藏二穴,主心悬病饥,喜恐心惕,口热舌干,咽肿,上气呕逆,咳嗽,喘不得息,胸满,不嗜食。(《针方六集·卷之五·纷署集·胸自输府夹任脉两旁各二寸下至步廊凡十二穴第十五》)

【原文】 少冲二穴,主烦满心痛,悲恐惊笑,目黄,口燥心痛,肩腋肘臂酸痛,哮喘,咽中如有瘜肉,痞满痰气,胸膈痛(宜三棱针出血)。

少府二穴,主烦满悲恐,肘腋挛急,臂酸,胸中痛,掌中热,五指不能屈伸,本节痛,舌强难言,呕吐,心血妄行,痎疟久不愈,振寒,阴挺出,阴痒,阴痛,遗尿,偏坠,小便不通,太息。

通里二穴,主头晕面赤,懊侬心悸,悲恐,臑肘臂酸疼,目眩,口苦,喉痹不能言,少气遗溺。

灵道二穴,主干呕心痛悲恐,瘛疭肘挛,暴瘖不言,心内呆痴,五痫,目痛。(《针方六集·卷之五·纷署集·手少阴及臂凡一十八穴第二十五》)

【原文】 章门二穴,主肠鸣,盈盈然,食不化,胁痛不得卧,烦热口干,不嗜食,胸胁支满,喘息心痛,腰痛不得倒,伤食身黄,羸瘦,贲豚,腹肿脊强,四肢懈惰,善恐,少气厥逆,肩臂不举。(《针方六集·卷之五·纷署集·季胁凡十二穴第三十五》)

【参考文献】 吴昆.针方六集校释[M].施土生,校释.北京:中国医药科技出版社,1991.

《景岳全书》

【原文】 凡治怔忡惊恐者,虽有心脾肝肾之分,然阳统乎阴,心本乎肾,所以上不宁者,未有不由乎下;心气虚者,未有不因乎精,此心肝脾肾之气,名虽有异,而治有不可离者,亦以精气互根之宜然,而君相相资之全力也。然或宜先气而后精,或宜先精而后气,或兼热者之宜清,或兼寒者之宜暖,此又当因其病情而酌用之,故用方者宜圆不宜凿也。

心脾血气本虚,而或为怔忡,或为惊恐,或偶以大惊猝恐而致神志昏乱者,俱宜七福饮,甚者大补元煎。命门水亏,真阴不足而怔忡不已者,左归饮。命门火亏,真阳不足而怔忡者,右归饮。三阴精血亏损,阴中之阳不足而为怔忡惊恐者,大营煎或理阴煎。若水亏火盛,烦躁热渴而怔忡惊悸不宁者,二阴煎或加减一阴煎。若思郁过度,耗伤心血而为怔忡惊悸者,逍遥饮或益营汤。若寒痰停蓄心下而怔忡者,姜术汤。

心虚血少,神志不宁而惊悸者,养心汤或宁志丸,或十四友丸。若因惊失志而心神不宁者,宁志膏或远志丸。心血不足,肝火不清,血热多惊者,朱砂安神丸。心神虚怯,微兼痰火而惊悸者,八物定志丸。心气郁滞,多痰而惊者,加味四七汤。痰迷心窍惊悸者,温胆汤或茯苓饮子,甚者朱砂消痰饮。风热生痰,上乘心膈而惊悸者,简要济众方。若大恐大惧,以致损伤心脾肾气而神消精却,饮食日减者,必用七福饮、理阴煎,或大营煎,或大补元煎之类酌宜治之。然必宜洗心涤虑,尽释病根,则庶可保全也。(《景岳全书·卷之十八理集·杂证谟·怔忡惊恐·论治》)

【原文】 凡惊恐不释者,亦致阳痿。《经》曰:恐伤肾。即此谓也。故凡遇大惊卒恐,能令人遗失小便,即伤肾之验。又或于阳旺之时,忽有惊恐,则阳道立痿,亦其验也。余尝治一强壮少年,遭酷吏之恐,病似胀非胀,似热非热,绝食而困。众谓痰火,宜清中焦。余诊之曰:此恐惧内伤,少阳气索,而病及心肾,大亏证也。遂峻加温补,兼治心脾,一月而起,愈后形气虽健如初,而阳寂不举。余告之曰:根蒂若斯,肾伤已甚,非少壮所宜之兆,速宜培养心肾,庶免他虞。彼反以恐吓为疑,全不知信,未及半载,竟复病而殁,可见恐惧之害,其不小者如此。新按(《景岳全书·卷之三十二贯集·杂证谟·阳痿·论证》)

【原文】 凡因思虑惊恐,以致脾肾亏损而阳道痿者,必须培养心脾,使胃气渐充,则冲任始振,而元可复也,宜七福饮、归脾汤之类主之。然必大释怀抱,以舒神气,庶能奏效,否则徒资药力无益也。其有忧思恐惧太过者,每多损抑阳气,若不益火,终无生意,宜七福饮加桂附枸杞之类主之。(《景岳全书·卷之三十二贯集·杂证谟·阳痿·论治》)

【参考文献】 张介宾.景岳全书[M].北京:中国中医药出版社,1994.

《类经》

【原文】 肝藏血,血舍魂,肝气虚则恐,实则怒。"宣明五气篇"曰:肝藏魂。"五脏生成篇"曰:人卧则血归于肝。"调经论"曰:肝藏血,血有余则怒,不足则恐。(《类经·三卷·藏象类·十、五脏异藏虚实异病》)

【原文】 脉至如华者,令人善恐,不欲坐卧,行立常听,是小肠气予不足也,季秋而死。如华,如草木之华而轻浮柔弱也。小肠属丙火,与心为表里,小肠不足则气通于心。善恐不欲坐卧者,心气怯而不宁也。行立常听者,恐惧多而生疑也。丙火墓于戌,故当季秋死。(《类经·六卷·脉色类·二十四、诸经脉证死期》)

【原文】 形数惊恐,经络不通,病生于不仁,治之以按摩醪药。惊者气乱,恐者气下,数有惊恐,则气血散乱而经络不通,故病不仁。不仁者,顽痹软弱也,故治宜按摩以导气行血,醪药以养正除邪。醪药,药酒也。经络二字,九针论作筋脉,义亦同。醪音劳是谓五形志也。结上文。按:《灵枢·九针论》文有与此同者,俱不重载。(《类经·十二卷·论治类·十、形志苦乐病治不同》)

【原文】 黄帝曰:邪之中人脏奈何?岐伯曰:愁忧恐惧则伤心,形寒寒饮则伤肺,以其两寒相感,中外皆伤,故气逆而上行。此下言邪之中于五脏也。然必其内有所伤,而后外邪得以入之。心藏神,忧愁恐惧则神怯,故伤心也。肺合皮毛,其脏畏寒,形寒饮冷,故伤肺也。若内有所伤,而外复有感,则中外皆伤,故气逆而上行,在表则为寒热疼痛,在里则为喘咳呕哕等病。"本病论"曰:忧愁思虑即伤心;饮食劳倦即伤脾;人坐湿地,强力入水即伤肾;恚怒气逆,上而不下即伤肝。详运气类四十四。有所堕坠,恶血留内,若有所大怒,气上而不下,积于胁下则伤肝。肝藏血,其志为怒,其经行胁下也。有所击仆,若醉入房,汗出当风则伤脾。脾主肌肉,饮食击仆者,伤其肌肉。醉后入房,汗出当风者,因于酒食,故所伤皆在脾。有所用力举重,若入房过度,汗出浴水则伤肾。肾主精与骨,用力举重则伤骨,入房过度则伤精,汗出浴水,则水邪犯其本脏,故所在肾。黄帝曰:五脏之中风奈何?岐伯曰:阴阳俱感,邪乃得往。黄帝曰:善哉。此承上文而言五脏之中风者,必由中外俱感,而后邪乃得往。往,言进也。(《类经·十三卷·疾病类·三、邪之中人阴阳有异》)

【原文】 肝病者,两胁下痛引少腹,令人善怒,此肝之实邪也。肝脉布胁肋抵小腹,邪实则两胁下痛,引于少腹。肝志怒,故气强则善怒;虚则目眈眈无所见,耳无所闻,善恐如人将捕之。目为肝之窍,肝脉上入颃颡,连目系,肝与胆为表里,胆脉从耳后入耳中,故气虚则目无所见,耳无所闻也。肝虚则胆虚,故气怯而善恐。眈音荒。取其经厥阴与少阳;取其经者,非络病也。取厥阴以治肝,取少阳以治胆。此承上文虚实二节而言,虚者当补,实者当泻也。下仿此。气逆则头痛耳聋不聪颊肿,取血者。气逆于上则上实,故头痛耳聋颊肿。盖肝脉与督脉会于巅,下颊里;胆脉入耳中,下加颊车也。治此者,当取其经血盛之处,随其左右,有则刺而泻之。(《类经·十四卷·疾病类·十七、五脏虚实病刺》)

【原文】《素问·举痛论》:帝曰:余知百病生于气也,气之在人,和则为正气,不和则为邪气。凡表里虚实,逆顺缓急,无不因气而至,故百病皆生于气。怒则气上,喜则气缓,悲则气消,恐则气下,炅则气收,炅则气泄,惊则气乱,劳则气耗,思则气结,九气不同,何病之生?炅,居永切,热也。岐伯曰:怒则气逆,甚则呕血及飧泄,故气上矣。怒,肝志也。怒动于肝,则气逆而上,气逼血升,故甚则呕血。肝木乘脾,故为飧泄。肝为阴中之阳,气发于下,故气上矣。及飧泄三字,《甲乙经》作飧而气逆,于义亦妥。飧音孙。喜则气和志达,荣卫通利,故气缓矣。气脉和调,故志畅达。荣卫通利,故气徐缓。然喜甚则气过于缓而渐至涣散,故"调经论"曰:喜则气下。"本神篇"曰:喜乐者,神惮散而不藏。义可知也。悲则心系急,肺布叶举而上焦不通,荣卫不散,热气在中,故气消矣。悲生于心则心系急,并于肺则肺叶举,故"宣明五气篇"曰:精气并于肺则悲也。心肺俱居膈上,故为上焦不通。肺主气而行表里,故为营卫不散。悲哀伤气,故气消矣。恐则精却,却则上焦闭,闭则气还,还则下焦胀,故气不行矣。恐惧伤肾则伤精,故致精却。却者,退也。精却则升降不交,故上焦闭。上焦闭则气归于下,病为胀满而气不行,故曰恐则气下也。"本神篇"曰:忧愁者,气闭塞而不行。恐惧者,神荡惮而不收。寒则腠理闭,气不行,故气收矣。腠,肤腠也。理,肉理也。寒束于外则玄府闭密,阳气不能宣达,故收敛于中而不得散也。炅则腠理开,荣卫通,汗大泄,故气泄矣。热则流通,故腠理开。阳从汗散,故气亦泄。惊则心无所倚,神无所归,虑无所定,故气乱矣。大惊卒恐,则神志散失,血气分离,阴阳破散,故气乱矣。劳则喘息汗出,外内皆越,故气耗矣。疲劳过度,则阳气动于阴分,故上奔于肺而为喘,外达于表而为汗。阳动则散,故内外皆越而气耗矣。思则心有所存,神有所归,正气留而不行,故气结矣。思之无已,则系恋不释,神留不散,故气结也。愚按:世有所谓七情者,即本经之五志也。五志之外,尚余者三。总之曰:喜怒思忧恐惊悲畏,其目有八,不止七也。然情虽有八,无非出于五脏。如"阴阳应象大论"曰:心在志为喜,肝在志为怒,脾在志为思,肺在志为忧,肾在志为恐。此五脏五志之分属也。至若五志有互通为病者,如喜本属心,而有曰肺喜乐无极则伤魄,是心肺皆主于喜也。盖喜生于阳,而心肺皆为阳脏,故喜出于心而移于肺,所谓多阳者多喜也。又若怒本属肝,而有曰胆为怒者,以肝胆相为表里,肝气虽强而取决于胆也。有曰血并于上,气并于下,心烦惋善怒者,以阳为阴胜,故病及于心也。有曰肾盛怒而不止则伤志,有曰邪客于足少阴之络、令人无故善怒者,以怒发于阴而侵乎肾也。是肝胆心肾四脏皆能病怒,所谓多阴者多怒,亦曰阴出之阳则怒也。又若思本属脾,而此曰思则心有所存,神有所归,正气留而不行,故气结矣。盖心为脾之母,母气不行则病及其子,所以心脾皆病于思也。又若忧本属肺,而有曰心之变动为忧者,有曰心小则易伤以忧者,盖忧则神伤,故伤心也。有曰精气并于肝则忧者,肝胜而侮脾也。有曰脾忧愁而不解则伤意者,脾主中气,中气受抑则生意不伸,故郁而为忧。是心肺肝脾四脏,皆能病于忧也。又若恐本属肾,而有曰恐惧则伤心者,神伤则恐也。

有曰血不足则恐,有曰肝虚则恐者,以肝为将军之官,肝气不足,则怯而恐也。有曰恐则脾气乘矣,以肾虚而脾胜之也。有曰胃为气逆为哕为恐者,以阳明土胜,亦伤肾也。是心肾肝脾胃五脏皆主于恐而恐则气下也。五志互病之辨,既详如上。此外尚有病悲者,如曰肝悲哀动中则伤魂,悲伤于肝也。有曰精气并于肺则悲,有曰悲则肺气乘矣,亦金气伤肝也。有曰心虚则悲,有曰神不足则悲,有曰悲哀太甚则胞络绝,胞络绝则阳气内动,发则心下崩,数溲血者,皆悲伤于心也。此肝肺心三脏皆病于悲而气为之消也。有病为惊者,曰东方色青,入通于肝,其病发惊骇,以肝应东方风木,风主震动而连乎胆也。有曰阳明所谓甚则厥,闻木音则惕然而惊者,肝邪乘胃也。有曰惊则心无所倚,神无所归者,心神散失也。此肝胆胃心四脏皆病于惊而气为之乱也。有病为畏者,曰精气并于脾则畏,盖并于脾则伤于肾,畏由恐而生也。由此言之,是情志之伤,虽五脏各有所属,然求其所由,则无不从心而发。故"本神篇"曰:心怵惕思虑则伤神,神伤则恐惧自失。"邪气脏腑病形篇"曰:忧愁恐惧则伤心。"口问篇"曰:悲哀忧愁则心动,心动则五脏六腑皆摇。可见心为五脏六腑之大主,而总统魂魄,兼该志意。故忧动于心则肺应,思动于心则脾应,怒动于心则肝应,恐动于心则肾应,此所以五志惟心所使也。设能善养此心而居处安静,无为惧惧,无为欣欣,婉然从物而不争,与时变化而无我,则志意和,精神定,悔怒不起,魂魄不散,五脏俱安,邪亦安从奈我哉?(《类经·十五卷·疾病类·情志九气》)

【原文】 善呕,呕有苦,长太息,心中憺憺,恐人将捕之,邪在胆,逆在胃,胆液泄则口苦,胃气逆则呕苦,故曰呕胆。憺憺,心虚貌。邪在胆,逆在胃,木乘土也。胆液泄则苦,胃气逆则呕,故呕苦者谓之呕胆。取三里以下胃气逆,则刺少阳血络以闭胆逆,却调其虚实以去其邪。三里,足阳明经穴,故可下胃气之逆。又刺足少阳血络以平其木,则胆液不泄,故曰以闭胆逆。然必调其虚实,或补或泻,皆可以去其邪也。(《类经·二十二卷·针刺类·刺胸背腹病》)

【原文】 志意者,所以御精神,收魂魄,适寒温,和喜怒者也。志意和则精神专直,魂魄不散,悔怒不起,五脏不受邪矣。见脏象类二十八。

天有四时五行,以生长收藏,以生寒暑燥湿风。人有五脏,化五气,以生喜怒悲忧恐。故喜怒伤气,寒暑伤形。暴怒伤阴,暴喜伤阳。厥气上行,脉满去形。喜怒不节,寒暑过度,生乃不固。阴阳一。"天元纪大论"作喜怒思忧恐,见运气三。暴怒伤阴以下四句,又见论治十八。

东方生风,在声为呼,在变动为握,在志为怒。怒伤肝,悲胜怒。南方生热,在声为笑,在变动为忧,在志为喜。喜伤心,恐胜喜。中央生湿,在声为歌,在变动为哕,在志为思。思伤脾,怒胜思。西方生燥,在声为哭,在变动为咳,在志为忧。忧伤肺,喜胜忧。北方生寒,在声为呻,在变动为栗,在志为恐。恐伤肾,思胜恐。脏象五。

东方色青,入通于肝,其病发惊骇。脏象四。

夫百病之始生也,皆生于风雨寒暑,阴阳喜怒,饮食居处,大惊卒恐。则血气分离,阴阳破散,经络厥绝,脉道不通,阴阳相逆,卫气稽留,经脉虚空,血气不次,乃失其常。疾病七十九。

忧恐悲喜怒,令不得以其次,故令人有大病矣。因而喜大虚则肾气乘矣,怒则肝气乘矣,悲则肺气乘矣,恐则脾气乘矣,忧则心气乘矣。疾病二十九。

怵惕思虑者则伤神，神伤则恐惧流淫而不止。悲哀动中者，竭绝而失主。喜乐者，神惮散而不藏。愁忧者，气闭塞而不行。盛怒者，迷惑而不治。恐惧者，神荡惮而不收。心怵惕思虑则伤神，神伤则恐惧自失，破䐃脱肉。脾忧愁而不解则伤意，意伤则悗乱，四肢不举。肝悲哀动中则伤魂，魂伤则狂忘不精，当人阴缩而挛筋，两胁骨不举。肺喜乐无极则伤魄，魄伤则狂，皮革焦。肾盛怒而不止则伤志，志伤则喜忘其前言，腰脊不可以俯仰屈伸；恐惧而不解则伤精，精伤则骨酸痿厥，精时自下。脏象九。

血并于上，气并于下，心烦惋善怒。血并于下，气并于上，乱而喜忘。喜怒不节则阴气上逆，上逆则下虚，下虚则阳气走之，故曰实矣。喜则气下，悲则气消，消则脉虚空，因寒饮食，寒气熏满，则血泣气去，故曰虚矣。疾病十九。

胃为气逆、为哕、为恐，胆为怒。精气并于心则喜，并于肺则悲，并于肝则忧，并于脾则畏，并于肾则恐。阳入之阴则静，阴出之阳则怒。疾病二十五。

悲哀太甚则胞络绝，胞络绝则阳气内动，发则心下崩、数溲血也。思想无穷，所愿不得，意淫于外，入房太甚，宗筋弛纵，发为筋痿，及为白淫。疾病七十一。

忧愁思虑即伤心，恚怒气逆上而不下即伤肝。运气四十四。

神有余则笑不休，神不足则悲。血有余则怒，不足则恐。疾病十八。

多阳者多喜，多阴者多怒。针刺二十二。

水之精为志，火之精为神，水火相感，神志俱悲，是以目之水生也。故谚言曰：心悲名曰志悲。疾病八十。

肝藏血，血舍魂，肝气虚则恐，实则怒。脾藏营，营舍意。心藏脉，脉舍神，心气虚则悲，实则笑不休。肺藏气，气舍魄。肾藏精，精舍志。藏象十。

愁忧恐惧则伤心，形寒寒饮则伤肺。疾病三。

悲哀愁忧则心动，心动则五脏六腑皆摇。疾病七十九。

忧恐忿怒伤气。气伤脏，乃病脏。针刺三十一。

春脉太过，则令人善怒。脉色十。

阳明所谓甚则厥，恶人与火，闻木音则惕然而惊者，阳气与阴气相薄，水火相恶，故惕然而惊也。所谓欲独闭户而处者，阴阳相薄也，阳尽而阴盛，故欲独闭户牖而居。所谓病至则欲乘高而歌，弃衣而走者，阴阳复争，而外并于阳，故使之弃衣而走也。少阴所谓恐如人将捕之者，秋气万物未有毕去，阴气少，阳气入，阴阳相薄，故恐也。肝气当治而未得，故善怒，善怒者名曰煎厥。所谓恶闻食臭者，胃无气，故恶闻食臭也。疾病十一。

厥阴为阖，阖折则气绝而喜悲。经络二十。

邪客于足少阴之络，令人无故善怒，气上走贲上。针刺三十。

形乐志苦，病生于脉。形乐志乐，病生于肉。形苦志乐，病生于筋。形苦志苦，病生于咽嗌。形数惊恐，经络不通，病生于不仁。论治十。

尝贵后贱，虽不中邪，病从内生，名曰脱营。尝富后贫，名曰失精。五气留连，病有所并。暴乐暴苦，始乐后苦，皆伤精气，精气竭绝，形体毁沮。暴怒伤阴，暴喜伤阳，厥逆上行，满脉去形。愚医治之，不知补泻，不知病情，精华日脱，邪气乃并。故贵脱势，虽不中邪，精神内伤，身必败亡。始富后贫，虽不伤邪，皮焦筋屈，痿躄为挛。论治十八。

阳气者，大怒则形气绝，而血菀于上，使人薄厥。俞气化薄，传为善畏，及为惊骇。疾病五。

目坚固以深者,长冲直扬,其心刚,刚则多怒,怒则气上逆。疾病七十六。

心痹者,脉不通,厥气上则恐。疾病六十七。(《类经·三十一卷·会通类·疾病(上)·情志病》)

【参考文献】 张介宾.类经[M].郭洪耀,吴少祯,校注.北京:中国中医药出版社,1997.

《济阳纲目》

【原文】 牛黄散　治心脏中风,恍惚恐惧闷乱,不得睡卧,语言错乱。

牛黄另研　麝香另研　犀角屑　羚羊角屑　龙齿另研　防风　天麻　独活　人参　沙参　茯神去木　川升麻　甘草炙　白藓皮　远志去心　天竺黄另研,各二钱半　龙脑另研,一钱　朱砂水飞　铁粉另研　麦门冬去心,各一两

上为细末。每服二钱,煎麦门冬汤调下,不拘时。(《济阳纲目·卷一中·中风·治五脏风邪方》)

【原文】 牛黄清心丸　治心血不足,神志不定,惊恐癫狂,语言谵妄虚烦少睡,甚至弃衣而走,登高而歌,逾垣上屋等证。

羚羊角末　麝香另研　龙脑另研,各一两　人参　蒲黄各二两半　白茯苓　川芎　柴胡　桔梗　杏仁去皮尖,各一两二钱　牛黄另研,一两二钱　犀角末　白术　防风　白芍药　麦门冬去心,各一两　雄黄另研,二钱　金箔一千四百片,留四百片为衣　甘草炙,五两　山药七钱　神曲炒,二两半　当归酒洗,一两半　干姜炒,七钱半　肉桂　大豆黄卷　阿胶各一两七钱半　白蔹七钱半　大枣一百个蒸去核　黄芩一两半

上除枣、杏仁、金箔二角及牛黄、脑、麝、雄黄四味,研为细末,入余药和匀,炼蜜同枣膏为丸,每两作十丸,以金箔为衣。每服一丸,食后温水化下。或作圆眼核大,以黄蜡包裹亦可。(《济阳纲目·卷四十六·癫狂·治癫狂心神不安方》)

【原文】 茯神汤　治胆气虚冷,头痛目眩,心神恐畏,不能独处,胸中烦闷。

茯神去木　酸枣仁炒　黄芪炒　柏子仁炒　白芍药炒　五味子杵,炒,各一两　桂心　熟地黄　人参　甘草炒,各半两

上锉。每服五钱,加生姜三片,水煎服。(《济阳纲目·卷五十四·怔忡惊悸·治怔忡惊悸因血气虚者方》)

【原文】 仁熟散　治胆虚,常多恐畏,不能独卧,头目不利,怔忡健忘。

人参　枳壳　五味子　桂心　山茱萸　茯神　甘菊花　枸杞子各三钱　柏子仁　熟地黄各一两

上为细末。每服二钱,温酒调服。(《济阳纲目·卷五十五·健忘·治方》)

【原文】 芷砂散　治惊恐自汗,倦怠困弱,服黄芪牡蛎不止,甚效。

白芷一两　朱砂五钱

上为末。每服一钱,茯神、麦门冬煎汤下。(《济阳纲目·卷五十八·自汗盗汗·治自汗方》)

【原文】 严氏黄芪汤　治喜怒惊恐,房室虚劳,致阴阳偏虚,发厥自汗,或盗汗不止,并宜服之。

黄芪蜜炙　白茯苓　熟地黄酒蒸　桂枝不见火　天冬去心　麻黄根　龙骨各一两　五味子　小麦炒　防风　当归酒浸　甘草炙,各半两

上㕮咀。每服四钱,加生姜五片,水煎服,不拘时。发厥自汗,加熟附子。发热自汗,加石斛。(《济阳纲目·卷五十八·自汗盗汗·治盗汗方》)

【原文】 枸杞酒　肝劳面目青,口苦,精神不守,恐畏不能独卧,目视不明者,此方主之。

枸杞子一斗　酒二斗

上二味,同煎服。

荫按:肝者,将军之官,谋虑出焉。故谋而不决,拂而数怒,久久则劳其肝。肝,东方之色也,病则色征于面目,故令面目色青。口苦者,肝移热于腑,而胆汁上溢也。肝藏魂,肝劳则邪居魂室,故令精神不守,且恐畏不能独卧也。肝气通于目,肝和则能辨五色矣。今肝为劳伤,故令目视不明。《经》曰:味为阴,味厚为阴中之阴。枸杞味厚,故足以养厥阴之阴。煮以纯酒,取其浃洽气血而已。他如六味地黄丸,亦可主用。古谓肾肝之病同一治,又谓虚则补其母,肾是肝之母,故地黄丸亦宜。(《济阳纲目·卷六十五·劳瘵·治五劳方》)

【原文】 升阳益胃汤　七曰大怒恐惧伤志,志伤则恍惚不乐,宜此方主之。

羌活　独活　防风　柴胡　白术　茯苓　黄芪　人参　半夏　甘草　陈皮　黄连　泽泻　白芍药

上水煎服。

荫按:怒则气上,恐则气下,一怒一恐,拂于膻中,则志意不得舒畅,故曰伤志。志者肾之所主,而畅于膻中。膻中者,两乳之间,心君之分也。神心者,神明之所出,故令不乐。下者举之,郁者达之,故用羌独活、防风、柴胡升举之品。气乖于中,脾胃受病,故用参、芪、苓、术、橘、半、甘、芍调胃之品。(《济阳纲目·卷六十五·劳瘵·治七伤方》)

【参考文献】　武之望.济阴济阳纲目[M].苏礼,洪文旭,焦振廉,等,校注.北京:中国中医药出版社,1996.

《痰火点雪》

【原文】 黄芪汤　治喜怒惊恐,房室虚劳,以致阴阳偏虚。或发厥自汗,或盗汗不止,并宜服之。

黄芪蜜炒,一钱五分,如上　白茯苓去皮,一钱,保心镇惊,生津止汗　熟地黄一钱五分,治如上　天门冬去心,一钱,保肺定喘润肌,为熟地黄之使　麻黄根八分,止汗　龙骨煅,八分,安肺收汗　五味子廿粒,补肾生津,酸能敛收之义　浮小麦一钱,止汗　防风一钱,止盗汗自汗　当归身一钱,治如上　甘草炙,五分,泻火补脾止汗

上十一味,止盗汗自汗之专剂,水煎,食远服。(《痰火点雪·卷一·自汗盗汗·附:诸方》)

【参考文献】　龚居中.痰火点雪[M].傅国治,王庆文,点校.北京:人民卫生出版社,1996.

《医宗必读》

【原文】《经》曰:在藏为肾,在志为恐。又云:精气并于肾则恐。恐者,肾之情志,下章之言他藏者,亦莫不系于肾也。肝藏血,血不足则恐。肝者,肾之子也,水强则胆壮,水薄则血虚而为恐矣。胃为恐

胃属土,肾属水,上邪伤水,则为恐也。心怵惕思虑则伤神,神伤则恐惧自失。心藏神,神伤则心怯,所以恐惧自失,火伤畏水之故。

按:经文论恐,有肾、肝、心、胃四藏之分。而肝胆于肾,乙癸同源者也;胃之于肾,侮所不胜者也;心之于肾,畏其所胜者也。故恐之一证,属肾之本志,而旁及于他藏,治法则有别焉。治肾伤者,宜味厚,枸杞、远志、地黄、山茱萸、茯苓、牛膝、杜仲之属。治肝胆者,宜养阴,枣仁、山茱萸、牡丹皮、白芍药、甘草、龙齿之属。治阳明者,壮其气,四君子汤倍用茯苓。治心君者,镇其神,朱砂、琥珀、金银箔、犀角、龙齿之属。

人参散 治肝肾虚而多恐,不能独卧。

人参 枳壳 五味子 桂心 甘菊花 茯神 山茱萸 枸杞子各七钱半 柏子仁一两 熟地黄一两

上为细末。每服二钱,温酒调下。

茯神散 治胆胃不足,心神恐怯。

茯神一两 远志 防风 细辛 白术 前胡 熟地黄 甘菊花 人参 桂心各七钱半 枳壳半两

为粗末。每服三钱,水一钟,姜三片,煎至六分温服。

补胆防风汤 治胆虚目暗眩冒,梦见闻讼,恐惧而色变。

防风一钱 人参七分 细辛 芎䓖 甘草 茯神 独活 前胡各八分

为末。每服四钱,水钟半,枣二枚,煎八分服。(《医宗必读·卷之十·恐》)

【参考文献】 李中梓.医宗必读[M].邹高祈,点校.北京:人民卫生出版社,1996.

《丹台玉案》

【原文】 **育神镇心丸**(秘传) 治五种痫症,并颠狂惊恐,痰迷心窍等证。

羚羊角 犀角各四钱 胆星制过九次者 远志去心 茯神去木 百子仁去油 石菖蒲 橘红各八钱 礞石煅过,六钱 大黄五钱 天麻煨过,七钱 牛黄二钱 栝蒌曲五钱 麝香一钱二分 朱砂二钱 真金箔三十张

上为细末,竹沥同胆星打糊为丸,朱砂金箔为衣。每服空心姜汤送下一钱。(《丹台玉案·卷之二·中风门·附痫症·立方》)

【原文】 **牛黄丸** 治诸风缓纵,言语謇涩,心怔健忘,头目眩晕,胸中烦郁,痰涎壅塞,心经不足,神志不定,惊恐畏怖,虚损少睡,喜怒无时,癫狂痫症,并皆治之。

茯神 远志去骨 羚羊角 麦门冬各一两五钱,去心 牛黄一两二钱 犀角 龙脑 真阿胶蛤粉炒 麝香 沉香各二两 川芎 杏仁去尖、油 人参 枳实各八钱,麸炒 金箔三百片,为衣 防风 当归酒洗 朱砂研细 大附子黄连、甘草煮 桔梗各一两,炒 白芷七钱 黄连二两,姜汁炒

上为极细末,炼蜜为丸,重一钱二分,朱砂、金箔为衣,蜡封。姜汤调下;小儿惊风,薄荷汤下。(《丹台玉案·卷之三·痰门·立方》)

【参考文献】 孙文胤.丹台玉案[M].北京:中国中医药出版社,2016.

《诊家正眼》

【原文】 脉至如华者,令人善恐,不欲坐卧,行立常听,是小肠气予不足也,季秋而死。华

者,草木之花也,在枝叶而不在根株,乃轻浮而虚也。小肠气通于心,善恐、不欲坐卧者,心神怯而不宁也。行立常听者,恐惧多而生疑也。丙火墓于戌,故当九月季秋死。(《诊家正眼·卷一·脉决死期》)

【参考文献】 李中梓.诊家正眼[M].包来发,校注.北京:中国中医药出版社,2008.

《轩岐救正论》

【原文】 七情之脉,内伤五志。喜则脉缓,悲短,忧涩,思结,恐沉,惊动,怒急七脉,宜先审而处治。(《轩岐救正论·卷之二·四诊正法·七情脉》)

【参考文献】 肖京.轩岐救正论[M].北京:中医古籍出版社,2015.

《医验大成》

【原文】 一人性多恐,遇事矜持,病头振,六脉沉缓,左关尺散软无力,此虚风候也。夫矜持太过,则肝肾两伤。《经》云:诸风掉眩,皆属于肝。又云:恐伤肾。恐惧不已,则火起于肾,而消烁精血,肾水一亏,则心火暴盛无制。《经》云:诸逆冲上,皆属于火。风相扇而掸摇矣。治法惟宜养血顺气,气行而痰自消,血荣而风自灭也。昼服养营膏,夕服定振丸,三月而痊。

养营膏 枸杞八两 人参 黄芪 当归 白术各四两 二冬各二两

定振丸 黄连四两,酒煮 半夏四两,姜煮 川芎 当归 熟地 白芍各三两 人参 黄芪 白术各二两 天麻 秦艽 灵仙 防风 荆芥各一两半 全蝎 细辛各五钱

为末,蜜丸。(《医验大成·中风章》)

【参考文献】 秦昌遇.幼科折衷,医验大成[M].北京:中医古籍出版社,2016.

第三节 惊 病

《普济方》

【原文】 **惊气丸**(出《卫生家宝方》) 治忧愁思虑,喜怒不常,或因惊怕而伤心,或因思虑而神损,或心忪恍惚,或手足不仁,身热自汗,腰背引痛,嗜卧少力,举动多惊,饮食无味,及治产后中风,一切惊病。

代赭石一两,醋淬七次 朱砂二钱,别研 麝香半钱 茯苓一两 人参一两,去芦头 白僵蚕半两,微炒 蛇黄一两,火烧醋淬七次 铁粉四钱 酸枣仁一两,汤浸去壳 蝎梢一钱(分),去毒用 远志一两,去心 五味子半两

上件各为末,炼蜜为丸如鸡头大。每服一丸,金银薄荷煎汤嚼下,荆芥汤化下亦得,日进三五服,临卧一服,不拘时候。(《普济方·卷十六·心脏门·心虚》)

【原文】 夫怔忡者,此心血不足也。盖心主于血,血乃心之主,心乃形之君,血富则心君自安矣。多因汲汲富贵,戚戚贫贱,又思所爱,触事不意,真血虚耗,心帝失辅,渐成怔忡不已,变生诸证。舌强、恍惚、善忧悲、少颜色,皆心病之候。《难经》云:损其心者,益其荣,法当专补真血,真血若富,心帝有辅,无不愈者矣。又有冒风寒暑湿,闭塞诸经,令人怔忡。五

饮停蓄，埋塞中脘，亦令人怔忡。当随其证，施以治法。

惊悸与松悸不同，惊悸有所大惊，或闻虚响，或见异相，登高涉险，梦寐不祥，惊忤心神，气与涎郁，遂使惊悸，名曰心惊胆寒，在心胆经，属不内外因。其脉心动。松悸，则因汲汲富贵，戚戚贫贱，久思所爱，遽失所重，触事不意，气郁涎聚，遂致松悸，在心脾经，意思所主，属内所因，或冒风寒暑湿，闭塞诸经，令人忽忽若有所失，恐恐如人将捕。中脘松悸，此乃外邪，非因心病。况五饮停蓄，闭于中脘，最使人松悸，治属饮家。除饮与悸外属外因所治。

人之所主者心，心之所养者血。心血一虚，神气不守，此惊悸之所肇端也。曰惊，曰悸，其可无辨。惊者恐怖之谓，悸者怔忪之谓。心虚而郁痰，则耳闻大声。目击异物，遇险临危，触事丧志，心为之忤，使人有惕惕之状，是则为惊。心虚而停水，则胸中渗漉，虚气流动，水既上乘，心火恶之，心不自安，使人有怏怏之状，是则为悸。惊者，与之豁痰定惊之剂。悸者，与之逐水消饮之剂。所谓扶虚，不过调养心血，和平心气而已。若一切以刚燥用工，或者心火自炎，又有热生风之证候。

心为帝王，神之所舍，诸脏之主，不受外邪。若人动止非宜，寒暄失节，脏腑内损，气血外伤，风邪乘虚入于心经，则令人心不定，性识失常，乍喜乍惊，或歌或笑，精神离散，悲乐不恒，名风邪也。

镇心丸（出《千金方》）　治男子妇女虚损，梦寐惊悸，失笑，精神不定，妇女赤白注漏，或月水不利，风邪鬼注，寒热往来，腹中积聚，忧恚结气诸病。宜服。

紫石英　茯苓　菖蒲　苁蓉　远志　麦门冬去心　大黄　当归　细辛　卷柏　大豆卷　干姜各五分　防风　人参　泽泻　秦艽　丹参各六分　石膏　芍药　柏子仁各三分　乌头　桂心　桔梗　甘草　薯蓣各七分　白蔹　铁精　银屑　前胡　牛黄各二分　干地黄十二分　白术　半夏各八分　䗪虫十二枚　大枣五十枚

上为末，蜜枣和，捣五千杵，丸如梧桐子大。酒服五丸，日三，加至二十丸。一方，无大豆卷、大枣。

大镇心丸（出《千金方》）　所治与前方大同小异，凡是心病悉皆主之。

干地黄六分　牛黄五分，一用牛膝　羌活　桂心　麦门冬　秦艽　芎䓖　人参　远志　紫石英　丹砂　阿胶　甘草　大黄　银屑　白蔹　当归　干姜　防风各八分　杏仁　蜀椒各三分　泽泻　黄芪　茯苓　大豆卷　薯蓣　茯神　前胡　铁精　柏子仁各五分　大枣四十枚　桑螵蛸十一枚

上为末，白蜜枣和丸。酒服七丸，日三，加至二十丸。

神明补心丹（出《御药院方》）　治心气不足，神志不定，恍惚多惊，虚烦少睡，心情沉默，恶闻人声，一切心虚之证。并可常服。

远志去心　紫石英飞研　石菖蒲各八钱　熟地黄　白茯苓去皮，各半两　丹参　人参去芦头　卷柏去根，土　麦门冬去心　黄芪　白术　泽泻　山茱萸　防风　秦艽　桔梗各四钱　川姜　柏子仁各二钱半　白蔹　干山药　石膏飞研　神曲炒　当归　半夏生姜制　牡丹皮　铁粉飞研　芍药各二钱　朱砂研入，药二钱，四钱为衣

上为末，入朱砂令匀，炼蜜和丸，每两作十丸，朱砂为衣。每服一丸，人参汤化下，温酒亦得。不拘时服。

大镇心散（出《千金方》）　治心虚惊悸，梦寐恐畏。

紫石英　茯苓　防风　人参　甘草　泽泻各八分　黄芪　秦艽　白术　薯蓣　白蔹各六分　麦门冬去心　当归各五分　桔梗　大豆卷　柏子仁　桂心　远志去心　大黄　石膏各四分　蜀椒　芍药　干姜　细辛各三分

上为散。酒服二方寸匕，日三。一方，无紫石英、茯苓、泽泻、干姜，有大枣四分，蜜丸如梧桐子大，酒下十五丸。

镇心熟干地黄丸（出《圣惠方》）　治心脏风虚，多惊悸，神思昏乱，志意不定。

熟干地黄　白茯苓　黄芪剉　独活　桂心　秦艽去芦　麦门冬去心，焙　阿胶捣碎，炒令黄燥　杏仁汤浸去皮尖、双仁，麸炒微黄，各三钱　前胡去芦头　柏子仁　泽泻　牛黄细研　芎䓖　远志去心　紫石英细研水飞过　防风去芦头　甘草炙，微赤，剉，各半两　铁精细研　人参去芦头　朱砂细研，水飞过，各一两　桑螵蛸五枚，微炒

上为末，入研了药，令匀，炼蜜和，捣三二百杵，丸如梧桐子大。每服不计时，以温酒下十丸。

牛黄丸（出《圣惠方》）　治心脏风邪，狂乱失志，不得安定。

牛黄细研如粉　铁精细研如粉　石膏　龙齿细研如粉　地骨皮　川升麻　玄参　葳蕤　赤芍药　生干地黄　黄芩各三钱　茯神　人参去芦头　麦门冬去心，焙，各一两　枳实麸炒微黄　甘草炙微赤，剉，各半两　金银箔各五十片，细研如粉　朱砂一分，细研如粉　虎睛一对，酒浸一宿，微炙

上为末，都研令匀，炼蜜和，捣三二百杵，丸如梧桐子大。不计时，煎地骨皮汤，下十丸。

镇心爽神汤（出《永类钤方》）　治心肾不交，上盛下虚，心神恍惚，睡多惊悸，小便频数，遗泄白浊，常服镇心安神。

石菖蒲去毛，半两　甘草炙，四钱　人参去芦　赤茯苓去皮　当归酒浸焙，各三钱　南星炮，一钱　陈皮去白　干山药　紫菀去芦　半夏汤洗七次　川芎不见火　五味子去枝　细辛去苗　柏子仁炒　枸杞子各一钱　酸枣仁汤浸去壳，炒　麦门冬去心　通草　覆盆子各一钱半

上㕮咀。每服四钱，水一盏，蜜一匙，煎五分，去滓，取药汁，入麝香少许，再煎一二沸，温服不拘时。

牛黄散（出《圣惠方》）　心脏风邪，神魂恍惚，心烦语涩。

牛黄细研　龙脑细研　朱砂细研　雄黄细研　麝香细研，各一(分)钱　沙参去芦头　独活　羚羊角屑　犀角屑　乌蛇酒浸去皮骨，炙令黄　蝉壳　天竺黄细研　防风去芦头　柏子仁　细辛　麦门冬去心，焙　茯神　人参去芦头，各一两

上为散，入研了药，都研令匀。每服不计时。煎金银汤，调下一钱服。

禹余粮散（出《圣惠方》）　治心脏风邪气，神思不安，悲啼歌笑，志意不定，精神恍惚。

禹余粮烧醋淬三遍　白芍药　石膏　牡蛎烧为粉　秦艽去苗，各一两半　桂心　防风去芦头　远志去心　独活　甘草炙微赤，剉　人参去芦头　麦门冬去心，焙　菖蒲　茯神　铁粉细研　雄黄细研如粉，各一两　蛇蜕皮一尺，烧为灰　朱砂细研如粉

上为散，都研令匀。每服不计时，以麦门冬汤调下一钱。

远志汤（出《千金方》）　补心，治心气虚，惊悸喜忘，不进食。

远志　干姜　白术　桂心　黄芪　紫石各三两　防风　当归　人参　茯苓　甘草　芎䓖　茯神　羌活各二两　麦门冬　半夏各四两　大枣十二枚　五味子二合

上㕮咀，以水一斗三升，煮取三升半，分五服，日三夜二。

菖蒲散（出《圣惠方》） 治心脏风邪，气虚恍惚，悲泣狂走，如有鬼神之状，身体强直，或疼痛，口噤喉痹，水浆不通，面目变色，不识人者。

菖蒲　秦艽去苗　桂心　当归剉,微炒　蔓荆子　人参去芦头　附子炮裂,去皮脐　黄芩　甘草炙微赤,剉　远志去心　防风去芦头,各半两　龙骨　赤石脂　白茯苓　白芍药　芎䓖　汉防己各三钱

上为散。每服三钱，水一中盏，煎至六分，去滓，不计时，放温，渐渐服之。

小镇心丸（出《千金方》） 治心气少弱，惊虚振悸，胸中逆气，魇梦参错，谬妄恍惚。

紫石英　朱砂　茯神　银屑　雄黄　菖蒲　人参　桔梗　干姜　远志　甘草　当归　桂心各二钱　防风　细辛　铁精　防己各一两

上为末，蜜丸如大豆许。饮服十丸，日三，加至二十丸。一方，用茯苓二钱。

法丹（出《永类钤方》） 治男子妇人心气不足，神志不宁，一切心疾；忧愁思虑，谋用过度；或因惊恐，伤神失志，耗伤心血，怔忡恍惚，梦寐不安。

新罗人参　熟地黄酒洗蒸,焙　远志去心　甘草炙　白术　当归去芦,酒浸焙　黄芪去芦　茯苓去皮　石菖蒲　茯神去木　益智仁　麦门冬去心　木鳖子炒,去壳　石莲肉去心,炒　柏子仁拣净,各五两　朱砂五十两

上加人参等分，如法修制，剉碎拌匀，次将此药滚和，以夹生绢袋盛贮，用麻线紧系袋口，于火上安大银锅一口，着长流水，令及七分，重安银罐，入白沙蜜二十斤，将药袋悬之中心，勿令着底，使蜜浸袋令没着，以桑柴烧锅滚沸，令火歇，煮三日蜜焦黑，换蜜再煮，候七日足，住火取出，淘去众药，洗净砂，令干；入牛心内，蒸七次。蒸者砂时，别安银锅一口，暖水，候大锅水耗，从锅弦添温水；候牛心蒸烂熟，取砂，再换牛心如前法蒸。凡换七次，其砂已熟，即用沸水淘净，焙干，入乳钵玉杵研，直候十分细。米粽为丸如豌豆大，阴干。每服十粒，至二十粒，食后，参枣汤麦门冬汤任下。一方，无木鳖仁，用酸枣仁。

镇心丸（出《圣惠方》） 治心风恍惚，惊恐失常，或瞋恚悲愁，情意不乐。

紫石英细研,水飞过　白石英细研,水飞过　龙齿细研　人参去芦头　细辛　赤箭　天门冬去心,焙　熟干地黄　白茯苓　犀角屑　沙参去芦头　菖蒲　防风去芦头,各一两　远志半两,去心

上为末，都入乳钵内，更同研令匀，炼蜜和，捣三二百杵，丸如梧桐子大。每服不计时，以温酒下三十丸。

人参茯苓汤（出《千金方》） 治奄奄忽忽，朝瘥暮剧，惊悸，心中憧憧，胸满不下食。阴阳气衰，脾胃不磨，不欲闻人声，定志下气。

人参　茯苓　远志　甘草各三两　生姜六两　枳实　当归　龙齿　桔梗各三两　茯神二两　半夏　桂心各五两　黄芪四两　大枣二十枚

上㕮咀，以水一斗二升，先煮粳米五合，令熟去滓，次纳药，煮取四升，一服八合，日三夜二。

大定心汤（出《千金方》） 治心气虚悸，恍惚多忘，或梦寐惊魇，志少不足。

人参　茯苓　茯神　远志　赤石脂　龙骨　干姜　当归　甘草　白术　芍药　桂心　紫菀　防风各二两　大枣二十枚

上㕮咀，以水一斗二（三）升，煮取三升半，分五服，日三夜二。

铁精丸（出《圣惠方》） 治心脏风虚，惊悸恍惚，悲愁，妄语失志。

铁精细研如粉　龙齿细研如粉　朱砂细研水飞过　熟干地黄各一两　人参去芦头　白茯苓　远志去心　甘草炙微赤,剉　白薇　独活　茯神　麦门冬去心,焙　防风去芦头　赤石脂　白术各三分

上为末,入研了药,都研匀,炼蜜和捣三二百杵,丸如梧桐子大。每服不计时,粥饮三十丸。

龙齿散（出《圣惠方》）　治心风,恍惚惊恐,心气不安。

龙齿细研如粉　汉防己　麦门冬去心　黄芪剉,各三两　人参去芦头　独活　羚羊角屑　生干地黄　白茯苓各一两　甘草炙微赤,剉　细辛　桂心　远志去心,各三钱　杏仁四十五枚,汤浸去皮尖、双仁,麸炒微黄

上为散。先以水一大盏,入银一两,煎六分,去银,次入药末四钱,又煎至四分,去滓,入竹沥半合,更煎一两沸,不计时,温服。

小镇心散（出《千金方》）　治心气不足,虚悸恐畏,悲思恍惚,心神不定,惕惕然惊者。

人参　远志　白术　附子　干地黄　赤小豆　桂心　黄芪　细辛　干姜　龙齿　防风　菖蒲各二两　茯苓四两

上为散,酒服二方寸匕,日三服。

紫石英散（出《圣惠方》）　治心脏风虚,惊悸失志,或瞋恚悲愁,志意不乐,惕惕若惊怖。

紫石英一两半,细研,水飞过　防风去芦头　人参去芦头　细辛　羚羊角屑　远志去心,各三钱　朱砂细研如粉　龙骨　白鲜皮　熟干地黄　铁精细研如粉,各一两　甘草半两,炙微赤,剉　白茯苓二两半　牛黄一钱,细研

上为细散,入研了药,令匀。每服不拘时,煎枣汤调下一钱。

心肾丸（出《永类钤方》）　理水火不既济,恍惚多忘,心松盗汗,夜梦惊恐,目暗耳鸣,悲忧不乐,腰膝缓弱,四肢酸疼,小便数而赤浊,精滑梦遗。常服养心神,补气血,生津液,进饮食,安神定志。

牛膝去苗,酒浸　熟地黄洗,再蒸　苁蓉酒浸,各二两　鹿茸燎去毛,好酒涂浸　附子炮,去皮脐　五味子去枝　黄芪蜜炙　人参去芦　远志去苗,甘草水浸,捶去骨　山药炒　当归去芦头,浸　白茯神去木,一方作白茯苓　龙骨煅,各一两　菟丝子酒浸,蒸研成饼,三两

上为末,用酒浸药,煮薄面糊为丸梧桐子大。每服五七十丸,枣汤空心食前服。

大定心散（出《圣惠方》）　治心风虚,惊悸,恍惚多忘,或梦寐惊魇。

人参去芦头　茯神　熟干地黄　远志去心　龙齿　白术　琥珀　白芍药　紫菀去苗、土　防风去芦头　赤石脂各一两　柏子仁三钱　甘草半两,炙微赤,剉

上为散。每服四钱,水一中盏,枣三枚,煎至六分,去滓,不拘时温服。

真珠丸（出《圣惠方》）　治心脏风邪,恍惚,夜睡惊恐,不得眠卧。

真珠细研如粉　玳瑁　朱砂细研,水飞过,各一两　雄黄细研如粉　胡黄连　远志去心　乌犀角屑　牛黄细研如粉　马牙硝　铁粉细研,各半两　龙脑细研　麝香细研,各一钱　虎睛一对,酒浸一宿,微炙

上为末,入研了药,都研令,炼蜜和捣三二百杵,丸如绿豆大。每服不计时,温酒下十丸。

养心汤（出《直指方》）　治心虚血少,惊悸不宁。

黄芪炙　白茯苓　茯神　半夏曲　当归　川芎各半两　远志取肉,姜汁淹焙　辣桂　酸枣仁浸去皮,隔纸炒香　柏子仁　北五味子　人参各一（分）两　甘草炙,四钱

上为粗末。每服三钱,姜五片,枣二枚,煎,食前服。加槟榔、赤茯苓,治停水,怔悸亦可。

远志丸 治心脏风虚,多惊悸,喜怒不安。

远志去心 白术 茯神到 防风去芦头 麦门冬去心,焙,各三两 龙骨 人参去芦头 桂心 熟干地黄各一两 牛黄细研 紫菀 甘草炙微赤,剉,各半两 虎睛一对,酒浸微炙

上为末,入牛黄研令匀,炼蜜和,捣三二百杵,丸如梧桐子大。每服不计时,温水下二十丸。

益荣汤(出《澹寮方》) 治思虑过制,耗伤心血,心帝无辅,怔忡恍惚,善悲忧,少颜色,夜多不寐,小便或浊。

当归去芦头,酒浸 黄芪去芦 小草 酸枣仁炒,去壳 柏子仁炒 麦门冬去心 茯神去木 白芍药 紫石英细研,各一两 木香不见火 人参 甘草炙,各半两

上㕮咀。每服四钱,水一盏半,生姜五片,枣一枚,煎至七分,去滓,温服,不拘时。

龙齿丹(出《济生拔萃方》) 治心虚血寒,怔忡不已,痰多恍惚。

龙齿 远志去心 甘草炙 酸枣仁炒,去壳,别研 当归去芦,酒浸 附子炮,去皮脐,切片,姜汁浸一宿 官桂去皮,不见火 琥珀别研 南星剉,姜汁浸一宿,各一两 木香不见火 紫石英煅,醋淬七遍 沉香别研 熟地黄酒蒸,焙,各半两

上为末,炼蜜为丸如梧桐子大,朱砂为衣。每服五十丸,用枣汤送下,不拘时。

柏子仁散(出《圣惠方》) 治心脏风邪,恍惚迷闷,饮食不下。

柏子仁 桂心 赤芍药 半夏汤浸七遍去滑 人参去芦头 当归剉,微炒 独活 犀角屑 远志去心 麦门冬去心 麻仁各一两 甘草半两,炙微赤,剉

上为散。每服三钱,水一中盏,生姜半分,煎至六分,去滓,不计时,温服。

虎睛散(出《圣惠方》) 治心脏风邪,发动无常,惊悸叫唤,不避水火。

虎睛一对,酒浸一宿,微炙 赤茯苓 桂心 防风去芦头 独活 人参去芦头 甘草炙微赤,剉 天雄炮裂,去皮脐,各一两 鸦头一枚,涂酥炙黄焦 露蜂房微炙 石长生 枫上寄生各二两

上为细散。每服不拘时,煎金银汤,调下一钱。

茯神散(出《圣惠方》) 治心脏风虚,四肢惊掣,心忪惊悸,或狂叫妄走,如见鬼神,状如癫痫,时时发动。

茯神 川升麻 麦门冬去心 羚羊角屑 铁粉各一两 人参去芦头 白鲜皮 防风去芦头 杏仁汤浸去皮尖、双仁,麸炒微黄 黄芩各三分 甘草炙微赤,剉,半两 龙齿二两

上为散。每服三钱,水一中盏半,生姜半分,枣三枚,煎至六分,去滓,不拘时温服。

茯神丸(出《圣惠方》) 治心脏风虚,惊悸心忪,常多健忘。

茯神 人参去芦头 麦门冬去心,焙 熟干地黄 黄芩 犀角屑 薏苡仁 柏子仁各一两 龙齿细研如粉 云母粉各一两半 防风去芦头 黄芪剉,各三钱

上为末,入研了药,令匀,炼蜜和捣三二百杵,丸如梧桐子大。每服不计时,温粥饮下二十丸。

虎睛丸(出《圣惠方》) 治心脏风虚,惊悸心忪,或夜间狂言,恒常忧怕;或如见鬼神,恍惚不定。

虎睛一双,酒浸一夜,微炙,捣末 金箔细研 银箔细研,各五十片 光明砂细研 雄黄细研 牛黄细研 琥珀细研 真珠细研 龙齿 麝香细研,各半两 人参去芦头,为末 茯神为末,各二两

上药都研如粉,以枣肉和丸如绿豆大。每服不计时,温水下七丸。

杨上寄生散(出《圣惠方》) 治心脏风邪,神思恍惚,悲愁忧患,喜怒失常。

杨上寄生 菖蒲 细辛 附子炮裂,去皮脐 干姜炮裂,剉 天雄炮裂,去皮脐 桂心 荠苨炙 白术 远志去心 甘草炙微赤,剉,各一两

上为散。每服三钱,水一中盏,煎至六分,去滓,不计时,温服。

宁志丸(出《直指方》) 治心虚血虚,多惊。

人参 白茯苓 茯神 柏子仁 琥珀 当归 酸枣仁温酒浸半日,去壳,隔纸炒香 远志酒浸半日,新布裹槌,取肉,焙,各半两 乳香 朱砂别研 石菖蒲各一分

上为末,炼蜜丸如梧桐子大。每服三十丸,食后枣汤下。

补心汤(出《千金方》) 治心气不足,其病苦惊悸,汗出,心中烦闷,短气,喜怒悲忧,悉不自知;常苦咽喉痛,口唇黑,呕吐血,舌本强,不通水浆。

紫石英 茯苓 人参 远志 当归 茯神《深师方》作桂 甘草 紫菀各二两 麦门冬一升 赤小豆三合 大枣三十枚

上㕮咀,以水一斗,煮取三升,分三服。

白茯苓散(出《圣惠方》) 治心脏风虚,惊悸,好忘恍惚,安定神志。

白茯苓 桂心 人参去芦头 熟干地黄各一两 远志去心 甘草炙微赤,剉 白芍药 防风去芦头 黄芪剉 麦门冬去心,各三(分)钱 铁粉二两

上为散。每服三钱,水一中盏,生姜半分,枣三枚,煎六分,去滓,不拘时,温服。

防葵散(出《圣惠方》) 治心脏风邪,恍惚失常,语言失错。

防葵 人参去芦头 贯众 远志去心 茯神 犀角屑 天雄炮裂,去皮脐 防风去芦头 桂心各一两 甘草半两,炙微赤,剉

上为散。每服三钱,水一中盏,煎至六分,去滓,不拘时,温服。

十味温胆汤(出《危氏方》) 治心胆虚怯,触事易惊,梦寐不祥,异象感惑,遂致心惊胆慑,气郁生涎,涎与气搏,变生诸证;或短气悸乏,或复自汗,四肢浮肿,饮食无味,心虚烦闷,坐卧不安。

半夏汤洗七次 枳实去瓤,切,麸炒 陈皮去白,各三两 白茯苓去皮,一两半 酸枣仁微炒 大远志去心,甘草水煮,姜汁炒,一两 北五味子 熟地黄切,酒炒 条参各一两 粉草五钱

上剉散。每服四钱,水盏半,姜五片,枣一枚,煎,不拘时服。

沙参散(出《圣惠方》) 治心风虚悸,恍惚多忘,惊恐。

沙参去芦头 白茯苓各三两 远志去心 犀角屑 甘草炙微赤,剉 防风去芦头,各半两 龙齿 天门冬去心 生干地黄各一两

上为散。每服三钱,水一中盏,生姜半分,枣二枚,煎至六分,去滓,不拘时温服。

小草散(出《圣惠方》) 治心风烦热,恍惚,狂言妄语,时复惊恐,不自觉知,发作有时。

小草 柏子仁 赤茯苓 铁精细研 天竺黄细研 生干地黄 琥珀末,细研,各一两 犀角屑半两 龙齿三分,细研

上为细末,入研了药令匀。每服不计时,以竹叶汤调下,每服一钱。

龙骨散(出《圣惠方》) 治心风恍惚,惊恐妄语,忽喜忽瞋,悲伤不乐。

龙骨 白茯苓 柏子仁 麦门冬去心,焙 寒水石 犀角屑各一两 牡蛎粉二两半 远志三

分,去心　甘草半两,炙微赤,剉

上为细末。每服不计时,以金银汤放温,调下一钱。

茯神散(出《圣惠方》)　治心脏风邪,见鬼妄语,有所见闻,心悸恍惚。

茯神一两　人参去芦头　菖蒲　羚羊角屑各三分　赤小豆四十九粒,炒熟　远志去心　黄连去须　沙参去芦头,各半两　甘草一分,炙微赤,剉

上为散。每服三钱,水一中盏,煎至六分,去滓,不拘时温服。

人参丸(出《圣惠方》)　治心脏风虚,心忪惊悸,或因忧虑之后,时有恍惚,心神不安。

人参去芦头　龙齿细研如粉　熟干地黄各一两　茯神一两半　白术　麦门冬去心,焙　甘草炙微赤,剉,各半两　防风三钱,去芦头　金银箔各五十片,细研

上为末,入研了药令匀,炼蜜和捣三二百杵,丸如梧桐子大。每服不计时。以粥饮下二十丸。

七宝丹　大镇心肾,生精养血,安神定志。

琥珀　当归酒浸　川芎　没药研,各一两　木香不焙　乳香研　血竭研　辰砂研,各半两　麝香一钱,别研,旋入

为末,酒糊为丸如梧桐子大。每服三十丸,温酒下,空心、日午、临卧各一服。大镇心神,安魂定魄。

增减定志丸(出《传信适用方》)　养心肾,安魂魄,滋元气,益聪明。凡健忘差谬,梦寐不宁,怔忡恍惚,精神昏耗。并宜服之。

鹿茸半两,酥炙炙　远志去心,炒　菖蒲炒　茯神炒　酸枣仁炒　干地黄炒　当归炒　人参炒　白术炒,各一两　麝香一分,研入

上为末,炼蜜丸如梧桐子大,朱砂为衣。人参汤下三十丸。

茯苓饮子(出《医方大成》)　治痰饮蓄于心胃,怔忡不已。

赤茯苓去皮　半夏汤炮七次　茯神去木　橘皮去白　麦门冬去心,各一两　沉香不见火　甘草炙　槟榔各半两

上㕮咀。每服四钱,水一盏半,生姜五(三)片,煎七分,去滓温服,不拘时。

牛黄铁粉丸(出《御药院方》)　镇心定气,止惊悸不宁。

牛黄研,二钱(分)半　铁粉研　紫石英　白石英并研　酸枣仁炒　茯神去木　陈皮去白　人参去芦头,各一两

上为末,入研者和匀,白面糊丸如梧桐子大。每服五十丸。煎人参汤,食前服。

黄芪散(出《圣惠方》)　治心风虚烦,神思恍惚不安。

黄芪剉　龙骨　防风去芦头　远志去心　茯神　麦门冬去心,各一两　牡蛎一两半,烧为粉　甘草半两,炙微赤,剉

上为散。每服三钱,水一中盏,枣三枚,煎六分,去滓,不计时温服。

茯神散(出《圣惠方》)　治心风,恍惚妄语,有所见闻,心悸,志意不定。

茯神　人参去芦头　龙角　犀角屑各一两　赤小豆　铁粉研,各半两　菖蒲三钱　金箔二十片,研

上为细散,入研了药令匀。每服不计时,以金银汤放温调下一钱。

炙甘草汤(出《直指方》)　治心下动悸,其脉结代,动而时止曰代。

甘草炙,一两　人参半两　生干地黄四两　桂枝三钱　麻仁　麦门冬去心,各一合　生姜三钱　大枣八枚

上为粗末。每服三钱,水一盏半,酒半盏,煎至八分,入透明阿胶一片,候胶消。温和服,日进三剂,不拘时服。

小定心汤（出《千金方》）　治心气虚羸,惊恐多魇。

茯苓四两　桂心三两　甘草炙　白芍药　干姜炮　远志去心,炒　人参各二两　大枣十五枚

上㕮咀,以水八升,煮取三升,分四服,日三夜一。

龙齿散（出《圣惠方》）　治心脏风虚,惊悸失常,或喜或怒,神思不安。

龙齿　茯神各一两　远志去心　防风去芦头　甘草炙微赤,剉,各半两　人参去芦头　麦门冬去心　羚羊角屑各三(分)两

上为散。每服三钱,水一中盏,生姜半分,枣三枚,煎至六分,去滓,不计时温服。

加味四七汤（出《直指方》）　治心气郁滞,豁痰散惊。

半夏制,二两半　白茯苓　厚朴制,各一两半　茯神　紫苏叶各一两　远志姜汁蘸湿,取肉,焙　甘草炙,各半两

上剉,每服四钱,水一盏半,姜七片,石菖蒲半寸,枣二枚,煎服。

化铁丸　治心脏风热,惊惕不安,言语谵妄。

铁粉研　蛇黄煅出火毒,各二两　牛黄研　丹砂研,各一钱　麝香研,半钱　金箔　银箔各二十片

上各研如粉,再同研匀,用粟米糊和丸如梧桐子大。每服五丸,竹沥酒送下。

远志丸（出《直指方》）　治虚劳惊悸,神气不宁。

远志姜汁浸取肉,焙　茯神去木　黄芪炙　熟地黄洗　人参各一两　石菖蒲半两　当归三分

上为末,粟米糊丸如梧桐子大。每服十二丸,米饮下。

人参散（出《圣惠方》）　治心脏风邪,有如鬼语,闷乱恍惚。

人参去芦头　犀角屑　赤茯苓　菖蒲　鬼箭羽各二分　龙齿一两

上为末。每服四钱,水一中盏,煎六分,去滓,不计时温服。

远志丸（出《永类钤方》）　治因事有所大惊,梦寐不祥,登高涉险,神魂不安,惊悸恐怯。

远志去心,姜汁淹　石菖蒲各二两　茯神去皮木　白茯苓去皮　人参　龙齿各一两

上为末,炼蜜为丸如梧桐子大,辰砂为衣。每服七十丸,用熟水送下,食后临卧服。一方,麦门冬汤下。

姜术汤（出《危氏方》）　治虚证停饮,怔忡。

白姜生　白术　茯苓　半夏曲各半两　辣桂　甘草炙,各一钱

上剉散。每服三钱,水一盏,生姜三片,红枣一枚,煎,温服,不拘时。

远志丸　治精神恍惚,坐卧不宁,镇心安神。

远志去心,一两半　麦门冬去心,一两　人参　熟干地黄焙　地榆　甘草炙,各半两

上为末,炼蜜丸如梧桐子大。每服二十丸,食后临卧,煎茯苓汤下。

酸枣仁丸　治胆经不足,心经受热,精神恍惚,恐畏多惊,情思不乐,时有盗汗,虚烦不眠,朝瘥暮剧,或发眩晕。

酸枣仁炒　地榆各一两　丹砂研,为衣　茯神去木　人参　菖蒲剉,各半两

上为末,水蜜面糊为丸如梧桐子大,以丹砂为衣。每服三十丸,至五十丸,煎人参汤,或

米饮下,不拘时服。

荆沥汤(出《千金方》) 治心虚惊悸不定,羸瘦病。

荆沥二升 茯神 白鲜皮各三两 人参二两 白银十两,以水一斗,煮取三升

上三味㕮咀,以荆沥、银汁中煮取一升四合,分三服,相去如人行十里久进一服。

茯苓甘草汤(出《直指方》) 治心下停水,怔悸。

茯苓 桂枝各二两 甘草炙,一两 生姜三两

上剉,每服四钱,水煎服。

远志散(出《千金方》) 治心气不足,心痛,惊恐。

远志 蒲黄 人参 茯苓各四钱

上㕮咀,以水一斗,煮取三升半,分三服。

朱砂安神丸(一名**黄连安神丸**,出《试效方》) 治心烦懊恼,反覆心乱,怔忡,上热,胸中气乱,心下痞闷,食入反出。

朱砂四钱 黄连五钱 生甘草二钱半

上为末,蒸饼为丸如黄豆大。每服十丸,唾津送下,食后服。

寒水石散(出《三因方》) 治因惊心气不行,郁而生涎,涎结为饮,遂成大病;怔悸,慎护不自胜持,少小遇惊,尤宜服之,但中寒者不宜服。

寒水石煅 滑石水飞,各一两 甘草生,一(分)钱

上为末。每服二钱,热则新汲水下;怯寒,则煎姜枣汤下。入脑子少许,尤佳,小儿量岁与之。

参乳丸(出《直指方》) 治心气不足,怔忡自汗。

人参半两 当归一两,晒干 乳香一钱,半研

上为末,山药煮糊丸如梧桐子大。每服三四十丸,食后枣汤下。

枣肉灵砂(出《澹寮方》) 治虚人夜不得睡,梦中惊魇,自汗怔悸。

灵砂二钱,研 人参半钱 酸枣仁肉一钱

上为末,枣肉丸。临卧时,枣汤吞下五七粒。

治惊忧怖,迫逐成惊恐,失财或激愤惆怅,致志气错越,心行违僻,不得安定。

白雄鸡一只,治如食法 真珠四两,研 薤白四两

上以水三升,煮取二升,宿勿食,旦悉食鸡等,及饮汁尽。

治惊悸心热,头疼,明目。并以醒酬传脑顶心。

半夏麻黄丸 治心下悸。

以半夏、麻黄二物等分,筛末,蜜丸如小豆大。每服三丸,日三。

天地煎 治心血燥少,口干咽燥,心烦喜冷,怔忡恍惚,小便黄赤,或生疮疡。

天门冬去心,二两 熟地黄九蒸、曝,一两

上为末,炼蜜为丸如梧桐子大。每服百丸,用熟水人参汤任下,不拘时服。

治心脏风邪,恍惚狂言,意志不定。(出《圣惠方》)

金箔二百片 腻粉半两

上药以新小铛中,先布金箔,重重以粉隐之;然后用牛乳一小盏,用文武火,煎至乳尽、金箔如泥即成;便以火上焙干,研为末,用蒸饼和为丸如小豆大。每服,食后用新汲水下五丸。

治心脏不安,惊悸善忘,上隔风热,化痰安神。(出《肘后方》)

白石英　朱砂各一两

上同研为散。每服半钱,食后夜卧,煎金银汤调下。

治人心下虚悸方。(出《肘后方》)一名**半夏麻黄丸**。(出《本草》)

麻黄　半夏汤洗去滑,干,各等分

上捣,蜜丸。服如大豆三丸,日三。稍增之。

二宜丹(出《便良方》)　治水火不济,耳内虚鸣,健忘,怔忡,头目眩晕。

磁石二两,火煅,醋淬七次　朱砂一两

上研如粉,以糊为丸如鸡头大,阴干。每服一丸,用人参汤调下,不拘时服。

治心虚,惊悸不定,羸瘦。(出《千金方》)

用荆沥二升,缓火煎至一升六合,分服四合,日三夜一。

治卒惊悸,九窍血皆溢出。

以井花水噀面,当止,勿使知之。

又方：取新屠羊血,热饮二升,瘥。

治胆虚,睡卧不安,心多惊悸。(出《永类钤方》)

用酸枣仁一两,炒令香熟,捣细为散。每服二钱,竹叶汤调下,不拘时服。

镇心。(出《本草》)

用蛇黄如入药,烧赤三四次,醋淬,飞研用之。

秘传酸枣仁汤(出《永类钤方》)　治心肾火水不交,精血虚耗,痰饮内蓄,怔忡恍惚,夜卧不安。

酸枣仁炮,去皮,炒,一两　净远志肉　黄芪　莲肉去心　罗参　当归酒浸焙　白茯苓　茯神各一两　净陈皮　粉草炙,各半两

上㕮咀。四钱,水盏半,姜三片,枣一枚,瓦器煎七分,日三,临卧一服。

宁心丹(出《卫生家宝方》)　治思虑悲忧伤心,惊悸怔忪,睡卧不宁。

人参一两　茯神一两　朱砂细研　乳香细研　白附子微炮,各半两　雄黄一分　紫石英一分　真朱末一分,细研　桃奴一分　脑子半钱,细研　麝香一钱,细研　金箔五十片,研入药

上为末,酒煮半夏糊为丸如鸡头大,别以金箔为衣。每服一丸,先用灯心汤浸,至睡时,磨化,暖水温服;小儿半丸。

青牛道士封君达,传鲍陂山人。治心常忪悸,行岭惧往,忘前失后不定。(出《余居士选奇方》)

白檀十二分　甘草十分　石菖蒲　犀角　天竺黄　干熟地黄　苏合香各四分　桂心　茯苓各十二分　人参　远志　天门冬各六分

上为细末,炼蜜丸如樱桃大。食后含化一粒,米饮咽下。

朱附丹(出《余居士选奇方》)　治心肾不足,气不升降,惊悸,用心过度。

附子一两,炮,去皮脐　朱砂半两,研　茯神一两

上为末,白面糊为丸如梧桐子大。每服二十丸,空心盐汤下。

主火惊失心。(出《本草》)

以震烧木,煮服之。即霹雳木也,取挂门户间大厌火灾。

大惊失心,恍惚不识人,并下淋。(出《本草》)

以霹雳针磨服之,亦以煮服之。此物伺候震处,掘地三尺得之,其形非一。或言是人所造,纳与天曹,下知事实。今得之,亦有似斧刃者,亦有如锉刃者,亦有安二孔者。一用人间石作也,注出雷州,并河东山泽间。因雷震后得多似斧,色青黑斑文,至硬如玉,作枕除魔,梦辟不祥,名霹雳屑。无毒。(《普济方·卷十八·心脏门·怔忡惊悸》)

【原文】　夫风惊者,由体虚心气不足,为风邪所乘也。心藏神而主血脉,心气不足则血虚,虚则血乱,血乱则气并于血,气血相并,又被风邪所乘,故多惊。心神不安,名曰风惊也。又云:风惊者心气不足,风邪干之而心不安定也。《内经》曰:心者君主之官,神明出焉。又曰:主明则下安。今心气不足,风邪相乘阴阳不和,情思错乱,神魂散越,故动作多惊也。又曰:昔一人被火惊患疾,举身羸弱,四肢无力,面色苍黄,左胁下身有积块如臂状。每发则痛无时,食不减,大便如常,小便微黄。视其部分,乃足厥阴肝经,兼足少阳胆经也。盖甲胆乙肝,故青。其黄者,脾也。诊胆脉小,此因惊也。惊则胆受邪,腹中当有惊涎绿水。遂以舟车百五十丸,浚川散四五钱,大加生姜自然汁。平旦果下绿水四五行。或问大加生姜者何也,且如胆木乘胃土,此土不胜木也。不胜之气寻救于子,己土能生庚金,庚为大肠,味辛者为金。如大加生姜使伐木,然先不开脾土无由行也。遂用舟车丸,先通其闭塞之路,是先泻其所不胜,复用姜汁调浚川散大下之,次泻其所胜。大抵阳干克阳干,腑脏克腑脏故也。

牛黄珍珠丸(出《圣济总录》)　治风惊,镇心安神化涎。

牛黄研　珍珠研　琥珀研　麝香研　天竺黄研　甘草炙,剉　铅霜研　雄黄研　人参　茯神去木　天南星牛胆匮者,各二钱　天麻　龙脑研,一钱半　金箔　银箔各十片,同研入药　铁粉研,各一钱　丹砂研,半两

上为末,同拌匀,炼蜜和丸如鸡头大,别用大金箔五片,滚为衣。每服一丸,细嚼人参薄荷汤下;小儿半丸。

十黄散(出《千金方》)　治五脏六腑血气少,亡魂失魄,五脏觉不安,忽忽喜悲,心中善怖如有鬼物。此皆发于大惊,及当风、从高堕下、落水所致,悉主之。

雄黄　人参各五分　大黄　黄柏　黄芪　细辛　桂心各三分　黄连　黄柏　蒲黄　麻黄各一分　黄环　泽泻　山茱萸各二分　黄芩二分

上治下筛末,食后温酒服方寸匕,日三;不知,加至二匕。羸劣者,更加人参五分,合十分。一方有牛黄二分。一方有蜀椒五分,干姜四分。一方加朱砂三分。

金箔散(出《圣惠方》)　治风惊手足颤掉,精神错乱。

金箔细研　银箔各五十片,细研　铁粉研细,二两　龙齿　麦门冬各一两半,去心,焙　人参去芦头　琥珀细研　犀角屑　酸枣仁各一两,微炒　茯神一两半　防风去芦头　葳蕤　玄参　露蜂房各三分,炙微黄　牛黄半两,细研

上捣细散,入牛黄、金箔、银箔更研令细。每服不拘时候,以薄荷酒调下一钱。

大定心汤(出《圣济总录》)　治心虚中风惊悸,恍惚多忘,或梦寐惊魇,志少不足。

人参　白茯苓去皮　茯神去木　远志去心　龙骨　干姜炮　当归切,焙　甘草炙　白术　芍药　桂去粗皮　紫菀去苗、土　防风去叉　赤石脂各二两

上㕮咀。每服五钱许,水二盏,入枣二枚擘破,煎至一盏去滓,温服,日三夜二。

天南星丸(出《圣济总录》)　治风惊,镇心化涎。

天南星大者，逐日换水，浸五日，慢火煮五七沸，切作片子，曝干，面炒令黄香　乌蛇酒浸取肉，炙干　白僵蚕直者，面炒令黄　天麻各一两　干蝎全者，炒黄色　白附子炮　雄黄研　琥珀杵研，各三两　麝香一分，研　牛黄研　樟脑研，各半两　丹砂一两半，研

上除研者外，捣为末，各研匀，于瓷器收，密封勿令透气，旋炼蜜和丸如鸡头大。每服一丸，荆芥人参汤化下。

茯神丸（出《圣惠方》）　治风惊恍惚，心神不安。

茯神　川升麻　玄参　生地黄各一两　牛黄一分，细研　虎睛一对，酒浸一宿，微炙　石膏细研樟脑各二两　麦门冬一两半，去心，炙　金箔细研　银箔各五十片，细研　铁粉细研，二两

上为末，炼蜜和捣丸如梧桐子大。每服不计时候，以人参汤下二十丸。

雄黄丸（出《圣惠方》）　治五脏风虚，六腑邪热，风热相搏，令寐即惊恐忧患，寤即恍惚怔忪，忽悲喜怕怖如狂。

雄黄　川大黄　沉香　薯蓣　朱砂　人参　安息香　川椒　铁粉　防风　附子　白茯苓

上为末，入研了药令匀，炼蜜和丸如梧桐子大。每服不拘时候，人参茯苓汤下二十丸。

惊气丸（出《危氏方》）　治惊忧积气，心受风邪，发则牙关紧急，涎潮昏塞。醒则精神若痴。服之。

紫苏子一两，略炒　附子炮，去皮脐，一作生用　南木香不见火　南星浸洗，薄切片，姜汁浸一夕　白僵蚕炒去丝角　天麻　花蛇酒炙去骨　橘皮一作橘红　麻黄去节，各半两　干蝎去毒　朱砂各一分，留少许为衣

上为末，入脑、麝少许，同研极停，炼蜜杵丸龙眼大。每服一粒，金银薄荷汤化下，温酒亦得。军中一人犯法，褫衣将受刃，得释。神失如痴，与一粒服讫而瘥。及醒，病已失矣。江东有一妇人，已失心数年，受此方不终剂而愈。若狂厥去附子，加铁粉，化痰镇心抑肝邪。若多恚怒，肝邪大盛，铁粉能制伏之。《素问》言：阳厥狂怒，治以铁落，金制木之意也。一方不用天麻。

夺命散　治急慢二惊，及中风。

白附子　天南星　全蝎每个用薄荷叶包裹，线缚定，生姜汁蘸过，炙三次，黄色为度　麻黄去节　防风去芦　黑附子炮　半夏汤洗七次　天麻各一钱　朱砂别研　麝香各半两

上为细末。三岁儿，一服以小钱抄半钱匕，用生姜自然汁、薄荷水化，滴酒一二点，立愈。急惊加朱砂腻粉少许，不用酒，甚者三两服。

小银箔丸（出《圣济总录》）　治心邪虚风悸，安神清膈化涎。

水银用锡结砂子　半夏汤洗七遍去滑，入全姜捣，暴干　天南星炮　白矾枯　人参各半两　白茯苓去皮　铅霜研，各一分　腻粉一两　青黛一两　银箔二十片，研入药

上为末，水煮面糊和丸如梧桐子大。每服十丸，食后临卧，人参薄荷汤下。

铁精丸（出《圣惠方》）　治风惊，狂言妄语，不能得睡卧。

铁精　犀角　人参去芦头　茯神　防风各一两，去芦　石菖蒲　远志各三分，去心　麦门冬去心，焙　生干地黄各一钱半

上为末，炼蜜为丸如梧桐子大。每服不拘时候，以粥饮下二十丸。

犀角丸（出《圣惠方》）　治风，心神惊恐，睡卧不安，四肢烦热。

犀角屑　人参去芦头　茯苓　川升麻　槟榔　樟脑　朱砂各半两，细研　金箔研　银箔各五

十片,细研

上为末,入研了药令匀,炼蜜为丸,如桐子大。每服不计时候,以人参竹叶汤下二十丸。一方用茯神。

龙齿丸(出《圣惠方》) 治风虚心惊不定。

龙齿 人参去芦头 茯神各一两 远志去心 防风各三分,去芦 铁粉一分,细研 甘草半两,炙微赤,剉 金箔细研 银箔各五十片,研

上为末,入研了药令匀,炼蜜为丸如桐子大。每服不拘时候,以粥饮下十五丸。

牛黄散(出《本草》) 治大人小儿惊风,退热取涎。

朱砂 水银各一钱 麝香 牛黄 狗黄各一字 脑子真者,半钱 雄黄 零陵香各半两

上为末,顿一处,临时和匀。每服一匙,或半钱,薄荷汤入银箔同调下。如用取涎,入蓖麻二粒去油,药末二钱和匀,只可服半字,薄荷茶清调下。量大小虚实加减与之,用补。

龙脑煎(出《圣济总录》) 治惊风心膈生涎。

樟脑研 蝎梢炒 水银研 麝香研 腻粉研 丹砂研 天南星薄荷汁浸一宿切,炒 白附子炮制,各等分

上捣研为末,用石脑油和为煎。每服一皂角子大,薄荷汤化下,食后临卧服。

铅金丸(出《圣济总录》) 治心受风邪,镇惊,利头目,化痰壅。

铅霜半两,研 金箔十片,研入药 半夏三分,汤洗净,生用 天南星生用 雄黄研,各二两 白矾生用 防风去叉,各半两 白茯苓去皮,一两半

上为末,水煮面糊丸如桐子大。每服十五丸,食后临卧,生姜薄荷汤下。药丸了,不可见日。

小定心汤(出《圣济总录》) 治心气不足,风邪所乘,惊悸恍惚,睡梦多魇。

白茯苓去皮,四两 桂去粗皮,三两 甘草炙 芍药 干姜炮 远志去心 人参各二两

上㕮咀。每服五钱匕,水二盏,入枣二枚擘破,煎至一盏二分,去滓,温服,日三夜一。

人参散(出《圣惠方》) 治风惊,闷乱恍惚。

人参去芦头 龙齿各二两 生熟地黄 白茯苓 犀角屑 小草各一两 麦门冬一两半,去心,焙

上捣粗散。每服三钱,以水一盏,煎至六分去滓,不拘时,温服。

加味寿星丸(出《危氏方》) 治因事惊涎留心包,精神不守;事多健忘,谵言妄语,如有所见,不得安卧;或风涎潮作,首足抽掣;或心虚烦躁。

天南星三两 真珠母一钱 制半夏六两 真琥珀 枯矾各五钱 大朱砂一两,研为衣

上为末,生姜自然汁煮面糊为丸桐子大。每服三十五丸,淡姜汤下。心气狂甚,加铁粉一两。气不顺,人参汤下。惊悸,金银器灶心土汤。上气烦躁,淡竹叶麦门冬汤。宁心定气,石菖蒲。痰盛喘急,桑白皮汤下。治小儿急惊,麦门冬、青竹叶。慢惊,冬瓜仁木香汤下。

铁粉散(出《圣惠方》) 治风惊心神不安。

铁粉 光明砂 天竺黄 铅霜各一两

上为末。每服不拘时,竹沥调下半钱。

寿星丸(一名**琥珀丸**,出《济生方》) 治心腹因惊神不守舍,风涎潮作,手足抽掣,事多健忘,举止失常,精神昏塞,谵言妄语不得安卧;或痰迷心窍,妄语如有所见,并宜服之。

天南星一斤,先用炭火三十斤烧一地坑通红,去炭,以酒五升,倾坑内,候渗酒中,下南星在坑内,以盆覆坑周,遍用

灰拥定,勿令走气,次日取出,为末,一方用米醋沃之　**朱砂**另研,二两　**琥珀**另研,一两

上研停,生姜汁煮面糊丸如梧桐子大,每服三十丸,加五十丸,煎石菖蒲人参汤送下,淡姜汤亦得,食后临卧服之。或去琥珀亦效。若心气狂甚,入铁粉一两。一方治暗风,以猕猴心血为丸,人参或麦门冬汤下,皆瘥。一方用真金箔。

解毒雄黄丸(一名雄黄救命丹)　治因风致惊,眼斜反张,手足瘛疭,背急发搐。

治惊痫风,神情恍惚,语言错谬,歌笑无度,兼五脏积冷,风毒寒热。

用狐肉一片,治如食法。以豉汁中煮,五味作羹,或作粥,多食并瘥。一方,以羊骨汁鲫鱼共煮服之,亦良。

密陀僧散(出《朱氏集验方》)　治风惊气入心,语言不能者。

密陀僧研如粉以茶调一钱,一服即愈。(《普济方·卷一百一·诸风门·风惊》)

【原文】　夫风邪之状,乍惊乍喜,恍惚不宁,举措失常是也。盖心者,生之本而藏神。今心气虚则神不宁,风邪乘虚而干之,故谓之风惊邪也。

地黄煎丸(出《圣济总录》)　治风惊邪心虚,冷热不调,左胁下有气,发即妨胀不食。

生地黄汁六升　**生天门冬汁**五升　**牛髓**五合　**生姜汁**七合　**牛酥**五合　**白蜜**五合　**醇酒**二升　**枣肉膏**去核,五合

以上八味先煎,地黄汁并酒五分,减二分,次下天门冬汁,姜汁煎二十沸,次下牛髓、醇、蜜、枣膏煎如稀糖,次下后散药:

黄芪剉　**石斛**去根　**人参**　**山芋**　**茯神**　**柏子仁**别捣研　**山茱萸**　**桂**去粗皮　**五味子**　**防风**去叉　**枸杞子**　**枳壳**去瓤,麸炒　**厚朴**去粗皮,生姜汁炙,剉　**白术**各半两　**干姜**炮,半两　**赤石脂**　**甘草**炙,剉,各一两　**远志**去心　**细辛**去苗叶,各一两

上除前八味外,捣为细末,入前煎中搅匀,于银器中重汤煎,可丸即丸如梧桐子大。每空心早食后,温酒下三十丸,日再煎服之。

独活丸(出《圣济总录》)　治风惊邪,及一切风,肢节不利,筋脉拘急,头目旋痛,恍惚心忪。

独活去芦头,三分　**防风**去叉　**白茯苓**去黑皮,各半两　**阿胶**炙令燥　**石膏**碎研者,各三分　**玳瑁**镑,一两　**人参**一两半　**甘草**炙,剉,半两　**天南星**炮,一两　**细辛**去苗叶,各一两　**丹砂**研,二两　**白僵蚕**炒,半两　**丁香**一分　**琥珀**捣研,一两　**牛黄**研　**麝香**研,各一分　**天麻**　**龙脑**研,各半两

上为末,再同研匀,别用安息香二两半,捣碎,以酒一升,研滤去滓,于银器内慢火熬成膏,和前药于臼中杵三五百下,丸如鸡头大。每一丸细嚼,薄荷茶下,不计时,甚者加一丸。

茯神丸(出《圣济总录》)　治风惊邪,心中恍惚,惊悸恐怖,精神不乐,化痰润肌,清神快气。

茯神去木　**人参**　**远志**去心　**麦门冬**去心,焙　**熟干地黄**焙　**青橘皮**汤浸去白,焙　**甘草**炙,剉　**五味子**　**山芋**　**桔梗**去芦头切,焙　**枳壳**去瓤,麸炒　**槟榔**生,剉,各一两　**白术**　**桂**去粗皮　**芍药**各半两

上为末,炼蜜和丸如鸡头大。每服一丸,含化。

益智太乙丸(出《圣济总录》)　治风惊邪,及一切风,舌强语涩,昏迷恍惚,化痰。

金箔一分,同丹砂研　**珍珠**一分,研　**丹砂**研,一两半,同金箔研令匀　**玳瑁**镑,一两　**阿胶**炙令燥,一两　**龙脑**研,半两　**雄黄**研,半两　**安息香**二两,酒研滤去砂,入银器中,更用蜜二两于重汤内,熬成膏为用　**琥**

珀捣研,一两　麝香研　牛黄研,各半两

上除安息香外,各细捣研讫,再同研令匀细,候熬安息香膏稀稠得所,即将前药入在膏内,不住以槐枝搅令得所,可丸即丸如梧桐子大。每服一丸,细嚼,人参汤下。如卒中,用童子小便化下三丸。如中风用酒化下五丸。小儿风痰及惊痫,以薄荷汤化下半丸。

镇心丸(出《圣济总录》)　治风惊邪,冒郁烦闷,伸欠倦怠,化利风涎。

银箔五十片　水银　黑锡各半两,同水银结砂子,与银箔共研　龙齿　人参　远志去心　麝香研　丹砂研　犀角镑　中黄研,各半两　虎睛一对,酒浸一宿,炙微黄佳

上为末,再同研匀,炼蜜和丸梧桐子大。每服三丸,荆芥汤下,食后临卧服。

风引汤(一名石散,出《圣济总录》)　治惊邪风痫厥癫,口有涎沫,牵引口眼,手足少小惊瘛疭,日数十发,医所不治。

大黄剉,炒　干姜烧　龙骨各四两　桂去粗皮,三分　甘草炙　牡蛎各半两　凝水石　赤石脂　白石脂　紫石英　滑石各一两半

上㕮咀如麻豆。每服三钱,水一盏,煎至七分去滓,温服,日再。一方有石膏末。百日小儿服一合。未能者,绵沾着口中。热多者,日四五服,以意消息。《深师方》只龙骨、干姜、牡蛎、滑石、白石五味。

大丹砂丸(出《圣济总录》)　治风痰热气,安魂定魄,镇心神。

丹砂研,半两　中黄研,一分　金箔二十片,研　银箔二十片　龙脑研,一分　硼砂研　琥珀研,各一钱　甘草炙,剉为末　犀角镑为末　羚羊角镑为末,各一分

上再同研细,炼蜜和丸如鸡头大。每服一丸至两丸,熟水嚼服之。

茯神汤(出《圣济总录》)　治风惊,调心气,安神志,化痰止烦渴。

茯神去木　人参各一两　白鲜皮一分　麦门冬去心,焙,三分　枳实麸炒　羚羊角屑　甘草炙,剉　龙齿各半两　防风去三分　黄芩去黑心,一分

上粗捣筛。每服二钱,水一盏,入竹叶十片,煎至七分去滓,食后临卧温服。

追风散(出《圣济总录》)　治风惊邪,分涎利膈,安神镇心。

干蝎去土,头尾全者四七枚,去爪,生用　附子炮,炒去皮脐　乌头生,去皮脐　白附子生　天南星生,各一分　丹砂研,一钱半　麝香研,半钱　龙脑,半钱　半夏生姜汁浸一宿切,焙,一分

上捣研散,入龙脑、麝香、丹砂,再同研令匀细,入瓷盒中盛。每服半字,煨葱白酒调下,日二三服,渐加至一字,觉体麻即减服。小儿惊风,服半字许。

桃花散(出《圣济总录》)　治诸风惊。

麻黄去根节　天南星炮　白附子炮　附子炮裂,去皮脐　乌头炮裂,去皮脐,各一两　丹砂研　麝香研,各一两　干蝎去土,一两,生用

上为散。每服半钱,薄荷温酒调下;一切风,用葱酒调下;小儿每服一字,薄荷蜜水调下。

银粉丸(出《圣济总录》)　治风化痰,定心气。

粉霜半两　天南炮,一两半　铅白霜半两　半夏汤洗七遍　丹砂研,一两　白矾熬令汁枯,半两　水银半两　铅半两,二味结砂子

上为末,再和匀,用白面糊为丸如梧桐子大。每服五丸,薄荷汤下。小儿丸如麻子大。

远志丸(出《圣济总录》)　定心松,化风痰,治昏虚,定神魂。

远志去心　人参　白茯苓去黑皮　山芋　凝水石碎研,各一两

上为末,用白面糊为丸如梧桐子大。每服二十丸,人参汤下,加至三十丸。

安神散(出《圣济总录》) 治风邪。

丹砂研 铁粉研,各半两 白茯苓去黑皮,为末,一钱

上同研令极细。每服半钱,鹅梨汁调下,磨刀水亦得。(《普济方·卷一百二·诸风门·风惊邪》)

【原文】 夫风惊悸者,以心不足为风邪所乘,神魂惊怖不已,则悸动不宁。其证目睛不转,不能呼是也。或因恐惧忧迫,致损心气惊悸者,亦缘风邪搏之故耳。诊其脉动而弱,动则为惊,弱则为悸,不可不察。

鹿髓煎丸(出《圣济总录》) 治久积风热,发积惊悸,气满不安,四肢虚弱,不生肌肉。

鹿髓五合 生天门冬汁三合,滤 清酒五合 牛髓五合,无牛髓,牛酥一升代 白蜜七合 枣膏五合 生地黄汁一升,滤 生麦门冬汁三合,滤

以上药八味,先煎地黄、天门冬汁,清酒五合可减二合,次纳麦门冬汁,煎二十沸;次纳酥、髓、白蜜、枣膏,煎如稠饧糖,倾入银器或石器中,复于重汤上煮,搅如调膏,即如后倾药味:

茯神去木 龙骨 人参各一两 枳壳去瓤,炒 细辛去苗叶 防风去叉 白术 石斛去根 桂去粗皮 芎䓖 黄芪炙,剉 五味子各三分 甘草炙,剉,一两半 陈橘皮汤浸去白,焙 厚朴去粗皮 生姜汁,炙 山芋各半两 山茱萸并子用 柏子仁炒,各三分 枸杞子三分 远志去心 黄连去发,各半两 薏苡仁炒 槟榔剉,各三分

上除八味为煎外,捣罗为末,入在煎中和捣令匀,丸如梧桐子大。每服二十丸,加至三十丸,以温酒送下,空心、日午后、夜卧服之。

薯蓣煎方(出《千金方》)

薯蓣二十分 甘草十四分 生地黄十八片,捣绞取汁,煎令余半 泽泻 人参 黄芩各四分 当归 白蔹 桂心 防风 麦门冬各三两 山茱萸 桔梗 芍药 紫菀 大豆黄卷 干地黄 白术 芎䓖 干姜 蜀椒

以上二十味,并用捣筛极细:

大枣八十枚 麻子仁研,三升 獐鹿骨髓 鹿角胶八两 桑根白皮五斤,忌冈上自出土者,大毒,近篱屋垣墙沟渎边者不用 蜜三升 地黄汁五升

上以清酒二斗四升,煮桑白皮、麻子仁、枣得一斗,去滓,次下地黄汁胶、髓、蜜煎减半,纳前诸末,并煎令可丸如鸡子黄大。每服一枚,日三,稍加至三丸。

薯蓣丸(出《千金方》) 治头目眩冒,心中烦郁,惊悸狂癫。

薯蓣二十八分 甘草二十分 鹿角胶 大黄豆卷 桂心各七分 干地黄 神曲 当归 人参各十分 麦门冬 防风 黄芩 芍药 白术各六分 柴胡 桔梗 茯神 杏仁 芎䓖各五分 白蔹 干姜各三分 大枣一百枚,取膏

上捣细罗为末,合白蜜、枣膏和丸如弹子大。先食服一丸,日三服之。

镇心丸 治热风惊悸,安心,久服长年。

茯神 人参 龙齿研 升麻 石膏研 黄芩 茯苓 麦门冬各八分,去心 银箔二百片,研 虎睛一具,炙 枳实炙 白蔹 玄参 芍药 葳蕤 甘草炙,各六分 生姜二分

上捣筛,蜜和丸。每食讫少时以饮服如梧桐子大十五丸,日二服之,渐渐加至三十丸,不

利。忌海藻、菘菜、酢、蒜、面、粘食、陈臭等物。

薯蓣汤（出《千金方》） 治心中惊悸而四肢缓,头面热,心胸痰满,头眩冒如欲摇动者。

薯蓣 麦门冬 人参各四两 生地黄 前胡 芍药各八分 枳实 远志 生姜各三分 茯苓 茯神各六分 半夏五分 甘草 黄芩 竹叶各二分 秫米三分

上㕮咀,取江水,高举手扬三百九十下,量取三斗,煮米减一斗,内半夏,复减九升,去滓,下药煮取四升,分四服。无江水处,以千里东流水代之,拔手令上头也。秦中无江水,泾渭水亦可。

防风汤（出《千金方》） 服前汤后,四体尚不凉冷,头目眩转者服之。此汤大凉,宜长将服,药中小小消息,随冷暖耳。仍不除瘥者,依此方。

防风 石膏 人参 赤石脂 白石脂 生姜 龙骨 寒水石 茯苓各三分 桂心二分 紫石一分

上㕮咀,以水八升,煮取三升,分三服。

石膏丸（出《圣济总录》） 治中风邪,惊悸心不安。

石膏研 麦门冬去心,焙 龙齿别研 人参 升麻 玄参 茯苓去木 黄芩去黑心,各一两 银箔一百片,与石膏龙齿同研 枳壳去瓤炒,三分 白蔹剉 赤芍药 葳蕤各一分 虎睛一对,炙 甘草炙,剉,半两

上除别研外,捣罗为末,和匀,炼蜜和丸如梧桐子大。服三十丸,米饮下,日三。

金箔十珍丸 治心惊悸,头目不清。

金箔五片 银箔五片 丹砂与金银箔同研,一两 珍珠别研 琥珀别研 玳瑁镑 犀角镑,各一分 硼砂别研 龙脑别研,各一分 牛黄别研,半钱 人参 白茯苓去皮,各一两 紫河车二两 茯神去木,半两 甘草生,剉,一两

上除别研外,捣罗为末,和匀,炼蜜和丸如鸡头实大。每服一丸,嚼破,竹叶汤下,食后临卧服。

丹砂丸 治风虚惊悸,心神烦闷,睡卧不安。

丹砂一两,细研,水飞 铁粉一两,细研 金箔五十片,细研 银箔五十片,细研 人参一两半,去芦头 茯神二两 秦艽一两,去苗 川升麻一两 子芩一两 龙齿 木香 枳实麸炒微黄,各一两 甘草半两,炙微赤,剉 白鲜皮一两 麦门冬一两半,去心,焙

上捣罗为末,入别研了药,更研令匀,炼蜜和捣五七百杵,丸如梧桐子大。每服不计时候,以荆芥汤下二十丸。忌生血等。

大定心丸 治恍惚惊悸,心神不安,或风邪因虚入脏,语言喜忘,胸胁痛不得饮食。

人参 桂心各二两 白术 防己 茯苓 干姜 防风 大黄 茯神 桔梗 白蔹各一两 牛膝十铢 远志三两,去心 银屑六铢

上治下筛,以蜜和丸如梧桐子大。先食服五丸,日三,不知稍稍增之。一方无牛膝,有茱萸一两,银屑十铢,余悉同。忌生葱、酢、猪肉、桃、李、雀肉等。

大竹沥汤 治大虚风气入腹,拘急,心痛烦冤,恍惚迷惑不知人;或惊悸时怖,吸吸口干,涩涩恶寒,目失精明,历节疼;或缓或不摄,产妇体虚受风恶寒,惨惨愤愤,闷心欲绝者;并疗风痉,口噤不开,目视如故,耳亦闻人语,心亦解人语,但口不得开,肩背强反折,百脉掣痛,悉主之。

焦虑症中医典籍撷英

秦艽　防风　茯苓　人参各二两　茵芋　乌头炮　黄芩　干姜　当归　细辛　白术各一两　天雄一枚,炮　甘草三两,炙　防己二两

上咬咀。以竹沥一斗,水五升,煮取四升,分服一升;羸人服五合,佳。茵芋有毒,令人闷乱目花,虚人可半两,良。风轻者,用竹沥三升,水七升;小重者,竹沥五升,水五升;风大剧停水,用竹沥一斗。忌海藻、酢、生菜、菘菜、桃、李、雀肉等。

牛黄丸　治风惊悸,心风狂乱。

牛黄一分,细研　朱砂三分,细研　天竺黄半两,细研　龙脑一钱,细研　木香一分　白附子一分,炮裂　犀牛屑半两　天南星一分,炮裂　蜈螂半两,微炒,去足　铅霜一分,细研　人参三分,去芦头　茯神三分　天麻半两　防风半两,去芦头

上捣罗为末,入研了药,都研令匀,炼蜜和捣三二百杵,丸如绿豆大。每服不计时候,以荆芥汤下二十丸。忌生血。

茯神汤　治风惊,五脏大虚惊悸,安神定志方。

茯神　防风各三两　人参　远志　甘草　龙骨　桂心　羌活各二两　白术一两　细辛　干姜各六两　酸枣一升

上咬咀,以水九升,煮取三升,分三服。

远志散　治中风心气不足,惊悸,言语谬误,恍惚愦愦,心烦闷,耳鸣。

远志　黄芪　茯苓白者　甘草　芍药　当归　桂心一方无　麦门冬　人参各二两　独活四两　生姜五两　附子一两

上咬咀。以水一斗二升,煮取四升,每服八合,人羸服五合,日三夜一。又一方,有羚羊角,无附子。

金箔丸　治中风惊悸,安神定气。

金箔三十片　银箔三十片　丹砂与金银箔同研,一两　牛黄别研,一分　铁粉别研,一两　胡黄连去苗,一分　铅霜别研,一分　天竺黄别研,半两　龙齿别研,半两　麝香别研,一分　龙脑别研,二钱　虎睛炙,一对

上除金银箔等别研外,余二味捣罗为末,和匀,用粟米饭和丸如梧桐子大。每服十丸至十五丸,早晚食后,用黄芪汤下。

防风散　治中风惊悸,心虚恍惚,言语失常,或瞋或怒,志意不乐,定心。

防风去叉　龙骨　远志　铁精别研,各一两　紫石英别研　丹砂别研,各二两　熟干地黄洗切焙,二两　人参二两半　干姜炮　细辛去苗叶　附子炮裂,去皮脐,各一两　白茯苓去黑皮,二两

上除别研外,捣罗为末,再和匀。每服一钱许,煮取枣汤调下,加至二钱。如风热盛者,去干姜,加玄参一两。

茯神散(出《圣惠方》)　治风惊五脏,恍惚惊悸,神思不安。

茯神一两　人参一两,去芦头　防风半两　远志半两,去心　天麻一两　羚羊角屑三分　白鲜皮半两　龙骨一两　酸枣仁一两,微炒　桂心一两　独活一两　甘草半两,炙微赤,剉

上捣筛为散。每服三钱,以水一中盏,入生姜半分,煎至六分去滓,不计时候,温服。

紫石英散(出《圣惠方》)　治风虚心气不足,惊悸汗出,烦闷短气,悲喜怒不自觉知,咽喉痛,口唇或呕吐,舌本强,水浆不通。

紫石英三两,细研　麦门冬一两半,去心,焙　麝香二分　人参一两,去芦头　龙骨一两　远志三分,

去心　茯神二两　当归一两　防风三两,去叉　甘草半两,炙微赤,剉　川升麻三分　沉香一两

上捣粗罗为散。每服三钱,以水一中盏,入赤小豆二十一粒,煎至六分去滓,不计时候,温服。

龙胆丸（出《圣济总录》）　治风热心虚惊悸,或忧怖怔忪如人迫逐,或睡中惊怕,安定心神。

龙脑去苗　茯神去木　白薇焙　栀子各一两　麦门冬去心,焙,一两半　玄参　羚羊角镑,各一两一分　甘草炙,三分　人参一两　丹砂别研,三分

上除别研外,捣罗为末,和匀,炼蜜和丸如梧桐子大。每服二十丸,食后煎枣汤下,日三,加至三十丸。肠胃风热秘涩,加大黄一两半。

牛黄散（出《圣济总录》）　治风惊悸,心神恍惚,半身不遂。

牛黄别研,二分　人参二两　豉炒,三分　升麻一两　铁精捣研,别入一两　龙骨　白茯苓去黑皮,各二两　栀子仁一两　天门冬去心,焙,二两　麦门冬去心,焙,三两

上除别研外,粗捣筛。每服三钱,盐水半盏,煎至七分去滓,入荆沥少许,再煎令沸,入牛黄、铁精末各半字,调匀,温服,日午临卧服。

九物牛黄丸（出《千金方》）　治男子沾鬼魅欲死,所见惊怖欲走,时有休止,皆邪气所为,不能自绝。

牛黄土精,一云火精　荆实人精　曾青苍龙精　玉屑白虎精　空青地精　玄参玄武精　雄黄地精　龙骨水精　赤石脂朱精,各一两

上治下筛,蜜和丸如小豆大。先食服一丸,日三,稍加以知为度。名曰九精,上通九天,下通九地。《千金翼》云：凡邪病当服五邪汤,九精丸瘥。

紫石酒（出《千金方》）　治久风冷,心气不足,或时怕怖。

紫石英一斤　钟乳　防风　远志　桂心各四两　麻黄　茯苓　白术　甘草各三两

上哎咀,以酒三升,春月渍五日。每服四合,日三,亦可至醉,常令有酒气。

茯神饮（出《圣惠方》）　治风热惊悸,心神不安,常多恐怖。

茯神去木　生干地黄焙　人参　菖蒲　沙参各一两　天门冬去心,焙,一两　犀角镑　远志去心　甘草炙,剉,各半两

上粗捣筛。每服三钱,盐水一盏,赤小豆二十粒,同煎至六分,去滓,不计时候,温服。

补心汤　治心气不足,其病苦满汗出,心风烦闷,善恐独苦,多梦不自觉者,咽喉痛,时时吐血,舌本强,水浆不通,手掌热,心惊悸,吐下血。

麦门冬三两,去心　紫菀二两　紫石三分　桂心一尺,一方二两　人参　茯苓四两,一方一两　大枣五十枚擘　甘草炙,五寸,一方一两　小豆二十四枚,一方六合

上哎咀,切,以水八升,煮取二升四合,羸人分作三服,强人再服。心王之时,有血证可服耳。一方说,用药两数不尽同。注之在下煮,取多少服亦同。忌海藻、菘菜、生葱等物。

犀角散（出《圣惠方》）　治风惊悸,心神不安。

犀角屑半两　防风三分,去叉　枳壳二分,麸炒微黄,去瓤　独活三分　茯神一两　黄连三分,去须　白鲜皮半两　麦门冬一两半,去心,焙　甘草半两,炙微赤,剉

上为粗散。每服三钱,以水一中盏,煎至六分去滓,不计时候,温服。

蛇黄丸（出《圣济总录》）　治心气不足,惊悸心风,谵言狂癫,化痰涎。

蛇黄火烧酒淬　丹砂别研　铁粉别研　不灰木烧　人参　白茯苓去黑皮,各半两　甘草生,剉　雄黄醋煮,别研,各一分

上别研外,捣罗为末,合研令匀,用糯米饭丸如梧桐子大。每服十丸,金银薄荷汤下。

牛黄丸(出《圣济总录》)　治风化涎,保精神,益肝胆,压惊悸,镇心。

牛黄别研,一分　白茯苓去黑皮,一两　龙脑别研,半两　人参二两　玳瑁末一两　丹砂别研,二两　麝香别研,一分　安息香半两,捣碎以酒浸,研细,滤银器内慢熬成膏

上除别研半安息香膏外,捣罗为末,和匀,以安息香膏同炼蜜少许和丸如梧桐子大。每服三丸,薄荷汤嚼下;小儿惊热风虚,以金银薄荷汤化下,须临卧服。

犀角散　治风惊五脏,恍惚惊悸,安神定志。

犀角屑一两　人参一两,去芦头　远志三分,去心　甘草半两,炙微赤,剉　桂心三分　独活三分　酸枣仁二两,微炒　生干地黄一两

上粗捣罗为散。每服三钱,以水一中盏,入生姜半分,薄荷二七叶,煎至六分去滓,不计时候,温服。

安神散(出《圣济总录》)　治心不安,化风痰,止惊悸,解烦热。

人参　白茯苓去黑皮,各一两　甘草　丹砂别研　茯神去木　天竺黄别研,各半两　凝水石烧一两半,研

上除别研外,捣罗为散,合和令匀。每服一钱许,食后临卧,以温荆芥汤调下。

麦门冬散(出《圣惠方》)　治风惊悸,心气不足,其病苦满,汗出烦闷,喜怒不自觉知,咽喉干痛,时时吐血,常热。

麦门冬一两半,去心,焙　紫石英细研　紫菀洗去苗、土　白茯苓　人参去芦头,各一两　桂心　甘草炙微赤,剉,各半两

上捣罗为散。每服三钱,以水一中盏,入生姜半分,赤小豆三十粒,煎至六分去滓,不计时候,温服。

铁粉牛黄丸　主心经留热,安精神,心下悸,下化风痰。

铁粉研,二两　辰砂一两,研　牛黄半两,研　铅白霜一钱,研　天竺黄一两,研

上再研匀,煮糯米饭为丸如绿豆大。每服十五丸,人参汤下。专主中风太过候,不至涎潮,厥倒人体,渐觉四体不举,语涩面青,精神昏浊,形似醉人,日深瘫拽。宜服铁粉牛黄丸,去郁心经,虽子不能克母,岂不逆乎病候郁塞。此名心脾太过中风候,更加通心气辰砂丸。二方服神效。(《普济方·卷一百二·诸风门·风惊悸》)

【原文】夫伤寒后虚损,心气不足,致多惊悸,此由邪热乘于心也。心主于血,心主于神,血脉乱,则神气不定,故令惊悸也。又云:伤寒病后心气不足,风邪乘之,则令精神不宁,恍惚惊悸。此由忧愁思虑,致心气虚,邪气内乘,故神气不得安定而生惊悸也。

白茯苓散(出《圣惠方》)　治伤寒后心虚惊悸,或时妄语,四肢烦热,肌体羸瘦。

白茯苓　石膏　人参去芦头　熟干地黄各一两　半夏汤洗七次,去滑　黄芩　桂心　麦门冬去心,各半两　远志去心,三分

上为散。每服四钱,水一中盏,入生姜半分,枣三枚,煎至六分,去滓,下饴糖一分,搅令匀,不计时候,温服。

紫石英散(出《圣惠方》)　治伤寒后心虚惊悸,烦闷及咽喉不利,面目忽赤忽黄,虚羸

少力。

紫石英细研　桂心　紫菀洗去苗、土　白茯苓各一两　麦门冬去心,焙,一两半　人参去芦头　黄芪剉,各一两　甘草炙微赤,剉,半两　熟干地黄二两

上为散,入石英和匀。每服五钱,水一大盏,入生姜半分,枣三枚,煎至五分,去滓,不计时候,温服。

人参散（出《圣惠方》）　治伤寒后心虚惊悸,恍惚不安。

人参去芦头　茯神去木,各一两　陈橘皮三分,汤浸去白瓤,焙　杏仁汤浸去皮尖、双仁,麸炒微黄,一分

上为散。每服三钱,水一中盏,入生姜半分,枣三枚,煎至六分,去滓,不计时候,温服。《圣济方》无枣三枚,煎至半盏,名**人参茯神汤**。

龙齿散（出《圣惠方》）　治伤寒后心虚惊悸,烦热口干,头项时疼。

龙齿一两　子芩　防风去芦头　茯神各三分　川升麻　大青各半两　人参三分,去芦头　石膏一两

上为散。每服三钱,水一中盏,煎至六分,去滓,入竹沥半合,搅匀,不计时候,温服。

远志散（出《圣惠方》）　治伤寒后心虚惊悸,恍惚多忘,或梦惊魇,及诸不足。

远志去心　人参去芦头　龙齿　茯神　紫石英细研　赤石脂　当归剉,微炒　桂心　甘草炙微赤,剉　白术　白芍药　紫菀洗去苗、土　防风去芦头,各一两　麦门冬去心,焙,一两半

上为散,入石英相和匀。每服五钱,水一大盏,入枣三枚,煎至五分,去滓,不计时候,温服。

茯神散（出《圣惠方》）　治伤寒后虚羸,心气乏弱,惊悸多忘。

茯神　黄芪剉　菖蒲各一两　白芍药　人参去芦头,各一(半)两　远志去心,三分

上为散。每服三钱,以水一中盏,入枣三枚,煎至六分,去滓,不计时候,温服。

龙齿丸（出《圣惠方》）　治伤寒后伏热在心,心虚惊悸。

龙齿　人参去芦头　茯神　生干地黄各一两　远志去心　铁粉细研,各三分(半两)　防风去芦头,三分　麦门冬一两半,去心,焙　黄连去须,三分　马牙硝细研,三分　麝香半分,细研

上为细末,都研令匀,炼蜜和丸如梧桐子大。每服二十丸,竹叶金银汤下,不计时候。

防风丸（出《圣惠方》）　治伤寒后心虚惊悸,精神昏乱烦闷,四肢沉重,不能饮食。

防风一两半,去芦头　茯神一两半　人参一两半,去芦头　天门冬一两半,去心,焙　黄连半两,去须　豉一合　白术二两,土炒

上为细末,炼蜜和丸如梧桐子大。每服二十丸,粥饮下,不计时候。

人参丸（出《圣惠方》）　治伤寒后心虚惊悸,卧起不安,吃食减少。

人参去芦头　茯神各三　黄连去须,一两　麦门冬去心,焙,一两　白术三分,土炒　柏子仁三分,去油　枳壳三分,麸炒微黄,去瓤　黄芪三分,剉　甘草三分,炙微赤,剉　陈橘皮半两,汤浸去白瓤,焙　厚朴半两,去粗皮,涂生姜汁炙香熟　龙齿三分

上为末,炼蜜为丸如梧桐子大。每服三十丸,粥饮下,不计时候。

定志丸（出《圣惠方》）　治伤寒后,或用心力劳倦,四肢烦弱,心虚惊悸,翕翕短气。

茯神一两　远志半两,去心　麦门冬一两半,去心,焙　人参三分,去芦头　熟干地黄一两　甘草半两,炙微赤,剉　黄芪三分,剉　桂心半两　牛膝半两,去苗　泽泻半两

上为末,炼蜜为丸如梧桐子大。每服三十丸,以粥饮下,不计时候。

酸枣仁丸（出《圣惠方》） 治伤寒后心虚惊悸,发即恍惚不定,眠卧不安。

酸枣仁三分,微炒　枸杞子三分　甘菊花三分　白茯苓三分　人参三分,去芦　防风三分,去芦头　桂心三分　柏子仁三分　远志半两,去心　天门冬去心,焙,一两半　赤石脂一两　龙齿一两

上为末,炼蜜为丸如梧桐子大。每服三十丸,粥饮下,不计时候。

黄芪丸（出《圣惠方》） 治伤寒后心虚惊悸,恍惚不定。

黄芪刬　人参去芦头,各半两　龙齿一两　茯神三分　铁粉一两,细研　金银箔各五十片,细研　防风半两,去芦头　远志半两,去心　熟干地黄三分

上为细散,入铁粉、金银箔,都研令匀,炼蜜和丸如梧桐子大。每服二十丸,粥饮下,不计时候。

龙齿丸（出《圣惠方》） 治伤寒后心虚惊悸,神气不定。

龙齿一两　人参去芦头,一两　虎睛一对,酒浸一宿,微炙　茯神一两　犀角屑一两　龙胆一两,去芦头　鬼臼三分,去苗　桂心一两　防风半两,去芦头　远志去心,三分　甘草一分,炙微赤,刬　麝香细研,一钱

上为末,入麝香研令匀,炼蜜为丸如梧桐子大。每服三(二)十丸,不计时候,金银汤下。

羚羊角丸（出《圣惠方》） 治伤寒后心肺壅热,背膊烦闷,心虚惊悸,眼涩口干。

羚羊角三分　川升麻　栀子仁各一两　玄参三分　麦门冬去心,焙　龙齿各一两半　金银箔各五十片,与马牙硝同研令细　茯神一两半　知母一两　防风一两,去芦头　子芩一两　赤芍药一两　大麻仁一两半,别研如膏　马牙硝二两,细研

上为细末,入金银箔、马牙硝、麻仁,同研令匀,炼蜜和丸如梧桐子大。每服三十丸,竹叶汤下,不计时候。

人参汤 治伤寒病后壅热,心忪惊悸。

人参三分　犀角屑　甘草炙　黄芩去黑心　玄参坚者　秦艽去苗、土　地骨皮各半两

上粗捣筛。每服三钱匕,水一盏,煎至五分,去滓,下竹沥一合,搅匀,食后温服。

茯神汤 治伤寒后心热烦闷,睡多惊悸。

茯神去木,三分　犀角屑　龙齿各一两　麦门冬去心,焙,一两　升麻半两　玄参坚者,半两　竹茹一两　芍药三分　马牙硝一两半

上粗捣筛。每服三钱匕,水一盏,煎至五分,去滓,下地黄汁一合,搅令匀,食后温服。

麦门冬饮 治伤寒后心忪惊悸,烦热口干。

麦门冬去心,焙,一两　龙齿三分　山栀子仁　玄参坚者,各半两　芍药三分　木通刬,一两　人参　茅根各三分

上粗捣筛。每服五钱匕,水一盏半,入生姜半分拍碎,同煎至七分,去滓,下生藕、地黄汁各一合,搅匀,食后,分温二服。

犀角汤（出《济生拔萃方》） 治伤寒后伏热在心,怔忪惊悸,不得眠睡。

犀角屑半两　茵陈蒿三分　茯神去木,二两　山栀子仁半两　芍药一两半　麦门冬去心,焙,一两半　生干地黄焙,二两

上粗捣筛。每服五钱匕,水一盏半,入生姜半分拍碎,竹叶三七片,同煎至七分,去滓,食后温服。

前胡汤 治伤寒后惊悸不定。

前胡去芦头　茯神去木　人参各一两　远志去心,一两半　甘草炙,一分

上粗捣筛。每服二钱匕,水一盏,同煎至七分,去滓,温服,不计时候。

麦门冬汤　治伤寒后心虚忪悸。

麦门冬去心,焙　茯神去木　菊花　人参各一两　甘草炙,半两

上粗捣筛。每服三钱匕,水一盏,煎至半盏,去滓,温服。

紫石英汤　治伤寒后惊悸烦闷,虚羸少力。

紫石英研　桂去粗皮　紫菀去苗,土　白茯苓去黑皮　麦门冬去心,焙　人参　黄芪剉,各一两　甘草炙,半两

上粗捣筛。每服五钱匕,水一盏半,入枣三枚擘破,同煎至七分,去滓,温服,不计时候。

龙骨汤　治伤寒后心气虚悸,恍惚多忘,或梦寐惊魇。

龙骨研　人参　茯神去木　紫石英研　赤石脂　当归切,焙　干姜炮　桂去粗皮　甘草炙　白术　芍药　紫菀去苗,土　防风去芦,各一两　远志去心,焙,半两

上粗捣筛。每服五钱匕,水一盏半,入枣三枚擘破,同煎至七分,去滓,食前温服。

茯神丸　治伤寒后,或用心力劳倦,四肢羸弱,心忪惊悸,吸吸短气,补虚。

茯神去木　麦门冬去心,焙　熟干地黄焙,各一两　牡丹皮　人参　黄芪剉,各三分　桂去粗皮　甘草炙　牛膝去苗　泽泻各半两

上捣罗为末,炼蜜和捣三百杵,丸如梧桐子大。食前温酒下二十丸。(《普济方·卷一百四十五·伤寒门·伤寒后心虚惊悸》)

【原文】　夫虚劳惊悸者,心气不足,心下有停水也。心藏神,其主脉。若劳伤血脉,致心气不足。因为邪气所乘,则令人精神惊惕,悸动不定。若水停心下,水气乘心,亦令悸也。

牛黄丸　治老少气虚弱,惊悸,语则劳乏,气短镇心。

牛黄研　紫菀去苗,土　菖蒲各二两　防风去叉　细辛去苗叶　蜀椒去目及合口者,炒出汗　茯神去木　紫石英研　附子炮裂,去皮脐　防葵各一两　铁精一分半　桂去粗皮　干姜炮,各一两五钱　丹参　远志去心　麦门冬去心,焙　甘草炙,各一两一分　人参一两

上为末,炼蜜丸如梧桐子大。每服空腹米饮下十丸,日二。

当归汤　治虚劳惊恐,虚烦不得眠睡。

当归切,焙　防风去叉　甘草炙　远志去心　猪苓去黑皮　茯神去木　桂去粗皮　黄芪剉,细　人参　芎䓖　白术　白芍药　熟干地黄焙,各五钱　五味子一分　酸枣仁汤浸去皮,炒用,三两

上粗捣筛。每服三钱,以水一盏,入枣三枚,擘破,生姜一片拍碎,同煎至七分,去滓,空腹服,夜卧再服。

黄芪丸(出《圣惠方》)　治虚劳,惊悸不安,心膈烦满,不能嗜食。

黄芪剉　人参去芦头　桂心　当归　赤石脂细研　茯神　龙齿细研　朱砂细研　远志各一两,去心　桔梗去芦头　柏子仁各三分　五味子一两　麦门冬一两五钱,去心,焙　薯蓣一两　枳实一分,麸炒

上为末,入研之药令匀,炼蜜和捣三二百杵,丸如梧桐子大。每服不计时候,以温酒下二十丸。

龙齿丸(出《圣惠方》)　治虚劳,风邪惊悸,心气不足,吃食少,四肢瘦损无力。

龙齿三分　黄芪剉　熟干地黄各二两　人参去芦头　柏子仁　防风各三分,去芦头　独活三

两　甘草炙微赤,剉　枳壳各五钱,麸炒微黄,去瓤　白术　干姜炮治,剉　桂心各三分　鳖甲一两,涂醋炙微黄,去裙襕　桔梗五钱,去芦头　茯神一两

上为末，炼蜜和捣三二百杵，丸如梧桐子大。每服不计时候，以温酒下二十丸。忌苋菜。

人参丸（出《圣惠方》）　治虚劳惊悸，不能食，神思虚烦，不多睡，宜服安神定志，令人嗜食。

人参三分,去芦头　茯神一两　芎䓖　桂心　枳壳各五钱,麸炒微黄,去瓤　薏苡仁一两,微炒　甘草五钱,炙微赤,剉　薯蓣一两　白术五钱　龙齿三分,细研　铁粉五钱,细研　黄芪一两,剉　厚朴三分,去粗皮,涂生姜汁炙令香熟

上为细末，入研之药更研令匀，炼蜜和捣三二百杵，丸如梧桐子大。每服不计时候，以温酒下二十丸。

人参散（出《圣惠方》）　治虚劳惊悸，心神不安。

人参一两,去芦头　白芍药　桂心各三分　黄芪一两,剉　甘草五钱,炙微赤,剉　茯神　白龙骨　牡蛎烧为粉　远志去心　泽泻各一两　酸枣仁二两,微炒

上为散。每服三钱，以水一中盏，煎至六分，去滓，不计时候温服。

丹砂丸（出《圣惠方》）　治虚劳惊悸，心气不足。

丹砂一两,细研水飞过　龙齿细研　茯神各五钱　远志一两,去心　雄黄细研　犀角屑　鬼臼去毛　桂心　人参去芦头,各三分　虎鼻一枚,干者　麝香一分,细研

上为末，入研了药令匀，炼蜜和捣三二百杵，丸如梧桐子大。每服不计时候，以温酒下十五丸，及早晚食前再服。

麦门冬丸　治虚劳惊悸，心气不足，补心。

麦门冬去心,焙,一两半　菖蒲石上者　远志去心　人参　白茯苓去黑皮,各一两　熟干地黄焙,一两五钱　桂去粗皮,五钱　天门冬去心,焙　黄连去须　升麻各一两

上为末，炼蜜为丸如梧桐子大。每服早食后及夜卧时，用熟水下二十丸。

远志丸（出《圣惠方》）　治虚劳惊悸，神气不足，多忘不安。

远志二两,去心　茯神　石菖蒲　黄芪剉　熟干地黄　人参去芦头　薯蓣各一两　麦门冬二两,去心,焙　龙齿细研　紫石英各一两,细研,水飞过

上为末，入研了药令匀，炼蜜和捣三二百杵，丸如梧桐子大。每服不计时候，以人参汤下十五丸。

石膏汤　治虚劳心热，惊悸梦恐，畏惧不安。

石膏研,四两　人参　知母焙　赤石脂　栀子去皮　芍药　白术　白茯苓去黑皮　紫菀去土,各一两五钱

上粗捣筛。每服五钱，用水一盏半，煎至一盏，去滓，下竹沥少许及生地黄汁一合，更煎一两沸，分温二服，早晚食后服之。

酸枣仁散（出《圣惠方》）　治虚劳惊悸，奔气在胸中，不得眠睡。

酸枣仁一两,微炒　甘草三分,炙微赤,剉　白茯苓一两　半夏汤浸洗七次,去滑　前胡去芦头　五味子各三分　桂心五钱　人参一两,去芦头

上为散。每服三钱，以水一中盏，入生姜半分，煎至六分，去滓，不计时候温服。

犀角汤　治虚劳羸瘦，愁忧思虑，神情不乐，喜忘惊悸，小便难。

犀角屑一两　黄芪剉,三分　龙胆去芦头,五钱　赤茯苓去黑皮　人参各一两　枳实去瓤麸炒,三分　槐实炒香,五钱

上粗捣筛。每服五钱,用水一盏半,入竹叶五片,细锉,煎至一盏,去滓,分温二服,每服更调丹砂末五分,于早食后,及夜卧时服。

人参汤　治虚劳心烦,惊悸,言语谬误,不欲视听。

人参一两五钱　茯神去木　百合　柴胡去苗,各一两　木通细剉,微炒　麦门冬去心,焙　龙齿各一两五钱

上粗捣筛。每服五钱,用水一盏半,大枣三枚擘破,煎至一盏,去滓,分温二服,早食后相次服之。

石膏汤　治虚劳,心虚惊悸,头项热疼,狂言妄语,少腹气壅。

石膏碎,二两　升麻一两五钱　桔梗炒,一两　人参五钱　甘菊花　麦门冬去心,焙　黄芪剉,各一两

上粗捣筛。每服五钱,用水一盏半,煎至八分,去滓温服,早食后。

灵宝丹　治虚劳,精神恍惚,悸动不定,烦热体痛。

天灵盖一枚,涂酥炙　鬼箭羽　白术炒　虎头骨涂酥炙,各一两

上为末,别入丹砂、雄黄、麝香各五钱,同研匀,炼蜜和丸如梧桐子大。每服十丸至二十丸,煎安息香汤下,米饮亦得,日二服。

紫石英汤(出《圣惠方》)　治虚劳,止惊悸,令能食。

用紫石英五两,打碎如米豆大,水淘一遍,以水一斗,煮取二升,去滓澄清,细细温服,或煮羹粥食亦得,服尽更煎之。

远志丸(出《直指方》)　治虚劳惊悸,神气不宁。

远志姜汁淹,取肉,焙　茯神去木　黄芪炙　熟地黄洗　人参各一两　石菖蒲五钱　当归三分

上为末,粟米糊丸梧桐子大。每服二十丸,米饮下。(《普济方·卷二百三十三·虚劳门·虚劳惊悸》)

【原文】　夫心者,生之本,神之舍,所以主治五脏者也。脚弱之疾,感于风多,而湿证少,则风行阳化。其应在心,令人神思不宁,心多惊悸也。

竹沥汤(出《圣惠方》)　疗风毒入人五脏内,短气心下烦热,手足烦痛,四肢不举,皮肉不仁,口噤不能语。

当归二两　防风三两　生姜八两　白术三两　人参　黄芩　芎䓖　细辛　桂心各二两　茯苓三两　甘草二两,炙　附子二枚,炮　秦艽三两　葛根三两　升麻二两　麻黄二两,去节　蜀椒一两,出汗去目

上切,以甘竹汁一斗九升,煮取四升,分五服。忌猪肉、冷水、海藻、菘菜、生菜、生葱、桃李、雀肉、醋物。一方有芍药、茯神、防己、通草,无茯苓、黄芩、芎䓖、升麻、蜀椒、麻黄、生姜。

木香汤　治脚气风经五脏,心下坚满,惊悸不宁。

金牙　细辛去苗叶　茵芋　防己去芦　干姜炮　附子炮裂,去皮脐　地肤　蒴藋　生干地黄炮　升麻　人参各二两　牛膝去根　石膏各二两　独活去芦头,六两

上一十四味,咬咀。用生绢袋盛入净瓮中,以清酒三斗浸密封,春夏五日,秋冬七日,随量饮之,不拘时,常令酒力相续。

独活汤 治先有风证,后患脚气,心闷愦愦,惊悸不安,食即呕吐胀满。

独活去芦头　赤茯苓去黑皮　麻黄去根节,炒　陈皮汤浸去白瓤,各一两半　半夏汤洗去滑,炒干,三两　槟榔剉　射干　桂去粗皮　防葵生用,各一两

上九味,粗捣筛。每服三钱,以水一中盏,入生姜半分,拍破,同煎至七分,去滓温服。若小便利,兼汗即瘥。如无,防葵用龙胆草代之。

木香丸 治脚气风经五脏,夜卧不安,心中惊悸,主意不定,小便数。

木香　升麻　白术　枳壳去瓤,麸炒　芍药各一两　白茯苓去黑皮,剉　大黄细剉,微炒,各三两　槟榔细剉,二两

上为末,炼蜜和丸梧桐子大。每服十丸,空心温酒下,日午再服,渐加十五丸,以微利为度。

茯苓饮 治两脚肿至膝,小腹引痛,膀胱急,宿水不宣,时复心闷,夜卧恍惚,昏热惊悸。

赤茯苓去黑皮　桑根白皮炙,剉　防己　郁李仁汤浸去皮尖　羚羊角镑　木香　槟榔碎,五枚　红雪二两,半另入

上除红雪外粗捣筛。每服五钱,水一盏半,煎取七分,去滓,纳红雪二钱。空心温服,当快利三两行,须隔日服之。

酸枣仁汤 治风毒散攻下焦,冷注四肢疼痛,脚膝痛痹,及风肝脏,心神恍惚,筋脉拘急。

酸枣仁炒,二两　薏苡仁炒,一两半　人参三两　茯神去木,一两　麦门冬去心,焙,半两

上捣筛。每服四钱,水一盏,煎至七分,去滓,热服,不拘时候,日三。(《普济方·卷二百四十五·脚气门·脚气风经五脏惊悸》)

【原文】　夫妇人血风惊悸者,是风乘于心故也。心藏神为诸脏之主,若血气调和,则心神定安。若虚损则心神虚弱,致风邪乘虚干之,故惊而悸动不定也。其惊悸不止,则变恍惚而忧惧,治之排风汤亦可用。

《儒门事亲》云:卫德新之妻,旅中宿于楼上,夜值盗劫烧舍,惊堕床下,自后每闻有响则惊悸不知。家人蹑足而行,莫敢冒触有声,岁余不瘥。诸医作心病治之,人参、珍珠及定志丸皆无效。戴人见而断之曰:惊者为阳从外入也,恐者为阴从内出,惊者为自不知故也,恐者自知也。足少阳胆经属肝木,胆者敢也,惊怕则胆伤矣。乃命二侍女执其两手,坐于椅,当面前下置一小几。戴人曰:娘子当视此一木,猛击之,其妇大惊。戴人曰:我以木击几,何必惊乎?伺少定,击之,惊少缓,又斯须连击三五次;又以杖击门,又暗遣人击背后之窗。徐徐惊定而笑曰:是何治法?戴人曰:《内经》云,惊者平之。平者常也,平常见之,必无惊。是夜使人击其门窗,自夕达曙。夫惊者,神上越也,从下击几,使之下视,所以收神也,一二日间虽闻雷亦不惊。德新素不善戴人,至是终身叹服,如有人言戴人不知医者,执戈以逐之。

镇心朱砂丸 治妇人血风气壅,多惊悸,头目旋痛,烦热恍惚。

朱砂一两半,细研,水飞过　龙脑一分,细研　牛黄半两,细研　龙齿一两　天竺黄一两,细研　虎睛二对,酒浸一宿,微炙　地骨皮三分　白僵蚕三分,微炒　紫石英一两,细研,水飞过　马牙硝一两,细研　金箔　银箔各细研,一百片　赤箭一两　当归三分,剉,微炒　麝香半两,细研　犀角屑　远志去心　铅霜细研　人参去芦头　独活　甘菊花　防风去芦头　子芩各一两　茯神　麦门冬去心,焙,各两半　蔓荆子半两　甘草半两,炙微赤,剉

上为末。入研了药更研令匀,炼蜜和丸如梧桐子大。每服十丸,食后及夜临卧时以荆芥

薄荷汤,纳入淡竹沥半合嚼下。

酸枣仁散 治妇人血风,心神惊悸,头痛眠卧不安,四肢烦疼,不思饮食。

酸枣仁三分,微炒 犀角屑半两 黄芪三分,剉 赤芍药三分 枳壳半两,麸炒微黄,去瓤 防风半两,去芦头 细辛半两 茯神一两 当归剉,微炒 龙齿各三分 桑白皮二两 独活半两 子芩三分 麦门冬去心,三分 石膏二两 人参一两,去芦头 羚羊角屑三分 甘草半两,炙微赤,剉

上为散。每服四钱,水一中盏,入生姜半分,枣二枚,煎至六分,去滓,不计时候温服。

铁精散 治妇人血风攻心,气虚惊悸喜忘,不能饮食。

铁精 生干地黄 远志去心,各一两 桂心三分 黄芪剉 紫石英细研,各一两 防风去芦头 当归剉,微炒 麦门冬去心,各三分 人参去芦头 白茯苓 茯神各一两 甘草炙微赤,剉 白术 羌活各半两

上为散。每服四钱,以水一中盏入生姜半分,枣三枚,煎至六分,去滓,温服,不计时候。

人参散 治妇人血风,心烦惊悸,恐畏恍惚,神思不定,少欲饮食,四肢疼痛。

人参一两,去芦头 远志半两,去心 当归三分,剉,微分炒 附子半两,炮裂,去皮脐 细辛 桂心 干姜炮裂,剉 防风去芦头,各半两 龙齿一两 菖蒲半两 茯神一两 黄芪半两,剉 白术三分 熟干地黄一两 甘草一分,炙微赤,剉

上为散。每服四钱,水一中盏,入生姜半分,枣三枚,煎至六分,去滓温服,不计时候。

防风散 治妇人血风,烦热心神惊悸,筋脉拘急,肢节疼痛,不欲饮食。

防风三分,去芦头 人参一两,去芦头 茯苓一两 远志半两,去心 细辛半两 羚羊角屑 生干地黄 赤芍药各三分 沙参去芦头 白术 酸枣仁微炒 桂心各半两 独活一两 甘草半两,炙微赤,剉 当归三分,剉,微炒

上为散。每服四钱,水一中盏,入生姜半分,枣三枚,同煎至六分,去滓温服,不拘时候。

紫石英散 治妇人血风,心神惊悸,恍惚失常,或瞋恚悲愁,志意不乐。

紫石英细研,三分 白石英细研,三分 朱砂三分,细研,水飞过 龙齿一两 人参一两,去芦头 琥珀 天雄炮裂,去皮脐 犀角屑各半两 远志三分,去心 生干地黄 沙参去芦头 桂心各半两 茯神一两 防风三分,去芦头 麦门冬一两半,去心,焙

上为细末。每服一钱。温酒调下,不计时候。

龙齿丸 治妇人血风上攻,心神恍惚,惊悸眠卧不安。

龙齿另研 茯神各一两 朱砂研 人参 当归 天麻各二分 犀角屑 槟榔 防风各半两 远志去心,一分 生地黄半两 赤箭一分 麝香一钱

上为细末,炼蜜丸如梧桐子大。每服二十丸,薄荷温酒下。

人参散 治妇人风邪惊悸,恍惚不安。

人参 远志去心 赤小豆炒 白茯苓去黑皮 细辛去苗叶 桂去粗皮 干姜炮 防风去叉,各一两 熟干地黄焙,一两半 龙齿研,半两 黄芪炙,剉,一两半 菖蒲洗,剉,焙 白术各三分

上为散。每服二钱,温酒调下,日三。

人参丸 治妇人风邪惊悸,神思不安。

人参二两 桂去粗皮 防己 牛膝酒浸切,焙 桔梗炒 远志去心 干姜炮 白茯苓去黑皮 白蔹 防风去叉,各一两 大黄蒸熟,半两 金银箔各十片,研入

上捣罗,十一味为末,金银箔细研和入,炼蜜为丸梧桐子大。每服二十丸,生姜薄荷

汤下。

茯神散 治妇人血风，五脏大虚惊悸，安神定志。

茯神去木　人参　龙齿另研，作龙骨　独活　酸枣仁炒，各一两　防风　远志去心　桂心　细辛　白术各三(分)　甘草　干姜炮，各半两

上为粗末。每服四钱，水盏半，煎至八分，去滓温服。一方有龙骨。

丹砂丸(出《圣济总录》)　治妇人心气不足，被风所乘，惊悸不已。

丹砂另研　雄黄另研　龙齿去土，研　羚羊角屑各半两　菖蒲洗，剉，焙，一两　远志去心，半两　羌活去芦头　独活去芦头　升麻　芎䓖　沙参　防风去叉，各一两

上捣罗十味为末，入丹砂、雄黄和匀，炼蜜丸如梧桐子大。每服二十丸，温水下，日二服。

茯神汤(出《圣济总录》)　治妇人心气怯弱，感于风邪，惊悸不安。

茯神去木　石膏捣碎　麦门冬去心，焙　人参　龙齿去土　升麻　枳壳去瓤，麸炒　沙参　赤芍药　甘草炙，剉　羌活去芦头　防己各一两

上粗捣筛。每服三钱，水一盏，煎至七分，去滓温服，日再服。

远志散(出《圣惠方》)　治妇人血风，心气不足，惊悸言语谬误，恍恍惚惚，心中烦闷。

远志半两　茯神一两　独活一两　甘草半两，炙微赤，剉　白芍药　当归剉，微炒　桂心各半两　麦门冬去心，三分　人参一两，去芦头　附子半两，炮裂，去皮脐　黄芪一两，剉　羚羊角屑一两

上为散。每服四钱，以水一中盏，入生姜半分，煎至六分，去滓，不计时候温服。

玳瑁丸(出《圣惠方》)　治妇人血风，心神烦热，恍惚多惊，不得睡卧。

生玳瑁屑一两　生金屑半两，细研　自然铜半两，细研　不灰木一两，用牛粪火烧令通赤　珍珠末　琥珀　犀角屑各一两　铁粉二分，细研　牛黄一分，细研　朱砂水飞过　龙脑　麝香各细研，一分

上为末，入研了药，重研令匀，以炼蜜和丸如鸡头实大。每服五丸，煎麦门冬汤嚼下，不拘时候。

镇心丸(出《圣惠方》)　治妇人血风，气壅，多惊悸烦燥。

铁精一分　人参去芦头　茯神各一两　龙齿三分　金箔一分　铅霜一分，与金银箔同研细　银箔　紫菀三分，洗去土、苗　麦门冬一两半，焙　甘草炙微赤，剉　黄芩各半两　生干地黄一两

上为末，入研了药同研令匀，以炼蜜和丸如梧桐子大。每服十丸，食后煎淡竹叶汤嚼下。

麦门冬汤(出《圣济总录》)　治妇人心气虚弱，为风邪所乘，惊悸不定。

麦门冬去心，焙　白茯苓去粗皮　人参　防风去叉　芎䓖　当归切，焙　紫菀去苗、土，各一两　桂去粗皮　甘草炙　紫石英研，各半两

上粗捣筛。每服三钱，水一盏，煎至七分，去滓温服，不计时候。

紫石英饮(出《圣济总录》)　治妇人风邪，惊悸不定。

紫石英研　防风去叉芦　白茯苓去黑皮　人参　当归切，焙　麦门冬去心，略微炒　远志去心　赤芍药　细辛去苗叶　羌活去芦头　黑豆炒去皮，各一两

上粗捣筛。每服三钱，水一盏，煎至七分，去滓温服。

防风汤(出《圣济总录》)　治妇人惊悸，安神定志，解风邪。

防风去叉　人参　远志去心　桂去粗皮　独活去芦头　甘草炙，各一两　茯神去木，一两半　细辛去苗叶　干姜炮　白术剉，炒　酸枣仁炒，各半两

上粗捣筛。每服三钱，水一盏，煎至七分，去滓温服，日二夜一。

羚羊角汤(一名作散,出《圣惠方》) 治妇人风邪惊悸,心神恍惚。

羚羊角屑 生熟地黄焙 人参各一两 茯神去木,三分 黄芪炙,剉,半两 麦门冬去心,焙 防风去叉,各三分 桑根白皮剉,炒 甘草炙,剉,各半两

上粗捣筛。每服四钱,以水一盏,入生姜竹叶各五片,煎取七分,去滓,不拘时候温服。

补心汤(出《圣济总录》) 治妇人心气不足,汗出烦闷,惊悸不宁。

麦门冬去心,焙,三两 紫石英研,一两一分 紫菀去苗、土 桂去粗皮,各二两 赤茯苓去黑皮 甘草炙,各一两 赤小豆三分 人参三分

上粗捣筛。每服三钱,水一盏,入大枣二枚擘,煎取七分,去滓温服,日二。

蕊珠丸(出《圣济总录》) 镇心安神,去邪气,止惊悸,及治妇人血攻,寒热惊忧成病等。

丹砂一两一分 凤尾草一握水研汁同煮一食顷,去水干,研 桃仁去皮尖、双仁,四十九粒,生,研 附子一分半,纸裹煨捣 安息香一分,蜜一分,酒少许,同煮成膏 麝香研,二钱 阿魏研 木香捣,各半两 牛黄研,一钱

上和丸如大豆。每服五七丸至十丸,妇人桃心醋汤下,丈夫桃心盐汤下。有人因悲忧病,腹中有块如拳,每相冲击,则闷绝,服此药即愈。

宁志膏(出《大全良方》) 治妇人因失血过多,心神不安,言语失常,不得睡。

辰砂研 酸枣仁炒 人参 白茯苓去木 琥珀研,各五分 滴乳一钱,研

上为末,和停。每服一钱,浓煎灯心枣汤,空心调下。又方,湿茯苓、琥珀蜜丸如弹子大,薄荷汤化下一丸。(《普济方·卷三百十八·妇人诸疾门·血风惊悸》)

【原文】 夫产后脏虚,心神惊悸者,由体虚心气不足,心之经为风邪所乘也。或恐惧忧迫,令心气受风邪,风邪传于心,则惊不自安。若惊不已,则悸动不安。其状目睛不转而不能呼,诊其脉动而弱者,惊悸也,动则为惊,弱则为悸矣。

治产后脏腑虚,心忪惊悸,言语错乱。(一名**牛黄散**)

麦门冬 人参各八钱 牛黄研 白薇各二钱 茯神 独活 远志 生地黄一作熟干地黄 朱砂飞 防风 天竺黄 甘草 龙齿研,各四钱 龙脑 麝香并细研,各一钱

上为末,用薄荷酒调下二钱。

大远志丸 治产后心虚不足,心下虚悸,志意不安,恍恍惚惚,腹中拘急痛,夜卧不安,胸中吸吸少气。内补伤损,益气,安定心神,亦治虚损。

远志 甘草 干地黄 桂心 茯苓 人参 麦门冬 当归 白术 泽泻 独活 菖蒲各三两 薯蓣 阿胶各二两 干姜四两

上为末,蜜和丸如大豆。未食,温酒服二十丸,日三,不知稍增至五十丸。若大虚身体冷,少津液,加钟乳三两为善。

远志丸 治产后脏虚,心神惊悸,志意不安,腹中心痛。

远志去心 黄芪剉 白茯苓 桂心 麦门冬去心,焙 人参去芦头 当归剉,微炒 白术 钟乳粉 独活 柏子仁 阿胶捣碎,炒令黄燥 菖蒲 熟干地黄 薯蓣各一两

上为末,炼蜜和捣五七百杵,丸如梧桐子大。不拘时候,温酒下二十丸。

丹砂丸(出《圣惠方》) 治产后风虚,心神惊悸,或时烦闷,志意不定。

丹砂一两,细研,水飞过 龙齿三分,细研 铁精三分,细研 金箔十一片,细研 牛黄一分,细研 麝香一分,细研 柏子仁半两 菖蒲半两 远志半两,去心 琥珀半两,细研 人参三分,去芦头 茯苓半

两　生干地黄三分

上为末,入研了药令匀,炼蜜和捣三五百杵,丸如梧桐子大。每服二十丸,不拘时,以金银汤下。

白茯苓散(一名熟干地黄散,出《圣惠方》)　治产后心神惊悸不定,语言失常,心中愦愦。

白茯苓一两半　熟干地黄一两半　远志一两,去心　甘草一两　白芍药一两　黄芪一两　桂心一两　当归一两　麦门冬一两　人参一两　菖蒲三钱　桑寄生三钱

上为散。每服四钱,水一中盏,入生姜半分,枣三枚,竹叶三七片,煎至七分,去滓,不拘时服。

茯苓散　治产后脏虚,心中惊悸,志意不定,言语错乱,不自觉知。

茯苓　远志　人参　麦门冬　桂心　生地黄一方作熟干地黄　当归　龙齿　白芍药　羚羊角各等分

上为粗末。每服三钱,水一盏,姜三片,枣一枚,煎至六分,去滓,温服,不拘时。

龙齿散(一名熟干地黄散,出《圣惠方》)　治产后心虚,惊悸,神思不安。

龙齿　黄芪　白薇　生地黄各一两　人参　茯神　远志　羌活　甘草　桂心　防风各半两

上为粗捣末。每服三钱,水一盏,姜三片,枣一枚,煎至六分,去滓,无时服。一方无黄芪,有荆芥五钱。一方用熟地黄。

疗产后心气虚损,卒惊狂语,或歌哭嗔笑,性气不定。(出《永类钤方》)

上等银一升　桂心　甘草各六分　细辛四分　人参　生姜　远志　茯神各八分　生地黄二十分　龙骨三分　枣子一枚

上㕮咀。以水八升,煮银至一升半,入药煎至一升,分作三服,温进。

白羊心汤(出《圣惠方》)　治产后内虚,心神惊悸,志意不定,皆为风邪所攻。

白羊心一枚,细切,以水六中盏,煎取三盏,去心　熟干地黄三分　牡蛎捣碎,炒令微黄　防风去芦头　人参去芦头　远志去心　独活　白芍药　黄芪剉　茯神　甘草炙微赤,剉,各半两

上为散。每服三钱,以羊心汁一中盏,煎至六分,去滓,不拘时,温服,日三。

茯神散　疗产后心虚,惊悸,志意不定,烦燥恍惚。

茯神　当归　黄芩　麦门冬　甘草　人参　芍药　酸枣仁　白鲜皮各三两　大枣七枚

上为粗末,以水二升煮取七合,去滓,温服。

远志汤(出《千金方》)　治产后忽苦心中冲悸不定,志意不安,言语错误,惚惚愦愦,情不自觉。

远志　麦门冬　人参　甘草　当归　桂心各二两　芍药一两　茯苓五两　生姜六两　大枣二十枚

上为末,以水一斗,煮取三升去滓,分三服,日三,羸者分四服。产后得此,正是心虚所致。无当归,用芎䓖。若其人心胸中逆气,加半夏三两。

甘草丸(出《千金方》)　治产后心虚不足,惊悸,心神不安,吸吸乏气;或若恍恍惚惚,不自觉知者。

甘草　远志　菖蒲各三两　人参　麦门冬　干姜　茯苓各二两　泽泻　桂心各一两　大枣五十枚

上为末,蜜丸如大豆。酒服二十丸,日四五服,夜再服,不知稍加。若无泽泻,以白术代之。若胸中冷,增干姜。

人参丸(出《千金方》) 治产后大虚,心悸,志意不安,不自觉,恍惚恐畏,夜不得眠,虚烦少气。

人参 甘草 茯苓各三两 麦门冬 菖蒲 泽泻 薯蓣 干姜各一两 桂心一两 大枣五十枚

上为末,以蜜枣膏和丸如梧桐子大。未食,酒服二十丸,日三夜一,不知稍增。若有远志纳二两为善。若风气,纳当归、独活三两。亦治男子虚损心悸。

龙齿散 治产后脏气虚,心神惊悸,不自觉知,语言错误,志意不定。

龙齿 远志 人参去芦头 茯神 熟干地黄 甘草炙,剉,微赤 当归剉,微炒 白芍药 麦门冬去心,焙 牡蛎烧为粉,各一两

上为散。每服三钱,水一中盏,入艾叶三七片,生姜半分,枣三枚,煎至六分去滓,不拘时温服。

羊心汤 治产后血气,惊悸,神志不宁。

羊心一枚,以水五盏煎至三盏汁用 甘草炙,一两 远志去心,半两 防风去叉,半两 生干地黄焙,一两半 芍药剉 牡蛎熬,各一两 羚羊角镑屑,半两 人参一两半

上将八味粗捣筛。每服三钱匕,水煮羊心汁一盏,煎至七分,去滓,温服不拘时候。

茯神汤 治产后忽若心中冲悸,或志意不定,恍恍惚惚,言语错谬,心虚所致。

茯神四两 人参 茯苓各三两 芍药 甘草 当归 桂心各二两 生姜八两 大枣三十枚

上咬咀。以水一斗,煮取三升去滓,分三服,日三,良。

人参散(出《圣惠方》) 治产后脏虚,心中惊悸,语言错乱。

人参去芦头 茯神 麦门冬去心,焙 羚羊角屑 犀角屑 黄芩 龙齿各一两 白鲜皮半两 甘草半两,炙微赤,剉

上捣筛。每服二钱匕,水一中盏,煎至六分,去滓,入竹沥半合,更煎一两沸,不拘时候,温服。

远志汤 治产后心虚惊悸,梦寐不安。

远志去心 龙脑 人参 茯神 桂皮去粗 芍药剉 黄芪剉 麦门冬去心,焙,各半两

上粗捣筛。每服二钱匕,水一盏,煎七分,去滓,温服不拘时候。

茯苓汤(出《千金方》) 治产后暴苦,心悸不定,言语错谬,恍恍惚惚,心中愦愦,此皆心虚所致。

茯苓五两,一方用三两 甘草二两,一方用一两 芍药二两 桂心二两,一方用一两 当归二两,一方用一两 生姜六两,一方用八两 麦门冬一升 大枣三十枚

上咬咀,以水一斗,煮取三升,去滓,分三服,日三。无当归,可用芎䓖。若苦心志不定,人参二两,亦可纳远志二两。若苦烦闷短气,加生竹叶一升,先以水一斗三升煮竹叶取一斗,纳药。若有微风,加独活三两、麻黄二两、桂心二两,用水一斗五升。若颈及脊背膊强者,加独活、葛根各三两,麻黄、桂心各二两,生姜八两,用水一斗五升。

安心汤(出《千金方》) 治产后心悸不定,恍恍惚惚,不自知觉,言语错误,虚烦短气,志意不定,此是心虚所致。

远志　甘草各二两　人参　茯神　当归　芍药各三两　麦门冬一升　大枣三十枚

上㕮咀，以水一斗煮取三升，去滓，分三服，日三。若苦虚烦短气者，加淡竹叶二升，水一斗二升，煮竹叶取一斗，纳药。若胸中少气者，益甘草三两为善。

产乳七宝散（出《永类钤方》）　疗初产后服之，调和气血，补虚安神，压惊悸。

辰砂　桂心　当归　川芎　人参　白茯苓　羚羊角烧存性，以上各二钱　干姜一钱，各等分

上为末。每服三钱，用羌活豆淋酒下，将护产妇用之。如不饮酒，用清米饮调下。如觉心烦热闷，以麦门冬去心煎水调下。若心下烦闷而痛，用童子小便调下。若觉心胸烦热，即减姜桂，冷即加之。腹痛加当归。心闷加羚羊角。心虚气怯，加桂心。不下食或恶心，加人参。虚颤，加茯苓。以意斟酌，日二夜一服。

人参汤　治产后惊悸不安。

人参一两　远志去心，半两　白茯苓去黑皮，二两　麦门冬去心，焙　芍药剉，各半两　当归切，焙　桂去粗皮，各一两

上粗捣筛。每服二钱匕，生姜三片，枣一枚擘破，水一盏煎至七分，去滓，通口服，不拘时候。

琥珀散（出《圣惠方》）　治产后心气不足，惊悸不定，言语不定，错乱，不眠。

琥珀研，一两　人参半两　白茯苓去黑皮，一两　远志去心，半两　甘草炙，一分　熟干地黄焙，各半两　铅粉研，半两

上先以五味捣罗为散，再入研者药研匀。每服二钱匕，煎金银汤调，放温服，空心、日午、临卧各一。

茯神汤　治产后虚惊，心气不安。

茯神去木，二两　人参　白茯苓去黑皮，各一两半　芍药剉　甘草炙，剉　当归切，焙　桂去粗皮，各一两

上粗捣筛。每服二钱匕，水一盏，煎至七分，去滓，温服，不拘时候。

白茯苓丸（出《圣惠方》）　治产后心虚惊悸，神不安定。

白茯苓一两　熟干地黄一两　琥珀　桂心　人参去芦头　远志去心　菖蒲　柏子仁各半两

上为末，炼蜜和捣二三百杵，和丸如梧桐子大。不拘时候，以粥饮下三十丸。

人参汤　治产后虚惊，心神恍惚。

人参剉，一两　麦门冬去心，半两　木通剉　芍药各二两　甘草炙，一两　羚羊角镑屑，一分

上粗捣筛。每用水三盏，先煮羊肉三两，取汁一盏，去肉入药末三钱，再煎至七分，去滓，温服不拘时候。

琥珀地黄丸　治产后惊悸，乱道言语，如见鬼状，精神不定者，研好朱砂酒下。《局方》龙虎丹三丸，并作一服，兼服此药。

南番琥珀别研　延胡索糯米同炒赤，去米　当归各一两　蒲黄炒香，四两　生姜洗研裂汁留滓，以生姜汁于银石器内炒地黄滓，以地黄汁炒生姜滓，各至干堪为末则止　生地黄各二斤，研裂汁留滓

上为末，炼蜜和丸如弹子大。食前，当归汤化一丸服。

麦门冬汤　治产后心虚，惊悸，恍惚不安。

麦门冬去心，焙，半两　熟干地黄焙，一两　白茯苓去黑皮　甘草炙，剉　芍药剉，各一两

上粗捣筛。每服三钱匕，水一盏，入生姜五片，枣一枚擘破，煎至七分去滓，温服不拘

时候。

疗心虚多惊,及产后败血诸疾。(出《永类钤方》)

辰砂　琥珀　没药并细研　当归各等分

上为末。每服三钱,空心、日午、临卧白汤调服。

治产后血邪,安心,止惊悸。

用自然铜以酒磨服之。(《普济方·卷三百五十三·产后诸疾门·心虚惊悸》)

【原文】　治心痛善惊(《资生经》),穴曲泽;治悲恐,穴灵道;治暴惊,穴下廉;治心痹悲恐,穴鱼际;治悲恐善惊,穴少冲;治心风惊悸,穴上脘;治悲恐畏人,穴少府;治惊悸少气,穴神门、蠡沟、巨阙;治大惊乱痛,穴梁丘;治多惊,穴阴郄、间使、二间、厉兑;疗惊悸,穴间使;治惊恐,穴五里;治善惊恐,穴京骨、大钟、大陵;治惊悸,穴百会、神道、天井、液门;治善恐,穴通谷、章门;治癫疾风,牙肿善惊,穴天冲;治风虚惊恐狂惕,又疗惊恐悲愁,穴支正;治惊恐畏人,穴郄门;治惊悸不得安寝,穴神庭;治脑风,头疼、目瞑心悸,穴脑空;主吐舌戾颈善惊,穴三间、合谷、厉兑;主心下澹澹善惊,穴曲泽、大陵;主心下悸,又疗悲恐畏人,穴通里;主心下惕、恐人将捕之,穴然谷、阳陵泉;主惊恐畏人,神气不足,穴大钟、郄门;主善惊,穴大巨;主惊不得卧,穴气海、阴交、大巨;主多卧好惊,穴厉兑;主善惊妄言面赤,穴掖门;主数噫恐悸、气不足,穴少府;主数噫、恐悸不足,穴神门;主惊悸少气,穴巨阙;主卧惊视如见鬼,穴阴跷;主癥瘕而惊,穴解溪;主太息烦满、少气悲惊,穴少冲;治心痛数惊、心悲不乐,穴行间;主气惊心痛,穴手少阴、阴郄;疗悲恐、畏人善惊,穴少冲;疗惊不安寝,穴神庭;疗善惊,穴曲泽;疗大惊,穴梁丘;疗多悲恐惊悸,穴风府;疗心惊悸,神气耗散,穴鸠尾;治惊怖、心松少力,穴大横,灸五十壮;治惊悸,穴上脘;治惊悸,穴天井;治善惊,穴厉兑;治悸坐不安,穴或中。(《普济方·卷四百二十·针灸门·心惊悸》)

【参考文献】　朱橚.普济方[M].北京:人民卫生出版社,1982.

《秘传证治要诀及类方》

【原文】　惊悸附健忘

惊悸者,因事有所大惊,触忤心神,气与涎郁,遂生惊悸。此乃心虚胆怯所致,宜温胆汤。呕则以人参代竹茹。

若惊悸眠多异梦,随即惊觉者,宜温胆汤加酸枣仁、莲肉各一钱,以金银煎下十四友丸,或镇心丹、远志丸,酒调妙香散。

健忘者,所过之事,转盼遗忘。此乃思虑过度,病在心脾,宜归脾汤。(《秘传证治要诀及类方·卷之九·虚损门·惊悸》)

【参考文献】　戴原礼.秘传证治要诀及类方[M].北京:中国医药科学技术出版社,2020.

《本草单方》

【原文】　惊悸因虚劳而得,补虚止惊令人能食。紫石英五两打如豆大,水淘一遍,以水一斗煮取三升,细细服或煮粥食,水尽可再煎之。(《张文仲方》)

治思虑过度,劳伤心脾,健忘、怔忡、虚烦不眠、自汗、惊悸。用龙眼肉、酸枣仁炒、黄芪炙、白术焙、茯神各一两,木香半两炙,甘草二钱半,㕮咀,每服五钱,姜三片,枣一枚,水二钟煎一钟,温服,名"归脾汤"。(《济生方》)

治心神不定,恍惚健忘不乐,火不下降水不上升,时复振跳,常服滋阴养火全心气。茯神二两去皮,沉香半两为末,炼蜜丸小豆大。每服三十丸,食后人参汤下,名"朱雀丸"。(《百一选方》)

惊悸善忘,心脏不安,上膈风热,化痰、安神。白石英一两,朱砂一两,为散。每服半钱,食后煎金银汤下。(《济众方》)

又:预知散,治惊悸、健忘。用虎骨酥炙、白龙骨、远志肉等分为末,生姜汤服,日三服,久则令人聪慧。(《永类钤方》)

惊气入心络,喑不能言语者:用密陀僧末一匕,茶调服即愈。

振悸不眠:用酸枣仁二升,茯苓、白术、人参、甘草各二两,生姜六两,水八升煮三升,分服。(《图经本草》)

悸病后目不瞑:郁李酒饮之,使醉即愈。所以然者,目系内连肝胆,恐则气急胆横不下,郁李能去结,随酒入胆,结去胆下,则目能瞑矣。此盖得肯綮之妙者也。

恶梦惊扰,通宵不寐:用辰砂如箭镞者,以绛囊盛置髻中,即夜寝无梦,神魂安静,涉旬无不验者,《道书》谓:丹砂辟恶安魂,此可征也。

好魇多梦:烧人灰置枕中、履中,自止。(《本草拾遗》)(《本草单方·卷七·惊悸》)

【参考文献】 缪仲淳.本草单方[M].北京:学苑出版社,1999.

《苍生司命》

【原文】 健忘者,为事有始无终,言谈不知首尾,老人多患此,虚可知已。怔忡者,心中惕惕不安,如人将捕之状,无时而作者是也。惊悸者,善恐怖,蓦然跳跃惊动,有时而作者是也。

尤当分虚实治之。健忘、怔忡者,纯主不足;惊悸则不足中之有余也。治健忘、怔忡者,多主心血不足,精神亏欠,皆用四物汤、安神丸、八味定志丸、归脾汤、天王补心丹,随证加减。若惊悸则有痰迷心窍者,有痰因火动,时作时止者,治之当用温胆汤、二陈汤加黄连、生地、归身、茯神、远志、枣仁等药,仍当随证加减,勿补有余而攻不足也。

寸口脉动而弱,动即为惊,弱即为悸。(《苍生司命·卷七(贞集)·健忘怔忡惊悸证五十四》)

【原文】 二陈汤(见中风)

本方加黄连、生地、茯神、枣仁、归身、远志。

温胆汤 治伤寒、一切病后,不得睡卧,而心胆虚怯。

半夏炮　茯苓去皮　陈皮去白,各二钱　甘草五分　枳实炒,二钱　竹茹一钱

以上二方治惊悸。

养心汤 治心虚血少,神气不宁,令人惊悸怔忡。

黄芪　茯苓　茯神　半夏曲　川归　川芎各五钱　柏子仁　枣仁炒　人参　远志姜汁炒　五味　辣桂各二钱五分　甘草炙,四钱

共为末,每服五钱。

宁志丸 治气血多虚,梦中多惊者。

人参 茯苓 茯神 枣仁酒浸半日,隔纸炒 当归 远志 柏子仁 琥珀各五钱 乳香 菖蒲 朱砂各二钱半

蜜丸梧子大,每服三十丸。

朱砂安神丸（见火证） 治同上。

验方,治健忘怔忡。

当归 生地 白芍 枣仁 菖蒲 远志 人参 茯神 白术 生甘草 圆眼肉

又方,治惊悸。

陈皮 半夏 竹茹 茯神 甘草 黑枳实 川连姜汁炒 枣仁炒 川归 姜三片

（《苍生司命·卷七 贞集·健忘怔忡惊悸证五十四》）

【参考文献】 虞抟.苍生司命［M］.王道瑞,申好真,校注.北京:中国中医药出版社,2004.

《医学正传》

【原文】 论

《内经》曰:心者,君主之官,神明出焉。夫怔忡惊悸之候,或因怒气伤肝,或因惊气入胆,母能令子虚,因而心血为之不足;又或遇事繁冗,思想无穷,则心君亦为之不宁,故神明不安而怔忡惊悸之证作矣。夫所谓怔忡者,心中惕惕然动摇而不得安静,无时而作者是也。惊悸者,蓦然而跳跃惊动而有欲厥之状,有时而作者是也。若夫二证之因,亦有清痰积饮,留结于心胞胃口而为之者,又不可固执以为心虚而治。医者自宜以脉证参究其的而药之,毋认非以为是也。慎之慎之!

脉法

寸口脉动而弱,动为惊,弱为悸。趺阳脉微而浮。浮为胃气虚微,则不能食,此恐惧之脉,忧迫所致也。寸口脉紧,趺阳脉浮,胃气则虚,是以悸。肝脉动暴,有所惊骇。

方法

丹溪曰:属血虚有痰。有虑便动,属虚。时作时止者,痰因火动。瘦人多是血少,肥人只是痰多。时觉心跳者,亦是血虚。怔忡无时,惊悸有时而作。大法,四物汤、安神丸之类,有痰者用痰药。

惊悸者属血虚,用**朱砂安神丸**最好。或有痰迷心窍者,宜用治痰药。

一方,治劳役大虚心跳。

朱砂另研,水飞 白芍药 当归身酒浸 侧柏叶各三钱 川芎 甘草 陈皮各一钱 炒黄连一钱五分

上为细末,猪心血为丸如黍米大。每服五六十丸,津唾咽下,或少用白汤一口送下,食后临卧服。

以上丹溪方法凡四条。

惊悸养血汤（出《局方》） 治肥人因痰火而心惕然跳动惊起。

黄芪 茯神 半夏曲 川芎各五分 远志去心,甘草水浸 桂心 柏子仁 酸枣仁炒 五味子 人参各二分半 甘草四分

上细切,作一服,生姜三片,大枣一枚,水一盏,煎至七分服。如停水,加茯神、槟榔各三分同煎。

安神丸(东垣)

黄连一钱五分,酒洗　朱砂一钱,另研,水飞　生地黄酒洗　当归身酒洗　甘草炙,各五分

上为细末,汤浸蒸饼为丸如黍米大。每服十五丸,食后津唾咽下。一方,**朱砂安神丸**,无地黄、当归,用生甘草。

温胆汤(出《活人》)　治心胆怯,怔忡易惊。

半夏汤炮七次,去皮　竹茹　枳实各二钱　生姜四钱　陈皮三钱　甘草一钱

上细切,作一服,水二盏,煎至一盏,去渣,食后温服。

定志丸　治心气不足,恍惚多忘,及怔忡惊悸等证。

人参　白茯苓各三两　远志去心　石菖蒲各二两

上为细末,炼蜜为丸如梧桐子大,朱砂为衣。每服五十丸,食后白汤下。

朱雀丸(河间)　治怔忡惊悸等证。

茯神二两　沉香五钱　朱砂五钱,另研,为衣

上为细末,蒸饼为丸如梧桐子大。每服五十丸,人参汤下。

八物定志丸(东垣)　平补心气,安神镇惊,除膈间痰热等证。

远志去心　石菖蒲　麦门冬去心　茯神去皮　白茯苓各一两　白术五钱　人参一两五钱　牛黄二钱,另研

上炼蜜为丸如梧桐子大,朱砂为衣。每服二十丸,白汤送下。

归脾汤　治思虑过度,劳伤心脾,健忘怔忡。

白术　茯神　黄芪蜜炙　龙眼肉　酸枣仁炒,各一钱　人参　木香各五分　甘草炙,二分半

上细切,作一服,水二盏,加生姜三片,大枣一枚,煎至一盏,去渣温服。

祖传方　治忧愁思虑伤心,令人惕然心跳动,惊悸不安之证。

川归酒洗用身　生地黄酒洗　远志去心　茯神各五钱　石菖蒲九节　黄连各二钱五分　牛黄一钱,另研　辰砂二钱,另研　金箔十五片

上以前六味研细,入牛黄、辰砂二味末子,猪心血丸如黍米大,金箔为衣。每服五十丸,煎灯心汤送下。(《医学正传·卷之五·怔忡惊悸健忘证》)

【参考文献】　虞抟.医学正传[M].太原:山西科学技术出版社,2013.

《石山医案》

【原文】　一妇年三十余,十八胎九殇八夭。复因惊过甚,遂昏昏不省人事,口唇舌皆疮,或至封喉,下部白带如注,如此四十余日。或时少醒,至欲自缢,自悲不堪。或投凉剂解其上,则下部疾愈甚;或投热剂,或以汤药熏蒸其下,则热晕欲绝。脉之,始知为亡阳症也。急以盐煮大附子九钱为君,制以薄荷、防风,佐以姜、桂、芎、归之属,水煎,入井水冷与之。未尽剂,鼾睡通宵,觉则能识人。

众讶曰:"何术也?"医曰:"方书有之,假对假,真对真尔。"上乃假热,故以假冷之药从之;下乃真冷,故以真热之药反之,斯上下和,而疮解矣。续后再服调元气药,乃生二子。续后又病疟一年,亦主以养元气,待饮食大进,然后劫以毒药,吐下块物甚多,投附子汤三钱而愈。

此条亦出《医通》,以其治病有法,用药有权,可谓知通变者也。故录之以为法。(《石山医案·卷之下·惊》)

【参考文献】 李家庚,陶春辉.汪石山经典医案赏析[M].北京:中国医药科技出版社,2019.

《医学原理》

【原文】 怔忡惊悸之症,肥人多是痰火冲心,瘦人多是心血不足。故在肥人,宜理气导痰为先;在瘦人,当补血养心为要。(《医学原理·卷之九·怔忡惊悸门·治怔忡惊悸大法》)

【原文】 人之所主者心,心之所养者血,心血一亏,神气不守,是以怔忡惊悸之症由是而生矣耳。或闻大声,目忽见异物,遇险临危,触事丧志;或心虚停水,水气凌心,心火恶之,皆能致此,当要分因而疗。

如血不足而作者,宜养血为先,宜四物汤为主加减。

如因惊悸而致者,当安神为主,宜朱砂安神丸为主加减。

如痰迷心窍,以二陈汤加金玉琥珀煎汤,下定志丸。

如水气凌心而作者,宜逐水消饮为主。

凡心跳,亦属血少,宜四物汤送朱砂安神丸及养心汤之类。或问:人当惊恐后,何故作此症?盖惊则神出其舍,神舍空虚,痰气上乘所致,亦宜用养心汤为主加减。(《医学原理·卷之九·怔忡惊悸门·丹溪治怔忡惊悸活套》)

【参考文献】 汪机.医学原理上[M].储全根,万四妹,校注.北京:中国中医药出版社,2009.

《校注妇人良方》

【原文】 夫心藏神,为诸脏之主。血气调和,则心神安静。若劳伤心血,外邪乘袭,则心神惊悸恍惚,忧惧不安,用排风汤治之。

愚按:丹溪先生云,惊悸者,血虚,用朱砂安神丸;痰迷心窍,用定志丸;怔忡者,属火属痰。思虑便动者,属虚;时作时止者,火动也。假如病因惊而致,惊则神出其舍,痰乘而入矣。盖人之所主者心,心之所养者血,心血一虚,神气不守,此惊悸之所由作也,治当调养心血,和平心气而已。

金氏妇,暑月赴宴,因坐次失序,自愧成疾,言语失伦,两脉弦数。余曰:当补脾导痰清热。不信,以数巫者,喷水咒之而死。或谓病既无邪,以邪治之,何至于死?余曰:暑月赴宴,外受蒸热,辛辣适口,内伤郁热,而况旧有积痰,加之愧闷,其痰愈盛。又惊以法尺,益惊其神,而气血不宁。喷以注水,闭其肌肤,而汗不得泄。内燔则阴既消而阳不能独立,不死何待?故滑伯仁先生云:若胆气虚寒,用茯神汤;胆气实热,用酸枣仁丸。心气虚热,用定志膏、茯苓补心汤;心气实热,用朱砂安神丸、茯苓散。(《校注妇人良方·卷三·妇人怔忡惊悸方论第十二》)

【原文】 产后心神惊悸恐惧,或目睛不转,口不能言,乃心气虚而六淫内侵。诊其脉动而弱者,惊悸也。动则为惊,弱则为悸矣。

愚按:人之所主者心,心之所主者血。心血一虚,神气不守,此惊悸所由作也,当补血气为主。仍参三卷第十论。

附治验

一产妇,患前症二度,服琥珀地黄丸、《局方》妙香散,随效。再患服之,其症益甚,而脉浮大,按之如无,发热恶寒,此血气俱虚。余用十全大补、加味归脾二汤,各百余剂而愈。后遇惊恐劳怒复作,仍复前药而安。

琥珀地黄丸 治产后恶露未尽,胸腹作痛,或小便不利。

琥珀另研　延胡索糯米同炒赤,去米　当归各一两　蒲黄四两,炒香　生地黄研取汁,留滓　生姜各二斤,研,取汁留滓,生姜汁用银石器内,炒地黄滓,以地黄汁炒生姜滓,各干为末

上为末,炼蜜丸如弹子大。每服一丸,当归煎汤化下。

治血虚惊悸少寐,及产后败血停留,少腹作痛等证。

辰砂另研　琥珀　没药并研细　当归为末,等分

上为末。每服二钱,空心,日午临卧,用白汤调下。

产后惊悸乱语,精神不定,用好朱砂为细末,酒调服钱许。(《校注妇人良方·卷十九·产后心神惊悸方论第二》)

【参考文献】 薛已.校注妇人良方[M].太原:山西科学技术出版社,2012.

《古今医统大全》

【原文】 伤寒惊惕者,心中惕惕然而不安也,或因下吐,或因温针,或因火劫。

[镇定]与悸证同。

[凉心]心神烦乱怔忡,兀兀欲吐,气乱而热,似懊憹状,朱砂安神丸。

[和解]伤寒八九日下之,胸满惊惕,小便不利,谵语,一身尽痛,不可转侧而烦者,阳热客于胸中也。惊者,心恶热而神不守也。便不利,津液不行,里虚也。谵语身痛,不营于表也,柴胡龙骨牡蛎汤。(《古今医统大全·卷之十三·伤寒门(上)·证候·惊惕》)

【原文】 人之所主者心,心之所主者血。心血一亏,神气不守,此惊悸之所肇端也。惊者恐也,悸者怖也,血不足则神不守,神不守则惊恐悸怖之证作矣。

怔忡证,心中惕惕,摇动而不得安静,无时而作者是也。惊悸者,蓦然而跳跃,忽闻声而即惊,或触事而即悸,有时而仆者是也。其为证虽少异,其为治则大同,皆不外乎心、肝、胆过劳伤触而致者也。(《古今医统大全·卷之五十·惊悸门·病机》)

【原文】 治惊悸必先以养心安神之剂,随后豁痰,或用吐法,大便结而脉实者,以朱砂滚痰丸下之,一服不愈,再服之,无不愈者。

丹溪曰:惊悸多属血虚,有虑便动,则虚也。时作时止者,痰因火动。瘦人多是血少,肥人只是痰多。时觉心跳者,亦是血虚。怔忡无时,惊悸有时而作。

肝出谋虑,游魂散守,恶动而惊,重治于肝经。胆为决断,属志不伸,触事而惊,重治于胆腑。有因怒气伤肝,有因惊气入胆。母能令子虚,因而心血不足。又或嗜欲繁冗,思想无穷,则心神耗散,而心君不宁。此其所以有从肝胆出治也。

郁痰留饮,积于心包胃口而致惊悸怔忡者有之,此又不可概以虚而治也。医者当参究脉候立方处治,速能奏功。

《经》曰:惊者平之。平者,平常也。以其平常,则不惊也。《病机赋》云:一人闻声即惊,

医者令患人坐于堂上,使两人扶之。医自下堂以小凳木槌手击,而口云:吾击凳亦常事耳,尔何必惊?且击且言,患者视之久而惊遂定。此深得平之法也。(《古今医统大全·卷之五十·惊悸门·治法》)

【原文】 平惊通圣散 治一切惊悸、怔忡、健忘等证。

当归 人参 黄连 茯神 远志 甘草炙,各三钱 石菖蒲 朱砂另研,各二钱

上为细末。竹叶煎汤调二钱,食后临卧服。

十四友丸 治惊悸怔忡。

酸枣仁泡,去皮,隔纸炒 远志 茯神 紫石英 生地黄 当归 薄荷 人参 黄芪 茯苓 阿胶炒 龙齿 朱砂各一两

上为细末,炼蜜丸梧桐子大。每服五十丸,食后临卧枣汤下。

养心汤 治心虚血少,惊悸不宁。

当归 川芎 茯神 远志各一钱 人参 黄芪 茯苓 半夏曲各五分 官桂一分 柏子仁 酸枣仁 北五味子九粒 甘草三分

上水盏半、枣一枚、莲子七个,煎七分,温服。

宁志丸 治惊悸。

人参 茯苓 茯神 柏子仁 琥珀 当归 酸枣仁酒浸,去壳 石菖蒲 远志酒浸,去心,各五钱 乳香 朱砂各二钱

上为细末,炼蜜丸梧桐子大。每服三十丸,食后枣汤下。

茯苓饮子 治痰迷心窍,怔忡不止。

茯苓 茯神 半夏 陈皮 麦门冬各钱半 沉香 甘草各五分

上水盏半,姜五片,煎服。

朱砂消痰饮 治心气,痰迷心窍,惊悸。

牛胆南星半两 朱砂减半,另研 麝香二分,另研

上为末,临卧姜汁汤调服一钱。

宁志膏 治因惊失志。

人参 酸枣仁泡,去皮,隔纸炒 辰砂各半两 滴乳香一钱,乳钵研细

上为末,炼蜜丸弹子大。每服一丸,薄荷汤下。

加味四七汤 治心气郁滞。豁痰定惊。

半夏 茯苓 茯神 远志去心,各一钱 紫苏 甘草 石菖蒲各五分

上水盏半,姜五片,枣二枚,煎八分服。

温胆汤 治心胆虚怯,怔忡多惊。

半夏制 枳实 白茯苓 陈皮各一钱 甘草五分 竹茹一丸 远志一钱

上水盏半,姜三片,枣一枚,煎七分服。

朱砂安神丸 治心神昏乱,惊悸怔忡,夜卧不安。

朱砂另研 黄连各半两 生地黄三钱 当归 甘草各二钱

上为细末,酒泡,蒸饼丸如麻子大,朱砂为衣。每服三十丸,卧时津液下。

朱雀丸 治心病,怔忡不止。

白茯神二两 沉香半两

上为细末,炼蜜丸绿豆大。每服三十丸,人参汤下。

姜术汤 治心下停饮怔忡。

白姜　白术　白茯苓　半夏曲各一钱　官桂三分　甘草五分

上水盏半,姜、枣煎服。

益荣汤 治思虑过度,心血耗伤,怔忡恍惚,此汤主之。

当归　茯神　人参　黄芪各一钱　芍药　紫石英　酸枣仁　柏子仁各五分　小草　木香　甘草各三分

上水盏半,姜三片,枣一枚,煎八分服。

卫生易简方 治思虑过度,心脾所伤,惊悸怔忡。

茯苓二钱　人参　白术各一钱　木香五分　甘草四分

上水盏半,姜一片,枣一枚,煎七分服。

远志丸 治因事有所大惊,夜梦不祥,心神不安,惊悸怔忡。

远志去心　石菖蒲一两　茯神　茯苓　人参　齿各半两　辰砂另研,为衣

上为细末,炼蜜丸,辰砂为衣。每服七十丸,熟水临卧服。

八物远志丸 平补心气,安神镇惊,除膈间痰热等证。

远志去皮、心　石菖蒲　麦门冬　茯神　白茯苓各一两　白术　人参各半两　牛黄二钱

上为末,炼蜜丸梧桐子大,朱砂为衣。每服二十丸,白汤送下。

《简要济众方》:治心脏不安,惊悸怔忡,清上膈风热痰饮。

白石英　朱砂各一两

上为细末。每服五分,金银汤调下。(《古今医统大全·卷之五十·惊悸门·药方》)

【参考文献】　徐春甫.古今医统大全[M].崔仲平,王耀廷,主校.北京:人民卫生出版社,1991.

《医学纲目》

【原文】　惊者,心卒动而不宁也。悸者,心跳动而怕惊也。怔忡,亦心动而不宁也。[批]大概属血虚有痰。

〔丹〕怔忡,大概属血虚与痰。有虑便动者属虚,时作时止者,痰因火动。瘦人多是血虚,肥人多是痰饮,真觉心跳者是血少,宜四物、安神之类。

治劳役心跳大虚症。

朱砂一钱　归身　白芍　侧柏　川芎各五钱　陈皮　甘草　黄连各三钱

上用猪心血为丸。

〔垣〕六脉俱大,按之空虚,必面赤善惊上热,乃手少阴心之脉也。此气盛多而亡血,以甘寒镇坠之剂泻火与气,以坠气浮,以甘辛温微苦峻补其血,熟地黄、生地黄、柴胡、升麻、白芍药、牡丹皮、川芎、黄芪之类以补之,以防血溢上竭。甘寒镇坠之剂,谓丹砂之类。

〔杜〕林学士本南人,历内地为官,有一子甚端严而聪敏,父母爱之,居常喜食海蛤,饮食之顷,未尝不设,至十八年,忽面色顿青,形体瘦削,夜多惊悸。皆谓劳瘵之疾,百疗不瘳。遂召杜脉之,杜曰:非病。何以知之? 盖虽瘦削面青,精神不减。问学院子,秀才好食甚物? 曰:多食南海中味。杜曰:但多服生津液药病当自愈。如是经两月,面色渐有红润意,夜亦

无惊悸。林学士延杜而问曰：医师之验，久闻世名，愿闻此病所以？杜曰：王冰《素问》曰，盐发渴，乃胜血之证。海味皆咸物，既多食海味，使心血渐衰，则夜惊悸。今既去咸，用生津液之药，人且少壮，血液易生，面色渐有红润，此疾去乃安矣。众医以为劳瘵，非其治也。

〔仲〕食少饮多，水停心下，甚者则悸，微者短气。饮水多必心下悸。[批]水停心下必悸。

〔无〕五饮停蓄，闭于中脘，最使人惊悸，属饮家。

温胆汤　治心胆虚怯，触事易惊，或梦寐不祥，遂致心惊胆慑，气郁生涎，涎与气搏，变生诸症。或短气悸乏，或复自汗。胆虚不能致脾，则脾之水饮作矣。[批]时作时止者痰因火动。

半夏汤洗　竹茹　枳实炒，各二两　橘皮二两，去白　甘草炙，一两　白茯苓一两五钱

上为锉散。每服四大钱，水一盏半，姜五片，枣一枚，煎七分去渣，食前服。

〔仲〕心下悸者，**半夏麻黄丸**主之。

半夏　麻黄等分

上二味为末，炼蜜和丸如小豆大。饮服三丸，日三服。

茯苓甘草汤方见伤寒悸。

〔《素》〕东方青色，入通于肝，其病发惊骇。"金匮真言论"。[批]惊属肝心脾。

脾移热于肝，则为惊衄。全文见诊病传变。

一阳一阴发病，主惊骇背痛，善噫善欠者，名曰风厥。全文见诊。

三阳一阴，太阳脉胜，一阴不得止，内乱五脏，外为惊骇。阴阳类论。

〔《本》〕**珍真丸独活丸**　并治卧惊悸多魇。二方并见不得卧。《经》云：卧则血归于肝。今血不静卧不归肝，故惊悸于卧也。[批]卧而惊者肝。

〔东〕**羌活胜湿汤**　治卧而多惊悸多魇溲者，邪在少阳厥阴也，加柴胡五分。如淋，加泽泻五分。此下焦风寒，二经合病也。《经》曰：肾肝之病同一治，为俱在下焦，非风药行经不可也。羌活胜湿汤方见腰痛。

诸病疼酸惊骇，皆属于火。全文见诊。

〔丹〕病自惊而得者，则神出其舍。舍空得液，则成痰也。血气入舍，则痰拒，其神不得归焉。控涎丹加辰砂、远志。

〔无〕惊悸，因事有所大惊而成者，名曰心惊胆寒，病在心胆经，其脉大动。动脉如豆，厥厥动摇无头尾者也。东垣朱砂安神丸。方见烦躁门。东垣云：外物惊宜镇，平以黄连安神丸是也。[批]因惊成悸者病在心胆。

〔无〕**镇心丹**　治惊悸。

辰砂用黄松节酒浸　龙齿用远志苗醋煮

上只取辰砂、龙齿各等分为末。猪心血为丸如芡实大。每服一丸，以麦门冬叶、绿豆、灯心、白蜜，水煎，豆熟为度，临卧咽下。小儿磨化半丸，量岁数与之。

〔世〕**密陀僧散**　治惊气入心络不能语者。昔有为狼及大蛇所惊，皆以此而安。

用密陀僧研极细末，茶调一钱匕，一服即愈。

〔无〕**寒水石散**　治因惊心气不行，郁而生涎，结为饮，遂为大疾，怔悸阴慑，不自胜持。少遇惊则发，尤宜服之。

寒水石煅　滑石水飞，各一钱　生甘草一钱

上为末。每服二钱，热则新汲水下，怯寒则姜枣汤下，加龙胆少许尤佳。

〔仲〕**炙甘草汤** 治脉结代而悸。方见伤寒。

〔丹〕惊悸,定志丸加琥珀、郁金。

〔无〕**定志丸** 治心气不足,惊悸恐怯。

菖蒲炒　远志去心　茯苓各二两　人参一两　辰砂为衣

上为末,蜜丸如桐子大。每服五十丸,米汤下。一方去茯神,名**开心散**,服二钱匕,不时。

〔《本》〕安神镇心,治惊悸,消风痰,**辰砂远志丸**。

石菖蒲　远志　人参　茯神　川芎　山药　铁粉　麦门冬　天麻　半夏　南星　白茯苓生,各一两　细辛　辰砂各半两

上为细末,生姜五两,取汁入水煮糊丸如绿豆大,另以朱砂为衣。每服二十五丸,夜卧服生姜汤下,小儿减服。

茯苓丸

石菖蒲　辰砂　人参　远志　茯苓　真铁粉　茯神　南星牛胆制　半夏曲等分

上为细末,生姜四两,取汁和水煮,糊丸如桐子大,别用细末为衣,干之。每服十粒,加至二十粒,夜卧生姜汤下。

上二方疗惊良验。

胃足阳明之脉是动则病。闻木音则惕然而惊,欲动。[批]闻木音则惊属胃。

〔《素》〕阳明所谓甚则恶人与火,闻木音则惕然而惊者,阳气与阴气相搏,水火相恶,故惕然而惊也。"脉解篇"。黄帝问曰:足阳明之脉病,恶人与火,闻木音则惕然而惊,钟鼓不为动,闻音而惊何也?岐伯曰:阳明者,胃脉也,胃者土也,故闻木音而惊者,土恶木也。阳明脉解篇。

痰饮惊悸属脾土。见前痰饮条。[批]痰饮惊悸属脾。

运气　惊悸有三:[批]运气。

一曰肝木不及,金来乘之。经曰:木不及曰委和,委和之纪,其发惊骇。又云:阳明之复,则入肝,惊骇筋挛是也。

二曰火邪助心。《经》云:少阳所至为惊惑。又云:少阳所至为惊躁。又云:少阳之胜善惊是也。

三曰寒邪伤心。《经》云:岁水太过,寒气流行,病烦心躁悸是也。

按《经》云:阳气者,开阖不得,寒气从之,乃生大偻,陷脉为瘘,留连肉腠,俞气化薄,传为善畏,及为惊骇者,是瘘疮所为之惊骇也。盖俞则瘘疮之俞窍,其痛,气留连肉腠之间,恐人触着而痛,故化惕惕然之心内薄而传为善畏惊骇之疾也。

〔《撮》〕心烁烁跳动,少冲泻之,灸立效。[批]针灸。

〔《甲》〕惊,善悲不乐如堕坠,汗不出,面尘黑,病饥不欲食,照海主之。

胆寒怯寒厥,手臂痛,善惊妄言,面赤泣出,液门主之。善惊悲不乐,厥胫足下热,面尽热,嗌干渴,行间主之。

〔《素》〕肝脉惊暴,有所惊骇。"大奇论" 王注云:骛谓驰骛,言迅急也。二阳急为惊。同上。白脉之至也,喘而浮,上虚下实,惊有积气在胸中,名曰肺痹寒热。全文见积块,下同。阳明涩则病积而善惊。[批]诊。

〔仲〕寸口脉动而弱,动即为惊,弱即为悸。

〔《脉》〕惊主病者，其脉止而复来，其人目睛不转，不能呼气。

〔仲〕病有奔豚，有吐脓，有惊怖，有火邪，此四病皆从惊发得之。[批]因惊生病有四。(《医学纲目·卷之十三肝胆部·惊悸怔忡》)

【原文】〔《大》〕**七宝散** 产后服之，安神压惊。

辰砂研 桂心 当归 川芎 人参 白茯苓 羚羊角烧存性，各二钱 干姜一钱，炮

上为末。每服一钱，用羌活豆淋酒调下。如不饮酒，渍米水饮调下。如心烦热闷，以麦门冬去心煎汤调下，减姜、桂。如心下烦闷而痛，用童便酒调下。如腹痛加当归。如心闷加羚羊角。如心虚气怯加桂心。不下食或恶心，加人参。虚颤加茯苓。

〔海〕**大效牡丹皮散** 治血藏虚风，及头目不利，不思饮食，手足烦热，肢节拘急疼痛，胸膈不利，大肠不调，阴阳相干，心惊怯悸，或时旋运。

牡丹皮 川芎 枳壳麸炒，各一两 陈皮 玄胡索 甘草 羌活 半夏汤洗，各半两 木香三分 诃子肉三分 芍药三分 三棱炒，半两 干姜五钱，炮 当归一两半 白术三钱 桂心五钱

上为细末。每服二钱，水一盏半，煎五七沸，食前温服。益血海，退血风劳攻注，消寒痰，实脾胃，理血气攻刺，及气虚恶寒潮热证至妙。

〔《大》〕治产后中风，心忪悸，志气不定恍惚，语言错乱。

人参六分 羚羊角屑 麦门冬 茯神各八分 茯苓 白鲜皮 甘草各四两 石膏二分 淡竹沥两大合

上㕮咀，用水二升，煎至七合，下竹沥，分三服。(《医学纲目·卷之十三肝胆部·惊悸怔忡·产惊悸》)

【原文】 少阳耳聋目赤，胸满而烦者，不可吐下，吐下则悸而惊。论见口苦。[批]虚。

伤寒八九日，下之胸满烦惊，小便不利，谵语，一身尽重，不可转侧者，宜柴胡加**龙骨牡蛎汤**。[批]下后惊。

半夏二合 大枣六枚 柴胡四两 生姜 人参 龙骨 铅丹 桂枝 茯苓各一两半 大黄二两半 牡蛎一两半

上㕮咀。每服五钱，水一盏半，煎至八分，去渣，温服。

伤寒脉浮，医以火迫劫之，亡阳必惊狂，起卧不安者，桂枝去芍药加蜀漆牡蛎龙骨救逆汤主之。《活人》云：医以火于卧床下或周身用火迫劫汗出，或熨而成火邪者是也。[批]火逆惊。

桂枝蜀漆牡蛎龙骨救逆汤

桂枝去皮，三两 甘草炙，二两 生姜切，三两 牡蛎炒，五两 龙骨四两 大枣十二枚 蜀漆洗去腥，三两

上㕮咀。每服五钱，水一盏半，煎至八分，去渣，温服。

太阳伤寒者，加温针必惊也。风温脉浮自汗，身重多眠，若被火者，微则发黄，剧则如惊痫，时瘛疭。论见风温。阳明病，脉浮紧，口苦咽干，腹满，若加烧针，必怵惕烦躁不眠。论见自汗。(《医学纲目·卷之三十二伤寒部·合病并病汗下吐后等病·惊悸》)

【原文】〔海〕**茯苓丸** 治伤寒后或用心劳倦，四肢羸弱，心忪惊悸，吸吸短气。[批]伤寒后虚热。

茯神 麦门冬去心 熟地各一两 牡丹皮 人参 黄芪各七钱 桂枝 甘草炙 牛膝 泽泻各半两

上为细末,炼蜜和捣三五百杵,丸如桐子大。食前温酒下二十丸。

犀角汤 治伤寒后伏热在心,怔忪惊悸,不得眠睡。

犀角屑半两 茵陈蒿七钱半 茯苓二两 芍药 生地焙,二两 麦门冬去心,两半 山栀半两

上㕮咀。每服五钱,水一盏半,姜二片,竹叶三七片,同煎,食后服。

麦门冬茯苓饮子 治伤寒后心神恍惚,不得卧。

麦门冬去心 赤茯苓去皮 知母焙 芎䓖 甘草炙 酸枣仁微炒 陈皮去白,炒 槟榔各一两

上㕮咀。每服五钱,水一盏半,生姜五片煎,温服,日三服。

少阴心悸者,四逆不可与也。心悸者,火惧水也,惟肾欺心,故为心悸者,是足经上手经也。若与四逆汤,变无形中恶候生矣。故先以甘草茯苓汤导其湿,次以四逆汤温之者,为心悸全无,手经火令入足水也。心悸在湿未去,终至于毙,故不敢温之,温之则坏矣。[批]宜导湿禁温。(《医学纲目·卷之三十二伤寒部·合病并病汗下吐后等病·惊悸续法》)

【参考文献】 楼英.医学纲目[M].北京:中国中医药出版社,1996.

《周慎斋遗书》

【原文】 惊骇之证,乃心肾不交之故也。心之腑小肠,肾之腑膀胱,肾由膀胱升至肺,由肺而之心,由心而之肾,其间岂能越一藏一府而竟可相交乎?若藏府有邪,则有间隔,阳不得升,阴不得降,故心肾不交,则心虚而多骇,肾虚而多惊。张东扶曰:此乃内气先虚,而猝遇危险怪异之物,以致心肾不交而惊骇也。若《内经》之肝病发惊骇,足阳明之闻木音惕然而惊,又未可以概论矣。

验案

一人因母病沉重,遂患惊骇。用归脾汤加丹参十帖,丸用天王补心丹而愈。(《周慎斋遗书·卷八·惊骇》)

【参考文献】 周之干.周慎斋医学全书[M].海口:海南出版社,2010.

《孙文垣医案》

【原文】 文学程道吾先生令眷夜为梦魇所惊,时常晕厥,精神恍惚,一日三五发。咳嗽面色青,不思谷食,日惟啖牛肉脯数块而已。时师屡治无功。吴渤海视为寒痰作厥,投以附子、肉桂而厥尤加。逆予为治,诊左脉弦,右脉滑,两寸稍短。道吾先令眷二皆卒于瘵,知其为传尸瘵症也,不易治之。乃权以壮神补养之剂,消息调理,俟饮食进,胃气转,始可用正治之法,姑用人参、茯苓、柏子仁、石菖蒲、远志、丹参、当归、石斛以补养神气,以陈皮、贝母、甘草、紫菀化痰治嗽,服半月而无进退。乃为制太上浑元丹,药用紫河车一具,辰砂、鳖甲、犀角各一两,鹿角胶、紫石英、石斛各八钱,沉香、乳香、安息香、茯苓、紫菀、牛膝、人参各五钱,麝香五分。炼蜜为丸赤豆大,每早晚盐汤或酒送下三十六丸。又制霹雳出猎丹,药用牛黄、狗宝、阿魏、安息各一钱,虎头骨五钱,啄木鸟一只,獭爪一枚,败鼓心破皮三钱,麝香五分,天灵盖一个。炼蜜为丸,雄黄三钱为衣,每五更空心葱白汤送下五分,三五日服一次,与太上浑元丹相兼服。才服半月,精神顿异,不似前时恍惚矣,但小腹左边一点疼,前煎药中加白芍药一钱,服之一月,精神大好,晕厥再不发矣。次年生一女,其宅瘵疾从此再亦不传。(《孙文垣医案·卷三·新都治验·程道吾先生令眷夜魇而惊时常晕厥》)

【参考文献】 孙一奎.孙文垣医案[M].杨洁,校注.北京:中国医药科技出版社,2019.

《古今医鉴》

【原文】 脉

心中惊悸,脉必大结,饮食之悸,沉伏动滑。

病

夫怔忡者,心中躁动不安,惕惕然如人将捕是也。多因富贵戚戚,贫贱不遂所愿而成。属血虚,有虑便动;属虚,时作时止者。痰因火动,瘦人多是血少,肥人属痰。

夫惊悸者,蓦然而跳跃,惊动如有欲厥之状,有时而作者是也,属血虚。或时觉心跳,亦是血虚。盖人之所主者,心;心之所养者,血。心血一虚,神气不守,此惊悸之肇端也。又曰:惊者,恐怖之谓。怔忡、健忘、惊悸三证,名异而病同。

方

朱砂安神丸 治血虚心烦懊忱,惊悸怔忡,胸中气乱。

朱砂五钱,水飞过,另研　黄连酒洗,六钱　生甘草炙,二钱半　生地黄一钱半　当归二钱半

上为细末,蒸饼为丸如黍米大。每服三五十丸,食后、临卧津咽下。

安神补心汤

当归一钱二分　川芎七分　白芍一钱,炒　生地黄一钱二分　白术一钱　茯神一钱二分　远志甘草水泡,去心,八分　酸枣仁炒,八分　麦门冬去心,二钱　黄芩一钱二分　玄参五分　甘草三分

一方去远志、麦门冬、黄芩、玄参,加陈皮、柏子仁、酒炒黄连。锉一剂,水煎服。

养心汤 治忧愁思虑伤心,惊悸不宁,及勤政劳心,痰多少睡,心神不足。

黄芪蜜炙,八分　白茯苓一钱　茯神一钱　半夏曲六分　当归一钱　川芎七分　甘草炙,三分　辣桂少许　远志去心,姜汁炒,八分　柏子仁七分　五味子十四个　酸枣仁炒,七分　人参五分　生地黄一钱

上锉,姜、枣煎,食前服。治停水怔忡,加槟榔、赤茯苓。

参归腰子 治心气怔忡而自汗者,不过一二服即愈。

人参五钱　当归五钱　猪腰子一个

上先将以腰子用水二碗,煎至一碗半,将腰子细切,入二味药,同煎至八分。吃腰子,以药汁送下。有吃不尽腰子,同上二味药渣焙干,为细末,山药糊为丸梧子大。每三五十丸,米汤下。

琥珀定智丸(刘尚书方)　专补心生血,定魄安魂,扶肝壮胆,管辖神魂。惊战虚弱,气乏之病,并皆治之。

南星半斤,先将地作坑,用炭十斤,在坑内烧红,去灰净,用好酒十余斤倾在坑内,大瓦盆盖覆周围,以炭火拥定,勿令泄气,次日取出为末　真琥珀一两,皂角水洗去油　大朱砂二两,公猪心割开,入内,用线缚住,悬胎煮酒二碗干人乳用姜汁制　好拣参去芦,三两　白茯苓去皮,三两　白茯神去皮、木,三两　石菖蒲二两,猪胆汁炒　远志水泡过,去心,二两,猪胆煮过,晒干,再用姜汁制

上为末,炼蜜为丸如梧子大。每夜卧时,盐汤送下五七十丸。

晒干人乳法:用人乳数碗,入瓦盘内,莫搅动,四周晒干刮一处,干则再刮,乳干以姜汁拌,晒用。

镇心汤(《云林验方》)　治心慌立应。

当归一钱二分　川芎七分　生地黄八分　片芩八分　黄连六分　栀子仁七分,炒　酸枣仁一钱,炒　远志一钱,制　麦门冬去心,一钱　白芍八分

上锉一剂,生姜煎服。(《古今医鉴·卷之八·怔忡、惊悸》)

【参考文献】　龚信.古今医鉴[M].北京:中国医药科技出版社,2014.

《赤水玄珠》

【原文】　生生子曰:怔忡者,心中惕惕然动,不自安也。惊者从外而入,或耳闻异声,目击异物,惊而惧也。悸者,中心畏怯,动而怕惊也。怔忡止于心不自安,悸则心既动而又恐恐然畏惧,如人将捕之,惊而骇也。治怔忡之法,惟当益其心血,壮其神气。治惊悸则有诸经之证,当分别治之。治惊之法,《内经》曰:惊者平之。平,常也,使平日常见常闻,则何惊之有。张子和治卫德新之妻,被盗而惊,乃以平法治之良愈。

黄帝曰:足阳明病,恶人与火,闻木音,则惕然而惊。钟鼓不为动,闻木音而动何也?岐伯曰:阳明者,胃也。胃者,土也,土恶木,故惊也。又曰:东方青色,入通于肝,其病发惊骇。脾移热于肝,则为惊衄,卧而惊者属肝,卧则血归于肝。今血不静,血不归肝,故惊悸于卧也。

仲景曰:食少饮多,水停心下,甚者则悸,微者短气。饮水多必心下悸。五饮停蓄,闭于中脘,最使人惊悸。痰饮惊悸,皆属于脾土。

东垣云:六脉俱大,按之空虚,必面赤善惊。上热乃手少阴心之脉也,此气盛多而亡血,以甘寒镇坠之剂,泻火与气,以坠气浮;以甘辛温微苦,峻补其血,熟地、生地、柴胡、升麻、白芍、丹皮、川芎、黄芪之类,以防血溢上竭。甘寒镇坠之剂,谓丹砂之类。

丹溪云:怔忡大概属血虚与痰。有虑便动者属虚,时作时止,痰因火动。瘦人多是血虚,肥人多是痰饮。真觉心跳者,是血少,宜四物安神之类。又曰:病自惊而得者,惊则神不守舍,舍空得液则成痰也。血气入舍,则痰拒,其神不得归焉。控涎丹加辰砂、远志。

猪心血丸　治劳役心跳,大虚症。

归身　白芍　侧柏　川芎各五钱　陈皮　甘草　黄连各二钱　朱砂一钱

用猪心血丸。

温胆汤　治心胆虚怯,触事易惊,或梦寐不详,遂致心惊胆慑,气郁生涎,涎与气搏,变生诸症,或短气悸乏,或自汗。此胆虚不能致脾,则脾之水饮作矣。

半夏　橘红　竹茹　枳实炒,各一两　甘草炙,一两　白茯苓一两半

每服五钱,姜五片,枣一枚,水一盏,煎七分,食前服。

仲景半夏麻黄丸　治心下悸。

半夏　麻黄等分,为末

炼蜜丸小豆大,饮服三丸。

镇心丸　治惊悸。

辰砂用黄松节油浸　龙齿用远志苗醋煮

绿豆、灯心、白蜜水煎,豆熟为度,临卧汤下;小儿磨化半丸,量岁数与之。

密陀僧散　治惊气入心络,不能语者。昔有为狼及大蛇所惊,皆服此而安。

密陀僧研极细末,茶调下一钱匕服即愈。

寒水石散　治因惊心气不行,郁而生涎,结为饮,遂为大疾怔悸,少遇惊则发,尤宜服之。

寒水石煅　滑石飞　生甘草各等分

为末。每服二钱,热则新汲水下,怯寒则姜枣汤下。加龙脑少许尤佳。

定志丸　心气不足,惊悸恐怯。

石菖蒲炒　远志去心　茯苓各二两　人参一两　辰砂五钱,为衣

为末,蜜丸梧子大。每服五十丸,米汤下。

安神镇心丸　治惊悸,消风痰。

石菖蒲　远志　人参　茯神　川芎　山药　麦门冬　铁粉　天麻　半夏　南星　茯苓各一两　细辛　辰砂各五钱

上为末,生姜五两,取汁,入水煮糊为丸绿豆大,另以朱砂为衣。每服二十五丸,夜卧生姜汤下,小儿减半。

茯苓丸　治惊悸。方在癫门。

东垣羌活胜湿汤　治卧而多惊悸,多魇冒,邪在少阳厥阴也,加柴胡五分。如淋加泽泻五分。此下焦风寒,二经合病也。《经》曰:肺肾之病同一治,为俱在下焦,非风药行经不可也。

羌活　独活　防风　藁本各一钱　蔓荆子三分　川芎二分　甘草炙,五分

水二盏,煎服。

东垣朱砂安神丸　治外物所惊,宜镇平之。

黄连一钱半　甘草炙　当归　生地各五分　朱砂一钱,飞

上为细末,浸蒸饼为丸黍米大,朱砂为衣。每服十五丸,食后,津唾咽下。一方当归、地黄各一钱。(《赤水玄珠·第六卷·怔忡惊悸门》)

【原文】　伤寒八九日,胸满烦惊,小便不利,谵语,一身尽重,用柴胡龙骨牡蛎汤主之。大抵伤寒汗吐下之后,虚极之人,或因事惊恐,遂生惊惕,宜养心血安神之剂。(《赤水玄珠·第十九卷·惊惕》)

【原文】　薛氏曰:人之所主者心,心之所主者血,心血一虚,神气不守,此惊悸所由作也。当补血气为主。

一产妇患前症,二度服琥珀地黄丸、《局方》妙香散,随效。再患服之,其症益甚,而脉浮大,按之如无,发热恶寒。此血气俱虚,乃以十全大补、加味归脾二汤,各百余剂而愈。后遇惊恐劳怒复作,仍服前药而安。

琥珀地黄丸　治产妇恶露未尽,胸腹作痛,或小便不利。

琥珀　延胡索糯米同炒,去米　川归各一两　蒲黄四两　生地研取汁,留滓　生姜各二斤,研取汁,留滓;生姜汁,石银器内炒地黄滓;以地黄汁炒生姜滓,各干为度。

上为末,蜜丸如弹子大。每服一丸,当归煎汤化下。

治血虚惊悸,少寐,及产后败血停留,少腹作痛。

辰砂　琥珀　没药　当归等分

上为末。每服二钱,空心、日午、临卧白汤调下。

治产后惊悸乱语,精神不定,用好朱砂为细末,每以酒调下一钱。(《赤水玄珠·第二十三卷·产后心神惊悸》)

【参考文献】　孙一奎.赤水玄珠[M].叶川,建一,校注.北京:中国中医药出版社,1996.

《仁术便览》

【原文】 心中惊悸,脉必代结。饮食之悸,沉伏动滑。惊悸者血虚,惊悸有时,以朱砂安神丸。怔忡者血虚,怔忡无时。血少者,多有思虑便动,属虚。时作时止者,痰因火动。瘦人多是血少,肥人多是痰。寻常者,多是痰。真觉心跳者,是血少,四物朱砂安神之类。怔忡者心中不安,惕惕如人所捕。(《仁术便览·卷之三·惊悸怔忡》)

【参考文献】 张洁.仁术便览[M].郭瑞华,王全利,史雪,校注.北京:中国中医药出版社,2015.

《云林神彀》

【原文】 心中惊悸,脉必代结;饮食之悸,沉伏动滑。
惊悸忽惊惕,心中而不安,养血以清火,温胆兼化痰。
惊悸不安,血虚火动,养血清火,安神可用。
养血安神酸枣仁,芎归生地白茯神,白术柏子陈皮芍,黄连甘草炙之灵。十一味
惊悸不安,气虚痰火,养气化痰,疗之立可。
加减温胆参茯神,归连枳半麦栀仁,生黄酸枣辰砂末,竹茹白术甘草寻。十四味
镇惊两半生地黄,麦门白芍茯陈当,贝母各宜秤一两,川芎远志七钱强,黄连酸枣五钱炒,三钱甘草共研良,蜜丸朱砂为衣服,七十临眠用枣汤。十三味(《云林神彀·卷二·惊悸》)

【参考文献】 龚廷贤.云林神彀[M].长沙:湖南科学技术出版社,2014.

《鲁府禁方》

【原文】 **安神丸** 治血虚,心烦懊恼,惊悸怔忡,胸中气乱。

朱砂水飞另研,五钱　黄连酒洗,六钱　生地黄一钱　当归二钱半　甘草炙,二钱半

上四味为末,蒸饼打稀糊丸如黍粒大,朱砂为衣。每服三五十丸,津液咽下。

参归腰子 治心气怔忡而自汗者,不过一二服即愈。

人参　当归身各五钱　猪腰子一个

先以腰子,用水二碗,煮至一碗半。将腰子细切,入三味药同煎至八分,吃腰子,以药汁送下。有吃不尽猪腰子,同上二味药渣,焙干为细末,山药糊为丸梧子大,每三五十丸,以米汤下。

宁神定志丸

当归　白芍　茯神去木　麦门冬去心　陈皮去白　贝母　朱砂各一两,为衣　川芎　远志肉各七钱　生地黄一两半　酸枣仁炒　黄连　人参各五钱　甘草三钱

上为末,炼蜜为丸如绿豆大。每五七十丸,食远枣汤下。(《鲁府禁方·卷一福集·怔忡惊悸》)

【参考文献】 龚廷贤.鲁府禁方[M].张慧芳,伊广谦,点校.北京:中国中医药出版社,2008.

《考证病源》

【原文】 惊悸者,心中忽然跳动也。其因惊恐所致,痰迷心窍,神不安耳。治用二陈汤

加茯仁、酸枣仁、当归、远志、柏子仁、人参;丸药用八物定志丸、天王补心丹。怔忡者,心中惚惚不安,如畏人捕捉之状,乃心血少也,用八物汤加酸枣仁、辰砂服之。(《考证病源·十、考证病源七十四种·惊悸痰迷恐惧所致》)

【参考文献】 刘全德.考证病源[M]//古籍珍稀抄本精选:5.上海:上海科学技术出版社,2004.

《松厓医径》

【原文】 心跳者,属血少,如鱼无水也,治宜补血;心惊者,心下悸动,有水饮,如人将捉捕也。

秘传加味四物汤 治心跳。

当归 川芎 熟地黄 远志 白芍药 人参 甘草 茯神 山栀

上细切,用水二盏,煎一盏,去滓服。

秘传加味四物汤 治心惊。

当归 川芎 熟地黄 白芍药 人参 甘草 白术 猪苓 泽泻

上细切,用水二盏,煎一盏,去滓服。

秘传金箔镇心丸 治忧愁思虑伤心,令人惕然心跳动,惊悸不安等证。

川归身酒洗 生地黄酒洗 远志去心 茯神各五钱 石菖蒲九节者用 黄连各二钱半 牛黄一钱,另研 辰砂二钱,另研 金箔十五片

上以前六味研细,入牛黄、辰砂二味末子,猪心血丸如黍米大,金箔为衣。每服五十丸,煎猪心汤送下。(《松厓医径·后集·心跳惊悸三十二》)

【参考文献】 程玠.松厓医径[M].北京:中国中医药出版社,2015.

《证治准绳》

【原文】 或问:惊悸、怔忡、恐怖之别?曰:悸即怔忡也。怔忡者,本无所惊,自心动而不宁。惊者,因外有所触而卒动。张子和云:惊者为自不知故也,恐者为自知也。盖惊者闻响即惊,恐者自知,如人将捕之状,及不能独自坐卧,必须人为伴侣,方不恐惧,或夜必用灯照,无灯烛亦恐惧者是也。《内经》无有称惊怖者,始于《金匮要略》奔豚条云:有惊怖,继之云惊恐,由是而见,惊怖即惊恐。怖,惧也;恐,亦惧也,于义且同。凡连称其名以为提纲者,多是一阴一阳对待而言。如喜怒并称者,喜出于心,心居于阳;怒出于肝,肝居于阴。志意并称者,志是静而不移,意是动而不定,静则阴也,动则阳也。惊恐并称者,惊因触于外事内动其心,心动则神摇;恐因感于外事,内歉其志,志歉则精却。是故《内经》谓惊则心无所依,神无所归,虑无所定,故气乱矣。恐则精却,却则上焦闭,闭则无气还,无气还则下焦胀,故气不行矣。又谓尝贵后贱,尝富后贫,悲忧内结,至于脱营失精,病深无气,则洒然而惊,此类皆是病从外事,所动内之心神者也。若夫在身之阴阳盛衰而致惊恐者,惊是火热烁动其心,心动则神乱,神用无方,故惊之变态亦不一状,随其所之,与五神相应而动,肝脏魂,魂不安则为惊骇,为惊妄。肺藏魄,魄不安则惊躁。脾藏意,意不专则惊惑。肾藏志,志慊则惊恐,心惕惕然。胃虽无神,然为五脏之海,诸热归之则发惊狂,若闻木音亦惕然心欲动也。恐者则是热伤其肾,肾伤则精虚,精虚则志不足,志本一定而不移,故恐亦无他状。

《内经》于惊之病邪,有火热二淫,司天在泉胜复之气,有各经热病所致,有三阳积并,有气并于阳,皆为诸惊等病,故病机统而言曰,诸病惊骇,皆属于火也。于恐病之邪者,有精气并于肾则恐,有血不足则恐,有阴少阳入,阴阳相搏则恐,有胃气热肾气微弱则恐,肾是动病者恐。然于肝之惊恐互相作者,以其脏气属阳居阴,纳血藏魂,魂不安则神动,神动则惊。血不足则志歉,志歉则恐。故二者肝脏兼而有之。似此之类,于火热二淫属感邪之外,余者之惊恐,皆因人气之阴阳所动而内生者也。虽然,亦非独火热二淫而已,于阳明脉急,则亦为惊矣。

曰:惊恐二病,与内外所因,其治法同乎?异乎?曰:惊则安其神,恐则定其志,治当分阴阳之别,何得而同也。夫《易》之为卦,乾坤交,坎离列,坎离交而后为既济,而人以五脏应之,心为离火,内阴而外阳,肾为坎水,内阳而外阴,内者是主,外者是用。又主内者五神,外用者五气。是故心以神为主,阳为用;肾以志为主,阴为用。阳则气也、火也。阴则精也、水也。及乎水火既济,全在阴精上奉以安其神,阳气下藏以定其志。不然则神摇不安于内,阳气散于外,志感于中,阴精走于下。既有二脏水火之分,治法安得无少异。所以惊者,必先安其神,然后散乱之气可敛,气敛则阳道行矣。恐者必先定其志,然后走失之精可固,精固则阴气用矣。于药而有二脏君臣佐使之殊用,内外所感者,亦少异焉。为外事惊者,虽子和氏谓惊者平之,平,常也,使病者时时闻之习熟,自然不惊,固是良法,不若使其平心易气以先之,而后药之也。吾谓内气动其神者,则不可用张氏之法,唯当以药平其阴阳之盛衰,而后神可安,志可定矣。人之所主者心,心之所养者血,心血一虚,神气失守,失守则舍空,舍空而痰入客之,此惊悸之所由发也。或耳闻大声,目击异物,遇险临危,触事丧志,心为之忤,使人有惕惕之状,是则为惊。心虚而停水,则胸中渗漉,虚气流动,水既上乘,心火恶之,心不自安,使人有怏怏之状,或筑筑然动,是则为悸。惊者与之豁痰定惊之剂。悸者与之逐水消饮之剂。所谓扶虚,调养心血,和平心气而已。若一切以刚燥从事,或者心火自炎,又有热生风之证。(《证治准绳·杂病·第五册·神志门·惊悸恐总论》)

【原文】《素问》云:东方青色,入通于肝,其病发惊骇。脾移热于肝,则为惊衄。二阳一阴发病,主惊骇,背痛,善噫,善欠者,名曰风厥。三阳一阴,太阳脉胜,一阴不得止,内乱五脏,外为惊骇。胃足阳明之脉,是动则病,闻木音则惕然而惊,心欲动。阳明所谓甚者恶人与火,闻木音则惕然而惊者,阳气与阴气相搏,水火相恶,故惕然而惊也。黄帝问曰:足阳明之脉病,恶人与火,闻木音则惕然而惊,钟鼓不为动,闻木音而动何也?岐伯曰:阳明者胃脉也,胃者土也,故闻木音而惊者,土恶木也。由是观之,肝、胆、心、脾、胃皆有惊证明矣。运气:惊悸有三,一曰肝木不及,金来乘之。《经》曰:木不及曰委和,委和之纪,其发惊骇。又云:阳明之复,甚则入肝,惊骇筋挛是也。二曰火邪助心。《经》云:少阳所至为惊恐。又云:少阳所至为惊躁。又云:少阳之胜,善惊是也。三曰寒邪伤心。《经》云:岁水太过,寒气流行,病烦心躁悸是也。东垣云:六脉俱大,按之空虚,必面赤善惊上热,乃手少阴心之脉也。此气盛多而亡血,以甘寒镇坠之剂,泻火与气,以坠气浮。以甘辛温微苦峻补其血,熟地黄、生地黄、柴胡、升麻、白芍药、牡丹皮、川芎、黄芪之类以补之,以防血溢上竭。甘寒镇坠之剂,谓丹砂之类。《三因》云:五饮停蓄,闭于中脘,最使人惊骇,属饮家。五饮汤丸。心胆虚怯,触事易惊,或梦寐不祥,遂致心惊胆慑,气郁生涎,涎与气搏,变生诸证,或短气悸乏,或复自汗者,并温胆汤主之,呕则以人参代竹茹。若惊悸眠多异梦随即惊觉者,宜温胆汤加酸枣仁、莲肉各一钱,以金银煎下十四友丸,或镇心丹、远志丸、酒调妙香散、琥珀养心丹、定志丸、宁志丸。卧而多惊魇,真珠母丸、独活汤。羌活胜湿汤,治卧而多惊悸、多魇溲者,邪在少阳厥阴也。加柴胡五分;如淋,加泽泻五分。此下焦风寒二经合病也。《经》曰:肾肝之病同一治,为俱在下焦,非风药行经不可也。丹溪云:病自惊而得者,则神出于舍,舍空得液则成痰矣。血气入舍,则痰拒其神不得归焉。寿星丸或控涎丹,加辰砂、远志。惊悸因事有所大惊而成者,其脉大动,动脉之状,如豆厥厥动摇、无头尾者是也。东垣云:外物惊,宜镇平,以黄连安神丸。密陀僧研极细末,茶汤调一钱匕,治惊气入心络不语者。昔有为狼及大蛇所惊,皆以此而安。盖惊则气上,故以重剂坠之。热郁有痰,寒水石散。气郁有痰,加味四七汤。虚而有痰,十味温胆汤、养心汤。《金匮》云:病有奔豚,有吐脓,有惊怖,有火邪,此四病皆从惊发得之。《经》云:阳气者,开阖不得,寒气从之,乃生大偻,陷脉为瘘,留连肉腠,俞气化薄,传为善畏,及为惊骇者,是痿疮所为之惊骇也。盖俞则痿疮之俞窍,其痛气留连肉腠之间,恐人触着而痛,故化惕惕然之心,内薄而传为善畏惊骇之疾也。

〔诊〕寸口脉动而弱,动即为惊,弱即为悸。趺阳脉微而浮,浮为胃气虚,微则不能食,如恐怖之脉,忧迫所作也。寸口紧,趺阳浮滑,气虚是以悸。惊主病者,其脉止而复来,其人目睛不转,不能呼气。(《证治准绳·杂病·第五册·神志门·惊》)

【原文】 五饮汤见痰饮。

温胆汤(出《三因》) 治心胆虚怯,触事易惊,或梦寐不祥,遂致心惊胆慑,气郁生涎,涎与气搏,变生诸证,或短气悸乏,或复自汗。

半夏汤洗 枳实 竹茹各一两 橘皮一两半,去白 甘草炙,四钱 白茯苓七钱

每服四钱,水一盏半,生姜七片,枣一枚,煎七分,食前热服。

十四友丸 补诸虚不足,益血,收敛心气。治怔忡不宁,精神昏愦,睡卧不安。

柏子仁另研 远志汤浸去心,酒洒蒸 酸枣仁炒香 紫石英明亮者 干熟地黄 当归洗 白茯苓去皮 茯神去木 人参去芦 黄芪蜜炙 阿胶蛤粉炒 肉桂去粗皮,各一两 龙齿二两 辰砂别研,二钱半

上为末,炼蜜丸如梧子大。每服三四十丸,食后枣汤送下。

平补镇心丹(出《和济》) 治心血不足,时或怔忡,夜多异梦,如堕崖谷。常服安心肾,益荣卫。

酸枣仁去皮,炒,二钱半 车前子去土 白茯苓去皮 麦门冬去心 五味子去枝梗 茯神去木 肉桂去皮,不见火,各一两二钱半 龙齿 熟地黄酒浸蒸 天门冬去心 远志去心,甘草水煮 山药姜汁制,各一两半 人参去芦 朱砂细研为衣,各半两

上为末,炼蜜丸如桐子大。每服三十丸,空心米汤、温酒任下。

又**平补镇心丹** 治证同前。

熟干地黄 生干地黄 干山药 天门冬 麦门冬去心 柏子仁 茯神各四两,一方七两 辰砂别研,为衣 苦梗炒。各三两 远志去心,甘草煮三四沸,七两 石菖蒲节密者,十六两 当归去芦,六两 龙骨一两

上为细末,炼蜜为丸如梧子大。每服三十丸,空心米饮吞下,温酒亦得,渐加至五十丸,宜常服。

远志丸 治因事有所大惊,梦寐不祥,登高涉险,神魂不安,心志恐怯。

远志去心,姜汁淹　石菖蒲各五钱　茯神去皮木　茯苓　人参　龙齿各一两

上为末,炼蜜丸如桐子大,辰砂为衣。每服七十丸,食后临卧熟水下。

妙香散见狂。

琥珀养心丹　治心血虚,惊悸,夜卧不宁,或怔忡心跳者。

琥珀另研,二钱　龙齿煅,另研,一两　远志黑豆、甘草同煮,去骨　石菖蒲　茯神　人参　酸枣仁炒,各五钱　当归　生地黄各七钱　黄连三钱　柏子仁五钱　朱砂另研,三钱　牛黄另研,一钱

上为细末,将牛黄、朱砂、琥珀、龙齿研极细,以猪心血丸如黍米大,金箔为衣。每服五十丸,灯心汤送下。

定志丸　治心气不足,惊悸恐怯。

菖蒲炒　远志去心,各二两　茯神　人参各三两

上为末,炼蜜为丸如桐子大,朱砂为衣。每服五十丸,米汤下。一方,去茯神,名**开心散**,服二钱匕,不时。

宁志丸　治心虚血少,多惊。

人参去芦　茯神去木　白茯苓去皮　柏子仁　远志酒浸去心,焙　酸枣仁酒浸去壳,微炒　当归　琥珀以上各半两　石菖蒲　朱砂另研　乳香各二钱半

上为细末,炼蜜为丸如梧子大。每服三十丸,食后用枣汤送下。

人参远志丸　治心气不安,惊悸恍惚。

人参去芦　远志去心　酸枣仁炒　黄芪以上各半两　桔梗去芦　官桂去皮　丹砂各二钱半　天门冬去心　白茯苓去皮　菖蒲各七钱半

上为细末,炼蜜丸如桐子大。每服三十丸,食远米汤下。

真珠母丸(出《本事》)　治肝经因虚,内受风邪,卧则宽散而不收,若惊悸状。

珠母研细,七钱五分　当归　熟地黄各一两半　人参　酸枣仁　柏子仁　犀角　茯苓各一两　沉香　龙齿各半钱

上为细末,炼蜜丸如桐子大,辰砂为衣。每服四五十丸,金银薄荷汤下,日午后卧时服。

独活汤

独活　羌活　防风　人参　前胡　细辛　半夏曲　五味子　沙参　白茯苓　酸枣仁炒　甘草各一两

上为粗末。每服四大钱,水一盏半,姜三片,乌梅半个,同煎至七分,去渣,不拘时服。

绍兴癸丑,予待次四明,有董生者,患神气不宁,每卧则魂飞扬,觉身在床,而神魂离体,惊悸多魇,通夕无寐,更医不效。予为诊视,询之曰:医作何病治?董曰:众皆以为心病。予曰:以脉言之,肝经受邪,非心病也。肝气因虚,邪气袭之,肝藏魂者也,游魂为变。平人肝不受邪,卧则魂归于肝,神静而得寐。今肝有邪,魂不得归,是以卧则魂飞扬若离体也。肝主怒,故小怒则剧。董欣然曰:前此未之闻,虽未服药,已觉沉疴去体矣,原求治之。予曰:公且持此说,与众医议所治之方,而徐质之。阅旬日复至云:医遍议古今方,无与病相对者,故予处此二方以赠,服一月而病悉除。此方用真珠母为君,龙齿佐之,真珠母入肝经为第一,龙齿与肝同类也。龙齿、虎睛,今人例以为镇心药,殊不知龙齿安魂,虎睛定魄,各言其类也。盖东方苍龙木也,属肝而藏魂;西方白虎金也,属肺而藏魄。龙能变化,故魂游而不定,虎能专静,故魄止而有守。予谓治魄不宁者,宜以虎睛,治魂飞扬者,宜以龙齿。万物有成理而不

失,在夫人达之而已。

寒水石散（出《三因》） 治因惊心气不行,郁而生涎,涎结为饮,遂成大疾,松悸陨获不自胜持。少遇惊则发,尤宜服之。但中寒者不可服。

寒水石煅　滑石水飞,各一两　生甘草二钱半

上为末。每服二钱,热则新汲水下,寒则姜、枣汤下。加龙胆少许尤佳。

加味四七汤（出《得效》） 治心气郁滞,豁痰散惊。

半夏姜制,二钱半　厚朴姜制炒　茯苓去皮,各一钱半　紫苏叶　茯神去皮,各一钱　远志去心　石菖蒲　甘草各半钱

水二盏,姜三片,红枣一枚,煎一盏,不拘时服。

十味温胆汤　治证见前温胆汤下。兼治四肢浮肿,饮食无味,心虚烦闷,坐卧不安。

半夏汤泡　枳实麸炒　陈皮去白,各二钱　白茯苓去皮,一钱半　酸枣仁炒　远志去心,甘草汁煮　五味子　熟地黄酒洗,焙　人参去芦,各一钱　粉草炙,半钱

水二盏,生姜五片,红枣一枚,煎一盏,不时服。

养心汤　治心虚血少,惊惕不宁。

黄芪炙　茯神去木　白茯苓去皮　半夏曲　当归　川芎各一钱半　远志去心,姜汁淹,焙　酸枣仁去皮,隔纸炒香　辣桂　柏子仁　五味子　人参各一钱　甘草炙,半钱

水二盏,生姜五片,红枣二枚,煎一盏,食前服。加槟榔、赤茯苓,治停水怔悸。

茯神散　治风惊,心神不定,常多恐怖。

茯神去木　生干地黄　人参去芦　石菖蒲　沙参去心,各一两　天门冬去心,一两半　甘草炙　远志去心　犀角屑各半两

上咬咀。每服五钱,水一中盏,入赤小豆二十粒,同煎至七分,去渣温服,不拘时候。

人参散　治风惊,闷乱恍惚。

人参去芦　甘草炙　龙齿各二两　犀角屑　生干地黄　白茯苓去皮,各一两　麦门冬去心,一两半

上咬咀。每服五钱,水一中盏,煎至七分,去滓温服,不拘时。

金箔散　治风惊,手足颤掉,神昏错乱。

金箔　银箔各五十片　铁粉二两,另研　人参去芦　琥珀另研　酸枣仁　犀角屑各一两　龙齿另研　茯神去木　麦门冬去心,各一两半　防风去芦　葳蕤　玄参去芦　露蜂房各七钱半　牛黄半两,另研

上为细末,入牛黄、金银箔,更研令匀。每服一钱,薄荷酒调下,不拘时候。

铁粉散　治风惊。

铁粉研　光明砂水飞　铅霜研　天竺黄研,各一两

上细研如粉。每服半钱,不拘时,竹沥调下。

铁精丸　治惊风恍惚,寝寐不安。

铁精另研　龙齿研　犀角屑　麦门冬去心　人参去芦　茯神去木　防风去芦,各一两　石菖蒲　远志各七钱半,去心　生干地黄一两半

上为细末,炼蜜和捣三二百下,丸如梧桐子大。每服二十丸,不拘时,粥饮送下。

菖蒲丸　治同前。

石菖蒲　远志去心　铁粉研　朱砂各一两,水飞　金箔五十片　羚羊角屑七钱半　防风去芦,七钱　白茯苓去皮　人参去芦,各一两半

上为细末,入研令匀,炼蜜和丸如梧子大。每服二十丸,粥汤下,不拘时。

茯神丸　治心脏风虚,惊悸怔忡,常多健忘。

茯神去木芦　人参去芦　麦门冬去心　熟干地黄　黄芩　薏苡仁　柏子仁　犀角屑各一两　龙齿研　云母粉各一两半　防风去芦　黄芪各七钱半

上为细末,入研令匀,炼蜜和捣二三百下,丸如梧子大。每服二十丸,温粥饮下,无时。

人参丸　治心脏风虚,惊悸怔忡,或因忧虑之后,时有恍惚,心神不安。

人参去芦　熟干地黄　龙齿各一两,研　茯神去木,一两半　白术去芦　甘草炙　麦门冬去心,各半两　防风去芦,七钱半　金箔　银箔各五十片

上为细末,入研令匀,炼蜜和捣二三百下,丸如梧子大。每服十五丸,不拘时,粥饮送下。(《证治准绳·类方·第五册·惊》)

【参考文献】　王肯堂.证治准绳[M].吴唯,校注.北京:中国中医药出版社,1997.

《伤寒证治准绳》

【原文】　惊悸之别,杂病中辨之甚明。伤寒中有单言惊者,有单言悸者,理不得浑,故两分之。其兼言惊悸者,则少阳耳聋目赤,胸满而烦者,不可吐下,吐下则悸而惊一条而已。

[海]**茯苓丸**　治伤寒后,或用心劳倦,四肢羸弱,心忪惊悸,吸吸短气。

茯神　麦门冬去心　熟地各一两　牡丹皮　人参　黄芪各七钱　桂枝　甘草炙　牛膝　泽泻各半两

上为细末,炼蜜和捣三五百杵,丸如梧桐子大。每服二十丸,食前温酒下。

犀角汤　治伤寒后伏热在心,怔忡惊悸,不得眠睡。

犀角屑半两,镑　茵陈蒿七钱半　茯苓二两　芍药二两　生地黄焙,二两　麦门冬去心,一两半　山栀半两

上㕮咀。每服五钱,水一盏生姜二片,竹叶三七片,同煎至七分,食后服。

麦门冬茯苓饮子　治伤寒后,心神恍惚,不得卧。

麦门冬去心　赤茯苓去皮　知母焙　芎藭　炙甘草　酸枣仁微炒　陈皮去白,炒　槟榔各一两

上㕮咀。每服五钱,水一盏半,生姜五片煎,温服,日三。(《伤寒证治准绳·卷五·合病并病汗下吐等病·惊悸》)

【原文】　夫惊,坏病也。由误下、火逆、温针所致,仲景之法,不过随其逆而调之。

伤寒八九日,下之,胸满烦惊,小便不利,谵语,一身尽重,不可转侧者,柴胡加龙骨牡蛎汤主之。[成]伤寒八九日,邪气已成热而复传阳经之时,下之虚其里,而热不除,胸满而烦者,阳热客于胸中也。惊者,心恶热而神不守也。小便不利者,里虚津液不行也。谵语者,胃热也。一身尽重,不可转侧者,阳气内行于里,不营于表也。与柴胡汤以除胸满而烦,加龙骨、牡蛎、铅丹收敛神气而镇惊。加茯苓以行津液,利小便。加大黄以逐胃热,止谵语。加桂枝以行阳气而解身重。杂错之邪,斯悉愈矣。

柴胡加牡蛎龙骨汤方

半夏_{汤洗,二合} 柴胡_{四两} 大黄_{二两} 人参 桂枝_{去粗皮} 茯苓 龙骨 铅丹 牡蛎_熬 生姜各一两半 大枣_{六枚}

上十一味,以水八升,煮取四升,纳大黄,切如棋子,更煮一二沸,去滓,温服一升。

伤寒脉浮,医以火迫劫之,亡阳必惊狂,起卧不安者,桂枝去芍药加蜀漆牡蛎龙骨救逆汤主之。〔成〕伤寒脉浮,责邪在表。医以火劫发汗,汗大出者,亡其阳。汗者心之液,亡阳则心气虚。心恶热,火邪内迫,则心神浮越,故惊狂起卧不安。与桂枝汤解未尽表邪。去芍药,以芍药益阴,非亡阳所宜也。火邪错逆,加蜀漆之辛以散之。阳气亡脱,加龙骨、牡蛎之涩以固之。《本草》云:涩可去脱,龙骨、牡蛎之属是也。

桂枝去芍药加蜀漆龙骨牡蛎救逆汤方

桂枝_{去粗皮} 生姜_切 蜀漆_{洗去腥,各三两} 牡蛎_{熬,五两} 龙骨_{四两} 甘草_{炙,二两} 大枣_{十二枚,擘}

上为末。以水一斗二升,先煎蜀漆,减二升,内诸药,煎取三升,去滓,温服一升。

太阳伤寒者,加温针必惊也。心属火,火先入心。心主血而藏神,血如水也,神如鱼也。两阳相熏灼,水热汤沸,则鱼惊跃不能安矣。风温,脉浮自汗,身重多眠,若被火者,微则发黄,剧则如惊痫,时瘈疭。论见风温。

〔吴〕大抵伤寒汗、吐、下之后,虚极之人,或因事未决,遂生惊悸者,宜养血安神镇心之剂,或朱砂安神丸之类。(《伤寒证治准绳·卷五·合病并病汗下吐等病·惊》)

【参考文献】 ① 王肯堂.证治准绳:伤寒证治准绳[M].吴唯,校注.北京:中国中医药出版社,1997.

② 王肯堂.证治准绳:第3册,伤寒证治准绳[M].人民卫生出版社,2014.

《女科证治准绳》

【原文】 失血心神不安

妇人血风惊悸者,是风乘于心故也。心藏神为诸脏之主,若血气调和,则心神安定。若虚损则心神虚弱,致风邪乘虚袭之,故惊而悸动不定也。其惊悸不止,则变惚恍而忧惧也。排风汤亦可用。

〔薛〕丹溪先生云:惊悸者,血虚用朱砂安神丸。痰迷心窍用定志丸。怔忡者属火属痰,思虑便动者属虚,时作时止者火动也。假如病因惊而到惊,则神出其舍,痰乘而入矣。盖人之所主者心,心之所养者血,心血一虚,神气不守,此惊悸之所由生也。治当调养心血,和平心气而已。金氏妇暑月赴筵,因坐次失序,自愧成病,言语失伦,两脉弦数。予曰:当补脾导痰清热。不信,以数巫者喷水咒之而死。或谓病既无邪,以邪治之,何至于死?予曰:暑月赴筵,外受蒸热,辛辣适口,内伤郁热,而况旧有积痰,加之愧闷,其痰愈盛。又惊以法尺,益惊其神而气血不宁,喷以法水,闭其肌肤而汗不得泄,内燔则阴既销而阳不能独立,不死何待?故滑伯仁先生云:若胆气虚寒,用茯神汤。胆气实热,用酸枣仁丸。心气虚热,用定志膏、茯苓补心汤。心气实热,用朱砂安神丸、茯神散。文学归云桥内人,月事不及期,忽崩血昏愦,发热不寐,或谓血热妄行,投以寒剂益甚。或谓胎成受伤,投以止血,亦不效。余曰:此脾气虚弱无以统摄故耳,法当补脾而血自止,用补中益气汤_{杂病伤劳倦}加炮姜,不数剂而验。

惟终夜少寐惊悸,别服八物汤不效。余曰:杂矣,乃与归脾汤_{杂病健忘}加炮姜以补心脾,遂如初。一妇人劳则心跳怔忡,寒热往来,用归脾汤为主,佐以八珍汤,诸证渐愈,又用加味逍遥散、宁志丸而安。后复作,服归脾、定志二药即愈。一妇人患惊悸怔忡,日晡发热,月经过期,饮食少思,用八珍汤加远志、山药、酸枣仁,三十余剂渐愈,佐以归脾汤全愈。后因劳发热,食少体倦,用补中益气汤。又因怒,适月经,去血不止,前证复作,先以加味逍遥散热退经止,又用养心汤治之而痊。一妇人惊悸怔忡无寐,自汗盗汗,饮食不甘,怠惰嗜卧,用归脾汤而愈。至年余怀抱郁结,患前证兼衄血、便血,仍用前汤而愈。

茯神散 治妇人血风,五脏大虚,惊悸。安神定志。

茯神_{去木} 人参_{去芦} 龙齿_{另研} 独活_{去芦} 酸枣仁_{各一两,微炒} 防风_{去芦} 远志_{去心} 桂心 细辛_{去苗} 白术_{去芦,各七钱半} 甘草_炙 干姜_{炮,各半两}

上㕮咀。每服五钱,水一中盏半,煎至一大盏,去滓温服,不拘时候。

龙齿丸 治妇人血风上攻,心神恍惚惊悸,眠卧不安。

龙齿_{另研} 茯神_{去木,各一两} 朱砂_{研,水飞} 人参_{去芦} 当归_{去芦} 天麻_{各七钱半} 槟榔 防风_{去芦} 生干地黄 犀角屑_{各半两} 远志_{去心} 赤箭_{各二钱半} 麝香_{一钱,另研}

上为细末,炼蜜和捣三五百下,丸如梧桐子大。每服三十丸,薄荷汤送下,不拘时。

朱贲琥珀散 治妇人血风惊悸。

琥珀_研 没药_研 木香 当归 芍药 白芷 羌活 干地黄 延胡索 川芎_{各半两} 土瓜根 牡丹皮_{去心} 白术 桂心_{各一两}

上为末。每服一钱,水一盏,煎至七分,加酒一分,再煎少时,热服。重者数服效。

茯苓补心汤 治心气不足,善悲愁怒,衄血面黄,五心烦热,或咽喉痛,舌本作强。

茯苓_{四两} 桂心 甘草_炙 麦门冬_{去心,各三两} 紫石英_煅 人参_{各一两} 大枣_{二十枚} 赤小豆_{二十四粒}

上用水七升,煎二升半,分三服。

茯神汤 治胆气虚冷,头痛目眩,心神恐畏,不能独处,胸中烦闷。

茯神_{去木} 酸枣仁_炒 黄芪_炒 柏子仁_炒 白芍药_炒 五味子_{杵炒,各一两} 桂心 熟地黄_{自制} 人参 甘草_{炙,各半两}

上每五钱,姜水煎服。

酸枣仁丸 治胆气实热,不得睡卧,神思不安,惊悸怔忡。

茯神_{去木} 酸枣仁_炒 远志_{去心} 柏子仁_炒 防风_{各一两} 枳壳_{麸炒} 生地黄_{杵膏,各半两} 青竹茹_{二钱五分}

上为末,炼蜜丸梧桐子大。每服七八十丸,白汤下。

定志丸 治心神虚怯,神思不安,或语言鬼怪,喜笑惊悸。

人参 茯苓_{各一两五钱} 菖蒲 远志_{去心,各一两}

上为末,蜜丸。如前服。

养心汤 治心血虚,惊悸怔忡不宁,或盗汗无寐,发热烦躁。

黄芪_炒 白茯苓 茯神_{去木} 半夏曲 当归_{酒拌} 川芎_{各半两} 辣桂_{去皮} 柏子仁 酸枣仁_炒 五味子_{杵炒} 人参_{各三钱} 甘草_{炙,四钱}

上每服三五钱,姜、枣水煎服。

朱砂安神丸　治心经血虚,头晕,心神惊悸等证。

朱砂飞过,五钱　黄连酒洗,六钱　甘草炙,五分　生地黄　当归各一钱五分

上为末,饭糊为丸。每服十五丸,如一二服不应,当服归脾汤补之。

治要茯苓散　治心经实热,口干烦渴,眠卧不安,或心神恍惚。

茯神　麦门冬各一两半,去心　通草　升麻各一两二钱半　大枣十二枚　紫菀　桂心各七钱半　知母一两　赤石脂一两七钱半　淡竹茹五钱

上每服一两,水煎。

〔失血心神不安〕

〔薛〕前证若脾肝郁热,用加味逍遥散。脾肝郁结,用加味归脾汤,脾胃虚弱,气血不足,用八珍汤、十全大补汤。脾肺虚弱,气血不足,用补中益气汤、六君子汤。痰气郁滞,用六君、桔梗、贝母。如不应,审系气虚,但补脾胃,如不应,用独参汤。如恶寒发热,属气血俱虚。内热晡热,属血虚。作渴面赤,是血脱烦躁。皆宜甘苦之剂,以补阳气而生阴血。《经》云:血脱补气。若用寒凉之剂以降火,则误矣。仍审所属之因治之。

宁志膏　治妇人因失血过多,心神不安,言语失常,不得睡卧。

辰砂研　酸枣仁炒　人参　白茯神去木　琥珀各一分,研　滴乳香一钱,研

上为末,和停。每服一钱,浓煎灯心、枣汤,空心调下。一方无茯神、琥珀,蜜丸如弹子大,薄荷汤化下一丸。

茯苓补心汤　妇人以血旺气衰为本。心主血,肝藏血,今血衰而气盛者,由心气虚耗,不能主血,又不能制乎肺金,使肺金得以乘乎肝木。肝之亏损则血不能藏,渐致枯涸,不荣经络,故月事不调矣。此方专补心元之虚,抑其肺气之乘,调和荣卫,滋养血脉,其疾自然平复矣。

即参苏饮内除木香,与四物汤对分匀和,以姜枣煎,每服四钱,食前温服。参苏饮方见发热。四物汤方见通治。

妙香散　治心气不足,精神恍惚,虚烦少睡,盗汗等证。

甘草炒,五钱　远志去心,炒　山药姜汁炙　茯苓　茯神去木　黄芪各一两　人参　桔梗各五钱　辰砂另研,三钱　麝香另研,二钱　木香二钱五分

上为细末。每服二钱,温酒调下。

半夏汤　治胆腑实热,精神恍惚,寒热泄泻,或寝汗憎风,善太息。

半夏一钱五分　黄芩　远志去骨,各一钱　生地黄二钱　秫米一合　酸枣仁炒,三钱　缩砂仁一钱五分

上作一剂,长流水煎服。

独参汤　治元气虚弱,恶寒发热;或作渴烦躁,痰喘气促;或气虚卒中,不语口噤;或痰涎上涌,手足逆冷;或难产、产后不省,喘急。

用好人参二两或三四两,加炮姜五钱,水煎徐徐服。盖人参性寒,故以姜佐之,如不应,急加附子。(《女科证治准绳·卷之二·杂症门上·惊悸》)

【原文】〔薛〕刘宗厚先生云:有在母腹中受惊者,或有闻大惊而得者,盖惊则神不守舍,舍空则痰涎归之。或饮食失节,胃气有伤,痰停胸膈而作,当寻火、寻痰、固元气。若顽痰胶固上膈,必先用吐法;若在肠胃,亦须下之。窃谓此证,若因元气虚弱,或痰盛发热等,皆是

虚象,如慢惊证,无风可祛,无痰可逐,但补脾胃,生气健旺,神智自清,痰涎自化。若误用辛散祛逐脑麝之剂,必为败证。一妇人素清苦,因惊而颠,或用风痰等药愈甚。余用参、芪、归、术浓煎,佐以姜汁、竹沥,服三斤余方愈。(《女科证治准绳·卷之二·杂症门上·癫狂》)

【原文】 吴丞妻孕而惊,遂病悸。医以为病在中,神越焉,无可为。沈宗常以为胆伤耳,俾服抱胆丸而愈。

大圣散 治妊娠怔悸,睡里多惊,腹胁膨胀,坐卧不宁。

白茯苓去皮　麦门冬去心　黄芪去芦,蜜炙　当归去芦,酒浸　川芎各一钱半　木香不见火　人参　甘草炙,各一钱

上作一服,水二盅,生姜五片,煎至一盅,服无时。(《女科证治准绳·卷之四·胎前门·惊悸》)

【原文】 〔大〕产后脏虚,心神惊悸者,由体虚心气不足,心之经为风邪所乘也。或恐惧忧迫,令心气受于风邪,邪搏于心,则惊不自安。若惊不已,则悸动不定。其状目睛不转,而不能动,诊其脉动而弱者惊悸也。动则为惊,弱则为悸矣。

〔薛〕按人之所主者心,心之所主者血,心血一虚,神气不守,此惊悸所由作也。当补气血为主。一产妇患前证二度,服琥珀地黄丸、《局方》妙香散随效。再患服之,其症益甚,而脉浮大,按之如无,发热恶寒,此血气俱虚。用十全大补、加味归脾二汤,各百余剂而愈。后遇惊恐劳怒复作,仍服前药而安。

〔大〕产后心闷气绝,眼张口噤,遍身强直,腰背反偃,状如痫疾,心忪惊悸,言语错乱,皆是宿有风毒,因产心气虚弱,发成风痉。

〔薛〕按仲景先生云:有汗为柔痉,用桂枝汤。无汗为刚痉,用麻黄汤。然产后得此,血气俱乏之败证也,不可与伤寒例看。丹溪先生云:产后当大补气血为主,可用十全大补汤以补元气;如不应,急加附子;更不应,是药力弗逮也,仍用参附汤多服。余常治大虚之证,参芪数斤,附子数枚方愈。一产妇患此,不省人事,言语妄甚,恶风寒,喜热饮,形气倦怠,脉虚浮无力。余谓血气虚寒,用十全大补汤二十余剂不应,又二十余剂,稍缓,乃渐加附子至一钱,服数剂,诸证减一二,又二十余剂,十退三四,乃去附子五分,数剂,诸证顿退而安。又发,仍服前药,加附子三五分而愈。

白茯苓散 治产后心神惊悸,言语失常,心神昏愦。

白茯苓去皮　熟地黄　人参去芦,各一两半　远志去心　白芍药　黄芪去芦　桂心　当归炒,去芦　甘草炙　麦门冬各一两,去心　石菖蒲　桑寄生各七钱半

上为㕮咀。每服八钱,水一大盏半,生姜五片,枣三枚,竹叶三七片,煎至一大盏,去渣温服,无时。

熟干地黄散 治产后心虚惊悸,神思不安。

熟干地黄二两　黄芪去芦　白薇　龙齿另研,各一两　人参去芦　茯神去木　羌活　远志肉各七钱半　桂心　防风去芦　甘草炙,各半两

上为㕮咀。每服五钱,水一大盏半,生姜五片,枣三枚,煎至一大盏,去渣温服,不拘时。一方无黄芪,有荆芥。

产乳七宝散 初产后服之,调和血气,补虚安心神,镇惊悸。

朱砂水飞　桂心　当归去芦　川芎　人参去芦　白茯苓去皮　羚羊角烧存性,各二钱　干姜一钱

为细末。每服一钱,用羌活、豆淋酒调下将护产妇用之;不饮酒,用清米饮调下;如觉心烦热闷,以麦门冬去心煎汤调下;若心下烦闷而痛,用童便调下。若觉心胸烦热,即减姜、桂;觉寒,却加之;腹痛加当归;心闷加羚羊角;心虚气怯,加桂心;不思饮食,或恶心,加人参;虚烦加茯苓。以意斟酌,日二夜一服之。

海藏大效牡丹散 治血脏虚风,及头目不利,不思饮食,手足烦热,肢节拘急疼痛,胸膈不利,大肠不调,阴阳相干,心惊怯悸,或时旋晕。

牡丹皮 川芎 枳壳麸炒,各一两 陈皮 玄胡索 甘草 羌活 半夏汤洗,各半两 木香 诃子肉 芍药各七钱半 三棱炒 干姜炮 桂心各五钱 当归一两半 白术炒,三钱

上为细末。每服二钱,水一盏半,煎五七沸,食前温服。益血海,退血风劳攻注,消寒痰,实脾胃,理血气攻刺,及气虚、恶寒、潮热证至妙。

远志丸 治产后脏虚不足,心神惊悸,志意不安,腹中急痛,或时怕怖,夜卧不安。

远志 麦门冬各去心 黄芪 当归炒 人参 白术 独活各去芦 白茯苓去皮 桂心 柏子仁 石菖蒲 熟干地黄 山茱萸 钟乳粉 阿胶碎、炒,各一两

上为细末,炼蜜和捣五七百下,丸如梧桐子大。每服三十丸,温酒送下,不拘时候,日进二服。

白茯苓丸 治产后心虚惊悸,神志不安。

白茯苓去皮 熟干地黄各一两 人参去芦 桂心 远志去心 石菖蒲 柏子仁 琥珀各半两,另研细

上为细末,炼蜜和捣三二百下,丸如梧子大。每服三十丸,不拘时,粥饮送下。

上方俱用桂,中无热而脉迟且微者宜之。

人参散 治产后脏腑虚,心怔惊悸,言语错乱。

人参去芦 麦门冬去心,各八钱 牛黄研 白薇各二钱 茯神去木 独活 防风各去芦 远志去心 生地黄 朱砂水飞 天竺黄另研 甘草炙 龙齿研,各四钱 龙脑另研 麝香细、研,各一钱

上为细末。每服二钱,薄荷酒调下,不拘时。

琥珀地黄散 治血虚多惊,及产后败血诸疾。

辰砂 琥珀 没药并细研 当归各等分

上为细末。每服二钱,空心白汤调下,日三服。

茯苓散 疗产后狂语,志意不定,精神昏乱,心气虚,风邪所致。

茯苓一方用茯神 生地黄各三两 远志 白薇 龙齿各二两五钱 防风 人参 独活各二两,以上共为末

上以银一大斤,水一斗五升,煮取七升,下诸药,煮取三升,温分三服。忌菘菜、猪肉、生冷。一方,治产后风邪所干,心神恍惚,志意不定,加荆芥二两,甘草一两二钱半。

疗产后多虚羸弱,若大汗、利,皆至于死,此重虚故也。若中风语谬,昏闷不知人者,宜服此。

人参 茯苓 羌活 大枣 远志各二两 竹沥一升

上用水六升,煮取三升,下竹沥更煎取二升半,分三服。

抱胆丸 治产后血虚,惊气入心,及颠痫风狂,或室女经脉通行,惊邪蕴结。

水银二两 黑铅一两半 朱砂一两,另细研 乳香一两,另细研

上将黑铅入铫子内溶化,下水银结成砂子,次下朱砂、滴乳末,乘热用柳木槌研匀,丸如芡实大。每服一丸,空心,金、银、薄荷汤化下,得睡切莫惊动,觉来即安。妙香散亦善。(《女科证治准绳·卷之五·产后门·惊悸》)

【参考文献】 王肯堂.女科证治准绳[M]//中医女科十大名著,大字本.太原:山西科学技术出版社,2012.

《胤产全书》

【原文】 **大圣散** 治妊娠怔悸,睡里多惊,腹胁膨胀,坐卧不宁。

白茯苓　麦门冬　黄芪蜜炙　当归酒洗　川芎各一钱半　木香　人参　炙甘草各一钱

上作一服,水二钟,生姜五片,煎至一钟服。

竹叶汤 治妊娠心惊胆怯,终日烦闷。

白茯苓三钱　防风　麦门冬去心　黄芩各二钱

上作一服,水二钟,竹叶五片,煎至一钟服。

竹茹汤 疗妊娠烦躁,或胎不安。

用淡青竹刮茹一两,以水一大升,煮取四合,徐徐服,安为度。

麦门冬汤 治妊娠心惊胆怯烦闷。

麦门冬　白茯苓　防风各三钱　人参一钱半

上作一服,水二钟,生姜五片,淡竹叶十片,煎至一钟,去滓服。

柴胡散 治妊娠心烦,头目昏重,心胸烦闷,不思饮食。

柴胡两半　赤茯苓　麦门冬各一两　枇杷叶去毛　人参　橘皮　甘草各半两

㕮咀。每服四钱,水一盏,姜三片,煎七分服。

一母散 治妊娠服药致胎动气不安,有似虚烦不得卧。

知母二两,洗焙

上为细末,以枣肉为丸如弹子大。每服一丸,煎人参汤送下。(《胤产全书·卷二·惊悸类》)

【原文】 产后脏虚,心神惊悸,由体虚心气不足。心之经为风邪所乘,或恐惧忧迫,亦令心气受于心邪。若惊不已则悸动不定,其状目睛不转而不能动。诊其脉动则为惊,弱则为悸,令人心神恍惚不定也。

白茯苓散 治产后心神惊悸,言语失常,心神昏愦。

白茯苓　熟地黄　人参各一两　远志去心　白芍药　黄芪　桂心　当归炒　甘草炙　麦门冬各一两　石菖蒲　桑寄生各七钱半

上为㕮咀。每服八钱,水一大盏半,生姜五片,枣三枚,竹叶三七片,煎至一大盏,去渣温服。

产乳七宝散 初产后服之调和血气,补虚,安心神,镇惊悸。

朱砂水飞　桂心　当归　川芎　人参　白茯苓　羚羊角烧存性,各二钱　干姜一钱

为细末。每服一钱,用羌活豆淋酒调下;不饮酒,清米饮调下。

琥珀辰砂散 治血虚多惊,及产后败血诸疾。

辰砂　琥珀　没药并细研　当归各等分

上为细末。每服二钱,空心白汤调下,日三服。

千金方 疗产后暴苦,心悸不定,言语错乱恍惚,皆因心虚所致。

茯苓三两　芍药二两　甘草　桂心　当归各一两　生姜一两半　麦门冬去心,一升　大枣三十枚

上为散,水三升煎取一升,去滓,分作两服。

天麻丸 疗产后中风,恍惚语涩,四肢不随。

天麻　朱砂水飞　防风　羌活各一两　僵蚕炒,七钱半　干蝎炒　白附子炮　五灵脂炒,各半两　雄雀粪炒　牛黄另研,各二钱半

上为细末,糯米饭为丸如梧子大。每服二三十丸,薄荷酒送下,日进三服。(《胤产全书·卷四·惊悸恍惚类》)

【参考文献】　俞新宇,王肯堂.胤产全书[M].长沙：湖南科学技术出版社,2014.

《万氏家抄济世良方》

【原文】　惊者,恐怖之谓；悸者,惕跳之谓；怔忡者,心中不安惕惕然如人将捕之者是也；健忘者,转盼遗忘之谓。有痰有虑便动属虚；时作时止者,痰因火动。

朱砂安神丸 治血气心烦懊恼,惊悸怔忡,胸中气乱。

朱砂五钱水飞,另研　黄连酒洗,六钱　甘草炙　当归各二钱半　生地黄一钱半

为细末,蒸饼丸如黍米大,朱砂为衣。每服三五十丸,食后津下。

养血清心汤

人参　白术　茯苓　远志去心　酸枣仁炒　川芎　当归酒洗　生地酒洗　石菖蒲各一钱　甘草五分

水二钟,龙眼肉七枚,灯心二十条,煎八分,食后服。

治怔忡。

川芎　茯神　芍药　熟地黄　黄连　朱砂　生地黄酒浸　当归身酒浸　甘草炙

水煎服。

加减四物汤 治瘦人血少,怔忡无时但觉心跳者。

当归　芍药　生地黄　茯神　酸枣仁　远志

水钟半煎七分,通口服。

安神镇惊丸 治血虚,心神不定,惊悸,怔忡不寐。

当归酒洗,二两　白芍煨,一两　川芎　茯苓去皮　远志去心,各七钱　生地酒洗,一两五钱　贝母去心　麦门冬去心　黄连　陈皮　朱砂各一两,水飞另研为衣　甘草三钱　酸枣仁炒,五钱

炼蜜丸如绿豆大。每服五十丸,食远枣汤下。

加味定志丸 治肥人痰迷心膈,寻常怔忡。

远志　菖蒲各二两　白茯苓三两　人参　琥珀　郁金各一两　天花粉　贝母　瓜蒌仁各一两五钱

上为末,炼蜜丸桐子大,朱砂为衣。每服二十丸,米饮下。如怔忡时作时止者乃痰因火动,加黄连一两五钱。

治劳疫,大虚心跳。

朱砂　白芍药　当归身　侧柏叶各三钱　川芎　甘草　陈皮各一钱　黄连炒,一钱五分

为末,猪心血丸。

归脾汤　治思虑过度,劳伤心脾,健忘怔忡。

白术　茯神　黄芪　圆眼肉　酸枣仁炒,各一两　人参　木香各五钱　甘草炙,二钱半

每服四钱,姜三片,枣一枚,水煎服。

平补镇心丹　治心血不足,时或怔忡,夜多异梦,如坠层崖。常服安心肾。

白茯苓去皮　五味子去梗　车前子　茯神去皮　麦门冬去心,各一两一钱半　肉桂　天门冬　山药洗,姜制　熟地酒蒸,各一两　远志去心,甘草煮,一两五钱　人参去芦,五钱　酸枣仁去皮炒,二钱半　龙齿一两半　朱砂五钱,另研为衣

上为末,炼蜜丸桐子大。每服二十丸,空心米饮、温酒任下。

养心汤　勤政劳心,痰多少睡,心神不足。

黄连　白茯苓　茯神　麦门冬　当归　芍药　甘草　远志　陈皮　柏子仁　酸枣仁　人参

水二钟,莲肉四个去心,煎八分,食前服。

天王补心丸　宁心保神,益血固精,壮力强志,令人不忘;除怔忡,定惊悸,清三焦,化痰涎,祛烦热,疗咽干,养心神。

人参五钱,去芦　当归酒浸　五味子　麦门冬去心　天门冬去心　柏子仁　酸枣仁各一两　白茯苓去皮　玄参　丹参　桔梗　远志各五钱　生地黄四两　黄连酒洗炒,二两

上为末,炼蜜丸桐子大,朱砂为衣。每服二三十丸,临卧灯草、竹叶煎汤进上方。闻人道长之所常服,故提学南畿心神甚劳而不伤,此丹之功也。与刘松后中丞所传,少后菖蒲、熟地黄、杜仲、百部、茯神、甘草六味。

虎犀丹　治七情所伤,心神或乱,异常怔忡惊悸,痫症亦治。

虎睛一对,微炒　犀角八钱　羚羊角八钱　麦门冬去心　生地酒洗　胆星　黄连姜汁炒　山栀仁姜炒　远志甘草汁浸,去骨　半夏姜汁制　石菖蒲　明天麻　酸枣仁炒　辰砂各一两,水飞为衣　麝香　甘草炙,各二钱　金箔十片,入药　当归酒洗　人参　茯神去水,各二两

上为末,炼蜜丸桐子大。每服百丸,灯心竹叶汤下,临睡五更各一服。

柏子养心丸

柏子仁拣净,微蒸,晒干去壳,二两　枸杞子水洗净晒干,三两　麦门冬去心,一两　茯神去皮心,一两　熟地酒浸　甘草去皮　当归身酒浸　石菖蒲去芦洗净,各五钱　黑玄参酒洗净,二两

除柏子仁,熟地蒸过,石器内捣如泥,余药为末,和匀炼蜜丸桐子大。每服五十丸,临睡白汤下。

二神交济丹

茯神去皮木,三两　酸枣仁炒　枸杞子　真神曲炒　白术各二两　柏子仁　芡实去壳　生地酒蒸九次　麦门冬去心　当归酒洗　人参　陈皮去白　白芍药酒炒　白茯苓去皮　砂仁各一两　米仁炒,三两

上十六味用热水四碗,调蜜四两煮山药粉四两,和匀,丸桐子大。每服七八十丸,清米汤下。

定志丸　亦治健忘。

人参　白茯苓各一两　远志去心　菖蒲各二两

为末，炼蜜丸绿豆大，朱砂为衣。每服五十丸，灯心汤下。

宁神固本丸　中年之人气血衰弱，脾胃不和，精神虚耗，夜多不睡，服此不助不伐，最为平补。

人参　川芎　白芍药酒炒　莲肉去心　麦门冬去心　石菖蒲　橘红各一两　白术炒　茯神去皮木　当归酒洗　生地酒洗，各二两　甘草炙，三钱　山药　远志甘草汤浸去骨　酸枣仁炒，各一两五钱　五味子五钱　龙眼肉百枚，去核　小红枣煮去皮核，百枚

上将龙眼肉、小红枣捣烂，余药为末，炼蜜丸桐子大。每服百丸，临睡白汤下。（《万氏家抄济世良方·卷二·惊悸怔忡健忘》）

【参考文献】　齐馨，万表.万氏济世良方［M］.北京：中医古籍出版社，1991.

《寿世保元》

【原文】　寸口脉动而弱，动为惊，弱为悸。心中惊悸，脉必大结。饮食之悸，沉伏动滑。

夫惊悸，即动悸也。动之为病，惕然而惊；悸之为病，心下怯怯，如恐人捕，皆心虚胆怯之所致也。又曰：惊者，恐怖之谓；悸者，怔忡之谓。怔忡、惊悸、健忘三证，名异而病同。又云：惊悸者，蓦然而跳跃惊动，如有欲厥之状，有时而厥者是也。属血虚，时觉心跳者，亦是血虚。盖人之所主者心，心之养者血，心血虚，神气不守，此惊悸之肇端也。

一人，闻声即惊，医者令病人坐于堂下，使两人扶之。医自堂上，以小凳木槌手击，而口云吾击凳，亦常事耳，尔何必惊。且击且言，患者视之久，而惊遂定。此深得乎治之法也。

一论惊悸怔忡，健忘不寐，属心血虚者。

补心汤主方

当归一钱二分　川芎七分　白芍炒，一钱　生地黄三钱二分　白术去芦，一钱　远志去心，八分　白茯神一钱二分　酸枣仁炒，八分　麦门冬去心，一钱　黄连姜汁炒，一钱　元参五钱　甘草炙，三分

上锉一剂，水煎温服。一方加柏子仁。

一论血虚心神不安，惊悸怔忡不寐，并治。

安神镇惊丸

当归酒洗，一两　贝母去心，一两　川芎七钱　生地黄酒洗，一两半　麦门冬去心，一两　酸枣仁炒，二两　白芍酒炒，一两　远志去心，七钱　陈皮去白，一两　白茯神去皮木，七钱　黄连姜汁炒，五钱　甘草三钱　朱砂研末，水飞，为衣，一两

上为末，炼蜜为丸如绿豆大。每服五十丸，食远枣汤送下。

一论七情六欲，相感而心虚，夜多梦寐，睡卧不宁，恍惚惊怖痰痫，属心气虚者。

益气安神汤

当归一钱二分　黄连姜汁炒　生地黄　麦门冬去心　酸枣仁炒　远志去心，各一钱　白茯苓去皮心，一钱二分　人参　黄芪蜜炒　胆星各一钱　淡竹叶一钱　甘草六分

上锉一剂，姜一片，枣一枚，水煎服。

一论小儿大人被惊，神不守舍，痰迷心窍，恍惚健忘，诸痫痴风心风诸症。

安神醒心丸

南星末,五两　川连末,一两五钱,先以姜汁拌浸半日,入南星末,调和匀,成饼,于饭甑内蒸半日　人参末,一两五钱　制远志末,一两五钱　飞过辰砂研,七钱五分　琥珀七钱五分　酸枣仁炒,研末,一两

上用雄猪心血三个,入竹沥,打面糊为丸如梧桐子大,金箔为衣。每服五十丸,食远白汤送下。小者二三十丸。

一论异梦多惊有二法,一于髻中戴粗大灵砂一囊,一于枕中置真麝香一囊,皆能杜绝异梦,而疗夜魇。

一论夜梦,阴盛梦大水恐惧,阳盛梦大火燔灼,阴阳俱盛梦相杀,上盛梦飞,下盛梦堕,饱梦与人食,饥梦取人食,心实梦燔灼,心虚梦救火、阳物坚,肝虚梦细草芒芒,肝实梦伏树下不望地天,脾虚梦饮食不足,脾实梦筑墙盖屋,肺虚梦白物、斩血籍,肺实梦兵刃血战,肾虚梦舟船溺水,肾实梦伏水中,若有所畏。(《寿世保元·卷五·惊悸》)

【参考文献】 龚廷贤.寿世保元[M].孙洽熙,徐淑凤,李艳梅,等,点校.北京:中国中医药出版社,1993.

《万病回春》

【原文】 脉:惊悸怔忡,寸动而弱;寸紧胃浮,悸病乃作;饮食痰火,伏动滑搏;浮微弦濡,忧惊过怯;健忘神亏,心虚浮薄。

惊悸者,忽然惊惕而不安也。惊悸属血虚火动者,宜养心以清火也。

养血安神汤

当归身五分,酒洗　川芎五分　白芍炒,五分　生地黄酒洗,一钱　陈皮五分　白术七分　茯神一钱　酸枣仁七分,炒　柏子仁五分,炒　黄连五分,酒炒　甘草炙,三分

上锉一剂,水煎服。

安神镇惊丸　治血虚心神不安,惊悸怔忡不寐等症。

当归酒洗,一两　白芍煨,一两　川芎七钱　生地酒洗,两半　白茯苓去皮木,七钱　贝母去心,二两　远志去心,七钱　酸枣仁炒,五钱　麦门冬去心,二两　黄连姜汁炒,五钱　陈皮去白,一两　甘草二钱　朱砂一两,研末飞过

上为细末,炼蜜丸如绿豆大。每服五十丸,食远枣汤送下。

惊悸属痰火而兼气虚者,宜清痰火以补虚也。

温胆汤　治痰火而惊惕不眠。

人参　白术去芦　茯神去皮木　当归酒洗　生地黄酒洗　酸枣仁炒　麦门冬　半夏姜汁炒　枳实麸炒　黄连酒炒　竹茹　山栀炒,各等分　甘草三分　辰砂五分,临服研末调入

上锉一剂。姜一片,枣一枚,乌梅一个,竹沥调辰砂末服。

金箔镇心丸　治一切惊悸。

朱砂　琥珀　天竺黄各五钱　胆星一两　牛黄　雄黄　珍珠各二钱　麝香

心经有热,加炒黄连、当归、生地黄各二两,炙甘草五钱,人参一两;去雄黄、胆星、麝香。上为细末,炼蜜为丸如皂角子大,金箔为衣。每服一丸,用薄荷汤送下。

惊悸属心虚、气虚而有痰者,宜安神补虚以化痰也。

益气安神汤　治七情六淫相感而心虚,夜多梦寐,睡卧不宁,恍惚惊怖痰痪。

当归一钱二分　茯神去皮木,二钱一分　黄连八分　麦门冬去心　酸枣仁炒　远志去心　人参　黄芪蜜炙　胆星　淡竹叶各一钱　小草六分　生地黄一钱

上锉一剂。生姜一片,枣一枚,水煎服。

琥珀定志丸　专补心生血,定魄安魂,扶肝壮胆,管辖神魂,惊战虚弱,气乏痰并治。

南星半斤,先将地作一坑,用炭火十八斤在坑内烧红,去炭净,好酒十余斤倾入在坑内,大瓦盆盖覆周围,以炭火拥定,勿令泄气,次日取出,为末　真琥珀一两,皂角水洗去油　大辰砂二两,公猪心割开入内,用线缚住,悬胎煮酒二碗　人乳用姜汁制　拣参三两　白茯苓三两,去皮　白茯神去皮木,三两　石菖蒲二两,猪胆汁炒　远志水泡去心,二两,猪胆汁煮过晒干,用姜汁制

上为极细末,炼蜜为丸如梧桐子大。每夜卧时盐汤送下五七十丸。晒干人乳法　用人乳数碗,入瓦盆内,莫搅动,四围晒干刮一处,干则再刮,乳干以姜汁拌晒用。

辰砂宁志丸　治劳神过度致伤心血,惊悸怔忡、梦寐不宁,若有人来捕捉,渐成心疾,甚至癫狂者。

辰砂二两,用无灰酒三升,煮酒将尽,留二盏用之　远志去心　石菖蒲去毛　酸枣仁炒　乳香炙　当归身酒洗,各七钱　人参五分　白茯神去皮木,七钱　白茯苓去皮,七钱

共捣细末,用猪心一个研如泥,入前药末,并煮辰砂,酒搅匀,丸如绿豆大。每服六七十丸,临卧以枣汤送下。(《万病回春·卷之四·惊悸》)

【参考文献】　龚廷贤.万病回春[M].张秀琴,校注.北京:中国医药科技出版社,2014.

《针方六集》

【原文】　连月虚烦面赤妆,心中惊惧亦难当,通里奇穴如寻得,金针一试即安康。通里穴,在腕后一寸。针入五分,泻,禁灸。应穴心俞。治惊惧怔忡。(吴注)(《针方六集·卷之六　兼罗集·虚烦面赤心中惊惧怔忡四十八》)

【参考文献】　吴昆.针方六集校释[M].施土生,校释.北京:中国医药科技出版社,1991.

《济阴纲目》

【原文】《大全》云：产后脏虚,心神惊悸者,由体虚心气不足,心之经为风邪所乘也。或恐惧忧迫,令心气受于风邪,邪搏于心,则惊不自安。若惊不已,则悸动不定,其状目睛不转而不能动。诊其脉动而弱者,惊悸也。动则为惊,弱则为悸矣。

薛氏曰：按人之所主者心,心之所主者血。心血一虚,神气不守,此惊悸所由作也。当补气血为主。

一产妇患前证,二度服琥珀地黄丸《局方》妙香散随效。再患服之,其证益甚,而脉浮大,按之如无,发热恶寒。此血气俱虚,用十全大补、加味归脾二汤各百余剂而愈。后遇惊恐劳怒复作,仍服前药而安。

加味四物汤　治产后血少,怔忡无时。

当归　川芎　白芍药炒　熟地酒洗　茯神去木,各一钱　远志去心　酸枣仁炒,各七分

上咬咀,水煎,食远服。

白茯苓散　治产后心神惊悸,言语失常。

白茯苓　人参　熟地黄各一两半　黄芪　当归　白芍药　远志去心　麦门冬去心　桂心　甘草炙,各一两　石菖蒲　桑寄生各七钱半

上㕮咀。每服八钱,水一大盏半,生姜五片,枣三枚,竹叶三七片,煎至一大盏,去滓,温服无时。

熟干地黄散　治产后心神惊悸,神思不安。

熟干地黄二两　黄芪　白薇　龙齿另研,各一两　茯神去木　人参　羌活　远志肉各七钱　桂心　防风　甘草炙,各半两

上㕮咀。每服五钱,水一大盏半,生姜五片,枣三枚,煎至一大盏,去滓,温服不拘时。以气血药为主,似矣,而以羌活为佐者,岂果有风邪乘之耶？一方无黄芪,有荆芥。

产乳七宝散　初产后服之,调和血气,补虚,安心神,镇惊悸。

当归　川芎　人参　白茯苓　桂心　羚羊角烧存性　朱砂水飞,各二钱　干姜一钱

上为细末。每服一钱,用羌活、豆淋酒调下；不饮酒,用清米饮调下。凡产后方,古人喜用热药,今人仍古方者亦十之九。此方以芎、归、姜、桂为主,似太热矣,为之温血行则可,若谓其能调和血气,安神镇惊,则未可也。临症者悉再详之。如觉心烦热闷,以麦门冬去心煎汤调下；若心下烦闷而痛,用童便调下；若觉心胸烦热,即减姜、桂,心寒却加之；腹痛,加当归；心闷,加羚羊角；心虚气怯,加桂心；不思饮食,或恶心,加人参；虚烦,加茯苓。以意斟酌,日二夜一服之。

人参散　治产后脏腑虚,心怔惊悸,言语错乱。

人参　麦冬去心,各八钱　茯神　远志去心　独活　防风　生地黄　甘草炙　天竺黄另研　龙齿另研　朱砂水飞,各四钱　牛黄另研　白薇各一钱　龙脑另研　麝香另研,各一钱

上为细末。每服二钱,薄荷酒调下,不拘时。此方清凉,气血并补,而治痰不用燥剂,清心不入苦寒,可补辛热之未备,而独活、防风又治风,升举之法,须察之。

琥珀散　治血虚,惊悸少寐,及产后败血停留,少腹作痛。

辰砂另研　没药　琥珀并研细　当归等份

上为细末。每服二钱,空心、日午、临卧白汤调下。

茯苓散　治产后狂语,志意不定,精神昏乱,心气虚,风邪所致。

茯苓一方用茯神　生地黄各三两　远志　白薇　龙齿各二两五钱　人参　防风　独活各二两

上为末,以银一斤妙在用银一斤,水一斗五升,煮取七升,下诸药,煮取三升,温分三服。忌菘菜、猪肉、生冷。一方加荆芥二两、甘草一两二钱半。

一方,治产后多虚羸弱。若大汗利,皆至于死,此重虚故也,若中风语谬,昏闷不知人者,宜服此。

人参　茯苓　羌活　远志　大枣各二两　竹沥一升

上用水六升,煮取二升,下竹沥,更煎二升半,分三服。既不宜大汗,何以用羌活二两,所未信也。下竹沥一升,妙甚。

归脾汤　治产后血气大虚,心神惊悸,怔忡不寐,或心脾伤痛,嗜卧少食,或忧思伤脾,血虚发热。

人参　黄芪炒　白术炒　白茯苓　龙眼肉　当归　远志去心　酸枣仁炒,各一钱　木香　甘草各五分

上加姜、枣,煎服。加柴胡、牡丹皮,名**加味归脾汤**。

远志丸 治产后脏虚不足,心神惊悸,志意不安,腹中急痛,或时怕怖,夜卧不宁。

远志去心　麦门冬去心　黄芪　当归炒　人参　白术　独活去芦　白茯苓　桂心　柏子仁　山茱萸　石菖蒲　熟地黄　钟乳粉　阿胶碎炒,各一两

上为细末,炼蜜和,捣五七百下,丸如桐子大。每服三十丸,温酒送下,不拘时,日进三服。

白茯苓丸 治产后心虚惊悸,神志不安。

白茯苓　熟地黄各一两　人参　桂心　远志去心　石菖蒲　柏子仁　琥珀另研,各半两

上为细末,炼蜜和,捣二三百下,丸如桐子大。每服三十丸,不拘时,粥饮送下。此温补法,于虚寒者宜之,然心虚则热收于内,用热药又当斟酌。(《济阴纲目·卷之十二·产后门·中·惊悸》)

【参考文献】 武之望.济阴纲目[M].北京:中国医药科技出版社,2014.

《丹溪手镜》

【原文】 肝脉惊暴,有所惊骇。惊生病者,其脉止而复来,目睛不转,呼吸不能,气促。寸口脉动而弱,动为惊,弱为悸。

寸口脉紧,趺阳脉浮,胃气则虚,是为悸。

趺阳微而浮,浮为胃虚,微则不食,此恐惧之脉,忧迫所作也。

盖因血虚,肝生血,无血则木盛,易惊,心神怵乱,气与涎结,遂使惊悸。血虚,宜朱砂安神丸;气涎心郁在心胆经,宜温胆汤;忪悸在心脾经,因失志气郁涎聚,宜定志汤。

小儿惊搐涎潮如死,乃母胎时受怖,为腹中积热,宜坠涎镇火清心也。

朱砂安神丸 治血虚惊悸,凡血虚则木火盛也。

朱砂一钱,另研　黄连一钱半　甘草　地黄　川归五钱

炊饼丸。

温胆汤 治心胆怯,易惊。

半夏　竹茹　枳实　陈皮　茯苓一钱　甘草五分

寒水石散 治因惊,心气不行,郁而生涎,结为饮。

寒水石煅　活石水飞,各一两　甘草　龙脑少许

上热则水下,寒则姜汤下。

《三因》论悸,有悸然而心筑筑动,有惊悸忪悸,痰饮闭于中脘,其证短气,自汗,四肢浮肿,饮食无味,心虚烦闷,坐卧不安。外有肝痹、肺疟。心中虚寒亦似惊也。

治惊悸癫痫狂妄,大率痰宜吐之,火则下之,血虚宜补血,平木降火。(《丹溪手镜·卷之下·惊悸》)

【参考文献】 朱震亨.丹溪医集[M].浙江省中医药研究院文献研究室,编校.北京:人民卫生出版社,1993.

《孕育玄机》

【原文】 产后惊悸怔忡,由产惊忧劳倦,去血过多,则中心躁动不宁,惕然而惊,谓之惊悸。心中惕惕然如人将捕之状,谓之怔忡。治此惟宜调和脾胃,补养心血,俾志定神宁,气舒心安而病愈矣。

加减养荣汤

川芎　当归　茯神　枣仁　人参　麦冬　远志　黄芪　白术各一钱　炙甘草　陈皮各四分　圆眼肉八个

上姜水煎。如虚烦加竹茹一钱,有痰加竹沥、姜汁。

养心汤　治产后心血不足,惊恐,悸惕不安。

黄芪　当归　麦冬　枣仁　柏子仁各一钱　茯神　川芎　远志各八分　人参　炙甘草四分　五味子十五粒

上姜水煎。另服安神丸尤妙。

又方,治产后血虚,惊悸少寐及产后败血停留,少腹作痛。

辰砂　琥珀　没药俱另研细　当归等分

上为末。每服二钱,空心、日午、临卧用白汤调下。

茯苓散　治产后心虚怔悸,言语错乱,健忘少睡,或自汗盗汗。

人参　炙甘草　芍药炒　当归　生地各八分　远志去心　茯苓各一钱　桂心六分　麦冬五分　大枣二枚

上水煎服。

抱胆丸　治产后遇惊发狂,或遇经行发狂。

水银二两　黑铅一两五钱　朱砂一两,细研　乳香一两,另研

上将黑铅入铫内火熔,下水银,结成砂子,下朱砂、乳末,乘热用柳木槌,研匀,丸鸡头子大。每服一丸,空心,薄荷汤下,得睡勿惊,觉来即安。(《孕育玄机·卷下·惊悸怔忡》)

【参考文献】　陶本学.孕育玄机[M].北京:中国中医药出版社,2015.

《福寿丹书》

【原文】　心者,君主之官也,神明出焉。心者,生之本,神之变也。为阳中之太阳,通于夏气。主明,则下安,以此养生则寿;主不明,则十二官危,使道闭塞而不通,形乃大伤,以此养生则殃。心以膻中为腑,以小肠为表里。其母肝木,其子脾土,其克肺金,其贼肾水,其象火,其藏神,其旺夏,其绝冬,其色赤,其位南,其卦离,其恶热,其性礼,其音徵,其数七,其味苦,其臭焦,其华面,其候舌,其充血,其液汗,其声哭,其气呼,其不足则忧,其有余则笑不休,其平脉洪,其贼脉沉,其死壬癸日,其畜羊,其谷黍,上为荧惑星。其见症也,消渴,两肾内痛,后连腰背痛,浸淫,善笑、善惊、善忘,上咳吐,下气泄,眩仆身热,腹痛而悲。手少阴气绝,则脉不通,脉不通,则血不流,血不流,则色泽去,故面黑如熏,此血先死。心绝一日死,心至悬绝九日死。赤欲如帛裹朱,不欲如赭,赤如鸡冠者生,赤如衃血者死。

忧愁思虑则伤心,实则梦忧惊恐怖,虚则梦烟火焰明。喜伤心,恐胜喜,热伤气,寒胜热,苦伤气,酸胜苦。苦走血,血病毋多食苦。多食咸,则脉凝泣而变色。心欲软,急食咸以软之,以咸补之,以甘泻之。心苦缓,急食酸以收之,犬肉、麻仁、李、韭皆酸。手少阴心之脉,起于心中,出属心系,下膈络小肠。其支者从心系挟咽系目。其直者复从心系,却上肺,出腋下,下循臑内后廉,行太阴心主之后,下肘内廉,循臂内后廉,抵掌后兑骨之端,入掌内后廉,循小指之内出其端。多血少气,午时气血注此。(《福寿丹书·脏腑篇·脏腑论·手少阴心经》)

【参考文献】 龚居中.福寿丹书［M］.何振中,校注.北京：中国医药科技出版社,2012.

《济阳纲目》

【原文】 加味四物汤 治心血虚怔忡。

当归　芍药　生地酒炒　川芎　茯神　熟地黄　黄连　甘草炙　朱砂另研,少许

上锉,水煎成,入朱砂末服之,食后。

加减四物汤 治瘦人血少,怔忡无时,但觉心跳者。

当归　芍药　生地酒炒　茯神各一钱　远志　酸枣仁各七分。以下熟地俱用砂仁炒,生地姜酒炒,酸枣仁、柏子仁油去净

上㕮咀,水煎服。

养心汤 治心血虚少,神气不安,令人惊悸怔忡。

黄芪　白茯苓　茯神　半夏曲　当归　川芎各半两　柏子仁　酸枣仁炒去油　人参　远志去心　五味子　辣桂各二钱半　甘草炙,四钱

上锉。每服五钱,加生姜三片,枣一枚,水煎服。治停水怔忡,加槟榔、赤茯苓。

益荣汤 治思虑过度,耗伤心血,天君不安,怔忡恍惚,夜多梦寐,小便赤白浊。

当归酒浸　黄芪　小草　酸枣仁炒　柏子仁炒　麦门冬去心　茯神去木　白芍药　紫石英各一两,研　木香不见火　人参　甘草炙,各半两

上㕮咀。每服四钱,加生姜五片,大枣一枚,水煎服,食远。

酸枣仁汤 治心肾水火不交,精血虚耗,痰饮内蓄,怔忡恍惚,夜卧不安。

远志去心　酸枣仁　黄芪　白茯苓　莲肉去心　当归酒浸　人参　茯神各一两　陈皮　粉草炙,各半两

上㕮咀。每服四钱,加生姜三片,枣一枚,以瓦器煎,日二服,食后、临卧各一服。

养心安神汤 治血虚火动,惊悸怔忡。

当归身酒洗　川芎　白芍药炒　陈皮　黄连　柏子仁炒,各五分　生地黄酒炒　茯神各一钱　白术　酸枣仁炒,各七分　甘草炙,三分

上锉一服,水煎服。

滋阴抑火汤 治阴火上冲,怔忡不已。

黄连　芍药煨　生地黄　当归酒洗　川芎　熟地黄　知母各一钱　肉桂　甘草各五分

上用水二钟,煎七分,入童便半盏,食前服。若身如飞扬,心跳不安,加紫石英、人参各一钱。

补气汤 治气虚脉浮而软,怔忡无时。

黄芪二钱　人参　甘草各一钱　麦门冬　桔梗各七分

上加生姜三片,水煎服。

滋阴安神汤 治血气两虚,不时怔忡,眩晕。

当归　川芎　白芍药　人参　白术　熟地黄　茯神去木　远志去心,各一钱　酸枣仁　甘草各五分　黄连酒炒,四分

上作一服,加生姜三片,水煎服。有痰,加南星一钱。

茯神汤 治胆气虚冷,头痛目眩,心神恐畏,不能独处,胸中烦闷。

茯神去木　酸枣仁炒　黄芪炒　柏子仁炒　白芍药炒　五味子杵,炒,各一两　桂心　熟地黄　人参　甘草炒,各半两

上锉。每服五钱,加生姜三片,水煎服。

茯神散　治五脏气血虚弱,惊悸怔忡,宜用此安神定志。

茯神去木　人参　龙齿另研　独活　酸枣仁炒,各三钱　防风　远志去心　桂心　细辛　白术炒,各二钱　干姜炮,一钱

上为末。每服四五钱,水煎服,或蜜丸亦可。

茯神补心汤　治心血不足,善悲愁怒,衄血面黄,五心烦热,或咽喉痛,舌本作强。

茯神四两　桂心　甘草炒,各三两　紫石英煅　人参各一两　大枣二十枚　麦门冬去心,三两　赤小豆二十四粒

上锉碎,用水七升煎至二升半,分三服;或每服一两,水煎服。

朱砂安神丸　治血虚心烦懊侬,惊悸怔忡,胸中气乱。

朱砂五钱,水飞过另研　黄连酒洗,六钱　生地黄一钱五分半,酒炒　当归　甘草炙,各二钱半

上五味为细末,蒸饼丸如黍米大,朱砂为衣。每服十五丸,食后唾津下。

安神丸

当归酒洗　生地黄酒浸　天麻　石菖蒲　酸枣仁　茯神去木　远志去心,各一两　辰砂三钱,另研为衣

上为细末,汤浸蒸饼为丸如黍米大。每服二十丸,食后白汤下。

定志丸　治心气不足,恍惚多忘,及怔忡惊悸等证。

人参一两　白茯神　远志　菖蒲各二两

上为细末,炼蜜丸如桐子大,朱砂为衣。每服五十丸,食后白汤米饮任下。一方去茯神,名**开心散**,服二钱匕,不时。

八物定志丸　补益心神,安定魂魄,除膈间痰热等证。

人参一两半　石菖蒲　远志　茯神去木　白茯苓　麦门冬去心,各一两　白术半两　牛黄二钱,另研

上为细末,炼蜜丸如桐子大,以朱砂为衣。每服五十丸,不拘时,白汤下。

十四友丸　治心血虚耗,怔忡惊惕。

柏子仁　远志黑豆、甘草煮,去心　酸枣仁炒　紫石英煅　熟地黄酒蒸　当归酒洗　白茯苓　白茯神去木　人参　黄芪　阿胶蛤粉炒　辣桂去皮　龙齿煅,各一两　朱砂五钱,另研为衣

上为细末,炼蜜丸如绿豆大,朱砂为衣。每服五六十丸,食后、临卧用枣汤或灯火草汤下。

安志丸　治气血虚,梦中多惊。

人参　白茯苓　白茯神　酸枣仁酒浸隔纸炒　当归　远志　柏子仁　琥珀各半两　乳香　石菖蒲　朱砂各二钱半

上为末,炼蜜丸如桐子大。每服三十丸,食后白汤下。

琥珀养心丹　治心血虚惊悸,夜卧不安,或怔忡心跳者。

琥珀另研,二钱　龙齿煅,另研,一两　远志黑豆甘草同煮,去骨　石菖蒲　茯神　人参　酸枣仁炒　当归　柏子仁各五钱　生地黄酒洗,七钱　黄连三钱　牛黄另研,一钱　朱砂另研,各三钱

上为细末，以猪心血丸如黍米大，金箔为衣。每服五十丸，灯火草煎汤送下。

平补镇心丹　治心血不足，时或怔忡，夜多异梦，如堕层崖。常服安心肾，益荣卫。

人参　白茯苓各五钱　五味子　车前子　茯神　麦门冬去心　肉桂各一两二钱半　远志甘草水煮,去心　天门冬去心　山药姜制　熟地黄酒蒸　龙齿各一两半　酸枣仁二钱半　朱砂五钱,细研为衣

上为细末，炼蜜和丸如梧桐子大。每服五十丸，空心米饮、温酒任下。

真珠母丸　治肝经因虚，内受风邪，卧则魂散而不守，状如惊悸，及心虚不寐者。

真珠母三钱,研　熟地黄　当归酒洗,各一两半　酸枣仁炒　柏子仁去油　人参　犀角镑　茯神去皮、木　沉香　龙齿煅,各半两　虎睛一对　麝香一钱

上为末，炼蜜丸如桐子大，辰砂为衣。每服五十丸，金钱薄荷煎汤下。

辰砂妙香散　治心气不足，惊悸恐怖，虚烦不眠，夜多盗汗。常服补益血气，镇安心神。

山药　茯苓　茯神　黄芪　远志各一两　人参　甘草　桔梗各五钱　木香二钱半　麝香　辰砂各三钱

上为极细末。每服二钱，食远，用白汤或灯心汤调下。

参乳丸　治心气不足，怔忡自汗。

人参一两　乳香三钱,另研　当归二两

上为细末，研匀，山药煮糊和丸如桐子大。每服三十丸，食后枣汤送下。

参枣丸（一名**安志膏**）　治一切惊心慌胆累效。

人参　酸枣仁各一两　辰砂五钱　乳香二钱

上为末，炼蜜丸如弹子大。每服一丸，薄荷煎汤化下。

经验秘方　治忧愁思虑伤心，令人惕然心跳动，惊悸不安之证。

川归身酒洗　生地黄酒洗　远志去心　茯神各五钱　石菖蒲　黄连各二钱半　牛黄一钱,另研　辰砂二钱,另研　金箔十五片

上以前六味为细末，入牛黄、辰砂二味，猪心血丸如黍米大，金箔为衣。每服五十丸，煎灯心汤下。（《济阳纲目·卷五十四·怔忡惊悸·治怔忡惊悸因血气虚者方》）

【原文】　**加味二陈汤**　治怔忡惊悸，时作时止，心下有痰。

陈皮　半夏　茯苓　甘草　白术　黄连　远志

上水煎，加竹沥、姜汁服。

温胆汤　治心胆虚怯，触事易惊，或梦寐不祥，遂致心惊胆慑，气郁生涎，涎与气搏，变生诸证，或短气悸乏，或复自汗。

半夏汤洗　竹茹　枳实炒　橘皮去白,各二两　白茯苓一两半　甘草炙,一两

上锉散。每服四钱，加生姜五片，枣一枚，水煎，食前服。

十味温胆汤　治证同前。

半夏　枳实麸炒　橘红各二钱　白茯苓一钱半　酸枣仁　远志去心,姜水煮　五味子　熟地黄酒浸　人参各一钱　甘草炙,五分

上作一服，加生姜五片，枣一枚，水煎，不拘时服。

加味四七汤　治心气郁滞，豁痰散惊。

半夏三钱　白茯苓　厚朴各一钱半　苏叶　茯神　远志各一钱　甘草炙,五分

上作一服，加生姜三片，枣一枚，水煎，食远服。一方加石菖蒲一寸。

茯苓饮子 治痰饮蓄于心胃,怔忡不已。

赤茯苓 半夏 茯神 麦门冬去心 橘皮各一钱半 槟榔 沉香 甘草各一钱

上作一服,加生姜三片,水煎,食远服。

加味定志丸 治肥人痰迷心膈,寻常怔忡惊悸。

远志 菖蒲各二两 人参一两 白茯苓三两 琥珀 郁金

上为末,炼蜜丸如桐子大,朱砂为衣。每服三十丸,米汤下。一方有天花粉、贝母、瓜蒌仁。

辰砂远志丸 治惊悸,消风痰。

石菖蒲 远志 人参 茯神 川芎 山药 铁粉 麦冬 天麻 半夏 南星 茯苓各一两 北细辛 辰砂各半两

上为细末,生姜五两,取汁入水,煮糊为丸如绿豆大,另以朱砂为衣。每服二十五丸,临卧生姜汤下,小儿减服。

壮胆镇惊丸

陈皮去白 枳实去穰 当归身酒洗 生甘草各五钱 熟地黄姜汁浸 白茯神去木 天冬去心 远志甘草水煮,去骨,各一两 白石英火煅,醋淬七次,二钱,如无以银箔代之 辰砂三钱,另研为衣

上为末,粳米糊为丸,如赤小豆大,辰砂为衣。每服五十丸,每饥时白汤送下,日服二次。

茯苓丸

石菖蒲 辰砂 人参 远志 茯苓 真铁粉 茯神 南星牛胆制 半夏曲各等分

上为细末,生姜四两取汁,水煮糊为丸如桐子大,别用细末为衣,干之。每服十粒,加至二十粒,夜卧生姜汤下。

朱雀丸 治怔忡惊悸等证。

茯神二两 沉香 辰砂各半两

上为细末,蒸饼丸如桐子大。每服五十丸,人参汤下。

镇心丹 治惊悸。

辰砂用黄松节酒浸 龙齿用远志苗醋煮

上只取辰砂、龙齿各等分,为末,猪心血为丸如芡实大。每服一丸,以麦门冬、荷叶、绿豆、灯心、白蜜水煎,豆熟为度,临卧咽下。小儿磨化半丸,量岁数与之。

寿星丸 治心胆被惊,神不守舍,或痰迷心窍,恍惚健忘。

天南星一斤,先用炭二十斤,烧一地坑,通红,去炭火,以酒五升,倾于地坑内,候渗泄尽,下南星在坑内,以盆覆坑周围,用炭拥定,勿令走气,次日取出,为末 辰砂一两,另研 琥珀一两,另研

上各为细末,和匀,用生姜汁煮面糊为丸如桐子大。每服三十丸,加至五十丸,食后,煎人参石菖蒲汤下。

密陀僧散 治惊气入心,喑不能语。

密陀僧

上研为细末,茶调一钱匕。昔有人为狼及大蛇所惊,皆用此,一服即愈。盖此物镇重而燥,重故可以镇心,燥故可以劫其惊痰。

寒水石散 治因惊心气不行,郁而生涎,结为饮,遂为大疾,怔悸陨获,不自胜持,少遇惊则发,尤宜服之。

寒水石煅　滑石水飞,各二钱　生甘草一钱

上为末。每服二钱,热则用新汲水下,怯寒则用姜枣汤下。加龙胆草少许尤佳。

半夏麻黄丸　治心下悸者。

半夏　麻黄各等分

上为末,炼蜜丸如小豆大。饮服三丸,日三服。(《济阳纲目·卷五十四·怔忡惊悸·治怔忡惊悸因惊气痰者方》)

【参考文献】　武之望.济阳纲目[M]//武之望医学全书.北京:中国中医药出版社,1999.

《简明医彀》

【原文】《经》曰:阳气与阴气相搏,水火相恶,故惕然惊也。夫人之所主者心,心之所主者血。心血一亏,神气不守,此惊悸之肇端也。惊者,谓实有见闻;悸者,恍如见闻,虚之甚也。血不足则神不守,神不守则惊恐、悸怖、恍惚,众证作焉。肝脉急数,主惊;心脉涩数,虚热。治宜镇心神,安魂魄,清痰制火,养血疏肝。(《简明医彀·卷之四·惊悸》)

【参考文献】　孙志宏.简明医彀[M].余瀛鳌,点校.北京:人民卫生出版社,1984.

《痰火点雪》

【原文】　惊者,心卒动而不宁也。悸者,心跳动而怕惊也。怔忡者,心中躁动不安,惕惕然如人将捕是也。多因富贵而戚戚,贫穷而不遂所愿而成。健忘者,陡然而忘其事,尽心竭力,思忖不来,为事有始无终,言谈不知首尾,其三症病同而名异,其原皆由心血虚。盖心无血养,如鱼失水,惕然而跳跃也。时作时止者,以痰因火动,瘦人多是血虚,肥人多是痰饮,法宜先养心血,理其脾土,亦当幽闲安乐,制其忧虑,远其七情六淫则自安矣。《素问》云:东方青色,入通于肝,其病发惊骇。又云:脾移热于肝,则为惊衄。仲景云:食少饮多,水停不下,甚者则悸,微者短气。又云:五饮停蓄,闭于中脘,最使人惊悸。又云:因有大事所惊而成者,名曰心惊胆寒,病在心胆经。其脉大动,其动也如豆,动摇无头尾是也。丹溪云:病自惊而得者,则神出其舍,舍得液则成痰也。血气入舍,则痰拒其神,不得归焉。

黄帝问曰:胃足阳明之脉病,恶人与火,闻木音则惕然而惊,若闻钟鼓而不为动,何也?岐伯曰:阳明者,胃脉也;胃者。土也,故闻木音而惊,土畏木也。又曰:痰饮惊悸属脾土。凡火病吐血盗汗后,多见此症,故并附之。

惊悸怔忡主方,即**补心汤**。

当归一钱　白术八分,壁土炒　陈皮五分,去白　白芍五分,炙　生地七分　远志五分,去骨　石菖蒲六分　麦冬七分,去心　酸枣仁五分,略炒　甘草三分半　黄柏三分,童便炒　知母五分,童便炒　茯神五分,去木

虚极者,加人参三分。又一方加柏子仁、北五味,水煎服。

朱砂安神丸

朱砂三钱,水研末　黄连酒洗,六钱　甘草炙,二钱五分　生地黄一钱五分　当归二钱

上为细末,蒸饼为丸如黍米大。每服三五十丸,临卧津液下。(《痰火点雪·卷一·惊悸怔忡健忘》)

【参考文献】 龚居中.痰火点雪[M].傅国治,王庆文,点校.北京:人民卫生出版社,1996.

《丹台玉案》

【原文】 人之所主者心,心之所养者血,心血一虚,神气不守,此怔忡、惊悸之所肇端也。曰怔忡,曰惊悸,岂可无辨乎?心虚而停水,则胸中渗漉,虚气流动,水既上乘,心火恶之,心不自安,使人有怏怏之状,是则怔忡;心虚而郁痰,则耳闻大声,目击异物,使人有惕惕之状,或蓦然而跳跃惊动,是则为惊悸。又有所为健忘者,为事有始无终,言语不知首尾是也。治之之法,怔忡者,与之逐水消饮之剂;惊悸者,与之豁痰定惊之剂;健忘者,与之定志安神之药。总之,要在调养心血、和平心气而已。(《丹台玉案·卷之四·心痛门·附怔忡惊悸健忘》)

【参考文献】 孙文胤.丹台玉案[M].北京:中国中医药出版社,2016.

《医宗必读》

【原文】 《经》曰:东方色青,入通于肝,其病发惊骇。肝应东方,于卦为震,于象为风,风木多振动,故病为惊骇。又曰:足阳明之脉病,恶人与火,闻木音则惕然而惊者,土恶木也。阳明多气多血,血气壅则发热,热则恶火,阳明气厥,则为忧惊,故恶人之烦扰也。

愚按:外有危险,触之而惊,心胆强者,不能为害;心胆怯者,触而易惊。气郁生涎,与气搏,变生诸证,或短气或自汗,并温胆汤,呕则以人参代竹茹。眠多异梦,随即惊觉,温胆汤加枣仁、莲子,以金银煎下,或镇心丹、远志丸、妙香散、琥珀养心丹、定志丸。卧多惊魇,口中有声,真珠母丸、独活汤。外物卒惊,宜行镇重,蜜陀僧细末,茶调一钱,或黄连安神丸。或热郁生痰,寒水石散。或气郁生痰,加味四七汤。丹溪曰:惊则神出于舍,舍空得液,痰涎永系于胞络之间。控涎丹加辰砂、远志。(《医宗必读·卷之十·惊》)

【参考文献】 李中梓.医宗必读[M].邹高祈,点校.北京:人民卫生出版社,1996.

《医验大成》

【原文】 一人患惊悸三月矣,闻响则惊,遇夜则恐,恐甚即上屋逾墙,旋食旋饥,口啖饭十数盂。咸为心偏神失,用补心汤,病滋甚。一日求予诊视,其右关脉洪数无伦,两尺浮大,按之极濡,病得之酒且内,肾水枯竭,客热犯胃。《内经》曰:肾主恐。又曰:胃热亦令人恐。又曰:胃热则消食易饥。又曰:阳明病,闻木音则惕。然若惊,病甚则逾墙上屋。汝病在胃与肾。脾合胃,心属火,是脾之母也。补心则胃益实,火盛则水益涸,无怪乎药之而病反甚也。但病本在肾,标在胃,当先治其标,用泻黄汤;后治其本,用肾气丸。一病而寒热并用,一人而补泻兼施,得毋讶我前后之迥别乎?第服泻黄汤三日,当不饥矣;服肾气丸十日,当不恐矣。已而果服之,获痊。(《医验大成·眩晕章·惊悸补泻兼施治法》)

【参考文献】 秦昌遇.医验大成[M].北京:中医古籍出版社,1985.

《伤寒括要》

【原文】 心之所主者,神也。神之所依者,血也。心血一虚,神气失守,则舍空而痰水客之。此惊悸之所由作也。惊者,惕惕然不宁,触事易惊,气郁生痰也。悸者,筑筑然跳动,盖以心虚则停水,水居火位,心实畏之,故怔忡而不能自安也。

伤寒八九日下之胸满烦惊,小便不利,谵语,一身尽重,柴胡加龙骨牡蛎汤。火劫汗,亡阳惊狂,桂枝去芍药加蜀漆龙骨牡蛎救逆汤。二三日悸而烦者,小建中汤。脉代结,心动悸,炙甘草汤。汗多叉手冒心,悸欲得按,桂枝甘草汤。汗后脐下悸,欲作奔豚,此心虚而肾气发动,茯苓桂枝甘草大枣汤。太阳病汗出不解,发热心悸,头眩,身𥇥动,振振欲擗地,真武汤。少阳耳聋,目赤,烦满,不可吐下,吐下则悸而惊,救逆小柴胡去黄芩加茯苓。五六日往来寒热,胸胁满,嘿嘿不饮食,心烦悸,喜呕,微热,或咳,小柴胡汤。脉弦细,头痛,发热,属少阳,不可汗,汗则谵语,胃不和则烦而悸,调胃承气汤。少阴病,四逆而悸,或小便不利,或腹痛,泄利,四逆散。厥而悸者,宜先治水,茯苓甘草汤。霍乱心悸,理中丸加茯苓。

按:惊与悸虽有分别,总皆心受伤也。因阳气内弱,法当镇固。因水饮停留,法当疏通。饮之为患,甚于他邪,虽有余邪,必先治水。盖以水停心下,无所不入。侵于肺为喘,传于胃为呕,溢于皮为肿,渍于肠为利,故治不可缓也。《经》曰:厥而悸者宜先治水。夫莫重于厥,犹先治水,况其他乎。(《伤寒括要·卷上·惊悸》)

【参考文献】 李士材.伤寒括要[M].上海:上海科学技术出版社,1985.

《订正太素脉秘诀》

【原文】 忽然无脉少精神,须有惊惶忧恐心。天性沉吟多毒害,更加心腹似荆林。

心者,五脏之主也。其中浮而人,是旺相之脉也。忽然无脉,是心中有惊疑,须见精神恍惚。沉细者,是不顺之脉,主心中有不明之事,兼心腹有毒害。如荆林之棘,主有惊忧之事也。(《订正太素脉秘诀·卷上·定心脉主惊忧》)

【参考文献】 张太素.订正太素脉秘诀[M].上海:上海科学技术出版社,1985.

《绛雪丹书》

【原文】 产妇惊忧劳倦,去血过多,以致心中躁动不宁,谓之怔忡;若惕然而惊,如人将捕之状,谓之惊悸。治此二症,惟调和脾胃,补养心血,使之志定神宁、气舒心安而病自愈矣。如分娩后血块未消而患此者,宜服生化汤以补血行血,血旺则惊悸自除,不必加定志安神剂;如块消痛止之后患此症,宜服后药。

加减养荣汤 内去川芎、麦冬,加木香,即归脾汤。

川芎一钱 当归二钱 茯苓 枣仁炒黑 人参 麦冬 远志 黄芪 白术各一钱 陈皮 炙草各四分 龙眼肉八分

姜水煎服。虚烦加竹茹一团;有痰加竹沥、姜汁。

养心汤 治产后心血不宁,惊悸不安者。

黄芪一钱 当归二钱 茯神 远志 川芎各八分 麦冬一钱 枣仁一钱,炒黑 柏子仁一钱

五味子十粒　人参钱半　炙草四分

水煎服。可与安神丸兼服。

安神丸

黄连二两,炒　生地三两　当归三两　甘草五钱

共为末,蒸饼糊为丸桐子大,辰砂为衣。每服四十丸。(《绛雪丹书·产后下卷·怔忡惊悸》)

【参考文献】 赵贞观.绛雪丹书[M].陈伟然,点校.北京:人民军医出版社,2010.

《明医指掌》

【原文】 [歌]惊悸心中常惕惕,如人将捕时惊惑。延缠不已渐怔忡,瘖瘵神魂多恍惚。精神短少或多痰,健忘之病因而得。皆缘大恐与大惊,触事丧志心神失。

[论]夫人之所主者心,心之所养者血。心血一虚,神气失守,神去则舍空,舍空则郁而停痰,痰居心位,此惊悸之所以肇端也。或耳闻大声,目击异物,遇险临危,触事丧志,则心为之忤,使人有惕惕之状,始则为惊悸。久而心虚停饮,水气乘心,胸中渗漉,虚气流动,水既上乘,心火畏之,心不自安,故快快然而怔忡也。日久不已,精神短少,心气空虚,神不清而生痰,痰迷心窍,则遇事多忘;亦因思虑过度,病在心脾,故令转盼遗忘,名曰健忘。三者虽有浅深之殊,皆心脾之病,其所由来者一也。而治之法,必审其脉之虚实,病之浅深,元气之盛衰,则虚实邪正之情自了然矣。

[脉]惊悸怔忡,寸动而弱。寸紧关浮,悸病乃作。饮食痰火,伏动滑搏。浮微弦濡,忧惊过却。健忘神亏,心虚浮薄。

惊悸

血虚惊悸者,四物汤加贝母、橘红、黄连、山栀方见血证、安神丸。气血两虚者,益荣汤方俱见女科、天王补心丹。

天王补心丹

人参四两　玄参二两　杜仲炒,去丝,四两　天门冬三两　麦门冬三两　远志四两　熟地黄六两　百部三两　桔梗三两　牡丹皮四两　柏子仁四两　五味子四两　甘草二两　茯神四两　茯苓四两　石菖蒲四两　酸枣仁四两

末之,蜜丸。每下三钱。

怔忡

心血虚少,惕惕然恍惚怔忡,益荣汤方见女科。痰火盛,心下怔忡者,温胆汤加炒黄连、山栀、当归、贝母。温胆汤即二陈汤加炒枳壳一钱、竹茹一钱,二陈方见痰证。水气承心而作怔忡,朱雀丸。心气郁滞,痰气结于心下而作怔忡,四七汤加竹沥、姜汁。方见气证。

朱雀丸　治水气怔忡。

白茯苓一两　沉香半两

末之,蜜丸桐子大。每服三十丸,人参汤送下。

健忘

思虑伤脾,作事忘前失后者,归脾汤。心气不定,恍惚多忘者,定志丸。年老神衰,遇事

多忘,二丹丸。痰多郁滞于心脾而善忘者,四七汤加竹沥、姜汁、胆星、瓜蒌。方见气证。

归脾汤 治怔忡、健忘。

白术一两 茯神一两 黄芪一两 龙眼肉一两 枣仁炒,一两 人参半两 木香半两 甘草二钱半,炙

每服锉四钱,姜三片,枣一枚,水煎服。

定志丸 治恍惚多忘。

远志一两 人参一两 蒲黄二两 白茯苓三两

末之,蜜丸梧子大,辰砂为衣。每服三十丸,米汤下。

二丹丸 治健忘,开心志。

丹参半两 天门冬半两 熟地黄二两 麦门冬一两 白茯苓一两 人参半两 远志半两 朱砂半两 石菖蒲半两

末之,炼蜜丸如桐子大。每五十丸至百丸,龙眼汤送下。(《明医指掌·卷七·惊悸怔忡健忘证八》)

【参考文献】 皇甫中.明医指掌[M].北京:中国中医药出版社,2006.

第四节 郁 证

《普济方》

【原文】 **清心莲子饮**(出《危氏方》) 治心中蓄热,时常烦躁,因思虑劳心,忧愁抑郁,以致小便白浊,或有沙粒淋沥涩痛,便赤如血,夜梦遗泄;或因酒色过度,上盛下虚,心火炎上,肺金受克,口舌干燥,渐成消渴,睡卧不安,四肢倦怠,男子五淋,妇人带下赤白;及病后气不收敛,阳浮于外,五心烦热。药性温平,不冷不热,常服清心养神,秘精补虚,滋润肠胃,调顺血气。(《普济方·卷一百七十九·消渴门·虚热渴》)

【参考文献】 朱橚,滕硕,刘醇,等.普济方[M].北京:人民卫生出版社,1982.

第五节 卑 慄

《秘传证治要诀及类方》

【原文】 有痞塞不饮食,心中常有所怯,爱处暗或倚门后,见人则惊避,似失志状,此名为卑慄之证,以血不足故示**谷神嘉禾散**,加当归半钱、黄芪半钱。(《秘传证治要诀及类方·卷之九·虚损门·怔忡》)

【参考文献】 戴原礼.秘传证治要诀及类方[M].沈凤阁,点校.北京:人民卫生出版社,1989.

《医学统旨》

【原文】 卑慄之病,由心血不足者,**人参养荣汤**。(《医学统旨·卷三·怔忡》)

【参考文献】 叶文龄.医学统旨[M]//中国本草全书:第239卷.北京:华夏出版社,1999.

《证治准绳》

【原文】 有痞塞不饮食,心中常有所歉,爱处暗地,或倚门后,见人则惊避,似失志状,此为卑慄之病,以血不足故耳,宜**人参养荣汤**。脾胃不足者,**谷神嘉禾散**加当归、黄芪各半钱。(《证治准绳·杂病·第五册·神志门·悸》)

【参考文献】 王肯堂.证治准绳[M].倪和宪,点校.北京:人民卫生出版社,2014.

《医辨》

【原文】 有失志者,由所求不遂,或过误自咎,惧恨嗟叹不已,独语书空,若有所失,宜**温胆汤**去竹茹,加人参、柏子仁各一钱,下**定志丸**,仍佐以酒调辰砂**妙香散**。有痞塞不饮食,心中常有所歉,爱处暗地,或倚门后,见人则惊避,似失志状,此为卑慄之病,以血不足故耳,宜**人参养荣汤**。脾胃不足者,**谷神嘉禾散**加当归、黄芪各半钱。(《王肯堂医学全书·医辨·卷之下·惊悸恐》)

【参考文献】 王肯堂.医辨[M]//王肯堂医学全书.北京:中国中医药出版社,1999.

《医学六要》

【原文】 有痞塞不饮食,心中常有所歉,爱处暗地或倚门后见人则惊避似失志状,此为卑慄之病,以血不足故耳,宜**人参养荣汤**,脾胃不足者**谷神嘉禾散**加当归、黄芪各半分。(《医学六要·治法汇》)

【参考文献】 张三锡.医学六要[M].王大妹,陈守鹏,点校.上海:上海科学技术出版社,2005.

《医林正印》

【原文】 凡人有痞地不饮食,心中常有所歉,喜处暗地,或倚门后见人则惊避似失志状,此为卑慄之病,以血不足故耳,宜**人参养荣汤**,脾胃不足者**谷神嘉禾散**加当归、黄芪之类。(《医林正印·卷之四》)

【参考文献】 马兆圣.医林正印[M].北京:中国中医药,2016.

《济阳纲目》

【原文】 有痞塞不饮食,心中常有所慊,爱处暗地,或倚门见人,则惊避似失志状,此为卑慄(达协切,音牒,危惧也)之病,以血不足故耳,宜**人参养荣汤**。(《济阳纲目·卷五十四·怔忡惊悸·论》)

【参考文献】 武之望.济阳纲目[M].苏礼,洪文旭,焦振廉,等,校注.北京:中国中医药出版社,1996.

第六节 脏 躁

《普济方》

【原文】 夫产后乍见鬼神者何?答曰:心主身之血脉,因产伤耗血脉,心气则虚,败血停积上干于心,心不受触,遂致心中烦躁,卧起不安,乍见鬼神,言语颠错,医人不识,呼为风邪。如此治之,必不得愈。但服调经散,每服加龙脑一撮,得睡即安。

调经散 治血虚经闭,心神烦躁,浑身疼痛,或时见怪。

没药 琥珀并细研 桂心各一钱 芍药炒 当归各一分 细辛半钱 麝香少许

上为末。每服半钱,姜汁、温酒各少许调。

甘草小麦大枣汤 治妇人脏躁,喜悲伤,欲哭,象如神灵所作,数欠伸。

甘草三两 小麦一升 大枣一枚

上三味,以水六升,煮取三升,温分三服。亦补脾气。

调经散 治产后血虚,心无所主,烦躁不安,乍见鬼神,言语颠错。

没香 琥珀并细研 桂心各一两 芍药 当归各一分 麝香研 细辛各半两

上为末。每服半钱。姜汁同温酒调下。(《普济方·卷三百五十五·产后诸疾门·乍见鬼神附论》)

【参考文献】 朱橚,滕硕,刘醇,等.普济方[M].北京:人民卫生出版社,1982.

《校注妇人良方》

【原文】 许学士云:一妇无故,数次悲泣,是为脏躁,用大枣汤而愈。又程虎卿内,妊娠五月,惨戚悲伤,亦投大枣汤而愈。

愚按:前症或因寒水攻心,或肺有风邪者,治当审察。(《校注妇人良方·卷十五·妊娠脏躁悲伤方论第十三》)

【原文】 一妊妇无故自悲,用大枣汤二剂而愈。后复患,又用前汤,佐以四君子加山栀而安。

一妊妇悲哀烦躁,其夫询之云:我无故,但自欲悲耳。用淡竹茹汤为主,佐以八珍汤而安。

大枣汤

甘草三两 小麦三两 大枣十枚

上水六钟,煎三钟,分三服。亦补脾气。

淡竹茹汤 治妊妇心虚惊悸,脏躁悲伤,或作虚烦。

麦门冬去心 小麦 半夏汤泡,各一钱半 人参 白茯苓各一钱 甘草五分

上姜、枣并竹茹少许,水煎。

治胎脏躁悲哭,用红枣烧存性,米饮调下。(《校注妇人良方·卷十五·妊娠脏躁悲伤方

论第十三》)

【参考文献】 薛己.校注妇人良方[M]//中医女科十大名著：大字本.太原：山西科学技术出版社,2012.

《万氏女科》

【原文】 孕妇忽然无故悲惨哭泣,状若邪祟者,此脏躁症也,**枣麦汤**主之。

甘草三两　小麦一升　大枣十枚

用水六升,煎三升,去渣,分三服,温饮即效。

再服竹茹汤数服以和之。

竹茹汤　治孕妇心虚惊恐,脏躁悲泣。

人参　麦冬　茯苓　炙草各一钱　小麦一合　青竹茹鸡子大一团　姜三片　枣五枚

水煎,食后服。

孕妇八九个月,忽然暴喑不语者,此少阴之脉下养乎胎,不能上荣于舌,十月生子之后自能言,非病也。不可服药,勿信庸医图利。(《万氏女科·卷之二·胎前章·杂证》)

【参考文献】 万全.万密斋医学全书[M].张海凌,校注.北京：中国中医药出版社,1996.

《女科证治准绳》

【原文】 陈良甫记管先生治一妊娠四五个月,脏躁悲伤,遇昼则惨凄泪下,数欠,象若神灵,如有所凭。医与巫皆无益,与仲景**大枣汤**,一投而愈。

〔薛〕前证或因寒水攻心,或肺有风邪者,治当审察。一妊妇无故自悲,用**大枣汤**二剂而愈。后复患,又用前汤佐以**四君子**加山栀而安。一妊妇悲哀烦躁,其夫询之,云：我无故但自欲悲耳。用淡竹茹汤为主,佐以八珍汤而安。

〔仲景〕妇人脏躁悲伤欲哭,象如神灵所作,数欠伸,甘麦大枣汤主之。

甘麦大枣汤

甘草三两　小麦一升　大枣十枚

上以水六升,煮取三升,温分三服。亦补脾气。

许学士云：乡里有一妇人,数欠伸,无故悲泣不止,或谓之有祟,祈禳请祷备至,终不应。予忽忆《金匮》有一证云：妇人脏躁悲伤欲哭,象如神灵所作,数欠伸者,宜**甘麦大枣汤**。予急令治药,尽剂而愈。古人识病制方,种种绝妙如此。

淡竹茹汤　治妊妇心虚惊悸,脏躁悲伤不止。又治虚烦甚效。

麦门冬去心　小麦　半夏汤泡,各二两半　人参　白茯苓各一两半　甘草一两

上锉散。每服四钱,姜五片,枣一枚,淡竹茹一团,如指大,同煎温服。

又方,治胎脏躁,自悲、自哭、自笑。

上以红枣烧存性,米饮调下。(《女科证治准绳·卷之四·胎前门·脏躁悲伤》)

【参考文献】 王肯堂.中医女科十大名著：女科证治准绳(大字本)[M].太原：山西科学技术出版社,2012.

《济阴纲目》

【原文】 仲景云：妇人脏躁，悲伤欲哭，象如神灵所作，数欠伸，**甘麦大枣汤主之**。脏躁者，肺金燥也，肺之志为悲，胎热则火炎，肺不能自持，故无故悲哭，兹治以甘缓，佐以凉泻，无不愈矣。

许学士云：乡里有一妇人，数次无故悲泣不止，或谓之有祟，祈禳请祷备至，终不应。予忽忆《金匮》有一证云：妇人脏躁，悲伤欲哭，象如神灵，数欠伸者，宜甘麦大枣汤。予急令治药，尽剂而愈。古人识病制方，种种绝妙如此。

薛氏曰：前证或因寒水攻心，或肺有风邪者，治当审察。

一妊妇无故自悲，用大枣汤二剂而愈。后复患，又用前汤，佐以**四君子**加山栀而安。

一妊妇悲哀烦躁，其夫询之，云我无故，但自欲悲耳，用淡竹茹汤为主，佐以**八珍汤**而安。

甘麦大枣汤

治妇人脏躁，悲伤不止。悲伤肺病，此方补脾，所谓补母也，且甘能生湿，湿生则又何燥焉。

甘草三两　小麦一升　大枣十枚

上以水，六升煮取三升，温分三服，亦补脾气。

淡竹茹汤

治妊妇心虚惊悸，脏躁，悲伤不止。又治虚烦甚效。

麦门冬去心　小麦　半夏汤泡,各一钱半　人参　白茯苓各一钱　甘草五分

上作一服，加生姜五片，枣一枚，淡竹茹一团如指大，水煎服。

一方，治胎脏躁，悲哭，及自笑自哭。

用红枣烧存性，米饮调下。（《济阴纲目·卷之九·胎前门·下·脏躁悲伤》）

【参考文献】 武之望.济阴纲目[M].北京：中国医药科技出版社，2014.

第七节　百合病

《医学纲目》

【原文】 百合病论曰：百合病者，谓无经络，百脉一宗，悉致病也。人常默默然，意欲食不能食，意欲卧不能卧，意欲行不能行，或有时闻食臭，或时如寒无寒，如热无热，口苦，小便赤。诸药不能治，得药即剧吐利，如有神灵者。身形虽似和，其人脉微数，每溺时辄头痛者，六十日乃愈。若溺时头不痛，淅淅然者，四十日愈。若溺时快然，但头眩者，二十日愈。体症或未病而预见，或病四五日而出，或病二十日或一月微见者，各随其症治之。《活人》云：此名百合伤寒，多因伤寒虚劳大病之后不平复，变成奇疾也。（《医学纲目·卷之三十二·伤寒部·合病并病汗下吐后等病·百合病》）

【参考文献】 楼英.医学纲目[M].北京：中国中医药出版社，1996.

《普济方》

【原文】 夫伤寒百合病者，谓百脉一宗，悉致其病也。其状意欲食，复不能食；常默默欲

得卧,复不能卧;欲出行,复不能行;饮食有时美,亦有时不美;如有寒,复如无寒;如有热,复如无热;口苦,小便赤黄,得药则吐利者是也。此皆由伤寒及虚劳大病后,脏腑俱虚,荣卫耗弱,不能平复,变成斯疾也。然以百脉一宗,悉致其病,又无复经络,故其病证变异,而治之者,亦宜各随其证。

百合病者,皆因伤寒病后。其状恶寒而呕,病在上焦也,二十三日当愈;其状腹满微喘,大便坚,三四日一大便,时复小溏者,病在中焦也,六十日当愈;其状小便淋沥难者,病在下焦也,三十日当愈,各随其证以医治之。百合之为病,令人意欲食,复不能食,或有美时,或有不用闻饮食臭时,如有寒,其实无寒,如有热,其实无热,常默默欲卧,复不得眠,至朝口苦,小便赤涩,欲行复不能行,诸药不能治,治之即剧吐利,如有神灵所为也。百合病,身形如和,其脉微数。其候每溺时即头觉痛者,六十日乃愈;百合病候之溺时,头不觉痛,渐渐然寒者,四十日愈;百合病候之溺时,觉快然,但觉头眩者,二十日愈。百合病证,其人或未病而预见其候者,或已病四五日而出,或病一月二十日后见其候者,治之喜误也,依证治之。

百合病,见在于阴而攻其阳,则阴不得解也,复发其汗,为逆也;见在于阳而攻其阴,则阳不能解也,后下之,其病不愈。《要略》云:见于阴者,以阳法救之;见于阳者,以阴法解之。见阳攻阴,复发其汗,此为逆,其病难治;见阴攻阳,乃复下之,此亦为逆,其病难治。

歌曰:坐不能坐,行不能行,寒又无寒,热又无热,饮食美时不美时,百合妙诀少人知。宜百合知母汤、百合地黄汤、百合洗方。

又歌曰:百合昏如祟物厌,或时喜食或时嫌,似寒不冷热无热,欲不难行卧不恬。百合者,百脉之宗举皆受病,无所谓经络传次也,皆因伤寒虚劳大病之后,脏腑不平,变而成此。其状似寒无寒,似热无热,意中欲食,复不能食,默默欲卧,复不得卧,强欲出行,复不能行,祟朝口苦,小便赤黄,药入即吐利也,病源所在,证状一同。其脉微数,每溺则头痛者,六十日愈;若溺不头痛,但渐渐如寒者,四十日愈;若溺则快然,而但眩者,二十日愈。百合知母汤、百合地黄汤、滑石代赭汤、鸡子汤、百合洗方选用之。

百合滑石代赭汤(出《千金方》) 治百合,伤寒已经下后。

百合七枚,擘破　滑石一两,碎　代赭如弹子丸大一枚,碎

上先以水洗百合,渍一宿,白沫出,去其水,更以新汲水二盏,煎取一盏,去滓;别用新汲水二盏,煮滑石、代赭,取一盏,去滓,后合和,重煎取一盏半,分温再服。

百合鸡子汤(出《千金方》) 治百合伤寒病,吐之后者。

百合七枚,擘　鸡子黄一枚

上先以水洗百合,渍一宿,当白沫出,去其水,更以新汲水二盏,煎取一盏,去滓;纳鸡子黄,搅匀,分温再服。《圣惠》用鸡子白,不计时候,顿服之。

百合知母汤(出《千金方》) 治百合伤寒已经汗后,病人欲食,复不能食,常默默欲卧,复不能卧,欲行复不能行,有寒如无寒,有热如无热,饮食或美不美,如强健人而卧不能行,口苦,小便赤,药入口即吐利。此因虚劳大病之后,不平复,变成此疾,名百合候主之,发汗后者服。

百合七枚,擘　知母一两

上先将百合擘碎,用新汲水二盏,浸一宿,当有白沫出,去却沫水了,却用新汲水二盏,煮百合取汁一盏,去滓,盛于净器中;又将知母,亦用新汲水二盏,煮取汁一盏,去滓;后将百合、

知母汁相和，同煎取一盏半，不计时候，分温作二服。

百合滑石散（出《千金方》） 治百合伤寒病，变发热，并小便涩，脐下坚急。

百合一两 滑石三两

上捣罗为散，更入乳钵研如粉。每服空心，米饮调下二钱，日二服，当微利，即住服。

百合地黄汤（出《千金方》） 治百合伤寒病，已经吐下发汗，病形如初者。

百合七枚，擘 生地黄汁一盏

上先以水洗百合，渍一宿，白沫出，去其水，更以新汲水二盏，煮取一盏，去滓，纳地黄汁，再煎取一盏半，分温再服。中病勿更服，大便当如漆。

百合半夏汤（一名熟地黄汤） 治百合伤寒病不瘥，不思食，欲成劳，日渐羸瘦。

百合二两 人参 赤茯苓去黑皮，《圣惠》用白茯苓 半夏汤洗七次，炒令干 黄连去须，锉，微炒 知母各一两 生干地黄焙，一两半，《圣惠》用熟干地黄

上粗捣筛。每服五钱半，入生姜一分拍碎，同煎至八分，去滓，食后温服，日二。

百合柴胡汤（出《圣惠方》） 治百合伤寒病久不瘥，不思食，欲成劳。

百合二两 柴胡去苗 知母焙 黄连去须，锉，微炒 秦艽去苗土 栝蒌各一两 甘草半两，炙赤

上粗捣筛。每服五钱，水一盏半，生姜半分拍碎，煎至七分，去滓，食前温服，日二。

百合紫菀汤 治百合伤寒病，似劳，形状如疟。

百合 紫菀去苗、土 白茯苓去黑皮 杏仁汤浸去皮尖、双仁，炒令黄 甘草炙令微黄 柴胡去苗

上等分，粗捣筛。每服五钱，水一盏半，生姜半分拍碎，煎七分，去滓，空心温服，日晚再服。

厚朴散 治百合伤寒，补阴养阳。

厚朴去粗皮，姜汁炙令赤黑色，一两 桃仁去皮尖、双仁，炒黄，别研，一两 杏仁去皮尖、双仁，炒令黄，别研，一两 紫石英别研 白藓皮 五加皮 桑根白皮锉各半两

上捣研为散，更入乳钵一处研如粉。每服食前，用葱白糯米煎汤，调下二钱，日二。

百合前胡汤 治伤寒瘥后，已经二七日，热不解，将变成百合病，身体沉重无力，昏如醉状。

生百合三枚，擘，洗 前胡去芦头 麻黄去节，各一两半 葛根锉，二两 麦门冬去心，半两 石膏三两碎

上咬咀如麻豆大。每服五钱，水一盏半，煎取七分，去滓，温服，后如食顷，再服。

百合散（出《圣惠方》） 治伤寒百合病，身微热恶寒，烦喘。

百合二两 紫菀一两，去根、土 杏仁一两，汤浸去皮尖、双仁，麸炒微黄 前胡去芦头 麦门冬各一两，去心 甘草三分，炙微赤，锉

上为散。每服五钱，用水一大盏，煎至五分，去滓，不计时候，温分服。

赤茯苓散 治伤寒头不痛，但觉头眩，渐渐恶寒，是百合证。

赤茯苓 麦门冬各三分，去心 百合 知母 柴胡各一两，去苗 甘草半两，炙微赤，锉

上为散。每服四钱，以水一中盏，煎至六分，去滓，不计时候，温服。

子芩散（出《圣惠方》） 治伤寒头不痛，多眩闷，寒热往来，小便不利，百合证。

子芩三分 赤茯苓 甘草炙微赤，锉 芎劳各半两 百合一两 知母半两

上为散。每服五钱，以水一大盏，煎至五分，去滓，不计时候，温服。

半夏散（出《圣惠方》） 治伤寒百合病，下利不止，心中愊愊坚而烦呕，宜服。

半夏汤浸七次去滑　黄芩　黄连去须，微炒　甘草炙微赤，锉　人参各一两，去芦头　百合二两　干姜炮裂，锉，半两

上为散。每服三钱，以水一中盏，入枣三枚，生姜半分，煎至六分，去滓，不计时候，稍热服。

柴胡散（出《圣惠方》） 治伤寒百合病，羸瘦不食，少力，宜服。

柴胡去苗　白茯苓　陈橘皮汤浸去白瓤，焙　知母　桔梗去芦头　黄芪各一两　百合二两

上为散。每服五钱，以水一大盏，煎至五分，去滓，不计时候，温服。

紫菀饮子（出《圣惠方》） 治伤寒百合病，阴阳相搏，日久渐瘦，不思饮食，虚热咳嗽，宜服。

紫菀去根、土　杏仁各一两，汤浸去皮尖、双仁，麸炒微黄色　黄连半两，去须　前胡去芦头　半夏各三分，汤洗七次去滑　栝蒌一枚　人参一两，去芦头　知母三分　甘草半两，炙微赤，锉

上细锉，和匀。每服半两，以水一大盏，煎至五分，去滓，不计时候，温服。

半夏散（出《圣惠方》） 治伤寒百合病久不瘥，大小便涩，腹满微喘，时复痰逆，不下食，宜服。

半夏一两，汤洗七次去滑　人参半两，去芦头　木香三分　枳实麸炒微黄　川大黄一两，锉碎，微炒　杏仁汤浸去皮尖、双仁，麸炒微黄　桑根白皮各三分，锉　百合一两

上为散。每服五钱，以水一大盏，入生姜半分，煎至五分，去滓，不计时候，温服。

栝蒌牡蛎散（出《千金方》） 治伤寒百合病，渴不止。

牡蛎烧为粉　栝蒌根各二两

上为细散。每服二钱，以粥饮调下，不计时候服。

治伤寒百合病，壮热头痛，昏昏不寐，如有祟方。（出《圣惠方》）

百合　石膏各二两　知母　木香各一两

上为散。每服三钱，以水一大盏，煎至六分，去滓，不计时候，温服。

百合散　治伤寒百合病，一月不解，变如渴疾，宜服。

百合　栝蒌根各一两　牡蛎烧为粉　栀子仁　麦门冬各三分，去心，焙　甘草半两，炙微赤，锉

上为散。每服五钱，以水一中盏，入生姜半分，竹叶二十七片，煎至六分，去滓，不计时候，温服。

治伤寒百合病，腹中满痛，宜服此方。（出《千金方》）

用百合一两，炒令黄色，为细散。每服不计时候，以粥饮调下二钱。一方用百合根。

百合洗方（出《千金方》） 治百合病，一月不解，变成渴者。

用百合以水一斗，渍一宿，以水洗身已，食煮饼，勿与盐豉。一方用百合根。《外台秘要》云：如渴不瘥，可用栝蒌根，并牡蛎等分，为散，饮服方寸匕，日三服。（《普济方·卷一百四十二·伤寒门·伤寒百合》）

【参考文献】　朱橚,滕硕,刘醇,等.普济方[M].北京：人民卫生出版社,1982.

《奇效良方》

【原文】　百合知母汤　治百合伤寒，已经汗后，病人饮食，复不能食，常默默欲卧，复不

能卧,欲行复不能行,有寒如无寒,有热如无热,饮食或美不美,如强健人而卧不能行,口苦小便赤,药入口即吐利。此因虚劳大病之后,不平复,变成此疾,名百合病,宜服。

百合七枚,擘　知母一两

上先将百合擘碎,用新汲水二盏,浸一宿,当有白沫出,去却沫水了,却用新汲水二盏,煮百合取汁一盏,去渣盛于净器中;又将知母亦用新汲水二盏,煮取一盏,去渣后,将百合知母汁相和同煎,取一盏,不拘时分合作二服。(《奇效良方·卷之十·百合知母汤》)

【参考文献】　董宿.奇效良方[M].北京:中国中医药出版社,1995.

《万病回春》

【原文】　伤寒百合者,百没是处也。其病又非寒又非热,欲食不食,欲行不行,欲坐不坐,服药即吐,小便赤。如见此,谓之百合病。

加味柴胡汤　治百合病。

人参　半夏　柴胡　黄芩　百合　知母　甘草

上剉剂,青竹茹一团、粳米炒食盐一搓,入姜汁少许,水煎服。(《万病回春·卷之二·伤寒》)

【参考文献】　龚廷贤.万病回春[M].北京:中国医药科技出版社,2014.

《证治准绳》

【原文】　**百合病**　论曰:百合病者,谓无经络,百脉一宗,悉致病也。人常默默然,意欲食,不能食,意欲卧,不能卧,意欲行,不能行,或有时闻食臭,或时如寒无寒,如热无热,口苦,小便赤,诸药不能治,得药则剧吐利,如有神灵者,身形虽似和,其人脉微数。每溺时辄头痛者,六十日乃愈;若溺时头不痛,淅淅然者,四十日愈;若溺时快然,但头眩者,二十日愈。体证或未病而预见,或病四五日而出,或病二十日或一月微见者,各随其证治之。(《活人》云:此名百合伤寒,多因伤寒虚劳大病之后,不平复变成奇疾也。)(《证治准绳·伤寒·卷六·百合病》)

【参考文献】　王肯堂.证治准绳[M].上海:上海科学技术出版社,1959.

《医宗必读》

【原文】　似寒无寒,似热不热,欲食不食,欲卧不卧,欲行不步,嘿嘿不知所苦,如见鬼状,小便赤,病后失调,攻下非法,故成百合病。

通用小柴胡汤加百合、知母、粳米、生姜。血热,百合地黄汤。一月不解而渴,百合一斤,水二十碗,渍一宿,煮热浴身。(《医宗必读·卷之五·伤寒·百合病》)

【参考文献】　李中梓.医宗必读[M].邹高祈,点校.北京:人民卫生出版社,1996.

第五章 清代时期

在清代时期,考据之风蔚然成风,诸多医学大家纷纷投身于对古代医学经典的严谨考证与精细注疏之中,诸如《内经》《难经》《金匮要略》等典籍,在其笔下焕发出新的智慧光芒,并有大量的注本如繁星般涌现于世,璀璨夺目。尤为引人注目的是,随着一大批富含医案的临床著作如雨后春笋般涌现,这不仅彰显了当时医者们在疾病诊疗领域所达到的高深造诣,更如同一座座桥梁,连接古今,为现代临床医学实践提供了丰富而宝贵的启示与借鉴。

1. 对于疾病和理法方药的理解更为深入　清代医案较前代有大量增加,许多医案都对焦虑症的理法方药做出了详细描述。如《古今医案按》中"心常惕惕,如畏人捕之状,诊其脉,豁豁然虚大而浮,体热多汗",分析其病机为"盖厥阴多血,其化风木故也。有形当从血论,无形当从风论"。故治法方药为"今疾是走无形也,从风家治之,兼化痰散结,佐以铁粉朱砂丸,愈"。每一个详细而完整的医案都有利于完善对焦虑症的理解。这一时期不仅积累了大量临床实践经验,其中的遣方用药除遵循前人的治疗原则之外,更是有大量"自拟方"应用于临床实践。

2. 提出对于产后惊悸当补血气为主　对于产后出现的惊悸,《女科经纶》中医家认为其病因与"产后脏虚,体虚心气不足"密切相关,其临床症状多表现为"其状目睛不转,不能动,诊其脉动而弱者,惊悸也",并且提出治法"人所主者心,心所主者血,心血虚,神气不守,惊悸所由来也。当补血气为主"。

3. 对于脏躁有了更系统的认识　对于《金匮要略》中"妇人脏燥,喜悲伤欲哭,是其肺金之燥也",有了更系统的认识,《素灵微蕴》提出"木火衰而金水旺,故有悲恐而无喜怒,水寒则火灭,金燥则木伤故也"。《彤园医书(妇人科)》提出孕妇脏躁病因为"肺主悲哀,胎热则火炎灼金,肺不能自持,故生悲伤"。在临床治疗中,不仅灵活运用甘麦大枣汤、淡竹茹汤等经典方剂,"自拟方"也被应用于临床实践。

4. 针灸治疗焦虑症的记载更加翔实　清代医家还完善了针灸对于焦虑症的治疗方法。如《订正仲景全书伤寒论注》中治疗奔豚病:"先灸核上各一壮,继与桂枝加桂汤。"治疗惊证的方法在诸多典籍中皆有记载,如《病机沙篆》中:"针法:心中虚惕,神思不安,胆俞、心俞、内关、通里。怔忡健忘不寐,手少阴心虚,内关针五分灸三壮,神门针三分灸二七壮,少海针一分。"

第一节 奔 豚

《金匮要略广注》

【原文】 肾居下部,而其气每欲上凌,如肾液为唾,痰唾者,肾水之上泛也。肾脉循喉咙,咽痛者,肾经之客寒热也;或龙火上升,而为目赤齿痛,以肾合骨,骨之精为瞳子,齿者骨之余也;或风气相搏,而为耳痒蝉鸣,以肾开窍于耳也。至于奔豚者,肾气上发也。肾属水,豚亦水畜,位属北方亥宫,故取象于豚;奔者,言其势冲突莫御也。《难经》云:肾之积曰奔豚,发于少腹,上至心下,若豚状,或上或下无时,令人咳逆,骨痿少气。盖脾病传肾,肾当传心,心以夏适王,王者不受邪,肾复欲还脾,脾不肯受,留结为积,故奔豚以夏丙丁日得之。然《难经》所谓奔豚者,以平日渐积而言;本经所谓奔豚者,则不拘一病,病起无时,或得之伤寒误治者而然也。

师曰:病有奔豚,有吐脓,有惊怖,有火邪,此四部病,皆从惊发得之。

《内经》云:肝病发惊骇(肝藏魂,魂摇则惊)。又云:脾移热于肝,为惊衄。又二阳一阴病主惊骇(二阳胃也,一阴肝也),又阳明终者善惊,又胃病闻木音则惕然而惊(胃土也,闻木音惊者,土恶木也)。由是观之,则心肝脾胃,皆有所惊也。今以奔豚从惊发得者言之,《伤寒论》云:太阳伤寒者,加温针必惊也。盖心主血,汗者心之液,烧针发汗则损阴血而惊动心气,肾邪因心虚而凌上,发为奔豚(水克火也),则因惊以致奔豚,此惊发之属于心者也。以吐脓血从惊发得者言之,胃为水谷之海,惊则饮食停滞,气血不行,蓄而为热,内不能容,外无所泄,于是腐化为脓,病胃脘痛,而吐脓血者有之(呕吐出于胃),则因惊以致吐脓血,此惊发之属于胃者也。以惊怖从惊发得者言之,《内经》云:惊则气乱,以心无所倚,神无所归。丹溪谓心藏神,惊则神出于舍,舍空痰客,血气入舍,痰拒其神不得归,则因惊而惊怖不已,此惊发之亦属于心者也。以火邪从惊发得者言之,《经》云:诸病惊骇,皆属于火(心恶热,火动则心惕不宁)。又相火寄旺在肝胆,肝多惊,木旺则心火愈炎(肝属木)。如小儿热剧者其受惊必多,发搐者,则肝火弥炽,则因惊致火邪,此惊发之属于心,而亦属于肝胆者也。此病情宜细审也。

师曰,奔豚病从少腹起,上冲咽喉,发作欲死,复还止,皆从惊恐得之。

王肯堂曰:《内经》无有称惊怖者,始于《金匮要略》,奔豚条云有惊怖,又云惊恐,由是见惊怖即惊恐。盖怖,惧也,恐亦惧也,于义且同。然惊因触于外事,内动其心,心动则神摇;恐因感于外事,内歉其志,志歉则精却。故《内经》谓惊则心无所依,神无所归,虑无所定,故气乱矣;恐则精却,则上焦闭,闭则无气以还,则下焦胀,故气不行矣。此惊与恐之所由分也。(奔豚从惊恐得之,解见前)

张子和云:惊者,为自不知故也;恐者,为自知也。盖惊者,闻响即惊,恐者自知,如人将捕之之状,及不能独自坐卧,必有人伴侣,方不恐惧,或夜无灯烛则亦恐惧是也。

奔豚,气上冲,胸腹痛,往来寒热,奔豚汤主之。

奔豚者,阴气上攻,故冲胸腹痛也,往来寒热,邪正相搏也。

奔豚汤方

芎䓖　当归　芍药各二两　半夏四两　黄芩二两　甘草二两　生姜四两　生葛五两　甘李根白皮一升

上九味,以水二斗,煮取五升,温服一升,日三,夜一服。

心气虚,则奔豚,肾邪得而凌之。芎䓖辛以行气;当归温以和血;芍药酸以敛阴,配甘草又止腹痛,皆所以助心行气,使不上冲也;甘草甘以缓之;李根白皮苦辛,止心烦逆气;生葛发散寒热;黄芩苦以降逆;半夏、生姜辛以散逆也。

李玮西曰:奔豚加桂枝,宜也,此用黄芩凉剂,何欤?不知往来寒热,尚有半表半里症在,黄芩与半夏、甘草、生姜同用,即小柴胡汤例也,芎䓖入肝经,散寒热与用柴胡无异。(《金匮要略广注·卷中·奔豚气病脉证治第八》)

【参考文献】　李文.金匮要略广注[M].北京:中国中医药出版社,2007.

《金匮玉函经二注》

【原文】　师曰:病有奔豚,有吐脓,有惊怖,有火邪,此四部病,皆从惊发得之。

〔补注〕此仲景言奔豚之始本于惊故,并及他病之亦因于惊者。夫奔豚,水兽也;奔豚证,肾病也。《经》曰:东方肝木,病发惊骇。肝为火之母。故肝病则不足以生君火,而所胜侮之也;肝为水之子,故肝病则必至于扰肾水,而所生者顾之也。厥阴藏为藏血之地,惊则气凝,气凝则血滞,故厥阴篇有呕家痈脓,脓尽自愈也。阳明土,本畏木者也。木得邪助,下克斯土,故传而为惊怖。所以《经》谓见肝之病,当先实脾也。至肝病,已不得水之滋养,必热甚生风,故火炽而未得熄焉。要之皆因于惊。而随人之所虚以致病焉耳。

师曰:奔豚病从少腹起,上冲咽喉,发作欲死,复还止,皆从惊恐得之。

〔补注〕夫惊者实有可畏触于我也,因其可畏而惴惴焉疑。惕惕焉惧,则曰恐。故惊则伤心,恐则伤肾,肾为作强之官,受伤则邪气斯盛;心为神明之出,受伤则正气以衰,水本克火者也,于是肾邪欲上凌心,斯从少腹而上冲咽喉也,何也?夫少阴脉循喉咙,因其所系之经,而上冲殊便。纵使土可制水,乃由惊病肝,则木气足以胜土;且因惊病心,则火气又不足以生土。然则水气之止,亦其势衰而复还耳。岂诚阳明、太阴足以堤防之耶。

奔豚,气上冲胸,腹痛,往来寒热,奔豚汤主之。

奔豚汤方

甘草　芎䓖　当归各二两　半夏四两　黄芩二两　生葛五两　芍药二两　生姜四两　甘李根白皮一升

上九味,以水二斗,煮取五升,温服一升,日三,夜一服。

〔补注〕气上冲胸,较冲咽喉稍缓。然腹痛明系木来乘土,若往来寒热,少阳本病,以厥阴与少阳相表里也。故以作甘者益土为制水,半夏、生姜消散积滞,以辛温去寒,以苦寒解热,当归益荣。芍药止痛。凡发于惊者,皆以本汤主治,故即以病名汤。

发汗后,烧针令其汗,针处被寒,核起而赤者,必发奔豚,气从少腹上至心,灸其核上各一壮,与桂枝加桂汤主之。

桂枝加桂汤方

桂枝五两,去皮　芍药三两　生姜三两　甘草二两,炙　大枣十二枚上五味,以水七升,微火煮取三升,去滓,温服一升。

〔补注〕奔豚,北方肾邪也,烧针令汗,纵不合法,与少阴,何与而作奔豚?盖太阳相与表里也。针处被寒,核起而赤,吾知前此之邪未散,而后此之邪复入矣。惟桂能伐肾邪,所以用桂加入桂枝汤中,一以外解风邪,一以内泄阴气也。各灸核上者,因寒而肿,惟灸消之也。(《金匮玉函经二注·卷八·奔豚气病脉证治第八》)

【参考文献】 赵以德,周扬俊.金匮玉函经二注[M].周衡,王旭东,点校.北京:人民卫生出版社,1990.

《张氏医通》

【原文】 《金匮》云:奔豚病,从少腹起上冲咽喉,发作欲死,复还止,皆从惊恐得之。惊则伤心,恐则伤肾,心伤气虚,而肾邪乘之。从少腹起上冲咽喉,肾脉所循之处也,其水邪逆上凌心,故发作欲死,少顷邪退还止也。

奔豚,气上冲胸,腹痛,往来寒热,奔豚汤主之。

气上冲胸腹痛者,阴邪上逆也;往来寒热者,邪正交争也。奔豚虽曰肾积,而实冲脉为患。冲主血,故以芎、归、芍、草、苓、半、生姜散其坚积之瘀,葛根以通津液,李根以降逆气,并未尝用少阴药也;设泥奔豚为肾积而用伐肾之剂则谬矣。即使果有水气凌心,不过桂、苓之类,《千金》成法可师,不必如东垣奔豚丸之用巴豆、乌、附等耗水伤津药也。(《张氏医通·卷三·诸气门上·积聚》)

【参考文献】 张璐.张氏医通[M].李静芳,建一,校注.北京:中国中医药出版社,1995.

《伤寒溯源集》

【原文】 发汗后,其人脐下悸者,欲作奔豚,茯苓桂枝甘草大枣汤主之。奔豚者,即前烧针令汗,针处被寒所发之奔豚,乃肾家奔突上冲之阴邪也。悸者,筑筑然惕动,状若心惊而恍惚跳跃也。误汗之后,阳气已虚,下焦阴寒之气,欲作奔豚而气先上逆,故从脐下忽筑筑然而悸动也。前针处被寒,以必作奔豚,从少腹上攻心,其势较甚,故以桂枝加桂汤温散其寒邪。此条但云欲作奔豚,欲作非必作可比,乃可作可不作之间耳,但因脐下悸,知阴气已动,恐其欲作奔豚,故以茯苓桂枝甘草大枣汤主之也。(《伤寒溯源集·卷之二·太阳中篇·伤寒证治第二·伤寒误汗》)

【参考文献】 钱潢.伤寒溯源集[M].北京:中国中医药出版社,2015.

《金匮要略心典》

【原文】 师曰:病有奔豚、有吐脓、有惊怖、有火邪。此四部病,皆从惊发得之。

奔豚具如下文。吐脓有咳与呕之别,其从惊得之旨未详。惊怖即惊恐,盖病从惊得,而惊气即为病气也。火邪见后惊悸部及《伤寒·太阳篇》云:"太阳病,以火熏之,不得汗,其人必躁,到经不解,必圊血,名为火邪。"然未尝云从惊发也。"惊悸篇"云:"火邪者,桂枝去芍药加蜀漆牡蛎龙骨救逆汤主之。"此亦是因火邪而发惊,非因惊而发火邪也。即后奔豚证治三条,亦不必定从惊恐而得。盖是证有杂病、伤寒之异。从惊恐得之,杂病也;从发汗及烧针被寒者,伤寒也。其吐脓、火邪二病,仲景必别有谓,姑缺之以俟知者。或云:东方肝木,其病发惊骇。四部病皆以肝为主。奔豚、惊怖,皆肝自病;奔豚因惊而发病;惊怖即惊以为病也;吐脓者,肝移热于胃,胃受热而生痈脓也;火邪者,木中有火,因惊而发,发则不特自燔,且及他脏也。亦通。

师曰:奔豚病从少腹上冲咽喉,发作欲死,复还止,皆从惊恐得之。

前云惊发,此兼言恐者,肾伤于恐,而奔豚为肾病也。豚,水畜也;肾,水脏也。肾气内动,上冲胸喉。如豕之突,故名奔豚。亦有从肝病得者,以肾肝同处下焦,而其气并善上逆也。

奔豚,气上冲胸,腹痛,往来寒热,奔豚汤主之。

此奔豚气之发于肝邪者,往来寒热,肝脏有邪,而气通于少阳也。肝欲散,以姜、夏、生葛散之;肝苦急,以甘草缓之;芎、归、芍药理其血;黄芩、李根下其气。桂、苓为奔豚主药而不用者,病不由肾发也。(《金匮要略心典·卷中·奔豚气病脉证治第八》)

【参考文献】 尤怡.金匮要略心典[M].太原:山西科学技术出版社,2008.

《绛雪园古方选注》

【原文】 贲豚汤

甘草二两　芎䓖二两　当归二两　半夏四两　黄芩二两　生葛五两　芍药二两　生姜四两　甘李根白皮一升

上九味,以水二斗,煮取五升,温服一升,日三夜一服。

贲,与"愤"同,俗读奔;豚,尾后窍;又,小豕也。病从腹中气攻于上,一如江豚以臀愤起而攻也。是方治惊恐而得贲豚者,缘心动气驰,气结热聚,故其聚散靡常,发则为热,退则为寒,阴阳相搏则腹痛。君以芍药、甘草奠安中气,臣以生姜、半夏开其结气,当归、芎䓖入血以和心气,黄芩、生葛、甘李根白皮性大寒,以折其冲逆之气。杂以生葛者,寓将欲降之、必先升之之理。再按贲豚气有三:犯肺之贲豚属心火,犯心之贲豚属肾寒,脐下悸欲作贲豚属水邪。证自分途,治亦各异,学者当加意谛视。(《绛雪园古方选注·中卷·内科·贲豚汤》)

【参考文献】 王子接.绛雪园古方选注[M].北京:中国中医药出版社,2007.

《订正仲景全书伤寒论注》

【原文】 太阳伤寒者,加温针必惊也。烧针令其汗,针处被寒,核起而赤者,必发奔豚,气从少腹上冲心者,先灸核上各一壮,与桂枝加桂汤,更加桂。

[注]太阳伤寒,加温针必惊者,谓病伤寒之人,卒然加以温针,其心畏而必惊也,非温针之后,必生惊病也。烧针即温针也,烧针取汗,亦是汗法,但针处宜当避寒,若不谨慎,外被寒袭,火郁脉中,血不流行,必结肿核赤起矣。且温针之火,发为赤核,又被寒侵,故不但不解,反召阴邪。盖加针之时,心既被惊,所以肾阴乘心之虚,上凌心阳而发奔豚也。奔豚者,肾阴邪也,其状气从少腹上冲于心也。先灸核上各一壮者,外去寒邪,继与桂枝加桂汤。更加桂者,内伐肾邪也。桂枝加桂汤方于桂枝汤方内,更加桂二两,成五两,余依桂枝汤法。

[集解]徐彬曰:此乃太阳风邪,因烧针令汗,复感于寒,邪从太阳之腑膀胱袭入相合之肾脏,而作奔豚,故仍从太阳之例,用桂枝全方。倍加桂者,以内泻阴气,兼驱外邪也。(《订正仲景全书伤寒论注·卷十一·辨坏病脉证并治篇》)

【参考文献】 吴谦.订正仲景全书伤寒论注[M]//吴谦.医宗金鉴：第一分册.北京：人民卫生出版社,1973.

《订正仲景全书金匮要略注》

【原文】 师曰：病有奔豚，有吐脓，有惊怖，有火邪，此四部病，皆从惊发得之。

[按]篇中只有奔豚一证，而吐脓、惊怖、火邪皆简脱，必有缺文。

师曰：奔豚病从少腹起，上冲咽喉，发作欲死，复还止，皆从惊恐得之。

[注]奔豚者，肾病也。以其病从少腹上冲咽喉，有如豚窜奔突之状，故名之也。发作则肾气上乘于心而欲死，作已则气衰复还于肾而止，故其病虽有微甚不同，然必皆从惊恐得之。盖惊伤心，恐伤肾，两脏交病也。水能胜火，肾上凌心，故治法宜泻肾而补心也。

[集注]张从政曰：惊者，为自不知故也；恐者，为自知也。

周扬俊曰：少阴脉循喉咙，因其所系之经，而上冲殊便也。

发汗后，烧针令其汗，针处被寒，核起而赤者，必发奔豚，气从少腹上至心，灸其核上各一壮，与桂枝加桂汤主之。

[注]此条与《伤寒论》同。《伤寒论》中无"发汗后"三字，而有"太阳伤寒者，加温针必惊也"十一字，当从《伤寒论》为是。盖明所以致惊之由非一端，即寒侵针处，亦能为是病也。夫太阳伤寒者，加温针必惊也，谓病伤寒之人，卒然加以温针，其心必惊，非谓温针之后必生惊病也。烧针，即温针也，烧针取汗亦汗法也。针处宜当避寒，若不知谨，外被寒袭，火郁脉中，血不流行，所以有结核肿赤之患也。夫温针取汗，其法亦为迅烈矣，既针而营不奉行作解，必其人素寒阴盛也。故虽有温针之火，但发核赤，又被寒侵，故不但不解，反召阴邪，而加针之时，心既惊虚，所以肾水阴邪，得上凌心阳而发奔豚也。奔豚者，肾水阴邪之气，从少腹上冲于心，若豚之奔也。先灸核上各一壮者，外祛其寒邪，继与桂枝加桂汤者，内伐其肾邪也。

[集注]周扬俊曰：奔豚，北方肾邪也。烧针令汗，纵不合法，与少阴何与而作奔豚？盖太阳相表里也，针处被寒，核起而赤，吾知前此之邪未散，而后此之邪复入，惟桂能伐肾邪也。所以用桂加入桂枝汤中，一以外解风邪，一以内泄阴气也。先灸核上者，因寒而肿，惟灸消之也。

桂枝加桂汤方

桂枝_{五两} 芍药_{三两} 甘草_{炙,二两} 生姜_{三两} 大枣_{十二枚}

上五味，以水七升，微火煮取三升，去滓，温服一升。

奔豚，气上冲胸，腹痛，往来寒热，奔豚汤主之。

[注]奔豚气上冲咽喉，发作欲死，是奔豚之甚者也。气上冲胸，腹痛，往来寒热，是奔豚之微者也。甚者以桂枝加桂汤，从肾逐阴降逆也；微者以奔豚汤，从心调血散逆也。

奔豚汤方

甘草 芎䓖 当归_{各二两} 半夏_{四两} 黄芩_{二两} 生葛_{五两} 芍药_{二两} 生姜_{四两} 甘李根白皮_{一升}

上九味，以水二斗，煮取五升，温服一升，日三，夜一服。

[集解]沈明宗曰：用芎、归、白芍、甘草调养厥阴、少阳血气之正，而邪自外出；以生葛、黄芩、半夏、生姜佐李根，解半表半里之寒热，而逆可散。盖奔豚虽属肾病，然兼厥阴、少阳之

邪而发者有之。仲景用此方,明非仅寒邪一端致然也。

发汗后,脐下悸者,欲作奔豚,茯苓桂枝甘草大枣汤主之。

[注]发汗后,心下悸者,心阳虚,本经自病也。脐下悸者,肾邪乘虚上干心病也。奔豚者,脐下气动而上冲也。欲作奔豚者,有似奔豚之状而将作未作也。茯苓桂枝甘草大枣汤,所以补火土而伐水邪也。上条发明外感寒邪,能病奔豚,此条更申明内有水气,亦能病奔豚也。

[集注]徐彬曰:仲景论证,每合数条以尽其变。言奔豚由于惊,又言其从少腹冲至咽喉,又言其兼腹痛,而往来寒热,又言其兼核起,而无他病,又言汗后脐下悸,欲作奔豚而未成者,其浅深了然。用和解,用伐肾,用桂不用桂,酌治微妙。奔豚一证,病因证治,无复剩义,苟不会仲景立方之意,则峻药畏用,平剂寡效,岂古方不宜于今哉。(《订正仲景全书金匮要略注·卷三·奔豚气病脉证并治第八》)

【参考文献】 吴谦.订正仲景全书金匮要略注[M]//吴谦.医宗金鉴:第一分册.北京:人民卫生出版社,1973.

《四圣心源》

【原文】 火炎于上,肾水沉寒,阴凝气结,久而弥坚,历年增长,状如怀子,是谓奔豚。奔豚者,肾肝之阴气聚而不散者也。水寒木枯,郁而生风,摇撼不已,则心下悸动。悸见脐下,则根本振摇,奔豚发矣。奔豚上腾,侮土凌心,发作欲死,最为剧证。数年之后,渐而火败土崩,则人死矣。

大凡脾肾寒湿,无不有惊悸之证,惊悸不愈,必生奔豚积块。此皆中气亏损,阴盛阳虚之病也。庸工不解,以为心血不足,乃以归脾、补心之方,清凉滋润,助阴伐阳,百不一生,最可伤也。(《四圣心源·卷四·劳伤解·神惊》)

【原文】 奔豚者,肾家之积也。平人君火上升而相火下蛰,火分君相,其实同气。君相皆蛰,则肾水不寒。火之下蛰,实赖土气,胃气右降,金水收藏,则二火沉潜而不飞扬。土败胃逆,二火不降,寒水渐冱,阴气凝聚,久而坚实牢硬,结于少腹,是谓奔豚。《难经》:肾之积,曰奔豚是也。

水邪既聚,逢郁则发,奔腾逆上,势如惊豚,腹胁心胸诸病皆作,气冲咽喉,七窍火发,危困欲死,不可支也。及其气衰而还,诸症乃止。病势之凶,无如此甚。

然积则水邪而发则木气,其未发也,心下先悸,至其将发,则脐下悸作。以水寒木郁,则生振摇,枝叶不宁,则悸在心下,根本不安,则悸在脐间。脐上悸生者,是风木根摇,故发奔豚。

仲景,"霍乱":若脐上筑者,肾气动也。肾气者,风木摇撼之根,而论其发作,实是木邪。木邪一发,寒水上凌,木则克土,而水则刑火。火土双败,正气贼伤,此奔豚所以危剧也。

悸者,风木之郁冲,惊者,相火之浮宕。火不胜水,五行之常,所恃者,子土温燥,制伏阴邪。培植阳根,蛰于坎府,根本不拔,则胆壮而神谧。土湿阳衰,不能降蛰相火,阳根泄露,飘越无依,寒水不凝,阴邪无制,巨寇在侧,而身临败地,故动惕慌悬,迄无宁宇。凡惊悸一生,即为奔豚欲发之兆,不可忽也。(《四圣心源·卷六·杂病解中·奔豚根原》)

【参考文献】 黄元御.四圣心源[M].孙洽熙,校注.北京:中国中医药出版社,2009.

《金匮悬解》

【原文】 师曰：病有奔豚，有吐脓，有惊怖，有火邪，此四部病，皆从惊发得之。

奔豚者，肝木之邪，阳亡土败，水寒木郁，风动根摇，奔冲心肺，是谓奔豚（言其势如奔豚也）。吐脓者，肝木之邪，惊悸之家，气动血挠，离经郁蓄，涌溢阳窍，是为吐衄。不经吐衄，郁碍阳气，阳郁热发，淫蒸腐化，随吐而上，是谓吐脓。惊怖者，水寒土湿，胃逆不降，胆木失根，神魂振惕，是谓惊怖。火邪者，火劫发汗，阳败惊生，迷乱昏狂，卧起不安，是谓火邪。此四部之病，异派同源，悉属肝胆。肝胆主惊，皆由木气受伤，惊发于肝胆，而得之也。（《金匮悬解·卷八·内伤杂病·惊悸·惊悸二》）

【原文】 奔豚之证，水寒土湿，而风木郁发者也。木生于水而长于土，水寒则不生，土湿则不长，生长不遂，则木郁而风动，动而不已，则土崩堤坏，而木邪奔腾，直冲于胸膈，心腹剧痛，鼻口火发，危困欲死，不可名状。病势之恶，未有若此之甚者也。而气机将作，则悸动先生。悸动者，风木之振摇也。盖惊悸、奔豚，俱缘亡阳，惊悸即奔豚之前矛，奔豚即惊悸之后劲，同声一气之邪，非有二也。其中吐衄之条，往往相兼而见。不吐衄而瘀腐，即为吐脓之证耳。大凡虚劳内伤之家，必有惊悸、奔豚之病。奔豚或有时作止，而惊悸则无刻不然。其时常惊悸而奔豚不作者，己土未败，而风木不能遽发也。然悸动未息，则奔豚虽不发作，而发作之根，未尝不在。当其少腹硬块，岁月增长，即不必发作，而祸根已伏，不可不察也。（《金匮悬解·卷九·内伤杂病·奔豚》）

【原文】 师曰：奔豚病，从小腹起，上冲咽喉，发作欲死，复还止，皆从惊恐得之。

《难经》：肾之积，名曰奔豚，发于少腹，上至心下，若豚状，或上或下无时。《伤寒·霍乱》理中丸加减：若脐上筑者，肾气动也（《伤寒》：脐下悸者，必发奔豚）。其实根原于肾而病发于肝，非纯为肾家之邪也。病从少腹而起，上于胸膈而冲于咽喉，喘呼闭塞，七窍火生。木气奔腾，势如惊豚，若胁、若腹、若心、若头，诸处皆痛，发作欲死，凶恶非常。及其气衰而还，诸证乃止。其原皆从惊恐得之。盖五脏之志，肾主恐而肝主惊，惊则气乱，恐则气下。惊恐之时，肾肝之气乱其生发之常，而为沦落之势，生气殒堕陷于重渊，日月积累，渐成硬块。《难经》以为肾积，究竟是木陷于水，而成积聚也。其结于少腹，坚硬不移者，奔豚之本。其冲于咽喉，奔突不安者，奔豚之标。其标不无燥热，而其本则全是湿寒。以少阳甲木，下行而温癸水，水暖木荣，则胆壮而不生惊恐，甲木拔根，相火升泄，肝胆皆寒，则惊恐作焉。人之仓卒惊恐，而振栗战摇者，水澌而胆寒也。（《金匮悬解·卷九·内伤杂病·奔豚·奔豚一》）

【原文】 奔豚，气上冲胸，腹痛，往来寒热，奔豚汤主之。

奔豚之发，木贼而土败也。木邪奔发，气上冲胸，脾土被贼，是以腹痛。肝胆同气，肝气上冲，胆木不得下行，经气郁迫，故往来寒热。以少阳之经，居半表半里之间，表阳里阴，迭为胜负，则见寒热之往来。厥阴，风木之气，风动血耗，木郁热发。奔豚汤，甘草补土而缓中，生姜、半夏降胸膈之冲逆，黄芩、生葛清胆胃之郁热，芎、归、芍药疏木而润风燥，李根白皮清肝而下奔气也。

奔豚汤四十四

甘草二两,炙　半夏四两　生姜四两　芍药二两　当归二两　芎䓖二两　黄芩二两　生葛五两　甘李根白皮一升

上九味,以水二斗,煮取五升,温服一升,日三夜一服。(《金匮悬解·卷九·内伤杂病·奔豚·奔豚二》)

【参考文献】 黄元御.金匮悬解[M]//黄元御.黄元御医书全集:中.北京:中医古籍出版社,2016.

《伤寒说意》

【原文】 汗后亡阳土湿,动木郁风,则生振悸。轻者悸在心下,重者悸在脐间。脐下振悸,根本动摇,是欲作奔豚之象也。奔豚之发,起于少腹,直犯心胸,冲突击撞,其痛不支,咽喉闭塞,七窍火发,病之最凶恶者,宜苓桂甘枣汤,泄湿培土,补脾精而达木郁也。凡烧针取汗,表泄阳虚,针孔被寒,核起而赤者,必发奔豚。缘外寒闭束,风木郁冲之故。宜先灸核上各一壮,散其外寒,以桂枝加桂汤,疏木而下冲也。至于下后阳虚,下焦阴气上冲者,亦皆奔豚之证,悉宜桂枝加桂汤也。(《伤寒说意·卷二·太阳经坏病·太阳坏病入少阴脏证·汗下后发作奔豚》)

【参考文献】 黄元御.伤寒说意[M]//黄元御医书全集:中.北京:中医古籍出版社,2016.

《伤寒论纲目》

【原文】 [纲]仲景曰:发汗后,其人脐下悸,欲作奔豚,茯苓桂枝甘草大枣汤主之。烧针令其汗,针处被寒,核起而赤者,必发奔豚。气从小腹上冲心者,灸其核上各一壮,与桂枝加桂汤。

阳明病,脉浮而紧,咽燥,口苦,腹满而喘,发热汗出,不恶寒,反恶热,身重,若下之,则胃气空虚,客气动膈,心下懊憹,舌上苔者,栀子豉汤主之。

[目]徐彬曰:首条言君火虚极,肾邪微动,亦将凌心而发奔豚也。谓汗乃心液,发汗后则虚可知,使非因汗时余邪侵肾,何至脐下悸?至于悸而肾邪动矣,故知欲作奔豚,乃以茯苓合桂,甘专伐肾邪;单加大枣以安胃,似不复大顾表邪。谓发汗后表邪已少,且但欲作,则其力尚微,故渗其湿,培其土,而阴气自衰,用甘澜水助其急下之势也。次条,乃言太阳余邪未尽而加奔豚,兼又起核者,宜内外两治之法也。谓太阳病发汗矣,又复烧针令汗,以太阳之邪未尽故也,奈烧针则惊,发其奔豚之气,所以气从少腹上至心,于是治其余邪,攻其冲气,治之甚易。乃又针处被寒,核起而赤,则兼治为难,故以桂枝汤主太阳之邪,加桂以伐奔豚之气,而赤核则另灸以从外治之法,庶为两得耳。所以然者,以无腹痛及往来寒热,则病专在太阳故也。

鳌按:此三条亦动气之属也。首条脐下悸,乃肾水乘火而上克,曰欲作者,言犹未发也,当预治之。二条,乃阳气不舒,阴气反胜,寒邪凝聚,发为赤核,是奔豚之兆,从小腹冲心,是奔豚之象。总之,脐下悸,是水邪欲乘虚而犯心,故君茯苓以正之;奔豚自不发,小腹气冲,是木邪挟客气以凌心,故汤中加桂以平木,而奔豚自除。一在里而未发,一在表而已发,所以治各不同也。三条,胃中以下而空虚,邪之客上焦者,必不因下而除,故客气动于膈也。(《伤寒论纲目·卷三·动气》)

【原文】 [纲]仲景曰:动气在右,不可发汗,发汗则衄而渴,心苦烦,饮即吐水;动气在左,不可发汗,发汗则头眩,汗不止,筋惕肉𥆧;动气在上,不可发汗,发汗则气上冲,正在心端;动气在下,不可发汗,发汗则无汗,心中大烦,骨节苦痛,目运,恶寒,食则反吐,谷不得前。

[目]许叔微曰:动气筑筑然跳动于腹者是也,病人先有五积在腹中,或腹上下左右,复因伤寒,新邪与旧邪相搏而痛,筑筑然跳动,名曰动气。大概虚者,理中汤去术加桂;热者,柴胡桂枝汤。

李梴曰:五积中,惟脐下奔豚冲心最急,桂枝汤加桂一倍自效。(《伤寒论纲目·卷三·动气》)

【参考文献】 沈金鳌.伤寒论纲目[M].北京:中国中医药出版社,2015.

《鲁峰医案》

【原文】 归元止血汤 (吐血)

治哀恸过情,血涌暴吐,昏厥仆倒,奔豚气逆,直上冲喉身不能俯,寝卧不下,目不能合,不思饮食,面色微赤,神直喘促,气息奄奄,危在旦夕之症,(经验)少迟则神脱气绝也。(《鲁峰医案·虚损类》)

【参考文献】 鲁峰.鲁峰医案[M].颜纯淳,校注.北京:中国中医药出版社,2015.

《救急选方》

【原文】 积气从脐左右起,上冲胸满,气促郁冒。厥者,先用醋炭法,熊胆小豆大,白汤化开,调辰砂末五七分,灌之,立醒。(本朝经验)(《救急选方·上卷·卒心腹痛门(附卒疝奔豚 积气郁冒)》)

【参考文献】 丹波元简.救急选方[M].北京:人民卫生出版社,1983.

《金匮玉函要略辑义》

【原文】 夫奔豚气者,肾之积气,起于惊恐忧思所生。若惊恐,则伤神,心藏神也。忧思则伤志,肾藏志也。神志伤动,气积于肾,而气下上游走,如豚之奔,故曰奔豚。其气乘心,若心中踊踊,如车所惊,如入所恐,五脏不定,食饮辄呕,气满胸中,狂痴不定,妄言妄见,此惊恐奔豚之状。若气满支心,心下闷乱,不欲闻人声,休作有时,乍瘥乍极,吸吸短气,手足厥逆,内烦结痛,温温欲呕,此忧思奔豚之状。诊其脉来触祝触祝者(《外台》无两触字),病贲豚也。

案:《灵·邪气脏腑病形篇》云,沉厥奔豚,足不收不得前后。盖本篇所论即是也。而《难经》名肾积为奔豚,然与此自别。故杨玄操注《难经》云:又有奔豚之气,非此积病也。名同而病异,可以见耳。后世有奔豚疝气之称(见于《和剂》《指南》《直指方》等),即《内经》所谓冲疝(出于"骨空论")。疝病而为奔豚气者,张氏《医说》云:以肾气奔冲为奔豚。谓豚能奔逸,而不能远也。此解得之。沈注云:状如江豚。此说本于《丹溪心法》,决不可从。

奔豚气,上冲胸腹痛,往来寒热,奔豚汤主之。

〔徐〕此乃奔豚之气,与在表之外邪相当者也,故状如奔豚。而气上冲胸,虽未至咽喉,亦如惊发之奔豚矣。但兼腹痛,是客邪有在腹也。且往来寒热,是客邪有在半表里也。

〔沈〕是以芎、归、姜、芍,疏养厥阴少阳气血之正,而驱邪外出。以生葛、李根,专解表里风热,而清奔豚逆上之邪。黄芩,能清风化之热。半夏以和脾胃,而化客痰。

〔尤〕桂、苓为奔豚主药,而不用者,病由肾发也。

奔豚汤方《外台》引《集验》,主疗药味并同。(《金匮玉函要略辑义·卷二·奔豚气病脉证治第八》)

【参考文献】 丹波元简.金匮玉函要略辑义[M].北京:人民卫生出版社,1955.

《医阶辨证》

【原文】 肝之积,曰肥气,在左胁下,如覆杯,有头足。肺之积,曰息贲,在右胁下,大如覆杯,气逆背痛。心之积,曰伏梁,起脐上,大如臂上,至心之下。脾之积,曰痞气,在胃脘,如覆盆,痞塞饥减饱见。肾之积,曰奔豚,若豚奔状,自少腹上至心,或上或下无时,饥见饱减,少腹急腰痛。

肥气者,肝之留血;息贲者,肺之滞气;伏梁者,心之郁火;痞气者,脾之湿气;奔豚者,肾之水寒;脏之气,与外之淫邪合而为病也。此五脏之邪,自为积也。(《医阶辨证·五积辨》)

【参考文献】 汪必昌.医阶辨证[M]//三三医书:第1册.北京:中国医药科技出版社,2016.

《躛山草堂医案》

【原文】 气从少腹上升,则脘闷作痛,得嗳乃舒,所谓肾之积,奔豚是也。脉象左弱于右,此其明验也。

安南桂　大熟地　炒枸杞　甘草　陈皮　大枣　炒於术　炒白芍　炒怀膝　白茯苓　煨姜 (《躛山草堂医案·下卷·奔豚》)

【参考文献】 何书田.躛山草堂医案[M].钱晓云,点校.上海:上海中医学院出版社,1989.

《金匮玉函要略述义》

【原文】 师曰:病有奔豚,有吐脓。(师曰奔豚病以下,脉经为别条,宜从)

按欲死二字,形容苦恼之状而言,与少阴篇吴茱萸汤条同语例。

奔豚汤方

按此方证,挟有热邪,故不取桂枝之温,而用黄芩、生葛之凉,且既有半夏。故不再用茯苓、芎归、芍药三味,以和其腹痛也。

《伤寒总病论》:动气在上,不可发汗。发汗则气上冲,正在心端,李根汤主之。于本方,去芎劳、生葛,加桂枝、人参、茯苓。

桂枝加桂汤方

《伤寒论》本方后曰:本云桂枝汤,今加桂满五两,所以加桂者,以能泄奔豚气也。

发汗后,脐下悸者。(茯苓下,辑义,桂枝二字偶脱)

〔余述〕奔豚一证,多因水寒上冲,故治法不出降逆散寒,而注家概解以肾邪,殆不免牵凑,要坐不检《难经》、仲景之有异耳。(《金匮玉函要略述义·卷上·奔豚气病脉证治

第八》)

【参考文献】 丹波元坚.金匮玉函要略述义[M].北京：人民卫生出版社,1957.

《杂病广要》

【原文】 仲景所谓奔豚气,与《难经》肾积其证不同,而如巢元方犹不免牵混,后世或以为疝气之名,要在学者分别之焉。盖其扩充仲景者,则寥寥罕闻尔。

源候

夫奔豚气者肾之积气,起于惊恐忧思所生。若惊恐则伤神,心藏神也。忧思则伤志,肾藏志也。神志伤,动气积于肾,而气下上游走,如豚之奔,故曰奔豚。其气乘心,若心中踊踊,如车所惊,如人所恐,五脏不定,食饮辄呕,气满胸中,狂痴不定,妄言妄见,此惊恐奔豚之状。若气满支心,心下闷乱,不欲闻人声,休作有时,乍瘥乍极,吸吸短气,手足厥逆,内烦结痛,温温欲呕,此忧思奔豚之状。诊其脉来触祝触祝者,病奔豚也。(《病源论》按:若心中踊踊以下,《外台》引《小品》文有少异,又车字作事字是,盖此段义不无疑,姑存之)

治方

《肘后》疗卒厥逆上气,气支两胁,心下痛满,淹淹欲绝,此谓奔豚,病从卒惊怖忧迫得之,气从下上,上冲心胸,脐间筑筑发动有时,不疗杀人方。

甘草二两,炙　人参二两　吴茱萸一升　生姜一斤　半夏一升　桂心三两

上六味切,以水一斗,煮取三升,分三服。此药须预蓄,得病便急令服之。(《千金方》桂五两,甘草三两。张文仲同)(《外台》)《千金》名奔气汤。(今本甘草二两)(按:此系吴茱萸汤加减方)

《广济》奔豚气在心,吸吸短气,不欲闻人语声,心下烦乱不安,发作有时,四肢烦疼,手足逆冷方。

李根白皮八两　半夏七两,洗　干姜四两　茯苓三两　人参二两　甘草二两,炙　附子一两,炮　桂心四两

上八味切,以水一斗,煮取三升,绞去滓,分三服,别相去如人行六七里。(《外台》)《圣惠》治奔豚气,脐腹胀痛,翕翕短气,发作有时,四肢疼闷,**甘李根散**,于本方去茯苓、甘草,加吴茱萸、当归、槟榔。

《小品》疗卒伤损,食下则觉胸中偏痛栗栗然,水浆下亦尔,问病与相应,急作此方。

生李根一斤,细锉之　麦门冬一斤,去心　人参二两　桂心二两　甘草一两,炙

上五味㕮咀,以水一斗,煮取三升,分三服。《范汪》同。(《外台》)

《小品》**牡蛎奔豚汤**,疗奔豚气从少腹起憧胸,手足逆冷方。

牡蛎三两,熬　桂心八两　李根白皮一斤,切　甘草三两,炙

上四味切,以水一斗七升,煮取李根白皮得七升,去滓,内余药,再煮取三升,分服五合,日三,夜再。(同上)

治奔豚气,上下冲走,闷乱面青,宜服此方。

甘李根皮三两,锉　生姜二两,炒干　吴茱萸一两

上件药捣,细罗为散。每服一钱,水一中盏,煎至六分,去滓热服。(《圣惠》)(《杂病广要·内因类·奔豚气》)

【参考文献】 丹波元坚.杂病广要[M].李洪涛,主校.北京：中医古籍出版社,2002.

《高注金匮要略》

【原文】 师曰：病有奔豚，有吐脓，有惊怖，有火邪，此四部病，皆从惊发得之。

病字，贯下文四部而言。豚，即猪畜。奔豚者，足少阴肾水之癸气，寄位于亥，动则上冲，如惊猪奔突，故以之为名。肰心阳照临，而胸分中氤氲之气，能逼下阴静伏，惊则神散而上虚，故奔豚之气，得以乘虚而突犯之矣。吐脓者，肺属金而主气，又心之神为火，神火因惊而出，如电光石火，则肺金受克，而败其阻滞之金液故也。惊怖之惊，指惕然自警，如儿童病风热及神虚之人睡梦惊跳之义，与下文惊发之惊不同。盖下文之惊，凡一切奇险境遇，及耳目之所猝然见闻者，皆是怖合恐惧而言。盖恐属血虚，似乎内无凭依之主；惧属气削，似乎外有凌驾之疑；怖则阴血内空，而虚神外张，常有不违设备之象，故曰合恐惧而言也。盖惊则神明涣散，而其中之精汁，亦与之而从空俱耗。惊气出釜甑，而湿润随之以飞越之义，及心君复辟，而内外之仓库已虚矣。火邪者，外火也。外火逼出心液而为汗，则心神已在孤危，而外火已有乘虚之势，加之以惊，则灵明出舍，而为外火腾内入之空矣。故曰"此四部病，皆从惊而发"，遂致得此病也。吐脓等三症，虽与奔豚同得于惊，故类之。然亦可借彼以明奔豚一症，有气虚、血虚并气血两虚之别也。

师曰：奔豚病，从少腹起，上冲咽喉，发作欲死，复还止，皆从惊恐得之。

此叙奔豚之正病也。上下二焦，譬之天地阴阳，各相当而无所侵犯。于是上焦以天之阳气，从西肺而下降；下焦以地之阴精，从东肝而上升，故曰：左右者，阴阳之道路。若上焦之心气一空，则下焦少腹之阴，不由左右升降之道路，而于中冲直上以犯清虚，且更至于咽喉矣。夫上焦胸分，为心肺之城郭，奔豚之气迫肺，则气道几阻；迫心，则神机将窜，故发作欲死。但上极必复，冲极必还，下焦之贼阴，复还于下，则上焦之神气，亦复还于上矣，故止。凡不测之事，猝然临之于意外，则惊，凛然持之于意中，则恐。皆能销铄其阳神阳液，而招奔豚之上突，故曰"皆从惊恐得之"也。张子和谓惊为自不知，恐为自知，确甚。

奔豚，气上冲胸，腹痛，往来寒热，奔豚汤主之。

奔豚汤方

芎䓖二两　当归二两　芍药二两　半夏四两　黄芩二两　甘草二两　生姜四两　生葛五两　甘李根白皮一升

上九味，以水二斗，煮取五升，温服一升，日三服，夜一服。以四服各一升计之，当作煮取四升，否则宜云温服一升二合为是，其当日传写之小误耶。

此平日阳明胃气，少阳膈气素壮，乍受惊恐，心阳既驰，而心血尤短，以致阳明少阳二腑之气，同上而争趋空处，而为奔豚之变症也。夫奔豚之义，原因北方亥气，冲突上焦，故名。不知三焦臣伏之用，从上制中，从中制下者也。上气因惊而虚，则上不能制中，于是阳明、少阳之气，就近而两争之，故气上冲胸，亦如奔豚之象，故亦曰"奔豚"也。阳明、少阳之气素壮，则中有以制下，而少腹之气，不能假道于胃与膈，而跳冲胸中，故方绝不责下焦之有余，而但以黄芩清少阳之膈、生葛凉阳明之胃而已矣。其三焦滋息之源，则又从下化中，从中化上者也。心血因惊而亏于上，则中吸旁吸胃与膈之精汁以自润。阳明液伤，故腹痛；少阳液伤，故往来寒热。以补血之芎、归、芍为主，而以浮缓守中之甘草佐之，盖浮缓则托高血药以上补心脏，守中则持平血药以还补胃阴。然后以辛温之生姜并填胸分之阳，以降敛之半夏奠定二经之逆。殿之以甘李根之白皮者,甘李春花夏实,得少阳、阳明之正气,其根皮尤为升发生阳之路,是又欲升其下焦之气,以中实阳明,旁实少阳耳。夫气上冲胸,而见腹痛及寒热二症故知所冲者为少阳、阳明之气,以李根白皮升下焦之阳,故知其非肾阴之上动。百世而下,当有以余言为不谬者。(《高注金匮要略·奔豚气病脉证治第八》)

【参考文献】 高学山.高注金匮要略[M].北京:中国中医药出版社,2015.

《针灸集成》

【原文】 中极 在脐下四寸。针八分、留十呼,灸三壮。一日可灸百壮至三百壮,孕妇不可灸。主治阳气虚惫,冷气时上冲心,尸厥恍惚,失精无子,腹中脐下结块,水肿奔豚,疝瘕,五淋,小便赤涩不利,妇人下元虚冷,血崩,白浊,因产恶露不行,胎衣不下,经闭不通,血积成块,子门肿痛,转胞不得小便。治血结成块,月水不调,产后恶露不止,脐下积聚疼痛,血崩不止,可灸十四壮。《神农经》兼气海、中极、三里,针治小腹便澼。《太乙》歌妊不成数堕落,灸玉泉五十壮三报之;又为妇人断绪最要穴;又腹胀水肿坚满、灸百壮;又腰痛,小便不利,转胞,灸七壮。《千金》云

关元 在脐下三寸。针八分、留七呼,灸七壮。《甲乙经》云:针二寸;《气府论》注曰:针一寸二分。一日可灸百壮至三百壮。《千金》曰:妇人针之则无子。主治积冷诸虚百损,脐下绞痛渐入阴中,冷气入腹,少腹奔豚,夜梦遗精,白浊,五淋七疝,溲血,小便赤涩,遗沥,转胞不得溺,妇人带下瘕聚,经水不通不妊,或妊娠下血,或产后恶露不止,或血冷月经断绝。一云:但是积冷虚乏皆宜灸,孕妇不可针,针之则落胎,如不落,更针昆仑则立坠。一云:治阴证伤寒及小便多,妇人赤白带下,俱当灸此,多者千余壮,少亦不下二三百壮,活人多矣,然须频次灸之,仍下兼三里,故曰:若要丹田安,三里不曾干。治痃癖气痛,可灸二十一壮。《神农经》治瘕癖,灸五十壮;又久痢百治不瘥,灸三百壮,分十日灸之;并治冷痢腹痛及脐下结痛流入阴中,发作无时,仍灸天井百壮;又治霍乱灸二七壮;又治气淋、石淋、癃疝及脐下三十六种疾,灸五十壮至百壮。又云:胞门闭塞绝子,灸关元三十壮报之。《千金》合涌泉、丰隆,为治尸劳之例;又云:兼带脉多灸,堪攻肾败。《玉龙赋》治小便不禁;又云:兼照海、阴交、曲泉、气海同泻,治七疝痛如神。《席弘赋》无子收阴交、石关之乡。《百证赋》一传:治妇人产后血气痛,子宫不成胎。(《针灸集成·卷四·任脉》)

【参考文献】 廖润鸿.勉学堂针灸集成[M].赵小明,校注.北京:中国中医药出版社,2006.

《经方例释》

【原文】 龙骨 牡蛎熬 甘草各二两,《玉函》各三两 桂枝一两

上为末,以水五升,煮取二升,去滓,温服八合,日三服。

〔案〕此桂枝甘草汤减桂四之三,加龙骨、牡蛎也。龙骨、牡蛎主精神不守,故此方为诸虚惊方之祖。仲景书中,柴胡加龙骨牡蛎汤治烦惊;桂枝去芍药加蜀漆龙骨牡蛎救逆汤治惊狂,卧起不安;桂枝加龙骨牡蛎汤治失精、梦交,并以此方为腔拍,故主治亦相近。要之,龙骨善入,牡蛎善软,欲其搜剔半里之邪故也。《外台》以此去龙骨,加李根白皮一斤,桂用八两,名牡蛎奔豚汤,治奔豚气,从少腹起撞胸,手足逆冷。盖奔豚之状,本云如事所惊,如人所恐,

则亦治惊之引申义也。(《经方例释·经方例释上》)

【参考文献】 莫枚士.经方例释[M].张印生,韩学杰,校注.北京:中国中医药出版社,1996.

《读医随笔》

【原文】 《金匮》云:奔豚病,从少腹起,上冲咽喉,发作欲死,复还止,此从惊恐得之。《素问》曰:人有生而病癫者,此得之在母腹中时,有所大惊,气上而不下,精气并居,故令子发为癫也。是奔豚与癫,皆生于惊。《金匮》遍论杂病,而无癫痫,窃疑奔豚即痫也。痫作猪声者最多,豕,水畜,属肾,奔豚发于肾也。《千金方·第十四卷·风眩门》小续命汤方前引徐嗣伯曰:痰热相感而动风,风心相乱则闷瞀,故谓之风眩。大人曰癫,小儿为痫,其实是一,此方为治,万无不愈。而奔豚为患,发多气急,死不可救。故此一汤,是轻重之宜。观此,是以奔豚为癫痫之重者。私尝论之,痉、厥、暴病也,其因皆津耗血干而气悍,脉管迫塞之所致也。治之重以凉润生津,辛香泄气,而佐以行血豁痰之品,病可即愈矣。癫、痫、痼疾也,有得寒即发者,有得怒、得劳即发者,其机不外《内经》气上不下之一语。其所以不下之故,必由寒湿从下上犯,从胫足腰髀之经脉内侵弥漫,先使肾阳不得下通,邪气渐渐入于脊膂,上逼心胃,阳气不得下降,故癫痫之人,即未发病,目多不能下视,两足行动隐隐不便,肾丸时或隐痛,如㿉疝之状,二便不能调畅。推此以求治法,必须用辛温,如细辛、羌活、藁本、威灵仙、生附子、吴茱萸、小茴香以通经脉之寒;而以牛膝抑之下行,更以破血,如虻虫、䗪虫、蛴螬、延胡索、五灵脂、当归须、穿山甲、硇砂、雄黄、枯矾温化之品,以通小肠膂脊血脉之瘀,而以二丑导之下出。作为丸散,缓服久服,庶可渐瘳。又有寒湿自肺胃扑灭心阳,使心气乍抑而熄,昏厥如死者,此寒湿伤于脑气,所谓阳中雾露之邪也。与中寒相类,用辛温发散,使水气从上扬出,与寒湿从下上逆者不同。此多见于暴病,而痼疾亦间有之。其人常俯视不抑,目胞下垂如睡,面色自额至颧深黑者是也。夫天下病,有热而不可清,虚而不可补者,其惟癫痫乎!(《读医随笔·卷三·证治类·痉厥癫痫(奔豚)》)

【参考文献】 周学海.读医随笔[M].北京:中国中医药出版社,2007.

《难经正义》

【原文】 肾之积,名曰贲豚,发于少腹,上至心下,若豚状,或上或下无时,久不愈,令人喘逆,骨痿少气,以夏丙丁日得之。何以言之?脾病传肾,肾当传心,心以夏适王,王者不受邪,肾复欲还脾,脾不肯受,故留结为积,故知贲豚以夏丙丁日得之。此是五积之要法也。

贲豚者,其状如豚之奔突,以豚性躁动故也。发于少腹,上至心下者,少腹,肾之分部,由少腹上冲至心下而止,上下无定时也。喘逆者,足少阴之支脉,从肺出络心,注胸中,肾气上冲故也。肾主骨,故骨痿。肾不能纳气,故少气也。然何以得之?乃脾病传肾,传其所胜也。肾当传心,心火当夏适旺,火旺力能拒而不受邪,当复反于脾,而肾水又不能胜脾土,故曰不肯受也。邪留结于肾而成积,以夏丙丁日得之者,夏当巳午火月,而丙丁火日也,火旺之月日,肾水不能克制,即于是月是日而得是积也。

按:《伤寒论·太阳篇》曰:发汗后,脐下悸者,欲作奔豚。此因发汗虚其心液,脐下悸者,欲动而上奔也,故用茯苓桂枝甘草大枣汤,以保心而制水也。又曰:发汗后,烧针令其汗,针处被寒,核起而赤者,必发奔豚,气从少腹上冲心。此言发汗既伤其血液,复用烧针令其汗,是又伤其血脉矣。血脉受伤,则心气虚,加以寒凌心火,故核起而赤,心虚气浮,则肾气乘而上奔,故灸核上各一壮,以通泄其经气,更与桂枝加桂汤,散寒邪以补心气也。此两节论外感误治之证,与积久而成者有间。《金匮要略》师曰:病有奔豚,有吐脓,有惊怖,有火邪,此四部病,皆从惊发得之。此言肝胆因惊骇为病,木者,水之子也,子病发惊,母亦随而上奔也。余三病亦因惊发而得,非奔豚,不为详解。又师曰:奔豚病从少腹上冲咽喉,发作欲死,复还止,皆从惊恐得之。此因惊则伤心,恐则伤肾,心肾水火之气虚,而不能互相交感,则肾之虚邪,反乘心之虚而上奔矣。故总其治曰:奔豚气上冲胸腹痛,往来寒热,奔豚汤主之。观《金匮》两条,与本经之义相近,然同因惊得,而有肝胆心肾之异。况外感积聚之不同,是受病之因,传变之理,不可不察,岂独奔豚一证为然。(《难经正义·卷四·五十六难》)

【参考文献】 叶霖.难经正义[M].吴考盘,点校.北京:人民卫生出版社,1990.

《医学摘粹》

【原文】 奔豚者,肾之积也。缘阴气凝聚,结于少腹,坚实牢硬,有时逢郁则发,奔腾逆上,势如惊豚。腹胁心胸,诸病皆作,气冲咽喉,七窍火发,危困欲死,不可支也。其将发之时,则脐下悸作,凡惊悸一生,即为奔豚欲发之兆也。如汗后亡阳,脐下悸动,奔豚欲作者,以茯苓桂枝甘草大枣汤主之。如奔豚方作,气从少腹上冲心部者,以桂枝加桂汤主之。如奔豚盛作,气上冲胸,头疼腹痛,往来寒热者,以奔豚汤主之。(《医学摘粹·杂证要法·寒证类·奔豚》)

【参考文献】 庆云阁.医学摘粹[M].彭静山,点校.上海:上海科学技术出版社,1983.

《医学衷中参西录》

【原文】 张继武,住天津河东吉家胡同,年四十五岁,业商,得冲气上冲兼奔豚证。

病因:初秋之时,患赤白痢证,医者两次用大黄下之,其痢愈而变为此证。

证候:每夜间当丑寅之交,有气起自下焦挟热上冲,行至中焦觉闷而且热,心中烦乱,迟十数分钟其气上出为呃,热即随之消矣。其脉大致近和平,惟两尺稍浮,按之不实。

诊断:此因病痢时,连服大黄下之,伤其下焦气化,而下焦之冲气遂挟肾中之相火上冲也。其在丑寅之交者,阳气上升之时也。宜用仲师桂枝加桂汤加减治之。

处方:桂枝尖四钱,生怀山药一两,生芡实(捣碎)六钱,清半夏(水洗三次)四钱,生杭芍四钱,生龙骨(捣碎)四钱,生牡蛎(捣碎)四钱,生麦芽三钱,生鸡内金(黄色的,捣)二钱,黄柏二钱,甘草二钱。共煎汤一大盅,温服。效果将药煎服两剂,病愈强半,遂即原方将桂枝改用三钱,又加净萸肉、甘枸杞各四钱,连服三剂全愈。

说明:凡气之逆者可降,郁者可升,惟此证冲气挟相火上冲,则升降皆无所施。桂枝一药而升降之性皆备,凡气之当升者遇之则升,气之当降者遇之则降,此诚天生使独,而为不可思议之妙药也;山药、芡实,皆能补肾,又皆能敛戢下焦气化;龙骨、牡蛎亦收敛之品,然敛正气而不敛邪气,用于此证初无收敛过甚之虞,此四药并用,诚能于下焦之气化培养而镇安之也。用芍药、黄柏者,一泻肾中之相火,一泻肝中之相火,且桂枝性热,二药性凉,凉热相济,方能奏效；用麦芽、鸡内金者，所以运化诸药之力也；用甘草者，欲以缓肝之急，不使肝木助气冲相火上升也。至于服药后病愈强半，遂减轻桂枝加萸肉、枸杞者，俾肝肾壮旺自能扫除病根。（《医学衷中参西录·医案·气病门·冲气上冲兼奔豚》）

【参考文献】 张锡纯.医学衷中参西录[M].北京：中医古籍出版社，2016.

第二节 恐 证

《医灯续焰》

【原文】 大七气汤 即《和剂》四七汤 治喜怒不节，忧思兼并，多生悲恐，致脏气不平，心腹胀满。

半夏 茯苓各四两 厚朴炒，三钱 紫苏二钱

上锉，入姜煎服。（《医灯续焰·卷二·沉脉主病第十七·附方》）

【原文】 《和剂》清心牛黄丸 治诸风缓纵不随，语言謇涩，心怔健忘，恍惚去来，头目眩冒，胸中烦郁，痰涎壅塞，精神昏愦。又治心气不足，神志不定，惊恐悲忧，虚烦少睡，喜怒无时。或发狂癫，神情昏乱。

白芍药 麦门冬去心 黄芩 当归去苗 防风去苗 白术各一两半 柴胡 桔梗 芎䓖 白茯苓去皮 杏仁去皮尖、双仁，麸炒黄，别研，各一两二钱半 神曲研 蒲黄炒 人参去芦，各二两半 羚羊角屑 麝香研 龙脑研，各一两 肉桂去粗皮 大豆黄卷碎，炒 阿胶炒，各一两七钱半 白蔹 干姜炮，各七钱半 牛黄研，一两二钱 犀角屑二两 雄黄研飞，八钱 干山药七两 甘草锉，炒，五两 金箔一千二百片，内四百片为衣 大枣一百枚，蒸熟，去皮核，研成膏

上除枣、杏仁、金箔、二角屑及牛黄、雄黄、脑、麝外，共为细末，入余药和匀；用炼蜜与枣膏为丸，每两作十丸，金箔为衣。每服一丸，温水化下，食后服。小儿惊痫，酌量多少，竹叶汤化下。（《医灯续焰·卷五·痰病脉证第四十二·附方》）

【原文】 《三因》加减四斤丸 治肾、肝虚，热淫于内，致筋骨痿弱，不自胜持，起居须人，足不任地，惊恐战掉，潮热时作，饮食无味，不生力气，诸虚不足。

肉苁蓉酒浸 牛膝酒浸 天麻 木瓜干 鹿茸燎去毛，切，酥炙 五味子酒浸 熟地黄 菟丝子酒浸，另研，各等分

上为细末，炼蜜丸如桐子大。每服五十丸，空心温酒、米饮任下。一方不用五味子，有杜仲。（《医灯续焰·卷十·痿病脉证第六十七·附方》）

【原文】 茯神汤 治心痹，神思昏塞，四肢不利，胸中烦闷，时复恐悸。

茯神去木 羌活去芦 麻黄去根节 麦门冬去心，焙 龙齿各一两 远志去心 犀角屑 薏苡仁 人参去芦 蔓荆子 防风各七钱五分 赤芍药 甘草炙，各五钱

上㕮咀。每服三钱。水一盏，姜五片，煎七分，去滓，不拘时，温服。（《医灯续焰·卷十·痹病脉证第六十八·附方》）

【参考文献】 潘楫.医灯续焰[M].何源，闫志安，张黎临，校注.北京：中国中医药出版社，1997.

《身经通考》

【原文】 龙齿丸 治妇人血风上攻心神，恍惚恐怕不安。

龙齿另研 茯神各一两 朱砂研水飞 人参 当归 天麻各七钱半 槟榔 防风 生地 犀角各半两 远志 赤箭各二钱半 麝香一钱，另研

上为末，炼蜜丸如梧子大。每三十丸，薄荷汤送下，无时。

又方：琥珀另研 没药研 木香 当归 芍药 白芷 羌活 干地黄 玄胡 川芎 土瓜根 牡丹皮去心 白术 桂心各一两

每服一钱，水一盏，煎至七分，加酒下，再煎少时，热服。重者数服效。（《身经通考·卷四·妇人门》）

【参考文献】 李潆.身经通考[M].李生绍,赵昕,刘晓燕,点校.北京：中医古籍出版社，2004.

《内经博议》

【原文】 心痹者，脉不通，烦则心下鼓，暴上气而喘，嗌干善噫，厥气上则恐。心合脉，而痹入之，则脉不通，不通则心气郁，故心下鼓暴。鼓暴则上气而喘也。嗌干善噫，以心脉起心中，上挟胃、挟咽也。厥气上则恐，心火衰而邪乘之，故神怯而恐也。（《内经博议·卷之四·述病部下·厥逆痹病第五》）

【参考文献】 罗美.内经博议[M]//医经.杨杏林,校注.北京：中国中医药出版社，2015.

《证治汇补》

【原文】 内因 百病皆生于气也。怒则气生，喜则气缓，悲则气消，恐则气下，寒则气收，热则气滞，惊则气乱，劳则气耗，思则气结，忧则气沉。《内经》凡七情之交攻，五志之间发，乖戾失常，清者遽变而为浊，行者抑遏而反止，营运渐远，肺失主持，气乃病焉。《原病式》

七情病异 喜怒惊恐，属心胆肾经。病则耗散正气，为怔忡失志，精伤痿厥，不足之病。怒忧思悲，属肺脾肝经，病则郁结邪气，为颠狂噎膈，肿胀疼痛，有余之病。《玉册》

五志相胜 五志所伤，以所胜者平之。悲可以治怒，以怆恻苦楚之言感之。怒可以治思，以污辱欺罔之言触之。思可以治恐，以虑彼忘此之言夺之。恐可以治喜，以迫遽危亡之言怖之。喜可以治悲，以谑浪亵狎之言娱之。凡此法者，必诡诈谲怪，无所不至，然后可以动其耳目，易其视听也。又热可以治寒，寒可以治热，逸可以治劳，习可以治惊。若徒事汤药，失所务矣。（《证治汇补·卷之二·内因门·气症》）

【原文】 附惊恐 惊因触于外事，内动其心，心动则神摇。恐因内歉其志，志歉则精却。故《经》云：惊则心无所依，神无所归，虑无所定，故气乱矣。恐则精却，却则上焦闭，闭则气不还，气不还则下焦胀，故气不行矣。治之法，惊则安其神，恐则定其志。心以神为主，阳为用。肾以志为主，阴为用。阳则气也，火也。阴则精也，水也。及乎水火既济，全在阴精上奉以安其神，阳气下藏以定其志。（《证治汇补·卷之五·胸膈门·健忘》）

【参考文献】 李用粹.证治汇补[M].吴唯,校注.北京：中国中医药出版社，1999.

《冯氏锦囊秘录》

【原文】 恐者,与惊有异,夫惊从外来,而恐由内起。《经》曰:在脏为肾,在志为恐。又云:精气并于肾则恐。恐者,肾之情志。下牵之言他脏者,亦莫不由于肾也。肝藏血,血不足则恐。肝者,肾之子也,水强则胆壮,水薄则血虚,而为恐矣。胃为恐,胃属土,肾属水,土邪伤水则为恐也。心怵惕思虑则伤神,神伤则恐惧自失,心藏神,神伤则心怯,所以恐惧自失,火伤畏水之故。《经》又论恐,有肾肝心胃四脏之分,而肝胆于肾,乙癸同源也,胃之于肾,侮所不胜也;心之于肾,畏其所胜也。故恐之证,属肾之本志,而旁及于他脏,治法则有别焉。治肾伤者宜味厚,治肝胆者宜养荣,治阳明者壮其气,治心君者镇其神。惊则安其神,而散乱之气可敛;恐则定其志,而走失之精可固。(《冯氏锦囊秘录·杂症大小合参卷十二·方脉惊悸怔忡健忘合参》)

【参考文献】 冯兆张.冯氏锦囊秘录[M]//中医非物质文化遗产临床经典名著.北京:中国医药科技出版社,2011.

《张氏医通》

【原文】 《经》曰:心怵惕思虑则伤神,神伤则恐惧自失。神伤则心怯,火伤则畏水。胆病者惊惕,心下憺憺,恐人将捕之。肝病者,如人将捕之。肾病善怒,心惕惕如人将捕之。心胞络是动,心中憺憺大动。精气并于肾则恐。胃为恐。土邪伤水故也。恐则精却,却则上焦闭,闭则气还,还则下焦胀,故气不行矣。恐则热伤其肾,故精虚志不足也。

恐者,似惊悸而实非。忽然心中恐惧,如人将捕之状。属肾本脏,而傍及于他脏,治法则有别焉。治肾伤者,宜补精髓,六味丸加枸杞、远志。治肝虚者,宜养阴血,六味丸加枣仁、龙齿。治阳明者,壮其气,四君子加木香。治心包者,镇其神,远志丸加朱砂、琥珀、犀角。头眩而恐,脉弦无力,属胆虚,六君子加柴胡、防风、当归,兼进加减八味丸。胆虚目暗,喉痛数唾,眩冒五色所障,梦见争讼,恐惧面色变者,补胆防风汤。劳心思虑伤魂者,羸瘦善恐,梦寐不宁,一味鹿角胶,酒溶多服效。肾脏阳虚善恐,八味丸。(《张氏医通·卷六·神志门·恐》)

【原文】 人参丸《千金》 治产后大虚心悸,志意不安,恍惚恐畏,虚烦不眠少气。

人参　茯苓　麦门冬去心　薯蓣各二两　泽泻　甘草　菖蒲　干姜　桂心各一两

上九味,为末,蜜和枣膏丸如梧子大。空心酒服二三十丸,日三夜一服。(《张氏医通·卷十五·妇人门下》)

【参考文献】 张璐.张氏医通[M].李静芳,建一,校注.北京:中国中医药出版社,1995.

《济世全书》

【原文】 人参汤　治胆虚常多畏恐,不能独卧,如人捕状,头目不清。

人参　枳壳去穰　五味子　桂心　甘菊花　白茯神　枸杞子各三分　山茱萸去核,三分　柏子仁　熟地黄各一钱

上为细末。每服二钱,温酒调服。(《济世全书·离集·卷六·不寐》)

【参考文献】 汪启贤,汪启圣.济世全书[M].北京:中医古籍出版社,1996.

《四诊抉微》

【原文】 肝在志为怒,在声为呼,在变动为握。心在志为喜,在声为笑,在变动为忧。脾在志为意,在声为歌,在变动为哕。肺在志为忧,在声为哭,在变动为咳。肾在志为恐,在声为呻,在变动为栗。(《四诊抉微·卷之三·闻诊·失守变动五脏之应》)

【原文】 脉至如华者,令人善恐,不欲坐卧,行立常听,是小肠气予不足也。季秋而死。华者,草木之花也,在枝叶而不在根,乃轻浮虚而脱神也。小肠之气,通于心经,小肠不足,故心痛善恐,不欲坐卧者,心神怯而不宁也。行立常听者,恐惧之心生疑耳,丙火墓于戌,故当季秋而死也。(《四诊抉微·卷之五·切诊·《内经》脉决死期》)

【参考文献】 林之翰.四诊抉微[M].北京:人民卫生出版社,1957.

《静香楼医案》

【原文】 骤惊恐惧,手足逆冷,少腹气冲即厥,阳缩汗出。下元素亏,收摄失司。宜乎助阳以镇纳。第消渴心悸,忽然腹中空洞。此风消肝厥见象,非桂附刚剂所宜。

炒黑杞子　舶茴香　当归　紫石英　细辛　桂枝

诒按:风消肝厥之证,当于温养中佐以滋阴。方中细辛一味,不识何意。愚意再加牛膝、白芍、牡蛎。(《静香楼医案·上卷·神志门》)

【参考文献】 尤在泾,柳宝诒.柳选四家医案[M].盛燕江,校注.北京:中国中医药出版社,1997.

《不居集》

【原文】 **肝劳**　尽力谋虑则肝劳。肝劳之状,面目干黑,口苦,精神不守,恐畏不能独卧,目视不明。(《不居集·上集卷之一·统治大法·五劳》)

【原文】 **志伤**　大怒恐惧伤志,志伤则恍惚不乐。(《不居集·上集卷之一·统治大法·七伤》)

【原文】 **升阳顺气汤**　治春月口淡无味,夏月虽热犹寒;饥饱失常,以致腹胁满闷,短气;喜怒不节,以致忧思气结恐惧气下等症。

黄芪一两　人参三分　甘草五分　当归一钱　陈皮一钱　升麻一钱　柴胡一钱　黄柏五分　神曲一钱五分　半夏三钱　草豆蔻二钱

上十一味,以水二盏煎服。(《不居集·上集卷之六·李东垣治虚损法·内伤外感论》)

【原文】 **宁志内托散**　治外感客邪,内伤情志,忧思抑郁,矜持恐怖,神情不畅,意兴不扬,恶寒发热,身胀头疼者,此方主之。

柴胡八分　茯神六分　葛根一钱　人参五分　当归八分　枣仁六分　远志六分　橘红六分　贝母八分　益智仁五分　加生姜、大枣同煎

若阳分虚者加黄芪、白术各一钱;若阴分虚者加熟地、白芍一钱;若气滞者加木香三五分;若虚火加丹皮、栀子七分;若肝脾两虚者加何首乌、圆眼肉。宏格曰:人知有七情之内伤,而不知有七情之外感;人知外感之表散,而不知外感之宁神。盖情志之病,本无用疏散之理,而外邪客之,不得不藉人参之大力,以助柴、葛之托提。茯神、当归养血宁神,远志、枣仁交通心

肾,益智启脾,贝母开郁,橘红除痰利气,姜、枣调和营卫,再与人参、柴、葛并用,则邪无不透也。(《不居集·上集卷之十·吴师朗治虚损法·补托之法》)

【原文】 "刚柔"篇曰:忧恐忿怒伤气。气伤脏,乃病脏。忧愁思虑即伤心;恚怒气逆,上而不下即伤肝;愁忧恐惧即伤心;形寒寒饮则伤肺。

"本神"篇曰:心怵惕思虑则伤神,神伤则恐惧自失,破䐃脱肉,毛悴色夭,死于冬。脾忧愁而不解则伤意,意伤则悗乱,四肢不举,毛悴色夭,死于春。肝悲哀动中则伤魂,魂伤则狂忘不精,当人阴缩而筋挛,两胁骨不举,毛悴色夭,死于秋。肺喜乐无极则伤魄,魄伤则狂,皮革焦,毛悴色夭,死于夏。肾盛怒而不止则伤志,志伤则喜忘其前言,腰脊不可以俯仰屈伸,毛悴色夭,死于季夏。恐惧而不解则伤精,精伤则骨酸痿厥,精时自下。(《不居集·上集卷之十八·七情内郁·经旨》)

【参考文献】 吴澄.不居集[M].刘从明,校注.北京:中医古籍出版社,2012.

《临证指南医案》

【原文】 某五三。下元水亏,风木内震。肝肾虚,多惊恐,非实热痰火可攻劫者。生地、清阿胶、天冬、杞子、菊花炭、女贞实。

曹。肝胆阳气夹内风上腾不熄,心中热,惊怖多恐。进和阳镇摄方法。龟甲、龙骨、牡蛎、茯神、石菖蒲、远志。

又,神识略安,夜不得寐,胸脐间时时闪烁欲动,乃内风不熄也。进补心法。生地、丹参、玄参、茯神、枣仁、远志、菖蒲、天冬、麦冬、桔梗、朱砂。

王五十。惊恐恼怒动肝,内风阳气沸腾。脘痹咽阻,筋惕肌麻,皆风木过动,致阳明日衰。先以镇阳熄风法。阿胶、细生地、生牡蛎、川斛、小麦、茯神。(《临证指南医案·卷一·肝风》)

【参考文献】 叶天士.临证指南医案[M].北京:中国中医药出版社,2008.

《叶选医衡》

【原文】 世之所谓七情者,即《内经》之五志也。五志之外,尚余者二,总之曰喜、怒、忧、思、悲、恐、惊。然情有七,无非出于五脏。如"阴阳应象论"曰:心在志为喜,肝在志为怒,脾在志为思,肺在志为忧,肾在志为恐。此五脏五志之分属也。至若五志有互通之病者,如喜本属心,而有曰肺,喜乐无极则伤魄,盖心肺皆主喜也。夫喜伤于阳,而心肺皆为阳脏,故喜出于心而移于肺,所谓多阳者多喜。又若怒本属肝,而有曰胆为怒者,以肝胆为表里,肝气虽强盛,而取决于胆也。有曰血并于上,气并于下,心烦惋善怒者,以阳为阴胜,故病及于心也。有曰肾盛怒不止则伤志,有邪客于足少阴之络,令人无故喜怒者,以怒发于阳而侵乎肾也。是以肝、胆、心、肾四脏,皆能病怒,所谓多阴则怒,亦曰阴出之阳则怒。又若思本属脾,而有曰思则心有所存,神有所归,正气留而不行,故气结矣。盖心为脾之母,母气不行,则病及其子,所谓心脾皆病于思也。又若忧本属肺,而有曰心之变动为忧者,有曰心小则易以伤忧者,盖忧则伤神,故伤心也。有曰精气并于肝则忧者,肝胜侮脾也。有曰忧愁而不解则伤意者,脾主中气,中气受抑,则生意不申,故郁而为忧,是心、肺、肝、脾四脏,皆能病于忧也。又若恐本属肾,而有曰恐惧则伤心者,神伤则恐也。有曰血不足则恐,有曰肝虚则恐者,以肝为将军之官,肝气不足,则怯而恐也,有曰恐则脾气乘矣。有曰精并于脾则畏,畏即是恐,以肾虚而脾胜之也。有曰胃为气逆为哕为恐者,以阳明土胜,亦伤肾也。是心、肝、脾、肺、肾五脏皆主于恐,而恐则气下也。

五志五病之辨,既详如上,其外尚有悲病者,有曰肝悲哀动中则伤魂,是悲伤于肝也。有曰精气并于肺则悲,有曰悲则肺气乘矣,亦金气伤肝也。有曰心虚则悲,有曰神不足则悲,有曰悲哀太甚则胞络绝,胞络绝则阳气内动,发心下崩,致溲血者,皆悲伤于心矣。此肝、肺、心三脏皆病于悲,而气为之消也。有病为惊者,曰东方青色,入通于肝,其病发惊骇,以肝应风木,风主震动而连乎胆之。有曰阳明所谓甚则惊厥,闻木音则惕然而惊者,肝邪乘胃也。有曰惊则心无所倚,神无所归者,心神散失也。此肝、胆、胃、心四脏皆病于惊,而气为之乱也。由此言之,是情志之伤,虽五脏各有所属,然求其所由,则无不从心所发。故"本神篇"曰:忧愁恐惧伤心。"病形"篇曰:怵惕思虑则伤神,神伤则恐惧自失。"口问"篇曰:悲哀忧愁则心动,心动则五脏六腑皆摇。可见心为五脏六腑之大主,而总统魂魄,兼该志意,故忧动于心则肺虚,思动于心则脾虚,怒动于心则肝虚,恐动于心则肾虚。所谓五志惟心所使,设能善养此心,而居处安静,无为惧惧,无为欣欣,婉然从物而不争,与时变化而无我,则志意和,精神定,悔怒不起,魂魄不散,五脏俱安,邪亦安从奈我哉。(《叶选医衡·卷下·七情考》)

【参考文献】 叶桂.叶选医衡[M].张明锐,注.北京:人民军医出版社,2012.

《医碥》

【原文】 恐者,心有所怯也,盖心气虚使然。而属之肾者,恐则气下,故属肾也。《经》曰精气并于肾气本观上,今因虚而下,与精血并居肾部。则恐是也。又属之肝胆者,以肝胆之气旺则上升,虚则下降,今恐而气下,是肝胆之气不足也。故勇者谓之胆壮,怯者谓之胆小。张子和曰:惊者不自知,因外有所触而卒动;恐者自知,不能独坐安卧,必须人为伴侣。惊由血虚,恐因气怯,此大概也。恐亦有由血虚者,热伤肾阴,水涸血虚,复为火所扰,则志昏惑而不定。肾藏志,志者心之定向也。肾属水,水清故鉴物分明,明则不惑,慧生定也。火扰之则浊,浊则昏暗,又火为荧惑,故昏惑也。不定则不静故恐,恐亦心之动也。故孟子言不动心,以无惧为训。惊恐常相因,恐则惊矣,惊则恐矣。惊则安其神,恐则定其志。心之神下交,则肾有所主而志定,即坎中之一阳也。肾之精上奉,则心有所滋而神安,即离中之一阴也。丹溪治周本心病恐,如人将捕之,夜卧不安,口干,饮食不知味,以参、术、当归为君,陈皮为佐,盐炒黄柏、炙玄参各少许,煎服,月余而安。《经》云恐伤肾,恐则精却而走失,盖肾精方欲化气而上,因恐则退却而下,则精伤矣。精伤则肾气亦虚,而阴痿、骨酸等证皆作矣。故用柏、玄引之入肾以补之。人参散、茯神散、补胆防风汤,皆治胆虚。(《医碥·卷之四·杂症·恐》)

【原文】 肝气虚则恐,实则怒,怒伤肝,以悲胜之。肝火乘心,则动而惊。心气虚则悲,实则喜笑不休,喜伤心,以恐胜之。脾为思,思伤脾,以怒胜之。肺为忧,忧伤肺,以喜胜之。肾为恐,恐伤肾,以思胜之。怒则气上又云气逆,喜则气缓,悲则气消,恐则气下,惊则气乱,思则气结。(《医碥·卷之五·四诊·问证·问七情》)

【参考文献】 何梦瑶.医碥[M].邓铁涛,刘纪莎,点校.北京:人民卫生出版社,1994.

《医经原旨》

【原文】 百病之生于气也,气之在人,和则为正,不和则为邪,故百病皆生于气也。怒则气上,喜则气缓,悲则气消,恐则气下,寒则气收,炅则气泄,惊则气乱,劳则气耗,思则气结。九气不同,怒则气逆,甚则呕血及飧泄,故气上矣;怒,肝志也,怒动于肝则气逆而上,气逼血升,故甚则呕血。肝木乘脾,故为飧泄。肝为阴中之阳,气发于下,故气上矣。下乘则飧泄,上犯则食而气逆也。喜则气和志达,营卫通利,故气缓矣;气脉和调,故志畅达。营卫通利,故气徐缓。然喜盛则气于缓而渐至涣散过,故喜则气下。又喜乐者,神惮散而不藏也。悲则心系急,肺布叶举而上焦不通,营卫不散,热气在中,故气消矣;悲生于心则心系急,并于肺则肺叶举,故精气并于肺则悲也。心肺俱居膈上,故为上焦不通,肺主气而行表里,故为营卫不散。悲哀伤气,故气消矣。恐则精却,却则上焦闭,闭则气还,还则下焦胀,故气不行矣;恐惧伤肾则伤精,故致精却。却者,退也,精却则升降不交,故上焦闭,上焦闭则气归于下,病为胀满而气不行,故曰"恐则气下"也。

又曰,忧愁者,气闭塞而不行。恐惧者,神荡惮而不收。寒则腠理闭,气不行,故气收矣。腠,肤腠也。理,肉理也。寒束于外则玄府闭密,阳气不能宣达,故收敛于中而不得散也。炅则腠理开,营卫通,汗大泄,故气泄矣;热则流通,故腠理开。阳从汗散,故亦泄。惊则心无所倚,神无所归,虑无所定,故气乱矣;大惊卒恐,则神志散失,血气分离,阴阳破散,故气乱矣。劳则喘息汗出,外内皆越,故气耗矣;疲劳过度则阳分动于阴分,故上奔于肺而为喘,外达于表而为汗。阳动则散,故内外皆越而气耗矣。思则必有所存,神有所归,正气留而不行,故气结矣。思之无已则系恋不释,神留不散,故气结也。

所谓七情者,即五志也。五志之外,尚余者三,总之曰喜、怒、思、忧、恐、惊、悲、畏,其目有八,不止七也。然情虽有八,无非出于五脏,如心在志为喜,肝在志为怒,脾在志为思,肺在志为忧,肾在志为恐,此五脏五志之分属也。至若五志有互通为病者,如喜本属心,而有曰"肺喜乐无极则伤魄",是心肺皆主于喜。盖喜生于阳,而心肺皆为阳脏,故喜出于心而移于肺,所谓"多阳者多喜"也。又若怒本属肝,而有曰"胆为怒"者,以肝胆相为表里,肝气虽强而取决于胆也。有曰"血并于上,气并于下,心烦惋善怒"者,以阳为阴胜,故病及于心。有曰"肾脏怒而不止则伤志",有曰"邪客于足少阴之络,令人无故善怒"者,以怒发于阴而侵乎肾也。是肝、胆、心、肾四脏皆能病怒,所谓"多阴者多怒",亦曰"阴出之阳则怒"也。又若思本属脾,而此曰"思则心有所存,神有所归,正气留而不行,故气结矣",盖心为脾之母,母气不行则病及其子,所以心、脾皆病于思也。又若忧本属肺,而有曰"心之变动为忧"者,有曰"心小则易伤以忧"者,盖忧则神伤,故伤心也。有曰"精气并于肝则忧"者,肝胜而侮脾也。有曰"脾忧愁而不解则伤意"者,脾主中气,中气受抑则生意不伸,故郁而为忧,是心、肺、脾、肝四脏皆能病于忧也。又若恐本属肾,而有曰"恐惧则伤心"者,神伤则恐也。有曰"血不足则恐",有曰"肝虚则恐"者,以肝为将军之官,肝气不足则怯而恐也。有曰"恐则脾气乘矣",以肾虚而脾胜之也。有曰"胃为气逆,为哕为恐"者,以阳明土胜,亦伤肾也。是心、肾、肝、脾、胃五脏皆主于恐,而恐则气下也。五志互病之辨既详如此,尚有病悲者曰"肝悲哀动中则伤魂",悲伤于肝也。又曰"精气并于肺则悲",又曰"悲则肺气乘矣",亦金气伤肝也。有曰"心虚则悲",有曰"神不足则悲",有曰"悲哀太甚则胞络绝,胞络绝则阳气内动,发则心下崩,数溲血"者,皆悲伤于心也。此肝、肺、心三脏皆病于悲而气为之消也。有病为惊者,曰"东方色青,入通于肝,其病发惊骇",以肝应东方风木,风主震动而连乎胆也。有曰阳明所谓"甚则厥""闻木音则惕然而惊"者,肝邪乘胃也;有曰"惊则心无所倚,神无所归"者,心神失散也。

此肝、胆、胃、心四脏皆病于惊,而气为之乱也。又有病为畏者,曰"精气并于脾则畏",盖并于脾则伤于肾,畏由恐而生也。由此言之,是情志之伤,虽五脏各有所属,然求其所由,则无不从心而发,故曰"心怵惕思虑则伤神,神伤则恐惧自失""忧愁恐惧则伤心""悲哀忧愁则心动,心动则五脏六腑皆摇",可见心为五脏六腑之大主而总统魂魄,兼该主意。故忧动于心则肺应,思动于心则脾应,怒动于心则肝应,恐动于心则肾应,此所以五志惟心所使也。设能善养此心而居处安静,无为惧惧,无为欣欣,宛然从物而不争,与时变化而无我,则志意和,精神定,悔怒不起,魂魄不散,五脏俱安,邪亦安从而奈我哉!(《医经原旨·卷五·疾病第十一·情志》)

【参考文献】 薛雪.医经原旨[M].洪丕谟,姜玉珍,点校.上海:上海中医学院出版社,1992.

《难经悬解》

【原文】 假令得肾脉,其外证色黑,善恐欠,其内证脐下有动气,按之牢若痛,其病逆气,小腹急痛,泄而下重,足胫寒而逆,有是者,肾也;无是者,非也。肾脉石,其色黑,其志恐,其性蛰藏。日暮阴隆,肾气上引,阳将蛰而未蛰,阴引而下,阳引而上,则为欠。欠者,开口呵气也。其位在脐下,木生于水,水寒不能生木,甲木上拔,则病逆气,乙木下冲,则小腹急痛,泄而下重。其主骨髓,骨髓失温,则足胫寒逆也。(《难经悬解·卷上·十六难》)

【参考文献】 黄元御.难经悬解[M]//黄元御.黄元御医书全集:中.北京:中医古籍出版社,2016.

《杂病源流犀烛》

【原文】 恐者,心、肾、肝、胃病也。心藏神,神伤则心怯而恐,火伤水也。胃属土,肾属水,土邪伤水则为恐。肝者,肾之子,水强则胆壮,水衰则血虚,故易恐。而恐者,又肾之情志,故心肝胃三经,皆有恐病,其原莫不由于肾也。此则《内经》之旨也。故恐病由心者,宜镇其神宜定志丸加金银箔、琥珀、犀角、龙齿等;恐病由肾者,宜壮其气宜四君子汤倍茯苓;恐病由胆与肝者,宜养其阴宜酸枣仁汤去黄芪、莲肉,加山萸、丹皮、白芍;恐病由肾本经伤者,宜壮其水宜人参散去肉桂,加牛膝、远志。

[脉法]《得效》曰:恐则脉沉。《入门》曰:恐伤肾,则脉必沉。《脉经》曰:人恐怖,其脉何状?师曰:脉形如循丝累累然,其面白脱色也。又曰:人愧者,其脉何类?师曰:脉浮而面色乍白乍赤也。

[恐病原由]《内经》曰:肾在志为恐。又曰:胃为恐。注云:胃热则肾气微弱,故为恐。又曰:精气并于肾则恐,由心虚而肾气并之,故为恐。

《灵枢》曰:足少阴之脉病,善恐。又曰:恐惧而不解,则伤精。又曰:恐者,神散荡而不收。又曰:恐则气下。注云:上焦固禁,下焦气远,故气不行矣。子和曰:肝藏血,血不足则恐。《纲目》曰:恐与惊相似,然惊者,为自不知也;恐者,为自知也。盖惊者,闻声乃惊;恐者,自知如人将捕之状,及不能独自坐,不能独自卧,或夜必用灯者是也。(《杂病源流犀烛·卷六·惊悸悲恐喜怒忧思源流》)

【原文】 **定志丸** 〔心恐〕人参 菖蒲 茯苓 茯神 远志 白术 麦冬 朱砂
四君子汤 〔胃恐〕人参 茯苓 白术 甘草
酸枣仁汤 〔肝恐〕枣仁 远志 黄芪 莲肉 人参 当归 茯苓 茯神 陈皮 甘草 姜 枣

心经有热加黄连、生地、麦冬、木通。

人参散 〔肾恐〕人参 枳壳 桂心 甘菊 茯神 山萸 五味子 杞子各七钱半 柏子仁 熟地各一两

共为末,酒下二钱。(《杂病源流犀烛·卷六·惊悸悲恐喜怒忧思源流·治恐方四》)

【原文】 **仁熟散** 〔胆虚〕柏子仁 熟地各一钱 人参 五味子 枳壳 山萸 肉桂 甘菊 茯神 杞子各七分半

煎服;或为末,酒下二钱。此方专治胆虚恐畏,不能独卧。(《杂病源流犀烛·卷十·胆病源流·治胆病诸药要品及方十》)

【参考文献】 沈金鳌.杂病源流犀烛[M].李占永,李晓林,校注.北京:中国中医药出版社,1994.

《古今医案按》

【原文】 高逢辰表侄,尝游惠山,暮归,遇一巨神卧寺门,恐惧奔避,自是便溺日五六十次。周恭曰:惊则心无所倚。恐则伤肾,是为水火不交,二脏俱病,故其所合之府受盛失职,州都不禁矣。

震按:此证当死,或用参、芪温补之药以图侥幸。(《古今医案按·卷五·七情·恐》)

【原文】 一人因事恐怖,心常惕惕,如畏人捕之状,诊其脉,豁豁然虚大而浮,体热多汗。曰:凡病得之从高坠下,惊仆击搏,恶血留滞,皆从中风论,终归厥阴,此海藏之说也。盖厥阴多血,其化风木故也。有形当从血论,无形当从风论。今疾是走无形也,从风家治之,兼化痰散结,佐以铁粉朱砂丸,愈。(《古今医案按·卷六·怔忡》)

【参考文献】 俞震.古今医案按[M].北京:中国医药科技出版社,2014.

《吴医汇讲》

【原文】 心有所乐谓之喜,何反谓其伤心哉?凡人之气,以平为期,不及者病,过者亦病。《经》曰:"心藏神,神有余则笑不休。"试即以"不休"二字味之,乃乐之过而失其正也。当此乐以忘忧之际,有放心而不知求其心,所藏之神不亦因之而涣散乎?至于恐能胜喜,其义维何?盖喜为心志,恐为肾志,水能制火,既济之道也。抑更有显而易见者,人当极喜之时,适有恐惧之事,猝然遇之,莫不反喜为忧者,惟以喜之情缓于恐,而恐之情急于喜也。是仅以水火克制之理言之,或近附会,而不知胜复之道本乎人情,实有没相印合者。(《吴医汇讲·卷六·喜伤心恐胜喜解》)

【原文】 恐为肾之志,何即伤肾乎?盖"肾者主蛰,封藏之本",喜静而不喜动,恐则气下,偏能动之,如张子和云:恐气所致,为骨酸痿厥,为暴下清水,为阴痿,为惧而脱颐。凡此诸症,非皆伤肾之明验欤?若善思者处此,即非常临之,自有定识,岂得以恐惧摇其意见哉?况思虑之志出乎脾,以思胜恐,亦即以土制水,论情论理,亦适符也。(《吴医汇讲·卷六·恐

伤肾思胜恐解》）

【参考文献】 唐竺山.吴医汇讲[M].北京：中国中医药出版社，2013.

《大方脉》

【原文】 仁熟散　治胆虚气怯，恐惧不眠。

去油柏子仁　茯神　枸杞各钱半　熟地三钱　炒枣皮　五味子　白菊花各一钱　炒枳壳　桂心　人参各五分　酒引　（《大方脉·伤寒杂病医方·卷五·医方理血门》）

【参考文献】 郑玉坛.大方脉[M]//刘炳凡，周绍明，周慎.湖湘名医典籍精华：内科卷.长沙：湖南科学技术出版社，1999.

《银海指南》

【原文】《素问·阴阳应象大论》曰：在脏为肾，在志为恐。"宣明五气"篇曰：精气并于肾则恐。"邪气脏腑病形"篇曰：恐惧则伤心，神伤则恐也。"调经论"曰：血不足则恐。"本神"篇曰：肝气虚则恐，以肝为将军之官，肝气不足，则怯而恐也。戴人曰：肝者敢也，惊恐则肝伤矣。肝胆实则怒而勇敢，虚则怒而不敢也。"玉机真脏论"曰：恐则脾气乘矣，以肾虚而脾胜之也。"宣明五气"篇曰：胃为气逆，为哕为恐者，以阳明土胜，亦伤肾也。又运气善恐皆属肝木虚。"五常政大论"曰：木不及曰委和，委和之纪，其病淫动。注：恐是心肾肝脾胃皆主于恐也，甚则精却。恐则气下，人目中一点黑莹，乃先天真一之水所化，全赖精气神包裹，而能鉴察万物。精却则不能化气，而瞳神有昏眊之患矣。气下则不能摄精，而瞳神有散大之患。急宜补养肝肾，固其精气，以复神光。盖心以神为主，阳为用。肾以志为主，阴为用。阳则气也，火也。阴则精也，水也。水火交为既济，全在阴精上奉以安其神，阳气下脏以定其志，不然，则神不安于内，阳气散于外，志不戢于中，阴精走于下，水火不交，而目未有不病者也。（《银海指南·卷一·七情总论·恐》）

【参考文献】 顾锡.银海指南[M]//中国古医籍整理丛书.北京：中国中医药出版社，2017.

《生生宝录》

【原文】 如意散(高)　治心慌心恐。

茯神　大腹皮姜水炒　福世盐水炒　正芎各一钱　续断钱半

靳艾一撮，乌梅三个，泉水煎服，二日一剂。一方远志代续断。

葱白汤(古)　治忽惊恐动摇，腹痛卒有所下，手足厥冷，复如伤寒，烦热腹满，气短口苦，项腰背并强。

葱白三四寸，长者四根，短者六根，南方不用四季葱　黄芪酒炒，四钱　当归酒洗，四钱　秦艽酒炒，一钱　黄芩酒炒，钱半　麦冬去心，二钱　旋覆花酒炒，四钱　甘草二钱，四分

老姜、桑白皮引。少加酒煎，药捣葱白泡服。（《生生宝录·卷上·胎前门·逐月养胎方》）

【参考文献】 袁于江.生生宝录[M]//刘炳凡，周绍明，尤昭玲.湖湘名医典籍精华：妇科卷，儿科卷.长沙：湖南科学技术出版社，2000.

《医述》

【原文】 经义

东方青色,入通于肝,其病发惊骇。肝脉惊暴,有所惊骇。肝气虚则恐,实则怒。肝虚则目䀮䀮无所见,耳无所闻,善恐,如人将捕之。阳明所谓甚则厥,恶人与火,闻木音则惕然而惊。诸病胕肿,疼酸惊骇,皆属于火。惊则心无所倚,神无所归,虑无所定,故气乱矣。忧愁恐惧则伤心。心怵惕思虑则伤神,神伤则恐惧自失。肾在志为恐,恐伤肾,思胜恐。恐惧不解则伤精,精伤则骨酸痿厥,精时自下。忧恐忿怒则伤气。恐则精却,却则上焦闭,闭则气还,还则下焦胀,故气下行矣。《素问》

哲言

恐与惊悸相似而实非也。子和云:惊者为自不知,恐者为自知故也。盖惊者闻响即惊,恐者心中恍恍然自知,如人将捕之状,及不能独自坐卧,须人伴侣,或夜须灯照者是也。脏腑之恐有四:一曰肾,《经》云:在脏为肾,在志为恐。又云:精气并于肾则恐。二曰肝胆,《经》云:肝藏血,血不足则恐。戴人曰:胆者,敢也,惊怕则胆伤矣。盖肝胆实则怒而勇敢,肝胆虚则善恐而不敢也。三曰胃,《经》云:胃为恐。四曰心,《经》云:心怵惕思虑则伤神,神伤则恐惧自失。《赤水玄珠》

惊怖,即惊恐怖惧也,恐亦惧也,于义并同。凡连称其名以为提纲者,多是一阴一阳对待而言。如喜怒并称者,喜出于心,心居于阳,怒出于肝,肝居于阴;志意并称者,志是静而不移,意是动而不定,静则阴也,动则阳也;惊恐并称者,惊因触于外事,内动其心,心动则神摇,恐因感于外事,内慊其志,志慊则精却。是故《内经》谓:惊则心无所倚,神无所归,虑无所定,故气乱矣。恐则精却,却则上焦闭,闭则气还,还则下焦胀,故气下行矣。又谓:尝贵后贱,尝富后贫,悲忧内结,至于脱营失精,病深无气,则洒然而惊。此类皆是病从外事触动内之心神者也。若夫在身之阴阳盛衰而致惊恐者,惊是火热灼动其心,心动则神乱,神用无方,故惊之变态不一,随其所之,与五神相应而动。肝藏魂,魂不安则惊骇。肺藏魄,魄不安则惊躁。脾藏意,意不专则惊惑。肾藏志,志慊则惊恐。胃虽无神,然为五脏之海,诸热归之,则发惊狂,闻木音惕然心动也。恐者,是热伤其肾,肾伤则精虚,精虚则志不足,志本定而不移,故恐亦无他状。《内经》于惊之病邪者,有火热二淫司天在泉胜复之气,有各经热病所致,有三阳积并,有气并于阳,皆为惊病。故病机统而言曰:诸病惊骇,皆属于火也。于恐之病邪者,有积气并于肾则恐,有血不足则恐,有阴阳相搏则恐,有胃气热肾气弱则恐,然于肝之惊恐互相作者,以其脏气属阳居阴,纳血藏魂,魂不安则神动,神动则惊;血不足则志慊,志慊则恐。故二者肝脏兼而有之。似此之类,于火热二淫属感邪之外,余者之惊恐,皆因人气之阴阳所动而内生者也。

惊恐二病,与内外所因,其治法同乎?异乎?曰:惊则安其神,恐则定其志,治当分阴阳之别,何得而同也?夫易之为卦,坎离交而后为既济。人以五脏应之,心为离火,内阴而外阳。肾为坎水,内阳而外阴。内者是主,外者是用。又内主者五神,外用者五气。是故心以神为主,阳为用;肾以志为主,阴为用。阳则气也火也,阴则精也水也。及乎水火既济,全在阴精上奉,以安其神;阳气下藏,以定其志。不然,则神摇于内,阳气散于外,志惑于中,阴精走于下。既有二脏水火之分,治法安得无少异?所以惊者先安其神,然后散乱之气可敛,气敛则阳道行矣。恐者先定其志，然后走失之精可固，精固则阴气用矣。为外事惊者，虽子和氏谓惊者平之，平，常也，使病者时时闻之习熟，自然不惊。固是良法，不若使其平心易气以先之，而后以药平其阴阳之盛衰，则神可安志可定矣。《推求师意》

选案

一女年十余岁，病心悸，常若有人捕之，欲擗地而无所容，母抱于怀，婢护于外，犹不能安寝。医者以为心病，用安神丸、镇心丹，不效。诊脉细弱而缓。谓曰：此胆病，服温胆汤而安。汪石山

附战慄颤振

诸禁鼓慄，如丧神守，皆属于火。《素问》

人恐极而战慄者，由恐为肾志，其志过度则伤肾，肾水衰，则心火自盛而为战慄也。如酒性热，饮多则令人战慄。《原病式》

河间曰：战慄动摇，火之象也。或言为寒者，未明变化之道也。此由心火热甚，亢极而战，反兼水化故也。若据此说，则凡见寒战，皆为火证，何以《经》曰：阴胜则内寒。又曰：阳虚则外寒。又曰：阳虚而阴盛，外无气，故先寒慄也。又曰：阳明虚则寒慄鼓颔也。凡此皆属《经》言，而河间悉言为火，其然否可知也。《景岳全书》

颤振，有谓作诸禁鼓慄者，非也。诸禁鼓慄，乃斗牙战摇，似寒而实热也。颤振乃兼木气而言，惟手足肘前战动，外无凛慄之状。孙一奎（《医述·卷十·杂证汇参·惊恐怔忡》）

【参考文献】 程杏轩.医述[M].合肥：安徽科学技术出版社，1983.

《奉时旨要》

【原文】 恐郁之症，《经》云：肝气虚则恐。精气并于肾则恐。心怵惕思虑则伤神，神伤则恐惧自失。胆病者，心下憺憺，若人将捕之。此症本无所惊，心自动而不宁，自由元虚阴弱，心神不足而然。失治而郁，则精却，上焦闭，下焦胀，故气不行。治法：若肾伤者，宜补精髓，六味丸加枸杞、远志；若肝虚者，宜养阴血，六味丸加枣仁、龙齿；治阳明者，壮其气，四君子加木香；治心包者，镇其神，七福饮、《秘旨》安神丸加朱砂、琥珀、犀角；胆虚者，补胆防风汤，劳心过度，梦寐不安者，一味鹿角胶，酒溶多服。此恐郁之治也。（《奉时旨要·卷一·阴属·论七情之郁》）

【原文】 惊恐之症，《经》云：肝虚则目䀮䀮无所见，耳无所闻，善恐，如人将捕之。又曰：阳明厥，恶人与火，闻木音则惕然而惊者，阳气与阴气相薄，水火相恶，故惕然而惊。惊则心无所倚，神无所归，虑无所定，故气乱。恐则精却，上焦闭，气还，下焦胀，则气不行。此症虽有感自外邪，然非肝胆之气不足，则亦不易惊也。宜安养心神为主，安神丸、十全大补汤。心气稍热者，朱砂安神丸。此治法也。然而惊则气乱，恐则气下，惊出于暂，犹易于复，恐积于渐，甚不可解。且心怯则神伤，精却则阳痿，日消月缩，不亡何待？徒资药力无益也。惟恃大勇大断者，壮其胆，方能拔其病根。

笔花氏曰：怔忡，虚症也。古无是名，自《内经》有其动应衣一语，而仲景始有不可汗下之论。总由阴虚劳损，气不归原所致。宜节欲节劳以养精气。治法或先气而后精，或先精而后气，且兼热者宜清，兼寒者宜暖。又当因情酌用也。至于惊恐，亦全属虚症。有触而怯者为惊，无触而怯者为恐。症虽由肝，总归心病，天王补心丹、酸枣仁汤，皆要药也。（《奉时旨

要·卷三·木属·怔忡(惊恐)》》

【参考文献】 江涵暾.奉时旨要[M].北京：中国中医药出版社,2007.

《类证治裁》

【原文】 怔忡者,心动不安,无所见闻惊恐,而胸间惕惕自动也。惊者,神气失守,由见闻夺气,而骇出暂时也。恐者,胆怯股栗,如人将捕之,乃历久而惧难自释也。怔忡伤心神,惊伤胆液,恐伤肾精,三者心胆肝肾病。恐甚于惊,惊久则为怔忡。而心胆之虚,无不由肾精之虚也。昔人论阳统于阴,心本于肾,上下不安者由乎下,心气虚者因乎精,此精气互根,君相相资之理,固然矣。然怔忡惊恐,与悲思忧怒,皆情志之病。患者非节劳欲,摄心神,壮胆力,则病根难拔。治者务审其病情而调之。如心脾气血本虚,而致怔忡惊恐,或因大惊猝恐,神志昏乱者,七福饮,甚者大补元煎。如肾水亏,真阴不足致怔忡者,左归饮。如命门火衰,真阳不足致怔忡者,右归饮。如三阴精血亏损,阴中之阳不足,而致怔忡惊恐者,大营煎或理阴煎。如水亏火盛,烦躁热渴而为怔忡惊悸者,二阴煎或加减一阴煎。如思虑郁损心营,而为怔忡惊悸者,逍遥散或益营煎。如痰火盛,心下怔忡者,温胆汤加炒黄连、山栀、当归、贝母。如寒痰停蓄心下而怔忡者,姜术汤。如痰迷心窍惊悸者,温胆汤,甚者朱砂消痰饮。此景岳治法也。(《类证治裁·卷之四·怔忡惊恐论治》)

【原文】 [恐症]《内经》兼心肾胃肝胆包络诸经。《经》曰：足少阴之脉病善恐。又曰：恐惧而不解则伤精。又曰：恐则气下。又曰：精气并于肾则恐,肝藏血,血不足则恐。又曰：胃为恐。注云：胃热则肾水微,故恐。又曰：心怵惕思虑则伤神,神伤则恐惧自失。胆病者惊惕,恐人将捕之。肝病如人将捕之。心包络动,心澹澹大动。又曰：恐则精却。而恐为肾志,属水本脏,因旁及他经,故治法亦别焉。恐由于肾伤者,补精髓,人参散去桂心,加牛膝、远志。由于肝胆虚者,养阴血,酸枣仁汤去芪、莲,加山萸、丹皮、白芍。由于心包络者,镇其神,定志丸去术,加龙齿、琥珀、犀角、金银箔。治在阳明胃者,壮其气,四君子汤倍茯苓。其思虑劳心而善恐者,一味鹿角胶酒化,多服效。因肾中阳虚而善恐者,八味丸。(《类证治裁·卷之四·怔忡惊恐论治·分治(卑慄附)》)

【原文】 恐则脉沉,恐伤肾,脉必沉。其人恐怖,其脉形如循丝,累累然,其面白,色脱也。以上恐脉。(《类证治裁·卷之四·怔忡惊恐论治·怔忡惊恐脉候》)

【原文】 族女,产后心虚善恐,见闻错妄,此由肝胆怯也。用酸枣仁汤养阴血。枣仁、潞参、当归、茯神、熟地、远志、莲子、炙草。服稍定,时恍惚,不思食,去熟地,加竹茹、菖蒲。服渐瘳。(《类证治裁·卷之四·怔忡惊恐论治·惊恐脉案》)

【原文】 刘试场受惊,心惕精走于下。延为怔忡悸恐,心君虚不主令,相代其权,乃至有梦无梦皆遗,腰膝酸软乏力。诊左寸沉数,左关尺沉细如丝,右尺微弦。此心营损极,神不摄精。宜补养心神,固纳肾真。《经》言：怵惕思虑则伤神,神伤则恐惧流淫不止。又云：恐惧不解则伤精,精伤则骨酸痿厥,精时自下。大抵怵惕伤心,恐惧伤肾,心肾失交,精关不固。必精生神,神摄精,乃能却病。且情志之病,尤在静养善调,勿希速效。潞参、熟地、茯神各三钱,龙骨、山药各二钱,枣仁、远志、当归各钱半,金樱子一钱,五味子、柏子仁各六分,莲子十粒。二服甚适。诊左寸绵绵不绝,惟尺泽空,精腑少藏耳。若滋填精室,旬日内漏卮勿泄,尺脉可起。又夜半易饥便滑,前方去当归、柏子仁、熟地、山药,焙用,加鱼鳔三钱、菟丝饼二钱。十服神安精固,惟骨节时酸,胁肉时瞤,坐卧恍惚,如在波浪中。此病后神未复元,虚阳浮越也。宜招集散亡,封固管钥,更用潜阳填髓丸:熟地八两,湖莲、芡实(俱炒)、线胶、淡菜、茯神、山药各四两,五味一两,龟板、远志、麦冬(朱砂拌炒)各二两,猪脊髓熬,为丸。又《经》云:精不足补之以味。午用猪心肾、海参煨食,晨用牛乳同糯米煮食,调理数月渐安。(《类证治裁·卷之七·遗泄论治·遗泄脉案》)

【参考文献】 林佩琴.类证治裁[M].李德新,整理.北京:人民卫生出版社,2005.

《王孟英医案》

【原文】 许康侯令堂,初夏患坐卧不安,饥不能食,食则滞膈,欲噫不宣,善恐畏烦,少眠形瘦,便艰溲短,多药莫瘳。孟英按脉弦细而滑,乃七情怫郁,五火烁痰,误认为虚,妄投补药,气机窒塞,升降失常。面赤痰黄,宜先清展,方用旋覆、菖蒲、紫菀、白前、竹茹、茯苓、黄连、半夏、枇杷叶、兰叶。不旬而眠食皆安,为去前四味,加沙参、归身、紫石英、麦冬,调养而痊。(《王孟英医案·卷二·郁》)

【参考文献】 王士雄.王孟英医案[M].北京:中国中医药出版社,2006.

《经脉图考》

【原文】 郄门:在掌后去腕五寸。手厥阴郄。刺三分,灸五壮。主治呕血衄血,心痛,呕哕,惊恐,神气不足,久痔。

瘛脉:一名资脉,在耳本后鸡足青络脉中。刺一分,灸三壮。主治头风耳鸣,小儿惊痫,瘛疭,呕吐,泻痢,无时惊恐,目涩眵膏。(《经脉图考·卷三·取穴分寸》)

【参考文献】 陈惠畴.经脉图考[M]//石学敏.中国针灸大成:经络卷.长沙:湖南科学技术出版社,2022.

《脉义简摩》

【原文】 黄帝曰:人之居处动静勇怯,脉亦为之变乎?岐伯曰:凡人之惊恐恚劳动静,皆为变也。是以夜行,喘出于肾,淫气病肺。有所堕恐,喘出于肝,淫气害脾。有所惊恐,喘出于肺,淫气伤心。度水跌仆,喘出于肾与骨,当是之时,勇者气行则已,怯者则著而为病也。故曰:诊病之道,观人勇怯,骨肉皮肤,能知其情,以为诊法也。故饮食饱甚,汗出于胃;惊而夺精,汗出于心;持重远行,汗出于肾;疾走恐惧,汗出于肝;摇体劳苦,汗出于脾。故春秋冬夏,四时阴阳,生病起于过用,此为常也。(《脉义简摩·卷三·形象类·脉有变幻无定》)

【参考文献】 周学海.脉义简摩[M].北京:中国中医药出版社,2016.

《辨脉平脉章句》

【原文】 问曰:人病恐怖者,其脉何状?师曰:脉形如循丝累累然,其面白脱色也。

人病恐怖,是病也,非有所见也。脉形如循丝累累然者,肝胆气索也。胆寒,故常病自恐。《内经》曰:肾肝并小弦,欲惊。又曰:胆虚则恐,如人将捕之。问曰:人不饮,其脉何类?师曰:脉自涩,唇口干燥也。

水入于经,其血乃成。水之精化津,津载血以行者也。

问曰:人愧者,其脉何类?师曰:脉浮,而面色乍白乍赤。

愧者,恐与怒并也。脉浮,气不定也。(《辨脉平脉章句·卷下平脉法篇第二·第五章》)

【参考文献】 周学海.辨脉平脉章句[M]//周仲瑛,于文明.中医古籍珍本集成续:诊断卷.长沙:湖南科学技术出版社,2014.

《难经正义》

【原文】 假令得肾脉,其外证面黑,善恐欠;其内证脐下有动气,按之牢若痛;其病逆气,小腹急痛,泄如下重,足胫寒而逆。有是者肾也,无是者非也。

得肾脉,诊得石脉也。肾在色为黑,故面黑;肾在志为恐,故善恐。《灵枢·口问》篇曰:阴气积于下,阳气未尽,阳引而上,阴引而下,故数欠。是肾主欠。此外证之色脉情好也。肾居最下,脐下肾之位,肾气结,故动气按之牢痛。肾气不足,伤于冲脉,故病逆气。少阴之脉循少腹,故小腹急痛也。肾者胃之关,今气虚,故为下重泄,谓食毕即思圊也。《灵枢·经脉》篇曰:足少阴肾之脉,循内踝之后,别入跟中,以上腨内,故病足胫寒而逆。此内证之部属及所主病也。泄如下重'如'字,滑氏易作'而'字,极是。(《难经正义·卷一·十六难》)

【参考文献】 叶霖.难经正义[M].吴考盘,点校.北京:人民卫生出版社,1990.

《内经评文》

【原文】 黄帝曰:邪之中人藏,奈何?岐伯曰:愁忧恐惧则伤心,形寒寒饮则伤肺,以其两寒相感,中外皆伤,故气逆而上行。有所堕坠,恶血留内,有所大怒,气上而不下,积于胁下,则伤肝。(《内经评文·卷一·邪气脏腑病形第四(法时)》)

【原文】 恐惧者,神荡惮而不收。此节凡三段,源流俱备,云垂海立,气象万千,是通篇之上游精神结聚之处也。

心怵惕思虑则伤神,神伤则恐惧自失,破䐃脱肉,毛悴色夭,死于冬。脾忧愁而不解则伤意,意伤则悗乱,四支不举,毛悴色夭,死于春。肝悲哀动中则伤魂,魂伤则狂忘不精,不精则不敢正当人,阴缩而挛筋,两胁骨不举,毛悴色夭,死于秋。肺喜乐无极则伤魄,伤魄则狂,狂者意不存人,皮革焦,毛悴色夭,死于夏。肾盛怒而不止则伤志,志伤则喜忘其前言,腰脊不可以俯仰屈伸,毛悴色夭,死于季夏。恐惧而不解则伤精,精伤则骨酸痿厥,精时自下。是故五藏主藏精者也,不可伤,伤则失守而阴虚,阴虚则无气,无气则死矣。是故用针者察观病人之态,以知精神魂魄之存亡,得失之意,五者以伤,针不可以治之也。(《内经评文·卷二·本神第八(法风)》)

【参考文献】 周学海.内经评文[M]//医经:灵枢.北京:中国中医药出版社,2015.

《旌孝堂医案》

【原文】 (案1)惊恐伤胆,抑郁伤肝,思虑伤脾,郁痰内扰神明,于是神思恍惚,力倦神疲,脉象弦滑。速当自开怀抱,打破疑团,庶可与药饵兼功。木茯神、菱霜、川贝母、香苏茎、

黄郁金、桑叶、粉丹皮、木蝴蝶、苦竹根、陈秫米。(《旌孝堂医案·四十六疑痰》)

【参考文献】 江泽之,王应震.旌孝堂医案[M]//段逸山,吉文辉.中医古籍珍稀抄本精选.上海:上海科学技术出版社,2019.

《曹沧洲医案》

【原文】 王右(正号朱家角)。肝气郁结,心营不足,痰热气火乘之,遂有疑惑恐惧之状,绵延日久,莫可自解,脉左细数,右微滑。急须标本两治。

归身三钱五分,土炒　陈胆星七分　天竺黄片三钱　青礞石三钱五分,煅,先煎　松木茯神四钱　盐半夏三钱　合欢皮四钱　广郁金一钱　炒香枣仁三钱五分　紫贝齿一两,生杵,先煎　远志炭七分　竹茹二钱　川石斛四钱　白薇三钱五分

上。始病气郁,近增惊恐,脏气大为所困,肉脱面䐃,咳嗽气急,动作无力,脉虚弦。眼灼盛衰不定,七情为病,理之不易。

干首乌四钱　青盐半夏三钱五分　蜜炙紫菀七分　川断一钱,盐水炒　鳖甲心四钱,水炙　川贝二钱,去心　款冬花三钱五分,蜜水炙　茯苓四钱　功劳子三钱　生蛤壳一两,杵,先煎　冬瓜子五钱　橘白一钱　生谷芽五钱,绢包(《曹沧洲医案·肝脾门》)

【原文】 张。惊恐抑郁,心肝交病,不得寐,咳不畅,心宕气逆,脉濡。须加意慎养。

旋覆花三钱五分,包　白杏仁四钱　生石决明一两,先煎　橘白一钱　代赭石四钱,先煎　象贝四钱　抱木茯神五钱　款冬花三钱五分,炙　枳壳三钱五分　冬瓜子七钱　竹茹三钱五分　鲜荷梗尺许(《曹沧洲医案·拾遗门(内外并立)》)

【参考文献】 曹沧洲.曹沧洲医案[M].刘学华,点校;孟景春,主审.上海:上海科学技术出版社,2005.

《费绳甫先生医案》

【原文】 (案6)水不涵木,肝阳升腾无制,挟素蕴之痰热,上阻包络,心不自主。神思恍惚,疑虑惊恐,时常健忘,脉来沉弦而滑。抱恙日久,根蒂已深。治宜清通神明,调肝化痰。

大丹参三钱　大麦冬二钱　天竺黄五分　云茯神二钱　川黄连酒炒,一分　细木通酒炒,一钱　薄橘红五分　海浮石三钱　鲜竹茹一钱半　瓜蒌皮三钱　川贝母三钱　荸荠去皮,打,五枚(《费绳甫先生医案·十一、情志》)

【参考文献】 费承祖.费绳甫先生医案[M].吴九伟,点校.上海:上海科学技术出版社,2004.

《徐批叶天士晚年方案真本》

【原文】 范(二十五岁)。惊恐悲哀,伤于情怀内因,络病当以血药宣润,不必苦辛气燥。炒桃仁、黑芝麻、归须、柏子仁、苏子、冬桑叶。(《徐批叶天士晚年方案真本·卷下·桂苓甘味汤》)

【参考文献】 徐灵胎.徐批叶天士晚年方案真本[M].北京:中国中医药出版社,2018.

第三节 惊 病

《喻选古方试验》

【原文】 惊气入心：心络暗不能言语者。密陀僧一匙，茶调服即愈。（洪迈《夷坚志》）

按：惊则气乱，密陀僧之重，能去怯平肝。

虚劳惊悸：紫石英五两，打如豆大，水淘一遍，以水一斗，煮取三升，细细服。或煮粥食，水尽可再煎。（《张文仲方》）

按：紫石英补心气不足，定惊悸效。

振悸不眠：炒枣仁二升，茯苓、白术、人参、甘草各二两，生姜六两，水八升，煮三升，分服。（《图经》）

火惊失心：雷烧木煮汁服。

心怯胆悸：虚烦狂言，养正丹。见炼服门。（《喻选古方试验·卷三·惊悸》）

【参考文献】 喻嘉言.喻选古方试验[M].陈湘萍,点校.北京：中医古籍出版社,1999.

《医宗说约》

【原文】 惊悸忽然心惕惕，如人将捕时惊惑，跳动不已名怔忡，癫痫神魂多恍惚。精神短少或多痰，健忘之病因而得，皆缘大恐与大惊，触事丧志心神失。治用四物安神汤，当归川芎(白)芍地黄，(人)参(茯)神栀子黄连(酒炒)(白)术，麦冬酸枣竹茹当，乌梅炒米引姜枣，临服研入辰砂好。时跳时止定因痰，二陈合用病自了；心下悸动是水停，猪苓泽泻不可少。（《医宗说约·卷之二·惊悸怔忡》）

【参考文献】 蒋示吉.医宗说约[M].王道瑞,申好真,校注.北京：中国中医药出版社,2004.

《病机沙篆》

【原文】 人之所主者，心也；心之所主者，血也。心血消亡，神气失守，则宅舍空虚，痰因以客，此怔忡之所由作也。心中惕惕然跳，筑筑然动，怔怔忡忡，不能自安，即所谓悸也，一属虚，一属饮。虚由阳气内虚，心神不足，内动为悸，宜人参、白术、黄芪、甘草、茯神以养心气；虚由阴气内虚，火即妄动而悸，宜参、麦、生地、归身、龙眼以养心血。饮由水停心下，侮其所胜，心君畏水不能自安，故惕惕而悸，宜茯苓、白术、半夏、橘红、茯神以清其痰饮；或有汗吐下后，正气内虚，以致怔忡者，宜参、芪、术、草、归、芍之类以补其耗散之气血；亦有邪气攻击而悸者，宜审其为何邪而攻去之。又有脉来结代，是营卫不行，非补气血生津液者不能治也。

心为君火，包络为相火，火为阳，阳主动，君火之下，阴精承之，相火之下，水气承之，如是则动得其正。而清净光明为生之气也，若反所承，则烦热而为怔忡，当补其不足以安其神气，未瘥则求其属以衰之，壮水之主以制阳光也。各脏有疾，皆能与包络之火合动而为怔忡，随其所犯而补泻之，更须从包络而调之平之。如各脏移热于心，以致胞络火动者，治亦如之。

有所忧虑便怔忡者，属虚，归脾汤主之。有时作时止者，痰因火动也，温胆汤加黄连，或二陈加枳实、香薷。瘦人多血虚，肥人多气虚或痰饮。

阴火上冲，怔忡不已者，甚则头运眼花，齿发脱落，或见异物鬼神之类，或腹中作响，皆宜滋阴降火，宜六味加知、柏、茯神、枣仁养心之品。日服降火药不愈者，是无根失守之火，宜八味丸。

亦有所求不遂或过纵自悔，嗟嗟夜语，若有所失者，宜以温胆汤加人参、柏子仁为丸，辰砂为衣，日三服。

胸中痞塞，不能饮食，心中如有所怯者，喜居暗室或倚门后，见人即畏避无地，此名卑慄之病，专由于血不足也，宜人参养营汤加藿香、谷芽。

惊、悸、恐各有不同。惊者，卒然惊触，不自知也。悸者，本无所惊，心自动而不宁，即怔忡也。恐者，自疑若人将捕，不能独坐卧也。治之之法，悸则祛其痰，惊则安其神，恐则定其志。心为离火，内阴而外阳；肾为坎水，内阳而外阴。心以神为主，肾以志为主。阳火阴水，心肾既济，神志自宁，全在阴精上奉以安其神，阳气下藏以定其志。

惊气入肝。黄帝问曰：足阳明之脉病，恶人与火，闻木音则惕然而惊。岐伯对曰：阳明者，胃脉也，胃者土也，闻木音而惊者，土恶木也。因大惊而成者，脉必动如豆粒而无头尾，以黄连安神丸镇之，朱砂、黄连、生地、归头、甘草，为末蜜丸。肾虚而恐，人参、黄芪、白术、元参、黄柏（盐水炒）、当归、熟地等。胆虚而恐，人参、枸杞、枣仁、柏子仁、熟地、五味、桂、半夏、茯苓、陈皮。肝胆俱虚，百药不效，鹿角胶酒化，空腹下五钱，极妙。古人所谓肝无虚，不可补，补肾即所以补肝也。肝藏血，血不足则恐，四物汤加山萸、枣仁、丹参、圆肉。胃虚则恐，必宜六君子汤主之。怵惕思虑则伤神，神伤则恐惧自失，归脾汤主之。《经》云：精气并于肾则恐。地黄、天冬、枸杞、远志、茯苓。健忘者，肠胃实而心虚，心虚则营卫留于下，久之不以时上，故善忘，归脾汤加升、柴、大枣。肾盛怒而不止则伤志，志伤则喜忘其前言，地黄、归、芍、丹皮、远志、茯、杞、天冬。思虑过度，痰迷心窍而善忘者，归脾汤加橘、半、枳、术、茯神、朱砂。心肾不交宜朱雀丸，沉香五钱，茯神二两，蜜丸，参汤送下；或交泰丸，黄连一两，肉桂一钱，为末蜜丸，淡盐汤送下。

针法：心中虚惕，神思不安，胆俞、心俞、内关、通里。怔忡健忘不寐，手少阴心虚，内关针五分灸三壮，神门针三分灸二七壮，少海针一分。（《病机沙篆·卷下·怔忡惊悸》）

【参考文献】 李中梓.病机沙篆[M]//周仲瑛,于文明.中医古籍珍本集成续：诊断卷.长沙：湖南科学技术出版社，2014.

《伤寒绪论》

【原文】 惊惕者，心中惕然动悸，皆火迫吐下所致。如太阳病加温针必惊也。

又太阳脉浮，宜以汗解，妄以火迫之，必惊狂起卧不安，救逆汤。

火逆下之，因烧针，烦躁而惊狂者，桂枝甘草龙骨牡蛎汤。

少阳有三禁，妄加吐下，邪犯少阳之本，而惊烦胸满，小便不利，谵语身重，不可转侧者，柴胡加龙骨牡蛎汤。（《伤寒绪论·卷下·惊惕》）

【参考文献】 张璐.伤寒绪论[M].北京：中国中医药出版社，2015.

《女科仙方》

【原文】 由产忧惊劳倦去血过多,则心中跳动不安,谓之怔忡;若惕然而惊,心中怯怯,如人将捕之状,谓之惊悸。治此二症,惟调和脾胃,志定神清而病愈矣。如分娩后,血块未消,宜服生化汤,且补血行块,血旺则怔定惊平,不必加安神定志剂。如块消痛止后患此,宜服**加减养荣汤**。

当归二钱　川芎二钱　茯神一钱　人参一钱　枣仁一钱,炒　麦冬一钱　远志一钱　白术一钱　黄芪一钱,炒　元肉八枚　陈皮四分　炙草四分

姜煎。虚烦加竹沥、姜汁。去川芎、麦冬,加竹茹一团,加木香,即归脾汤。

养心汤　治产后心血不定,必加不安。

炙黄芪一钱　茯神八分　川芎八分　当归二钱　麦冬一钱八分　远志八分　柏子仁一钱　人参钱半　炙草四分　五味十粒

姜水煎服。一本有元肉六枚。(《女科仙方·卷四·产后编·怔忡惊悸》)

【参考文献】　傅青主.女科仙方[M].上海:上海科学技术出版社,2000.

《伤寒论辨证广注》

【原文】　太阳伤寒者,加温针,必惊也。

太阳伤寒,宜用麻黄汤以发汗,医人误加温针,以攻其寒,殊不知寒盛于外,热郁于内,针用火温,营血得之,反增其热,热气凑心,必见惊证。惊者,神不宁而时作耸动故也。按:此条论。仲景无治法。《补亡论》常器之云,可根据前救逆汤。愚以救逆汤,宜加减用之。(《伤寒论辨证广注·卷之十二·辨误汗吐下火灸温针逆病脉证并治法·桂枝甘草龙骨牡蛎汤方》)

【参考文献】　汪琥.伤寒论辨证广注[M].王振亮,王晓艳,李亚红,校注.北京:中国中医药出版社,2016.

《金匮要略广注》

【原文】　惊者,外事相触而然,或耳闻大声,目击异物,遇险临危,触事丧志,心为之忤,有惕惕然之状。悸者,动也,有阳气内衰,心下空虚,火气内动,而为悸者;有水停心下,心属火恶水,神不自安,而为悸者;有汗吐下后,正气内虚而悸者;有荣卫涸流,脉结代而悸者,此俱属伤寒而论也。若杂病,则更有心下鼓者,有心中澹澹大动者,有心惕惕如人将捕之者,此惊与悸之所由分也。至于吐、衄、下血、胸满瘀血,又有源流之别。吐血出于胃,吐行浊道,衄血出于经,衄行清道。盖胃者,守营之血,守而不走,存于胃中,胃气虚不能摄血,故吐血,从喉咙出于口。经者走经之血,走而不守,火气急迫,随经直犯清道,由督脉斩关而出于鼻,此吐衄血所由异也。下血者,《内经》云:结阴者,便血一升,再结二升,三结三升,此阴气内结,不得通行,血无所禀,渗入肠间,故下血也。许学士谓:下清血色鲜者,肠风也;血浊色暗者,脏毒也;肛门射如血线者,脉痔也;又下血腹不痛者,为湿毒;腹痛者为热毒,此下血之所由异也。若胸满由血瘀所致,则有伤寒血瘀者,有产后血瘀者,有暴怒伤阴血瘀者,有跌扑坠损血瘀者,证各不同,然血瘀必胸满者,何也?《难经》云:气会膻中,膻中穴在两乳间陷中,正

当胸中部分,此三焦宗气所居,是为上气海,始因气滞而血瘀,终以血瘀而气更滞,此血瘀之所以致胸满也。今总以意断之,肝病发惊骇,是惊属乎肝也,心动则为悸,是悸属乎心也。心主血,属君火,肝藏血,属相火,凡诸见血,皆火迫妄行,故吐衄、下血、瘀血与惊悸,统汇为一论乎。

寸口脉动而弱,动即为惊,弱则为悸。

《伤寒论》云:数脉见于关上,上下无头尾,如豆大,厥厥动摇者,为动也。又云:阳动则汗出,阴动则发热。是动脉不特见于关上,即尺寸两部,亦有动脉,以阴阳相搏而虚者,则动也。此寸口脉,兼三部而言,盖惊自外至也,惊则气乱,故脉动而不宁。悸自内惕者也,悸因气虚,故脉弱而无力也。

心下悸者,半夏麻黄丸主之。

半夏麻黄丸方

半夏　麻黄等分

上二味末之,炼蜜和丸如小豆大。饮服三丸,日三服。

《本经》云:水停心下,甚者则悸。半夏辛以散之,能运脾去湿,以燥水饮于内;麻黄苦以泄之,能发表出汗,以宣水饮于外也。

李玮西曰:伤寒脉结代,心动悸者,主炙甘草汤,以润经益血,复脉通心,与此方大异,则凭脉与不凭证之谓也。(《金匮要略广注·卷下·惊悸吐衄下血胸满瘀血病脉证治第十六》)

【参考文献】　李文.金匮要略广注[M].北京:中国中医药出版社,2007.

《女科经纶》

【原文】　《大全》曰:产后脏虚,心神惊悸者,体虚心气不足,心经为风邪所乘。或恐惧忧迫,令心气受于风邪,邪搏于心,则惊不自安,惊不已,则悸动不定。其状目睛不转,不能动,诊其脉动而弱者,惊悸也。(《女科经纶·卷六·产后证下·产后惊悸属心气虚风邪搏心》)

【原文】　薛立斋曰:人所主者心,心所主者血,心血虚,神气不守,惊悸所由来也。当补血气为主。(《女科经纶·卷六·产后证下·产后惊悸属心血虚》)

【参考文献】　萧埙.女科经纶[M].郭瑞华,点校.北京:中医古籍出版社,1999.

《辨证奇闻》

【原文】　一心下畏寒作痛,惕惕善惊,懒饮食,以手按,如水声咽咽。人谓水停心下,谁知风寒湿结于心包络乎?水犯心则痛,风乘心则痛,毋论风寒湿均能成病,重则必死。今只畏寒作痛,正心包络障心。心包既能障心,捍卫之劳,心包独当其锋,心包安得不痛?法当急祛风寒湿三者,使毋犯心包,心君自安。然祛三邪,不补心包气,则心包太弱,故必补心包,兼治三邪。用散痹汤:巴戟、白术、山药、莲子五钱,菟丝、炒枣仁、茯苓三钱,柴胡、半夏一钱,远志八分,甘草三分。十剂全愈。此方单治心,以心为心相臣,治心正治心包。(《辨证奇闻·卷二·痹证》)

【原文】　一闻声惊,心怦怦,半日后止。人谓心有痰,痰药不效。久,不必闻声亦惊且悸,常若有人来捕者,是惊悸相连而至。虽是心虚,惊悸实不同,盖惊轻悸重,惊从外来动心,悸从内生动心也。若怔忡,正悸之渐也;若悸,非惊之渐也。故惊悸宜知轻重。一遇怔忡,宜防惊,惊宜防悸。然虽分轻重,治虚则一。用安定汤:黄芪、熟地一两,当归、生枣仁、白术、茯神、麦冬五钱,远志、柏子仁、玄参三钱,半夏二钱,甘草一钱。一二剂轻,十剂愈。夫神魂不定而惊生,神魂不安而悸起,皆心肝血虚,血虚则神无归,魂无主。今大补心肝之血,则心肝有以相养,何有惊悸?倘用药骤效,未几仍然者,此心肝大虚,另用镇神丹:人参四两,当归、麦冬、生枣仁、茯苓、生地三两,白术五两,远志二两,熟地八两,柏子仁、白芥子、醋淬龙骨一两,虎睛一对,陈皮三钱,各为末,蜜丸,滚水下,早晚各五钱,一料全愈。龙能定惊,虎能止悸。入补心肾药中,使心肾交,神魂自定。

一先惊后悸,亦有先悸后惊,似不同,不知实无异,不过轻重之殊。前已备言,此又重申者,盖辨惊悸,分中有合,合中有分耳。惊有出于暂不出于常,悸有成于暗不成于明者,又不可不别。暂惊轻于常惊,明悸重于暗悸,而惊悸仍伺,则将分治乎?抑合治乎?知其合中之分,则分治效;知其分中之合,则合治亦效。盖惊出于暂,吾治其常;悸出于明,吾治其暗。吾一方合而治之,名两静汤:人参、巴戟天一两,生枣仁二两,菖蒲一钱,白芥子、丹砂三钱。四剂定。方妙在生枣仁之多,以安心;尤妙在人参、巴戟以通心肾,则心气通肾夜安,肾气通心日安,又何虑常、暂、明、暗哉。(《辨证奇闻·卷四·惊悸》)

【参考文献】 陈士铎,文守江.辨证奇闻[M].王树芬,刘俊辉,夏箐,等,点校.北京:中医古籍出版社,1993.

《金匮玉函经二注》

【原文】 惊悸吐衄下血胸满瘀血第十六脉证十二条、方五首。

寸口脉动而弱,动即为惊,弱则为悸。

〔衍义〕心者,君主之官,神明出焉。不役形,不劳心,则精气全而神明安其宅。苟有所伤,则气虚而脉动,动则心悸神惕;精虚则脉弱,弱则怔忡恐悸。盖惊自外物触入而动,属阳,阳变则脉动;悸自内恐而生,属阴,阴耗则脉弱。是病宜和平之剂,补其精气,镇其神灵,尤当处之以静也。

火邪者,桂枝去芍药加蜀漆牡蛎龙骨救逆汤主之。

桂枝去芍药加蜀漆牡蛎龙骨救逆汤方

桂枝去皮,三两 甘草二两,炙 生姜三两 蜀漆三两,洗去腥 龙骨四两 牡蛎五两,熬 大枣十二枚

上为末,以水一斗二升,先煮蜀漆,减二升,内诸药,煮取三升,去滓,温服一升。

〔衍义〕此但言火邪,不言何证。考之,即《伤寒》脉浮,医以火逼劫之亡阳,必惊狂起卧不安者。成无己注是方曰:汗者,心之液,亡阳则心气虚,心恶热,邪内迫则心神浮越,故惊狂,卧起不安。与桂枝汤解未尽表邪;芍药益阴,非亡阳所宜,故去之;火邪错逆,加蜀漆之辛以散之;阳气亡脱,加龙骨牡蛎之涩以固之。

心下悸者,半夏麻黄丸主之。

半夏麻黄丸方

半夏 麻黄

上二味,末之,炼蜜和丸如小豆大。饮服三丸,日三服。

〔衍义〕悸者,心中惕惕然动,怔忡而不安也。悸有三种:《伤寒》有正气虚而悸者,有水停而悸者,有汗下后正气内虚,邪气交击而悸者。病邪不同,治法亦异,正气虚者,小建中汤、四逆散加桂治之;饮水多而悸者,心属火而恶水,不自安而悸也;汗下后正气内虚,邪气交击而悸者,与气虚而悸又甚焉,治宜镇固,或化散之,皆须定其气浮也。《原病式》又谓:是病皆属水衰热旺,风火燥动于中,故怔忡也。若惊悸,亦以火药劫金,不能平木,风火相搏而然。欲究心悸之邪,则非一言可尽也。或因形寒饮冷得之,夫心主脉,寒伤荣则脉不利,饮冷则水停,水停则中气不宣,脉不利,由是心火郁而致动。用麻黄以散荣中寒,半夏以散心下水耳。首论以脉弱为悸,而用此汤治者,其脉必不弱,非弦即紧。岂脉弱心气不足者,犹得用此药乎?(《金匮玉函经二注·卷十六·惊悸吐衄下血胸满瘀血第十六》)

【参考文献】 赵以德,周扬俊.金匮玉函经二注[M].周衡,王旭东,点校.北京:人民卫生出版社,1990.

《证治汇补》

【原文】 大意

大率惊悸属痰与火,怔忡属血虚有火。丹溪

内因

人之所主者心,心之所养者血。心血一虚,神气失守,神去则舍空,舍空则郁而停痰。痰居心位,此惊悸之所以肇端也。《汇补》

外候

惊悸者,忽然若有惊,惕惕然心中不宁,其动也有时。怔忡者,心中惕惕然,动摇不静,其作也无时。《正传》

肝胆心虚

或因怒伤肝,或因惊入胆,母令子虚,而心血为之不足;或富贵汲汲,贫贱戚戚,忧思过度,或遇事烦冗,则心君亦为之不宁,皆致惊悸怔忡之症。其脉弦者是也。《汇补》

郁痰

或耳闻大声,目见异物,遇险临危,触事丧志,大惊大恐,心为之忤,以致心虚停痰,使人有惕惕之状,甚则心跳欲厥,其脉滑者是也。《汇补》

停饮

有停饮水气乘心者,则胸中漉漉有声。虚气流动,水既上乘,心火恶之,故筑筑跳动,使人有怏怏之状。其脉偏弦。《汇补》

气虚

有阳气内虚,心下空豁,状若惊悸,右脉大而无力者是也。《汇补》

血虚

有阴气内虚,虚火妄动,心悸体瘦,五心烦热,面赤唇燥,左脉微弱,或虚大无力者是也。《汇补》

痰结

有膏粱厚味,积成痰饮,口不作干,肌肤润泽如故。忽然惊惕而作悸,其脉弦滑有力者是也。《汇补》

气郁

有郁悒之人,气郁生涎,涎与气搏,心神不宁,脉必沉结或弦者是也。《汇补》

阴火

有阴火上冲,头晕眼花,耳鸣齿落;或腹中作声,怔忡不已者,宜滋阴抑火,加养心之剂。久服不愈,为无根失守之火,脉必空豁,宜温补方愈。《汇补》

脉法

寸口脉动而弱,动为惊,弱为悸。惊者其脉止而复来,其人目睛不转,不能呼气。《必读》

治法

痰则豁痰定惊。饮则逐水蠲饮。血虚者,调养心血。气虚者,和平心气。痰结者,降下之。气郁者,舒畅之。阴火上炎者,治其肾而心悸自已。若外物卒惊,宜行镇重。又惊者平之,所谓平者,平昔所见所闻,使之习熟,自然不惊也。《汇补》

用药

主以安神丸,心虚甚者,加茯神、人参;神不宁者,加柏子、枣仁、远志;痰,加贝母、南星、半夏、石菖蒲,或用吐法。水饮,宜用小半夏茯苓汤。气虚,用参、芪;血虚,用四物;肾虚,用地黄汤;阳虚,用八味丸。痰结,用温胆汤,或滚痰丸;气郁,用四七汤。

附:卑慄

有胸中痞塞,不欲饮食,心中常有所歉,爱居暗室,或倚门见人,即惊避无地,似失志状,此为卑慄之病。由心血不足者,人参养荣汤。脾胃不和者,六君子汤加益智、远志治之。

附:失志

有所求不遂,或过纵自悔,嘘嗟夜语,若有所失,宜温胆汤加人参、柏子仁为丸,辰砂为衣,日进三次。

惊悸怔忡选方

朱砂安神丸 治心乱烦热,胸中气乱,兀兀欲吐,膈上伏热。

黄连一两半 朱砂一两 生地 归身各一两 炙甘草五钱

末之,汤浸蒸饼丸如黍米大。每服十五丸,津咽下。

镇心丸 治心血不足,怔忡多梦,如堕崖谷。

枣仁二钱半 车前子 白茯苓 麦冬 五味 茯神 肉桂各一两五钱 熟地 龙齿 天冬 远志 山药各一两五钱 人参 朱砂为衣,各一两半

蜜丸梧子大。每服三钱。空心米汤下。

定志丸

远志一两 菖蒲二两 茯神 茯苓各三两 人参一两 龙齿一两

蜜丸,辰砂为衣。米汤下三钱。

琥珀养心丹 治心跳善惊。

琥珀二钱半 龙齿煅,另研,一两 远志 石菖蒲 茯神 人参 枣仁各五钱 生地 归身各七钱 黄连三钱 柏子仁五钱 朱砂三钱,另研 牛黄一钱,另研

末之,猪心血为丸,如黍米大,金箔为衣。灯心汤下五钱。

归脾汤方见中风。 四七汤方见气症。 天王补心丹方见中风。

温胆汤《千金》

半夏　枳实　竹茹　橘皮　甘草　白茯苓

每服一钱至四钱,加姜枣煎服。心虚,加人参、酸枣仁。心内烦热,加黄连、麦门冬。口燥舌干,去半夏,加麦门冬、五味子、天花粉。表热未消,加柴胡。内虚大便自利,去枳实,加白术。内热心烦。加栀子。(《证治汇补·卷之五·胸膈门·惊悸怔忡》)

【参考文献】　李用粹.证治汇补[M].吴唯,校注.北京:中国中医药出版社,1999.

《辨证录》

【原文】　人有闻声而动惊,心中怦怦,半日而后止者,人以为心中有痰也。乃用消痰之药治之不效,久则不必闻声而亦惊,且添悸病,心中常若有来捕者,是惊悸相连而至也。虽俱是心虚之症,而惊与悸实有不同。盖惊之病轻于悸,悸之病重于惊;惊从外来而动心,悸从内生而动心也。若怔忡,惊悸之渐也。故惊悸宜知轻重,一遇怔忡即宜防惊,一惊即宜防悸。然而惊悸虽分轻重,而虚则一也。[批]惊悸分内外先后,亦无人道过也。方用**安定汤**:

黄芪一两　白术五钱　当归五钱　生枣仁五钱　远志三钱　茯神五钱　甘草一钱　熟地一两　半夏二钱　麦冬五钱　柏子仁三钱　玄参三钱

水煎服。一剂而惊悸轻,再剂更轻,十剂全愈。

夫神魂不定而惊生,神魂不安而悸起,皆心肝二部之血虚也。血虚则神无所归,魂无所主,今用生血之剂,以大补其心肝,则心肝有血以相养,神魂何至有惊悸哉!倘此等之药,用之骤效,未几而仍然惊悸者,此心肝大虚之故也,改煎药为丸。方用**镇神丹**:

人参四两　当归三两　白术五钱　生枣仁三两　远志二两　生地三两　熟地八两　白芥子一两　茯苓三两　柏子仁一两　龙骨一两,醋焠用　虎睛一对　陈皮三钱　麦冬三两

各为末,蜜为丸。每日白滚水送下,早晚各五钱,一料全愈。

此方较前方更奇而有神,方中用龙虎二味实有妙义。龙能定惊,虎能止悸,入之补心补肾之中,使心肾交通,而神魂自定也。

此症用**镇心丹**亦效。

人参　白芍各一两　丹砂一钱　铁落一钱　天花粉一钱　山药五钱　远志二钱　生枣仁五钱　茯苓三钱

水煎服。十剂全愈。

人有先惊而后悸,亦有先悸而后惊,似乎不同,而不知非有异也,不过轻重之殊耳。但惊有出于暂,而不出于常,悸有成于暗,而不成于明者,似乎常暂明暗之不同。然而暂惊轻于常惊,明悸重于暗悸。吾定一方,合惊悸而治之,名为**两静汤**:

人参一两　生枣仁二两　菖蒲一钱　白芥子三钱　丹砂三钱　巴戟天一两

水煎服。连服四剂,惊者不惊,而悸者亦不悸也。此方多用生枣仁以安其心,用人参、巴戟天以通心肾。心肾两交,则心气通于肾,而夜能安;肾气通于心,而日亦安也。心肾交而昼夜安,即可久之道也。

此证用镇心丹亦可同治。(《辨证录·卷之四·惊悸门》)

【参考文献】　陈士铎.辨证录[M].北京:中国中医药出版社,2007.

《辨症玉函》

【原文】 心惊本是上症,而余分上下者有故。心与肾相通,心气不下交于肾,则能成惊而不寐;肾气不能上交于心,亦能不寐而成惊也。故症须分别而治,法亦宜各异也。但二症何以别其在上在下乎?大约心不交肾者,终日不寐;而肾不交心者,终夜难眠耳。以此分别,最得病情。若人有心惊不寐于日者,用止惊补心汤。一剂即寐,二剂而心惊少安矣,四剂痊愈。此方补心而不补肾,惟引其心肾之合,而不必治肾经之虚也。盖肾气原未常大虚,补其心而肾不必上之于心,则肾气有养,又何至心肾之不交哉。心惊而夜不寐,此肾水之竭,急用定惊补肾汤。此方妙在大补肾水,而不去补心,肾足原能上通于心也。方中用肉桂、黄连,相济成功,盖二物同用,原能交心肾于顷刻,况又有肾经之味,大壮其真水之气,则水火既济,亦何至惊悸而不寐哉?

止惊补心汤

人参五钱 白术五钱 茯苓五钱 炒枣仁五钱 丹砂二钱 竹茹一钱 远志一钱 甘草一钱 麦冬五钱 黄连三分 肉桂三分 半夏八分 北五味一钱

水煎服。

定惊补肾汤

熟地一两 山茱萸五钱 山药五钱 北五味二钱 牛膝三钱 蕤蕤五钱 当归五钱 丹皮三钱 沙参一两 薏仁五钱 芡实五钱 白芥子三钱 肉桂一钱 黄连二分 巴戟天五钱 白术三钱

水煎服。(《辨症玉函·卷之三·上症下症辨·心惊》)

【参考文献】 陈士铎.辨症玉函[M].2版.北京:中国医药科技出版社,2019.

《冯氏锦囊秘录》

【原文】 惊者,恐怖之谓。《经》曰:东方青色,入通于肝,其病发惊骇。肝应东方,于卦为震,于象为风,风木多震动,故病为惊骇。凡外有危险,触之易惊,心胆强者,不能为动,心胆怯者,触而易惊,气郁生涎,涎与气搏,变生诸证。或短气,或自汗,眠多异梦,随即惊觉,卧多惊魇,口中有声,或热郁生痰,或气郁生痰。丹溪曰:惊则神出于舍,舍空得液,痰涎永系于胞络之间,变生诸症。此论惊也。悸者,心下筑筑然跳动也。《经》曰:心痹者,脉不通,烦则心下鼓。闭而不通则病,热郁而为涎,涎成则烦,心下鼓动,鼓者,跳动如击鼓也。《原病式》云:水衰火旺,心胸躁动。《伤寒论》曰:心为火而恶水,水停心下,筑筑然跳动,不能自安,亦有汗吐下后,正气虚而悸,不得卧者,丹溪责之虚与痰,症状不齐,总不外于神劳而血耗,心伤而火动,火郁而生涎也。或因怒气伤肝,或因惊气入胆,母令子虚,因而心血不足,又或遇事繁冗,思想无穷,则心阴耗损,而神明为之不安矣。然更有由于胆虚者,盖胆以温为候,虚则寒,寒则不眠,而多惊悸,口苦呕涎,所以有温胆汤也。

恐者,与惊有异。夫惊从外来,而恐由内起。《经》曰:在脏为肾,在志为恐。又云:精气并于肾则恐。恐者,肾之情志。下章之言他脏者,亦莫不由于肾也。肝藏血,血不足则恐。肝者,肾之子也,水强则胆壮,水薄则血虚,而为恐矣。胃为恐,胃属土,肾属水,土邪伤水则为恐也。心怵惕思虑则伤神,神伤则恐惧自失,心藏神,神伤则心怯,所以恐惧自失,火伤畏水之故。《经》又论恐,有肾、肝、心、胃四脏之分,而肝胆于肾,乙癸同源也;胃之于肾,侮所不胜也;心之于肾,畏其所胜也。故恐之证,属肾之本志，而旁及于他脏，治法则有别焉。治肾伤者宜味厚，治肝胆者宜养荣，治阳明者壮其气，治心君者镇其神。惊则安其神，而散乱之气可敛；恐则定其志，而走失之精可固。

怔忡者，心中跳动不安，惕惕如人将捕，有思虑便动者，皆属血虚也。若时作时止者，或痰因火动也。瘦人是血少，肥人多属痰，若真觉心跳者，尤属血少，宜四物朱砂安神丸之类。如因惊而得者，盖惊则神出舍，舍空则痰生也。

健忘者，为事有始无终，言谈不知首尾，有因精神短少者，亦有因痰者，亦有肾虚伤志者。《经》曰：肾盛怒而不止者伤志，喜忘其前言。丹溪曰：此证皆由忧思过度，求望高远，所愿不遂，损其心胸，以致神舍不清，遇事多忘，病在心脾。凡思伤脾，故令转眄遗忘，治之以归脾汤，兼理心脾，神宁意定，其证自除。总之，不耐于事务之扰扰者，则血气之阴者将竭，故失其清明之体，而善忘也。夫药固有安心养血之功，不若宁神静虑，返观内守为尤胜也。《经》又曰：上气不足，下气有余，肠胃实而心气虚，虚则荣卫留于下，久之不以时上，故善忘也。上气者，心家之清气也；下气者，肠胃之浊气也；荣卫留于下，则肾中之精气不能时时上交于心，故健忘也。又曰：血并于下，气并于上，乱而喜忘。血并于下，则无以养其心；气并于上，则无以充其肾；水下火上，坎离不交，乱其揆度，故善忘也。夫心知将来，肾藏已往，故《内经》之论，健忘俱责之心肾不交，心不下交于肾，浊火乱其神明，肾不上交于心，精气伏而不用，火居上则因而为痰，水居下则因而生躁，扰扰纭纭，昏而不宁，故补肾而使之时上，养心而使之善下，则神气清明，志意常治，而何健忘之有？

人之所主者心，心之所藏者神，神之所养者血，心血一虚，神无所依，此惊悸怔忡之所肇端也。曰惊悸，曰怔忡，岂可无辨乎？心虚而郁痰，则耳闻大声，目击异物，遇险临危，触事丧忘，心为之忤，使人有惕惕之状，是为惊悸也。心虚而停水，则胸中渗漉，虚气流动，水既上乘，心火恶之，心不自安，使人有怏怏之状，是为怔忡也。然有触而心动曰惊，无惊而自动曰悸，悸者即怔忡也。治法不过调养心血，和平心气，因痰因火因湿，随症治之，尤以血虚为主。

《经》曰：尝贵后贱，虽不中邪，病从内生，名曰脱营。盖心为君主，神明出焉，肺为相辅，主行荣卫，日夜五十度，此营气之所行也。若君主有伤，则十二官相使，各失乃司，使道闭塞而不通，由是经营之气脱去，不能灌溉，周身百脉，失其天度，形乃大伤矣。尝富后贫，名曰失精，谓心有所郁，而气不舒畅也。总心为君主之官，神明出焉，思虑过度，耗其心血，失去精灵，则神明伤而成心劳，故怔忡健忘者。宜静以养之，使百骸听命，外邪安得而犯？设为七情所郁，则六淫得以伤之，外邪与内火交炽，暗中亏损，不待岁月，牢固不可拔矣。故无论富贵贫贱，病生于内者难治，伤于外者易合。老子曰：毋劳尔形，毋摇汝精，毋使汝思虑营营，是以农夫寒暑耘耨，而无寒暑之疾，相习以忘，而勿伤其君主也。寒热燥湿，有形之病，忧愁思虑，无形之疾。有形之病，可以寒热攻之，无形之疾，必须喜以胜愁，慰以解忧，然后用药有功。心专神明用事，非他脏可比。谚云：心病须心药医也。古无怔忡之名，曰：心掣，心悬者是也。

大抵惊则不自知，而证属阳，从外入也。书曰：寸口脉动为惊，惊者，其脉止而复来，其人目睛不转，不能呼气者是也。恐者自知，如人将捕之状，不能独卧，而证属阴，从内出也。悸即怔忡，心中如有物撞，谓之忡；忽然跳跃，谓之怔，此血自内虚也。凡志由心出，事由心定，当养血以补心，健忘，心中若了了，口欲言而忽然中止，甚则随语随忘，此平素失意抑郁，而涎饮渗于心窍，更多由肾虚而不能藏已往也。治宜养心滋肾，兼开导其痰，亦须补其太阴，盖心肾不交,原于神之失养也。

又有虚烦者,心中扰乱,郁郁不宁也。因津液去多,五内枯燥,荣血不足,阳胜阴微,或肾水下竭,心火上炎,故虚热而烦生焉,甚则至于躁也。多由大病之后,精神短少,不能任事而畏烦者亦有之。然人之所生者,神也。所托者,形也。神大用则伤,形大劳则敝,形神离则死,故圣人重之。(《冯氏锦囊秘录·杂症大小合参卷十二·方脉惊悸怔忡健忘合参》)

【参考文献】 冯兆张.冯氏锦囊秘录[M]//中医非物质文化遗产临床经典名著.北京:中国医药科技出版社,2011.

《张氏医通》

【原文】 《经》云:东方青色,入通于肝,开窍于目,其病发惊骇。诸病胕肿,疼酸惊骇,皆属于火。足阳明之脉病,恶人与火,闻木音则惕然而惊。惊则心无所归,虑无所定,故气乱矣。身体日减,气虚无精,病虚无气,洒洒然如惊。惊者平之。

夫惊虽主于心,而肝胆脾胃皆有之。惊是火热烁动其心,心动而神乱也。若因内气先虚,故触事易惊。或卒然闻响大声,目击异物,遇险临危,皆使人有惕之状也。惊则气乱,郁而生火生涎,涎与气搏,变生诸证,或短气,或自汗,或眠多异梦,随即惊觉,并宜温胆汤加熟枣仁,如远志丸、妙香散、平补正心丹、龙齿清魂散皆可选用。卧多惊魇,口中有声,温胆汤下远志丸。卧多惊魇遗溲者,补胆防风汤加羌活、桂枝,此下焦风寒,宜风药行经也。若气郁生痰而惊悸不眠者,四七汤加茯神、远志、石菖蒲。大抵惊则神出于舍,舍空则痰饮乘虚袭人,其神不得归焉,亦有肝虚风袭之者。《本事方》治卧则魂梦飞扬,惊悸多魇,通夕不寐,先用独活汤数剂,后用珍珠母丸神效。盖因肝脏本虚,虚风内袭,所以魂游无定。肝藏魂者也,风气水饮,乘虚袭入于肝,是以魂不宁而飞扬,若离体状,若作心血虚治必殆。此证最易愠怒,小怒则惊悸转剧,虚火不时上升,岂非肝脏受困之验欤?二方非深明木盛生风,木槁生火之理,不能识其奥妙,不能用以建功也。

〔诊〕寸口脉动为惊,惊者其脉止而复来,其人目睛不转,不能呼气。

石顽治河南督学汪缄庵媳,产后病虚无气,洒洒然如惊,常时咳青黑结痰,欲咳则心中憺憺大动,咳则浑身麻木,心神不知所之,偶闻一声响,则头面哄热微汗,神魂如飞越状,专事妇科者屡用补养心血之剂罔效,虚羸转剧,邀石顽诊之。脉浮微弦而芤,独左寸厥厥动摇,此必胎前先伤风热,坐草时进力过甚,痰血随气上逆,冲过膈膜而流入心包也。朝用异功散加童便煅淬蛤粉,以清理痰气,夕用大剂独参汤下来复丹,以搜涤瘀积,盖痰在膈膜之上,非焰硝无以透之,血在膈膜之上,非五灵无以浚之,然非藉人参相反之性,不能激之使出也。服数日,神识渐宁,形神渐旺,改用归脾汤加龙齿、沉香,调理而康。

又治吴昭如室,年壮体丰,而素有呕血腹胀脾约便难之恙,两遭回禄,忧患频承。近于失血之后,忽然神气愦乱,口噤目瞠,乃尊周渭文秉烛相邀。诊其气口数盛而促,人迎弦大而芤,形神不能自主,似有撮空之状,渭老以为证犯条款,不出五日当毙,予谓不然。若是撮空,必然手势散漫,今拈著衣被,尽力扯摘,定为挟惊挟怒无疑。爪者筋之余,非惊怒而何?况脉来见促,当是痰气中结,殊非代脉之比。询其病因,惊怒俱有,遂勒一方,用钩藤钩一两,煎成入竹沥半盏,姜汁五匕,连夜制服,明日复延往候,云服药后,即得安寐,六脉亦已稍平,但促未退。仍用前方减半,调牛黄末一分,其夕大解三度,共去结粪五六十枚,腹胀顿减,脉静人

安,稀糜渐进,数日之间,平复如常。(《张氏医通·卷六·神志门·惊》)

【原文】 独活汤 治肝虚内风,卧则魂散不收,若惊悸状。

独活 羌活 柴胡各一钱,一作前胡 细辛半钱 茯苓 人参 五味子 半夏 沙参各一钱五分 枣仁炒研,三钱 甘草炙,一钱二分 生姜三片 乌梅肉一个

水煎,食前热服。

珍珠母丸 治肝虚不能藏魂,惊悸不寐。

珍珠母即石决明,七孔者良,煅赤醋淬,七钱五分 龙齿煅赤醋淬,水飞 沉香另研,勿见火,各五钱 人参 茯苓 枣仁炒 柏子仁 犀角镑,各一两 当归身 熟地黄各二两 朱砂五钱,另研,水飞

上为细末,炼白蜜丸梧子大,朱砂为衣。每服五七十丸,临卧薄荷汤送下。

远志丸 治因事有所大惊,梦寐不宁,神不守舍。

远志甘草汤泡,去骨 石菖蒲 茯神 茯苓一作枣仁 人参 龙齿醋煅,飞,各一两 朱砂五钱,水飞,一半为衣

炼白蜜丸梧子大,朱砂为衣。每服五十丸,空心沸汤,临卧温酒送下。精髓不守者,加五味子半两;阳事不举者,加山药、萸肉各一两,肉桂半两;自汗不时者,倍枣仁加黄芪一两。

补胆防风汤 治胆虚风袭,惊悸不眠。

防风一钱 人参钱半 细辛五分 甘草炙 茯神 独活 前胡 川芎各八分 生姜三片 红枣二枚,擘

水煎,去滓热服。卧多惊魇遗溲者,本方加羌活、桂枝;胆寒者,去川芎、前胡,加熟枣仁、远志、肉桂、白术;有痰,加半夏、白术、天麻。(《张氏医通·卷十四·惊门》)

【参考文献】 张璐.张氏医通[M].李静芳,建一,校注.北京:中国中医药出版社,1995.

《济世全书》

【原文】 夫怔忡者,心胸躁动谓之怔忡,此心血不足也。多因富贵戚戚,贫贱不遂所愿而成。惊悸者,即动悸也。动之为病惕然,而惊悸之为病心下怯怯,如人所捕,皆心虚胆怯之所致也。又曰:惊者,恐怖之谓;悸者,怔忡之谓。怔忡、健忘、惊悸,三症名异而病同。

清火安神汤主方 治惊悸,怔忡,心神慌乱。

当归一钱二分 川芎七分 白芍酒炒,八分 生地黄一钱 片芩八分 黄连八分 栀子仁七分 酸枣仁炒,一钱 远志甘草水泡,去心,七分 麦门冬去心,一钱 甘草二分

上锉一剂,生姜煎服。

朱砂安神丸 治血虚心烦,懊憹,惊悸,怔忡,胸中气乱。

朱砂五钱,水飞为衣 川黄连酒洗,六钱 当归身二钱半 怀生地黄一钱半 甘草炙,二钱半

上除朱砂外,四味共为细末,汤浸蒸饼为丸如黍米大,以朱砂为衣。每服二三十丸,津液咽下;食后、临卧温水㖩少许下亦可。此近而奇偶制之缓也。

宁神定志丸

当归酒洗,一两 川芎七钱 白芍酒炒,一两 怀生地黄酒洗,一两半 白茯神去皮木,一两 酸枣仁炒,五钱 远志甘草水泡去心,七钱 麦门冬去心,一两 黄连姜炒,五钱 陈皮去白,一两 贝母一两 甘草三钱 朱砂一两,为衣

上为末,炼蜜为丸如绿豆大。每服五七十丸,食远枣汤下。

加味宁志丸 元气虚惫,精神恍惚,心思昏愦气不足,健忘怔忡。

人参　白茯苓去皮　远志甘草水泡,去心　石菖蒲米泔浸　酸枣仁炒　黄连去毛　当归酒洗　生地黄酒洗,各八钱　柏子仁一两　木香四钱,不见火　朱砂研水飞,一两,半入药半为衣

上为末,炼蜜为丸绿豆大。半饥时,麦门冬去心,煎汤下五六十丸。

参归腰子 治心气怔忡而自汗者,不过一二服即愈。

人参五钱　当归身五钱　猪腰子一枚

上先以腰子,用水三碗煮至一碗半,将腰细切,入二味药同煎,药渣焙干为细末,山药糊为丸梧子大。每三五十丸,米汤送下。

妙香散 治心气不足,志意不定,惊悸恐怖,悲忧惨戚,虚烦少睡,喜怒不常,夜多盗汗,饮食无味,头目眩晕,常服补益气血,安神镇心。

麝香一钱　木香二钱半　山药姜制　茯神　茯苓　黄芪蜜炒　远志甘草水泡,去心,各一两　人参　桔梗去芦　甘草各五钱　朱砂三钱

上为末。每三钱,酒调下。

上方治消渴,小便涩数而沥,兼有油浊,用灯心、茯苓煎汤下。

又治饮酒行事,酒热瘀心经,致成黄疸,茵陈煎汤调下,日三服。又治心虚,遗精白浊。又治虚劳,心气不平,小便腻浊。

惊悸,健忘,怔忡,失志不睐,心风,皆是胆涎沃心,以致心气不足。若用凉剂太过则心火愈微,痰涎愈盛而病益深,宜理痰气。

一妇人惊悸,怔忡,无睐,自汗盗汗,饮食不甘,怠惰嗜卧,用归脾汤而愈。方见健忘。

定志丸 治心气不足,恍惚怔忡,惊悸健忘。

远志甘草水泡,去心　石菖蒲各二两　人参一两　白茯神去皮木,三两

上为末,炼蜜为丸如梧子大,朱砂为衣。每服二十丸,米汤下。(《济世全书·离集卷六·怔忡惊悸》)

【参考文献】 汪启贤,汪启圣.济世全书[M].北京:中医古籍出版社,1996.

《傅青主女科》

【原文】 由产忧惊劳倦,去血过多,则心中跳动不安,谓之怔忡。若惕然震惊,心中怯怯,如人将捕之状,谓之惊悸。治此二症,惟调和脾胃,志定神清而病愈矣。如分娩后血块未消,宜服生化汤,且补血行块。血旺则怔定惊平,不必加定神定志剂。如块消痛止后患此,宜服**加减养荣汤**。

当归二钱　川芎二钱　茯神一钱　人参一钱　枣仁一钱,炒　麦冬一钱　远志一钱　白术一钱　黄芪一钱,炙　元肉八枚　陈皮四分　炙草四分

姜煎。虚烦加竹沥、姜汁,去川芎、麦冬,再加竹茹一团,加木香即**归脾汤**。

养心汤 治产后心血不定,心神不安。

炙黄芪一钱　茯神一钱　川芎八分　当归二钱　麦冬一钱八分　远志八分　柏子仁一钱　人参一钱半　炙草四分　五味十粒

姜,水煎服。(《傅青主女科·产后编下卷·怔忡惊悸第三十》)

【参考文献】 傅山.傅青主女科[M].欧阳兵,张成博,点校.天津:天津科学技术出版社,1999.

《良朋汇集经验神方》

【原文】 **温胆汤** 治心胆虚怯、触事易惊或梦寐不祥,遂至心惊胆慑,气郁生涎,泄与气搏,变生诸证,或短气悸之,或复自汗。

半夏汤洗 枳实 竹茹各一两 炙甘草四钱 橘红一两五钱

每服四钱,水二钟,姜七片,枣一枚,煎八分,食前热服。

平补镇心方 治心血不足时或怔忡,夜多异梦如堕崖谷,常服安心荣卫。

酸枣仁炒,二钱五分 车前子 白茯苓 茯神 麦门冬去心 五味子 肉桂去皮,各一两二钱五分 龙齿熟 地黄酒浸蒸 远志去心 天门冬去心 山药姜汁制,各一两五钱 人参 朱砂细研为衣,各五钱

上为细末,炼蜜为丸如桐子大。每服三十丸,空心,米汤或温酒送下。(《良朋汇集经验神方·卷二·惊悸门》)

【参考文献】 孙伟.良朋汇集经验神方[M].齐馨,点校.北京:中医古籍出版社,1993.

《顾松园医镜》

【原文】 健忘者,为事有始无终,言语不知首尾。怔忡者,心中惕惕,动而不宁,无时而作。惊悸者,外有所触,心中跳动,因惊而作。三症皆属心血不足,通宜天王补心、归脾之属治之。然亦有挟火挟痰所致。如挟火者,则天王补心加减,入犀角、黄连之属;挟痰者,或天王补心加减,如竺黄、竹沥之属,或温胆汤治之。

天王补心丹、归脾汤俱见虚劳,此二方通治健忘、怔忡、惊悸之剂,加减用之。

六味汤见虚劳,宜加莲心、圆肉、枣仁、麦冬、辰砂之属。如因心肾不交而健忘者,或加黄连、官桂,连、桂同用,能使心肾交于顷刻。或加茯神、沉香。二味名朱雀丸,并治惊悸。

此方因肾虚火旺,而致怔忡者宜之。

温胆汤即二陈汤,加枳实、竹茹、麦冬。治痰饮浮于心胞,而致健忘、怔忡、惊悸者。本方倍茯苓,宜加天竺黄、竹沥。

丹溪曰:惊则神出于舍,舍空而痰涎聚于胞络之间,是因惊而痰聚也。亦宜本方加豁痰、安神之剂。(《顾松园医镜·卷十二书集·健忘怔忡惊悸》)

【参考文献】 顾靖远.顾松园医镜[M].袁久林,校注.北京:中国医药科技出版社,2014.

《身经通考》

【原文】 **归脾汤** 思虑过多,劳心伤脾,健忘怔忡,烦躁不寐,短气自汗,坐卧不安。

人参一钱 木香四分 茯神、黄芪各一钱 远志一钱 归身一钱 龙眼肉十个,去核 酸枣仁八分,研 白术一钱 甘草五分

上水二钟,姜三片,枣二枚,煎八分,不拘时服。膈胀痞加陈皮、枳实;有痰加半夏、麦芽;烦渴加麦冬;盗汗加当归、黄柏;呕吐恶心加生姜五片;心悸加小草;五心热加地骨皮;潮热加

柴胡；小水不利加莲子、石苇；大便秘结加桃仁、麻仁；心烦加山栀；鼻衄加牡丹皮；耳聋加石菖蒲、木通；头痛加川芎、白花；恶寒加桂枝、防风；腰疼加杜仲、小茴香；胁下胀满加青皮、柴胡。

安神丸 治劳神过度，心神不安，烦热怔忡，兀兀欲吐，似懊憹状，及梦中惊悸。

黄连一钱半　生地黄、当归身、甘草炙，各一钱半　朱砂一钱，另研为衣

上为末，蒸饼丸黍米大。每服十丸，或十五丸、二十丸，津液下。

定志丸 治心气不足，惊悸恐怯，或言语鬼怪，喜笑失常。

菖蒲　远志各二两　茯苓　人参各三两

上为末，炼蜜丸梧桐子大，朱砂为衣。每服五个丸，米汤下。

朱雀丸 惊气怔忡，此方主之。

白茯神二两　沉香五钱

二味为丸。

密陀僧一物汤，每服匙许，惊气入心，暗不能语者，此方主之。

加减二陈汤 心若时跳时止，是痰因火动。

二陈汤加枳实、麦冬、竹茹、炒黄连、炒山栀、人参、白术、当归、辰砂、乌梅、竹沥、姜三片、枣一枚，水煎，调辰砂末服。

养血宁心汤

当归一钱二分　白芍酒炒，八分　生地一钱　片芩八分　黄连八分　栀子七分　枣仁一钱　远志、麦冬各二钱

姜、枣煎服。(《身经通考·卷四方选·惊悸怔忡门》)

【参考文献】 李潆. 身经通考[M]//珍本医籍丛刊. 李生绍，赵昕，刘晓燕，点校. 北京：中医古籍出版社，2004.

《医宗己任编》

【原文】 惊病，无论轻重，一味用五味异功散，加软柴胡、钩藤钩。即为外物所惊，亦是木气虚而受，切勿投抱龙镇惊等丸。有小儿感症，初起脉细数，日久不愈，则目窜手搐，证已败矣，正《寓意草》所谓伤寒，非惊风也。今人动作惊治，往往致殆，不知此症与大人伤寒败证同。缘禀赋阴亏，故脉如此细数，当从六味、左归治，然亦危矣。(《医宗己任编·卷三·四明心法(下)·惊证》)

【参考文献】 高鼓峰. 医宗己任编[M]. 北京：学苑出版社，2011.

《医家心法》

【原文】 惊证无论轻重，一味五味异功散，加软柴胡、钩藤钩。即为外物所惊，亦是木气虚而受，切勿投抱龙、镇惊等丸。

前人皆云肝无补法，惟凉惟泻。先生独云木气虚，而用异功散，勿用镇坠之品，高出前一筹。(《医家心法·小儿惊证》)

【参考文献】 高鼓峰. 医家心法[M]. 王新华，点校. 南京：江苏科学技术出版社，1983.

《灵验良方汇编》

【原文】 心得血而养,故血气充足则心神安静。产后劳倦伤血,所以神气不守,心中躁动不宁而怔忡,惕然如人来捕而惊悸。二者惟当调养心血。如三日内、血块未除,只用生化汤以助血行块,则血旺而神宁;如三日外,块消痛止,则加减养荣汤、安神定心丸皆可用矣。

加减养荣汤

川芎　当归　茯神　枣仁　人参　麦冬　远志　黄芪　白术　陈皮　炙草　龙眼肉

虚烦,加竹茹。痰,加竹沥、姜汁。

安神丸

黄连酒炒　淮生各二钱　当归三钱　炙草五分

蒸饼糊丸,辰砂为衣。(《灵验良方汇编·卷之下·产后怔忡惊悸》)

【参考文献】 田间来.灵验良方汇编[M].北京:中医古籍出版社,2004.

《胎产心法》

【原文】 产妇忧惊劳倦,去血过多,则心中燥动不宁,谓之怔忡。若惕然而惊,心中怯怯,如人将捕之状,谓之惊悸。治此二证,惟调和脾胃,补养心血,俾志宁神定,气舒心安而病愈矣。如分娩后血块未消,宜服生化汤以补血行块,连服数剂,则血旺而怔忡惊悸自平,不必加定志安神之品。如块痛已止,服加减归脾汤。如心中惊悸,目睛不转而不能动,诊其脉,动而弱者,宜养血,佐以安神药,养心汤主之。素壮火盛者,兼服安神丸。如虚烦不眠,亦心虚所致,加减归脾汤并治之。孙真人用人参丸治惊悸不眠亦效。至于烦燥不宁,亦宜分块痛有无。如块痛未除,有瘀血也,生化汤调失笑散。如块痛已止是虚,或有热,人参当归汤治之。

加减归脾汤　治产后血块痛止,怔忡惊悸。

人参　茯苓　枣仁炒　麦冬去心　黄芪蜜炙　白术土炒,各一钱　当归二钱,酒浸　川芎八分　远志肉六分,制　陈皮　炙草各四分　龙眼肉八枚

姜一片,水煎服。虚烦,加竹茹一团;有痰,加竹沥、姜汁;或更加柏子仁。

一方茯苓易茯神,无川芎、陈皮,有木香二分。

养心汤　治产后心血不宁,惊悸不安。

人参一钱五分　当归身二钱,酒浸　黄芪蜜炙　麦冬去心　枣仁炒　柏子仁各一钱　茯神　川芎　远志肉制,各八分　五味子十粒　炙草四分

水煎服。

安神丸　治产后怔忡惊悸,素壮火盛者。

归身酒浸　生地各三钱　黄连二钱,炒　甘草五分,炙用、生用俱可

以上四味,共为末,蒸饼丸如绿豆大,以朱砂为衣。每服四十丸。

人参丸　治产后大虚,心悸,志意不安,恍惚恐畏,虚烦不眠少气。

人参　茯苓　麦冬去心　薯蓣各二两　泽泻　菖蒲　干姜　桂心　甘草各一两

共为末,白蜜和枣膏丸如梧子大。空心酒服二三十丸,早晚服。

人参当归汤　治产后块痛已止,或虚,或虚而有热,烦躁不宁。

人参　当归酒浸　熟地　麦冬去心,各二钱　肉桂四分　白芍一钱,酒炒　生地八分　竹叶十片

水煎服。

生化汤见本卷生化汤论后,失笑散见中卷胞衣不下门。(《胎产心法·卷之下·怔忡惊悸并虚烦烦燥论》)

【参考文献】 阎纯玺.胎产心法[M]//周仲瑛,于文明,俞欣玮,等.中医古籍珍本集成:妇科卷.长沙:湖南科学技术出版社,2014.

《医学心悟》

【原文】 心怵也,惕惕然,跳动也。有气虚者,有汗下过多,损津液者,有水气者,当按兼症施治可也。(《医学心悟·卷二·伤寒兼症》)

【原文】 惊者,惊骇也。悸者,心动也。恐者,畏惧也。此三者皆发于心,而肝肾因之。方书分为三门,似可不必。《经》云:东方青色,入通乎肝,其病发惊骇。惊虽属肝,然心有主持则不惊矣。心惊然后胆怯,乃一定之理。心气热,朱砂安神丸主之。心气虚,安神定志丸主之。悸为心动,谓之怔忡,心筑筑而跳、摇摇而动也,皆由心虚挟痰所致,定志丸加半夏、橘红主之。恐为肾志,亦多由心虚而得。《经》云:心怵惕思虑则伤神,神伤则恐惧自失,十全大补汤主之。若肾经真阳不足以致恐者,更佐以八味丸加鹿茸、人参之类。予尝治惊悸恐惧之症,有用大补数十剂,或百余剂而后愈者,毋谓七情之病而忽视之也。(《医学心悟·卷四·惊悸恐》)

【原文】 产后心神惊悸,或目睛不转,语言健忘,皆由心血空虚所致。夫人之所主者心,心之所主者血,心血一虚,神气不守,惊悸所由来也。法当补养气血为主。(《医学心悟·卷五·妇人门·心神惊悸》)

【参考文献】 程国彭.医学心悟[M].闫志安,徐文兵,校注.北京:中国中医药出版社,1996.

《绛雪园古方选注》

【原文】 白花蛇肉去头尾一尺及骨,五钱　干蝎一钱二分　白附子五钱　白僵蚕五钱　麻黄五钱　天麻煨,五钱　橘红五钱　紫苏子一两　天南星洗浸,切薄片,姜汁浸一夕,五钱　朱砂一钱二分,留半为衣

上为末,入研脑、麝少许,同研极匀,炼蜜拌丸如龙眼大。每服一粒,金银花薄荷汤化下,温酒亦可。

《本事方》论云:惊忧积气,心受风邪,发则牙关紧急,涎潮昏塞,醒则精神若痴,俗呼为心风癫疾也。《素问》云:病癫疾为母腹中受惊所致。则本文云,心受风邪,由惊忧积气,与经旨合辙。惊则伤肝,忧则伤肺,清肃之令不行,则木火化风,外充斥于阳明之筋脉,循人迎,环口颊,斯筋脉牵引,卒口噤;内搏激肺胃之津液,斯涎沫上涌,溢于口角,而神明昏乱。总是内风煽动,与痰迷昏塞,迥隔天渊,故立方以治风为首务。《经》言:风者善行而数变。君以花蛇,亦善行而去风,佐以干蝎,搜风更捷,白附子行药势散阴脏之风,佐以白僵蚕得清化之气,散肌表之风,麻黄、天麻入营透表泄风。第人之内风,无不从积气以化,故治气亦不可废。橘红、南星、苏子入营下气,佐以脑、麝,助诸药开泄上下,升降诸气。妙在不治惊而治风,不治痰而治气,较之世医治心风妄捏惊痰,轻施镇坠,勾引风邪,沉潜内脏,其祸宁有底止?许

学士曰：此予家秘方也。信哉！（《绛雪园古方选注·中卷·内科丸方·惊气丸》）

【参考文献】 王子接.绛雪园古方选注[M].北京：中国中医药出版社，2007.

《不居集》

【原文】 吴澄曰：心者，身之主，神之舍也。心血不足，多为痰火扰动，心神不宁，多有惊悸怔忡诸症。惟虚损之人，阴亏于下，元海无根，气浮于上，撼振胸臆，是心不能下交于肾，肾不能上交于心，则筑筑心动，惕惕恐畏，为怔忡惊悸者有之。心为事扰，神动不安，精气耗散，而不寐者有之。子午不交，神明浊乱，精气伏而健忘者有之。心动神摇，志歉精却，神无所依，善于惊恐者有之。木本水源，子病及母，水不养木，而善怒者有之。盖神之不安其舍者，多由于心血之不足，而心血之不足，多由于肾之虚衰，不能上下交通而成水火既济也。（《不居集·上集卷之二十二·怔忡惊悸健忘善怒善恐不眠》）

【原文】 心为一身之主，人身之血，生于心，藏于肝，统于脾，布于肺，而施化于肾者也。苟心血一虚，神气耗散，则宅舍空虚，痰因以客之，此怔忡之所由作也。惊者，因有所触，而畏怖不安也。悸者心中惕惕然跳，筑筑然动，不能自安，如人捕获之状，本无所恐，而心自不宁也。惊则安其神，悸则定其志。心主神，肾主志，水火既济，须在阴精上奉，则其神安；阳气下藏，则其志定。但其中有气虚、血虚、停饮之不同，须分治之。（《不居集·上集卷之二十二·怔忡惊悸健忘善怒善恐不眠·怔忡惊悸恐》）

【原文】 阳气内虚，心下空豁，状若惊悸，右脉大而无力者是也。（《不居集·上集卷之二十二·怔忡惊悸健忘善怒善恐不眠·气虚惊悸》）

【原文】 心虚血少，神志不宁而惊悸者，养心汤、宁志丸、十四友丸。因惊失志而神不宁者，宁志膏、远志丸。心血不足，肝火不清，血热多惊者，朱砂安神丸。心神虚怯，微兼痰火而惊悸者，八物定志丸。心气郁滞，多痰而惊者，加味四七汤。痰迷心窍悸者，温胆汤、茯苓饮子、朱砂消痰饮。风热生痰，上乘心膈而惊者，《简要济众方》。若大恐大惧，以致损伤心脾肾气而神消精却，饮食日减者，必用七福饮、理阴煎、大营煎、大补元煎之类，酌宜治之。然必洗心涤虑，尽释病根，庶可保全。

若劳心过度，兼有外邪者，宜宁神内托散。心脾两虚而惊悸者，宜资成汤。（《不居集·上集卷之二十二·怔忡惊悸健忘善怒善恐不眠·惊悸治法》）

【原文】 **平补镇心丹** 治心血不足，时或怔忡，夜多乱梦，如堕岸谷。常服安心肾，益荣血。

人参 龙齿各二两五钱 白茯苓 茯神 麦冬 五味子各一两二钱五分 车前子 远志制 天冬 山药姜汁炒 熟地酒蒸，各一两五钱 枣仁炒，三钱 朱砂一两五钱

炼蜜丸桐子大，朱砂为衣。每服八九十丸，早晚米饮或温酒下。一方加肉桂一两二钱五分。一方加当归、柏子仁、石菖蒲。

宁志丸 治怔忡，惊悸，癫痫。

人参 枣仁酒浸 茯苓 柏子仁 当归 远志酒浸 茯神 石菖蒲 琥珀各五钱 乳香 朱砂各三钱

上为末，炼蜜丸桐子大。每服三五十丸，食后枣汤下。

宁志膏 治因惊失志。

人参　枣仁泡,去皮,炒　朱砂各五钱　滴乳香一钱,另研

上为末,炼蜜丸弹子大。每服十丸,薄荷汤下。

人参丸　宁心益智,安神固精。

人参　茯神　茯苓　枣仁炒　远志　益智　牡蛎各五钱　朱砂二钱五分

上为末,枣肉丸。

琥珀多寐丸　治健忘恍惚,神虚不寐。

真琥珀　羚羊角细锉　人参　白茯神　远志　甘草等份

上为末,用猪心血和蜜为丸如芡实大,金箔为衣。每服一丸,灯心汤嚼。

十四友丸　治惊悸,怔忡。

人参　黄芪　当归　生地　远志　茯神　枣仁炒　茯苓　阿胶　龙脑　紫石英　薄荷　朱砂各一两

上为末,炼蜜丸桐子大。每服五七十丸。

八物定志丸　补心神,安魂魄,去热除痰。

人参五钱　石菖蒲　茯神　远志制,各一两　麦冬　白术各五钱　朱砂一钱　牛黄二钱,另研

上为末,炼蜜丸桐子大,朱砂为衣。每服五十丸,米饮下。

温胆汤　治气郁生涎,梦寐不宁,怔忡惊悸,心虚胆怯,变生诸症。

半夏汤泡　枳实　竹茹各一两　陈皮一两五钱　茯苓七钱　炙甘草四钱

每服五钱,生姜七片,枣一枚,水一钟半,煎七分,食远温服。一方加人参、柏子仁,为丸,朱砂为衣。

罗东逸曰:胆为中正之官,清静之府,喜宁谧,恶烦扰;喜柔和,不喜壅郁。盖东方木德,少阳之温和气也。若大病后,或久病,或寒热甫退,胸膈之余热未尽,必致伤少阳之和气。故虚烦惊悸者,中正之官以熇蒸而不宁也。热呕吐苦者,清静之府以郁炙而不谧也。痰气上逆者,土家湿热反乘而木不得升也。如是者,首当清热及解利三焦。方中以竹茹清胃脘之阳;而臣以甘草、生姜,调胃以安其正;佐以二陈下,以枳实除三焦之痰壅;以茯苓淡渗,致中焦之清气,且以祛邪,且以养正。三焦平而少阳平,三焦正而少阳正,胆家有不清宁而和者乎?和即温也,温之者实凉之也。若胆家真畏寒而怯,属命门火衰,当与乙癸同源而治矣。

茯苓饮子　治痰迷心窍,怔忡不止。

陈皮　半夏　茯苓　茯神　麦冬各一钱五分　沉香　甘草各五分

加姜五片,煎七分服。

朱砂安神丸　治梦中惊悸,心神不安,怔忡等症。

朱砂五钱,水飞,另研　黄连六钱　生地一钱五分　甘草　当归各三钱

吴鹤皋曰:梦中惊悸者,心血虚而火袭之也。是方也,朱砂之重,可以安神;黄连之苦,可以泻火;生地之凉,可使清热;当归之辛,可使养血。乃甘草者,一可以缓其炎炎之焰,一可以养气而生神也。

朱雀丸　治惊气怔忡,并治以心肾不交,健忘。

白茯神二两　沉香五钱

上为末,蜜丸,朱砂为衣。每服三钱。

大圣枕中丹

败龟甲酥炙　龙骨研末,入鸡腹中煮一宿　远志去心苗　九节菖蒲去毛

各等份为末。每服一钱。酒调下,日三服。

宏格曰:是方出于孙真人之《千金方》,其来必有所自。但曰孔子大圣之方,则未敢是非也。

寿星丸　治怔忡,健忘。

南星一斤,掘坑深二尺,炭五斤,坑内烧,扫净,酒浇,南星下坑,急盖密一宿,焙　琥珀四两,另研　朱砂一两,水飞,一半为衣

猪心血三个,生姜汁打面糊丸如梧桐子大。每服三钱,人参汤送下三钱,日三服。

《简要济众方》治心气不宁,怔忡惊悸,清上膈风热痰饮。

白石英　朱砂各等份

上为细末。每服五分,金银汤调下。

远志丸　治心神恍惚不宁,梦泄遗精。

人参　茯神　白茯苓　龙齿　远志姜汁浸,炒　石菖蒲各二两

上为末,蜜丸桐子大,朱砂为衣。每服七八十丸。

益荣汤　治思虑过度,心血耗伤,怔忡恍惚不寐。

人参　白芍　当归　枣仁　柏子仁各五分　黄芪　茯神各一钱　紫石英五分　远志　木香　甘草各三分

水一钟,姜三片,枣一枚。

姜术汤　治心下停饮,怔忡。

白术　白姜　茯苓　半夏曲各一钱　官桂三分　甘草五分

枣三枚,煎服。(《不居集·上集卷之二十二·怔忡惊悸健忘善怒善恐不眠例方》)

【参考文献】　吴澄.不居集[M].刘从明,校注.北京:中医古籍出版社,2012.

《订正仲景全书金匮要略注》

【原文】　寸口脉动而弱,动即为惊,弱则为悸。

[注]寸口通指三部也。脉动而弱,主惊悸病也。动即为惊,以惊为外触而动也;弱即为悸,以悸为内生而怯也。

[集注]徐彬曰:惊为外邪袭心,故其寸口脉动。动者,脉来乱动也。悸乃神不自主,故其寸口脉弱。弱者,脉沉无力也。邪之所袭,因心之虚,故惊悸并见。

李彣曰:此寸口脉兼三部而言。盖惊自外至者也,惊则气乱,故脉动而不宁;悸自内惕者也,悸因中虚,故脉弱而无力。(《订正仲景全书金匮要略注·卷二十·惊悸吐衄下血胸满瘀血病脉证并治第十二》)

【原文】　火邪者,桂枝去芍药加蜀漆牡蛎龙骨救逆汤主之。

[按]此方是治火逆惊狂者,与首条之脉动惊病不合,必是错简。

桂枝去芍药加蜀漆牡蛎龙骨救逆汤方

桂枝三两　甘草炙,二两　生姜三两　牡蛎熬,五两　龙骨四两　大枣十二枚　蜀漆洗去腥,三两

上为末,以水一斗二升,先煮蜀漆,减一升,内诸药,煮取三升,温服一升。(《订正仲景全

书金匮要略注·卷二十·惊悸吐衄下血胸满瘀血病脉证并治第十二》）

【原文】 心下悸者，半夏麻黄丸主之。

［按］此方是治寒水心下悸者，与首条之脉弱悸病不合，必是错简。

半夏麻黄丸方

半夏　麻黄等分

上二味，末之，炼蜜和丸小豆大。饮服三丸，日三服。（《订正仲景全书金匮要略注·卷二十·惊悸吐衄下血胸满瘀血病脉证并治第十二》）

【参考文献】 吴谦.订正仲景全书金匮要略注[M]//吴谦.医宗金鉴.北京：人民卫生出版社,1973.

《叶选医衡》

【原文】 或问惊悸怔忡恐怖之别，曰：悸即怔忡也。怔忡者，本无惊恐，动而不宁。惊者，因外有所触而猝动，子和云：惊为不自知，恐为自知是也。盖惊者闻响即惊，恐者自知，如人将捕之状，与夫不能独处，必须伴侣，方不恐惧，或夜无灯烛，亦生恐惧之类。怖与恐，于义相同，《内经》无有称惊怖者，始于《金匮要略》，有云惊怖，由是而见，为惊恐即惊怖也。大凡连称其名以为提纲者，多是一阴一阳对待而言，如喜怒并称者，喜出于心，心居于阳，怒出于肝，肝居于阴；志意并称者，志是静而不移，意是动而不定，静则阴也，动则阳也；惊恐并称者，惊因触于外事，内动其心，心动则神摇，恐因感于外事，内歉其志，志歉则神却。是故《内经》谓惊则心无所根据，神无所归，虑无所定，故气乱矣。恐则神却，却则上焦闭，闭则气还，还则下焦胀，故气不行矣。

又谓尝贵后贱，尝富后贫，恐忧内结，至于脱营失精，病深无气，则洒然而惊，此类皆是病从外致，而动内之心神者也。若夫在身之阴阳盛衰而致惊恐者，惊是火热铄动其心，心动则神乱，神动无力，故惊之变态亦不一状，随其所之，与五神相应而动。肝藏魂，魂不安，则为惊骇，为惊妄。肺藏魄，魄不安，则惊躁。脾藏意，意不专则惊惑。肾藏志，志歉而惊恐，心惕惕然。胃虽无神，然为五脏之海，诸热归之，则发惊狂，若闻木音，亦惕然心欲动也。恐者，则是热伤其肾，肾伤则精虚，精虚则志不足，志本一定而不移，故恐亦无他状。《内经》于惊之病邪者，有火热，热淫司天在泉，胜复之气，有各经热病所致，有三阳积并，有气并于阳，皆为惊疾。故病机统而言曰：诸病惊骇，皆属于火也。于恐之病邪者，有精并于肾则恐；有血不足则恐；有阴少阳入，阴阳相搏则恐；有胃气热，肾气微弱则恐；有肾是动，病气不足则恐。然于肝之惊恐，互相作者，以其脏属阳居阴。纳血藏魂，魂不安则神动，神动则惊，血不足则志歉，志歉则恐，皆因人之阴阳所动而内生者也。

为治之法，惊则安其神，恐则定其志。神属阳，阳则气也，火也；志属阴，阴则精也，水也；水火既济，全在阴精上奉以安其神，阳气下藏以定其志，神安则散乱之气可敛，气敛，气敛则阳道行矣。志定然后走失之精可固，精固则阴气用矣。若为外事惊者，子和谓惊者平之。平，常也，使病者时时闻之，习熟而不惊，固是良法。余谓不若使其平心易气以先之，而后安其神，定其志为得也。（《叶选医衡·卷下·惊悸恐辨》）

【参考文献】 叶桂.叶选医衡[M].张明锐,注.北京：人民军医出版社,2012.

《临证指南医案》

【原文】 气逆阳泄

某。惊则气逆,阳泄为汗。用重镇压惊。

川桂枝木五分　黄芪去心,二钱　人参一钱　龙骨煅,一钱半　左顾牡蛎煅,一钱半

痰火阻窍

某。惊恐伤神,不语。

建兰根汁　姜汁　金汁

共和一处,隔汤炖,徐徐服。

脏燥阳浮

某。因惊外触,见症神怯欲迷,已经肢厥,冷汗,怕动。仿镇怯理虚。

人参　茯神　枣仁　生龙骨　石菖蒲　炙草　南枣　陈淮小麦

早上服。

杨氏。经血期至,骤加惊恐,即病寒热,心悸不寐。此惊则动肝,恐则伤肾。最虑久延脏躁,即有肝厥之患。

淮小麦　天冬　龙骨　牡蛎　白芍　茯神

陈二九。心中若烟雾,嗳则气散,少顷即聚。易惊恐畏惧,呕逆不渴,自述难鸣苦况。泻后亡阴,热药劫阴,前议和胃不应,主以镇之摄之。

炙甘草　淮小麦　大枣　枣仁　青龙骨

肝肾阴虚阳浮

某。骤惊,阳逆暴厥,为肝胆病。昼则心悸是阳动,夜则气坠属阴亏。用收固肾肝可效。

生地五钱　黄肉一钱　龙骨三钱　牡蛎三钱　五味一钱　真金箔三张

《经》云:惊则伤胆,恐则伤肾。大凡可畏之事,猝然而至者谓之惊。若从容而至,可以宛转思维者,谓之恐。是惊急而恐缓也。夫惊症,大人亦有之,小儿最多,因其神志未坚,胆气未充,故每遇稍异之形声,即陡然而惊矣。惊之所伤,由心猝及乎胆,由胆即及乎肝,遂致心主君火,兼肝胆中相火风木,骤然而起。症现搐搦瘛疭,神昏谵妄,肢冷厥逆,吐乳身热,目窜口噤。种种所患,无非心、肝、胆之现症,而实毫无外感之风邪。此因外受之惊,而动内之木火风也。故但当以一惊字立为病名,斯乃切当。因其内风沸起,遂加一风字,因病来迅速,又加一急字,故遂有急惊风之病名,此已属牵强附会矣。至于今之混称为急惊风者,更属背谬。总因小儿阴气未充,外感之风温、风热、风火,以及寒邪化热,并燥火诸症,最易伤阴。阴伤则血不营筋,液伤则脉络滞涩。热盛亦能使内之木火风相继而起,所现之症,与受惊者类亦相同。然实非因受惊而起,其所治之法,大有区别。如果因惊者,治宜安养心神,镇惊定怯,甘凉清内热,柔润熄肝风,或少佐芳香,通其窍络,舒其结闭。至于刚热燥涩,表散之药,概不可用。若无惊而但感外邪者,有宜于凉散,有宜于温散,有宜于苦寒清火,有宜于甘温扶阳,或补或泻,自当按六淫之邪而施治,与惊字毫无关涉。奈今之医者,每遇非惊之症,因不能辨明六气中所伤何气,却定不出病名,遂强将一惊字混入,藉口漫称为急惊风症,掩饰欺人。病家亦酷信之,以为小儿防范难周,焉有无惊之理。其所订之方,错杂游移,不知治惊总以心、肝、胆为主。若治时邪,须兼肺、胃、脾、肾、三焦、营卫、经络而论,大不相同也。更有一

种称慢惊风之病名者,尤属怪诞不经,必当亟为驳正。有论在幼科吐泻之后,宜合观之。华岫云

徐评:风字最妙。凡肝胆之疾,无不因风。肝为风脏,《经》云风者百病之长也。不但外风名风,即内风亦名风。故大人口眼歪斜,神昏厥冒,亦名中风,与小儿亦相类,何独小儿之病不得名风也。(《临证指南医案·卷七·惊》)

【参考文献】 叶天士.临证指南医案[M].北京:中国中医药出版社,2008.

《医碥》

【原文】 遇事而惊者,由于外也;因病而惊者,动于中也。心为热所乘,则动而惊。而属之肝胆者,以肝主动,而胆虚则善惊也。胆小及胆大而虚者,皆善惊,由血液不足也。血液者,水也,水主静,水足则静而不易动,故不惊。心肝赖血以养,血虚则心之神无所依,肝之魂亦不藏。五脏之热,皆得乘心而致惊。《经》谓:阳明病者,恶人与火,胃热则恶人之扰与火之热,不得安静清凉也。闻木音则惕然而惊,木生火而主动故也。举阳明可概其余矣。内火之惊,脉多浮数;外事之惊,脉多浮动,动脉如豆摇摇不定是也,黄连安神丸。惊则气上,以重坠之药镇其浮越,丹砂、龙骨之类。由于火盛血虚者,甘寒滋润之剂以泻心补血。惊则心神出而舍空,液入成痰,拒其神不得归,而惊不能已,十味温胆汤、养心汤、寿星丸(见狂癫)、控涎丹(见痰),加辰砂、远志。惊由于火,而致火多端,有五饮停蓄郁成火者,五饮汤丸(见痰饮)。由湿郁成热者,羌活胜湿汤(见伤湿)。因寒而郁成热者,散寒火自退。热郁有痰,寒水石散。气郁有痰,加味四七汤。睡卧不安,时时惊觉者,温胆汤加枣仁、莲肉,以金银同煎,吞十四友丸,或镇心丹、远志丸。惊者平之,子和谓平,乃平常之义。如闻响而惊者,常击物作响,使习闻如平常,则不惊矣。(《医碥·卷之四·杂症·惊》)

【参考文献】 何梦瑶.医碥[M].邓铁涛,刘纪莎,点校.北京:人民卫生出版社,1994.

《四圣心源》

【原文】 神发于心而交于肾,则神清而不摇。神不交精,是生惊悸,其原由于胆胃之不降。

乙木上行,而生君火,甲木下行,而化相火,升则为君而降则为相,虽异体而殊名,实一本而同原也。相火之降,赖乎胃土,胃气右转,阳随土蛰,相火下根,是以胆壮而神谧。相火即君火之佐,相火下秘,则君火根深而不飞动,是以心定而神安。

胃土不降,相火失根,虚浮惊怯,神宇不宁,缘君相同气,臣败而君危,故魂摇而神荡也。阳神秘藏,则甘寝而善记;阳泄而不藏,故善忘而不寐也。胃土之不降,由于脾土之湿。足阳明化气于燥金,性清降而收敛,金收而水藏之,故阳蛰于坎府。湿则胃土上郁,收令不行,故火泄而阳飞也。

火炎于上,肾水沉寒,阴凝气结,久而弥坚,历年增长,状如怀子,是谓奔豚。奔豚者,肾肝之阴气聚而不散者也。水寒木枯,郁而生风,摇撼不已,则心下悸动。悸见脐下,则根本振摇,奔豚发矣。奔豚上腾,侮土凌心,发作欲死,最为剧证。数年之后,渐而火败土崩,则人死矣。

大凡脾肾寒湿,无不有惊悸之证,惊悸不愈,必生奔豚积块。此皆中气亏损,阴盛阳虚之

病也。庸工不解，以为心血不足，乃以归脾、补心之方，清凉滋润，助阴伐阳，百不一生，最可伤也。

少阳相火，其性甚烈，而惊悸之家，则阳败而火熄，非少阳之旺也。其相火极旺，如小建中、炙甘草两证，乃少阳伤寒，将传阳明，故以芍药、生地泻胆胃之燥热，内伤中此证颇少也。

金鼎汤

甘草二钱　茯苓三钱　半夏三钱　桂枝三钱　芍药三钱　龙骨二钱　牡蛎三钱

煎大半杯，温服。

惊悸之证，土湿胃逆，相火不藏，应用茯苓去湿，半夏降胃，桂枝达肝，芍药敛胆，龙骨、牡蛎藏精聚神，以蛰阳根。阳降根深，则魂谧神安，惊悸不作矣。

其上热者，倍芍药以清胆火。下寒者，加附子以温肾水。

若病重年深，奔豚凝结，少腹气块，坚硬渐寒，此阴邪已盛。缓用附子，当燥土去湿，调其脾胃，后以温燥之药，熬膏贴之。详具"奔豚证"中。（《四圣心源·卷四·劳伤解·精神·神惊》）

【参考文献】　黄元御.四圣心源[M].孙洽熙，校注.北京：中国中医药出版社，2009.

《伤寒说意》

【原文】　伤寒脉浮，应以汗解，医以火逼劫之，汗多阳亡，必惊悸发狂，起卧不安。以土败胃逆，胆木拔根则惊生，浊阴上填，迷塞心宫则狂作。宜救逆汤，桂枝去芍药之泻阳，加蜀漆吐败浊以疗狂，龙骨、牡蛎，敛神魂以止惊也。凡伤寒误用温针取汗，以亡其阳，胆木拔根，必生惊悸也。

救逆汤三十八

桂枝一两　甘草七钱　生姜一两　大枣十二枚　蜀漆一两，洗去腥　龙骨一两四钱　牡蛎一两七钱

水十二杯，先煮蜀漆，减二杯，入诸药，煎三杯，温服一杯。（《伤寒说意·卷二·太阳经中篇·太阳坏病入少阴脏证·火劫温针后惊悸发狂》）

【原文】　凡少阳中风，两耳无闻，目睛色赤，胸满而心烦者，是胃气上逆，贼于甲木。不可吐下，吐下则甲木升摇，悸而且惊。盖甲木化气于相火，随肺胃下降而归命门。相火下蛰，故上窍清虚，耳目聪明。中虚胃逆，肺金失敛，甲木无下行之路，浊气填塞则耳聋，相火上炎则目赤。甲木刑胃，上脘郁迫则胸满。甲木失归，相火升炎则烦生。吐下伤其中气，肺胃愈逆，甲木拔根，魂浮胆怯，是以悸而且惊也。若伤寒八九日，医误下之，以致胸满心烦，惊悸谵语，小便不利，一身尽重，不可转侧者，是下伤中气，湿动胃逆，胆木拔根，神魂不谧，相火升炎，郁生上热也，而经邪未解，表里皆病。宜柴胡加龙骨牡蛎汤，茯苓去湿，大黄泻热，人参、大枣补中，半夏、铅丹降逆，龙骨、牡蛎敛其神魂，姜、桂、柴胡行其经络也。

柴胡加龙骨牡蛎汤七十三

柴胡一两四钱　人参五钱　半夏七钱　生姜五钱　大枣六枚　龙骨五钱　牡蛎七钱　桂枝七钱　茯苓五钱　铅丹五钱　大黄三钱五分

水八杯，煎四杯，入大黄，切如棋子，煮一二沸，去渣，温服一杯。（《伤寒说意·卷七·少阳经坏病·少阳坏病入阳明证·下后心惊》）

【参考文献】　黄元御.伤寒说意[M]//黄元御.黄元御医书全集：中.北京：中医古籍出版社，2016.

《金匮悬解》

【原文】 惊悸、吐衄、下血、瘀血,病虽不一,而原则无二。惊悸之家,风木郁动,营血失敛,往往上溢而下泄。不溢不泄,则蓄结而内瘀。内瘀不去,久成痃癖。痃癖渐大,多至殒命而亡身。故瘀血之病,由于吐衄;吐衄之病,根于惊悸;惊悸之病,起于虚劳;虚劳之病,原于中气之败。盖水寒土湿,不能荣木,肝胆动摇,必生惊悸。惊悸既作,风木疏泄,扰而不静,经络堙郁,凝而不流。以既凝之血,而得疏泄之令,未有不吐衄而便泻者也。吐下不行,势必积聚,而为瘀血。瘀血一成,是为心腹之疾病,事如养虎矣。惊悸、吐衄之法,全以中气为主,温养保固,不可凉泻。及成瘀血,不得不下。但一下之后,病去而人不殒亡,人存而年不夭折,则善之善矣。(《金匮悬解·卷八·内伤杂病·惊悸吐衄下血瘀血》)

【原文】 惊悸一

寸口脉动而弱,动则为惊,弱则为悸。

《伤寒·脉法》:阴阳相搏,名曰动。阳动则汗出,阴动则发热。故脉见于关上,上下无头尾,如豆大,厥厥动摇者,名曰动也。动者,动荡而不宁。弱者,濡弱而不畅也。盖胃土不降,浊阴升塞,胆木不得下根,则浮荡而为动,动即虚飘而惊生,肝木不得上达,则抑郁而为弱,弱即振摇而悸作,而总缘土气之湿,湿则中气堙塞而木郁故也。是以虚劳之家,中气羸困,升降失职,肝胆不荣,无不有惊悸之证。惊悸之人,营血瘀蓄,风火鼓扇,往往有吐衄之条。仲景别惊悸于虚劳之后,吐衄之先,盖虚劳、惊悸、吐衄之病,实一本而同源者也。

后世不解,以为阴虚,反以清凉滋润之药,毙其性命。庸工代起,述作相承,亿万生灵,胥罹其祸。愚妄之罪,罄竹难书矣。

惊悸二

师曰:病有奔豚,有吐脓,有惊怖,有火邪,此四部病,皆从惊发得之。

奔豚者,肝木之邪,阳亡土败,水寒木郁,风动根摇,奔冲心肺,是谓奔豚言其势如奔豚也。吐脓者,肝木之邪,惊悸之家,气动血挠,离经郁蓄,涌溢阳窍,是为吐衄。不经吐衄,郁碍阳气,阳郁热发,淫蒸腐化,随吐而上,是谓吐脓。惊怖者,水寒土湿,胃气不降,胆木失根,神魂振惕,是谓惊怖。火邪者,火劫发汗,阳败惊生,迷乱昏狂,卧起不安,是谓火邪。此四部之病,异派同源,悉属肝胆。肝胆主惊,皆由木气受伤,惊发于肝胆,而得之也。

惊悸三

火邪者,桂枝去芍药加蜀漆龙骨牡蛎救逆汤主之。

《伤寒·太阳篇》:伤寒脉浮,医以火迫劫之,亡阳,必惊狂,起卧不安者,桂枝去芍药加蜀漆龙骨牡蛎救逆汤主之。火邪者,以火劫发汗,而中火邪也。《伤寒》:太阳病,以火熏之,不得汗,其人必躁,到经不解,必清血,名为火邪。汗多亡阳,土败胃逆,君相飞腾,神魂浮荡,是以惊生。浊土上逆,化生痰涎,迷塞心宫,是以狂作。桂枝去芍药加蜀漆龙骨牡蛎救逆汤,蜀漆吐腐败而疗狂,龙骨、牡蛎敛神魂而止惊,去芍药者,以其酸寒而泻阳气也。

桂枝去芍药加蜀漆龙骨牡蛎救逆汤 三十九

桂枝三两,去皮　甘草二两,炙　生姜三两　大枣十二枚　蜀漆三两,洗去腥　龙骨四两　牡蛎五两,熬上为末,以水一斗二升,先煮蜀漆,减二升,内诸药,煮取三升,去滓,温服一升。

惊悸四

心下悸者,半夏麻黄丸主之。

阳衰土湿,升降失政,胃土上逆,心下郁塞,碍厥阴升路,风木上行,不得顺达,郁勃鼓荡,是以心下悸动。半夏麻黄丸,半夏降胃逆而驱浊阴,麻黄泻痞塞而开泾路也。

惊悸之证,土湿胃逆,阳气升泄,神魂失藏,多不能寐。《灵枢·邪客》:卫气独卫其外,行于阳,不得入于阴,行于阳则阳气盛,不得入于阴,则阴虚,故目不瞑。饮以半夏汤一剂,阴阳已通,其卧立致,即此义也。

内伤外感惊悸之证,皆少阳之阳虚,土败胃逆,甲木失根之故也。惟少阳伤寒小建中、炙甘草二证,是少阳之阳旺者,足少阳化气于相火,汗下伤中,阳亡土败,甲木拔根,相火升炎。故以生地、芍药泄其相火,此在内伤,必是火败,以伤寒表邪,郁其相火,是以火旺也。然火自旺而土自虚,非表里阳盛者,小建中、炙甘草皆培土而泻火,除此无阳旺之惊悸矣。

后世庸工,归脾加减、天王补心之方,滋阴泻阳,误尽天下苍生。至今海内宗之,加以俗子表章,其祸愈烈。此关天地杀运,非一人之力所能挽也。

半夏麻黄丸四十

半夏　麻黄等分

上二味,末之,炼蜜和丸小豆大。饮服三丸,日三服。(《金匮悬解·卷八·内伤杂病·惊悸》)

【参考文献】　黄元御.金匮悬解[M]//黄元御.黄元御医书全集:中.北京:中医古籍出版社,2016.

《方症会要》

【原文】　健忘者,谓事有始无终,言谈不知首尾。老人多患此,虚可知矣。怔忡者,心中惕惕动摇不安,如人将捕之状,无时而作也。惊悸者,善恐怖,蓦然跳跃惊动有时而作。师云:治当分虚实,健忘、怔忡纯主不足,惊悸则不足之有余也。治健忘、怔忡者,多主心血不足、精神亏欠,皆用四物汤、安神丸、归脾汤、八物定志丸、天王补心丹,随症加减。若惊悸痰迷心窍者,有痰因火动时作时止者,治当温胆汤、二陈汤加黄连、生地、茯神、酸枣、归身、远志等药,仍当随症加减,勿补有余而攻不足也。(《方症会要·卷四·健忘怔忡惊悸》)

【参考文献】　佚名.方症会要[M].北京:中医古籍出版社,2015.

《疡医大全》

【原文】　阳明终者,口目动作,善惊妄言,色黄,其上下经盛,不仁则终矣。此举阳明之终者言之也。足阳明之脉,起于鼻,交频中,下循鼻外上入齿中,侠口环唇,循颊车上耳前,循发际至额颅;其支者,从人迎前下人迎,循喉咙入缺盆下膈。手阳明之脉,起于手次指之端,循臂至肩,出于柱骨之会,下循缺盆络肺;其去别者,从缺盆上颈贯颊,下入齿中,还挟口交人中,上侠鼻孔,故终则口目动作,胃病则恶人与火,闻木音则惕然而惊,詈骂不避亲疏,故善惊妄言也。黄者,土色也。上,谓手脉;下,言足脉。经盛,谓面、目、颈、额、足、跗、腕、胫皆躁盛

而动也。不仁,谓不知痛痒也。此皆气极之征,故终也。(《疡医大全·卷一·内经纂要·诊要经终论篇》)

【原文】 肾部在左手关后尺中是也。肾脉来如引葛,按之益坚,曰肾病。肾属水,其脉大紧,身无痛,形不瘦,不能食,善惊悸,以心萎者死。冬肾水王,其脉沉濡而滑,名曰平脉也。反得浮大而缓者,是脾之乘肾,土之克水,为大逆不治。反得浮涩而短者,是肺之乘肾,母之归子,为虚邪,虽病可治。反得弦细而长者,是肝之乘肾,子之乘母,为实邪,虽病自愈。反得浮大而洪者,是心之乘肾,火之凌水,虽病不死。肾死脉来,发而夺索,辟辟如弹石,曰肾死。冬胃微石曰平;胃少石多曰肾病;但石无胃气者死;石而有钩曰夏病;钩甚曰今病;脏真下于肾,藏骨髓之气。真肾脉至,搏而绝,如弹石辟辟然,其色黄黑不泽,毛死。(《疡医大全·卷二·五脏六腑脉病虚实例》)

【参考文献】 顾世澄.疡医大全[M].叶川,夏之秋,校注.北京:中国中医药出版社,1994.

《一见能医》

【原文】 惊悸者,心中忽然跳动也。其因惊恐所致,痰迷心窍,神不安了,治用二陈汤加茯神、远志、当归、柏子仁、酸枣仁、人参。丸药用八物定志丸、天王补心丹、五味、人参、元参、丹参、桔梗、当归、远志、天冬、麦冬、枣仁、黄柏、茯神、朱砂、生地。(《一见能医·卷之六·病因赋中·惊悸痰迷心窍所致》)

【参考文献】 朱时进,王泳汇.一见能医[M]//中医古籍珍稀抄本精选.陈熠,郑雪君,查炜,等,点校.上海:上海科学技术出版社,2004.

《柳洲医话》

【原文】 张子和治新寨马叟之证,本因惊而得,尤不能无郁也。盖惊入心,心受之则为癫痫。今心不受而反传之肝,则为瘛疭,亦母救其子之义也。肝病则乘其所胜,于是生风生痰,怪证莫测。治以上涌下泄,乃发而兼夺之理。并行不悖。最合治法。

雄按:马无胆而善惊,故惊字从马,似与恐惧怵惕之从心者异焉。古人虽曰惊入心,然非胆薄,断不患惊。凡病惊者,其色必青。肝胆相连,殆不必心不受而后始传入也。(《柳洲医话·按语八十五条》)

【参考文献】 王士雄.柳洲医话[M]//王士雄.三家医话.苗彦霞,耿荣安,注释.上海:上海浦江教育出版社,2011.

《续名医类案》

【原文】 张子和治卫德新之妻,旅中宿于楼上,夜值盗劫人烧舍,惊堕床下,自后每闻有响,则惊倒不知人,家人辈蹑足而行,莫敢冒触有声,岁余不痊。诸医作心病治之,人参、珍珠及定志丸皆无效。张见而断之曰:惊者为阳从外入也,恐者为阴从内出也。惊谓自不知故也,恐者自知也。足少阳胆经属肝木,胆者,敢也,惊怕则胆伤矣。乃命二侍女执其两手,按高椅之上,当面前置一小几。张曰:娘子当视此,一木猛击之,其妇大惊。张曰:我以木击几,何以惊乎?伺少定击之,惊又缓。又斯须连击三五次,又以杖击门,又遣人画背后之窗,徐徐惊定而笑,曰:是何治法?张曰:《内经》云,惊者平之。平者,常也。平常见之,必无惊。是夜使人击门窗,自夕达曙。夫惊者神上越,从下击几,使其下视,所以收神也。一二日虽闻雷亦不惊。德新素不喜张,至是终身压服,如有人言张不知医者,执戈以逐之。雄按:分惊恐为外入、内出,可谓一言破的。古人皆云心主惊,而不知情志字皆从心,惟惊字从马,以马无胆故善惊。惊则伤胆,尤为卓识。其论治岂常人所能测识哉?余尝谓亘古以来,善治病者,莫如戴人,不仅以汗、吐、下三法见长也。

卜氏子年二十八岁,病身弱四肢无力,面色苍黄,左胁下身侧上下如臂状,每发则痛无时,食不减,大便如常,小便微黄,已二三载矣。诸医计穷,求张治之。视其部分,乃足厥阴肝经,兼足少阳胆经也。曰:甲胆乙肝,故青。其色黄者,脾也。诊胆脉小,此因惊也。惊则胆受邪,腹中当有惊涎绿水。病人曰:昔曾屯军被火,自是而疾作。乃夜以舟车一百五十丸、浚川散四五钱加生姜自然汁,平旦果下绿水四五行。或问大加生姜何也?曰:辛能克木也。下后觉微痛,命再下之,比前药三之一,又下绿水三四行,痛止思食,反有力。张谓卜曰:汝妻亦当病。卜曰:太医未见吾妻,何以知之?曰:尔感此惊几年矣?卜曰:当被火,我正在草堂中熟寐,人惊唤我,睡中惊不能言,火已塞门,我父拽出我火中,今已五年矣。张曰:汝胆伏火惊,甲乙乘脾土,是少阳相火乘脾。脾中有热,故能食而杀谷。热虽能化谷,其精气不完,汝必无子。盖败经反损妇人,汝妻必手足热,四肢无力,经血不时。卜曰:吾妻实如此,亦已五年矣。他日,门人因观《内经》,言先泻所不胜,次泻所胜之论。其法何如?以问张,张曰:且如胆木乘脾土,此土不胜木也。不胜之气,寻救于子。已土能生庚金,庚为大肠,味辛者为金,故大加生姜以伐木。然不开脾土,无由行也。遂用舟车丸,先通其闭塞之路,是先泻其所不胜,后用姜汁调浚川散大下之,次泻其所胜也。大抵阳干克阳干,腑克腑,脏克脏。雄按:的是通人见解,昔贤皆谓惊入心,治法不镇心安神,病焉能愈哉?后学虽不能用此法,亦当读其书,师其意,其则不远也。无如曲高和寡,温补风行,专尚补虚,不知治病,医道日晦,谁之过欤?

张路玉治吴昭如室,年壮体丰,而素有呕血腹胀,脾约便难之恙。两遭回禄,忧恚频,仍近于失血之后,忽然神气愦乱,口噤目瞠。诊其气口数盛而促,人迎弦大而芤,形神不能自主,似有撮空之状。或谓症犯条款,疑不出五日当毙。张谓不然,若是撮空,必然手势散漫,今拈着衣被,尽力拉摘,定为挟惊挟怒无疑。爪者,筋之余,非惊怒而何?况脉来见促,当是痰气中结,殊非代脉之比。询其病因,惊怒俱有。遂用钩藤一两,煎成入竹沥半盏,姜汁五匙,连夜制服,服后即安寝,六脉亦稍平,但促未退。仍用前方减半,调牛黄一分,其夕大解三度,去结屎五六十枚,腹胀顿减,脉静人安,数日平复如常。雄按:辨证明晰可师,立方轻重可法。

老僧悟庵心悸善恐,遍服补心养血之药不应,天王补心丹服过数斤,惊悸转增,面目四肢微有浮肿之状,求张治。察其形肥白不坚,诊其脉濡弱而滑,此气虚,痰饮浸渍于膈上也。以导痰汤稍加参、桂通其阳气,数服而悸恐悉除。更以六君子加桂,水泛作丸,调补中气而安。雄按:此证最多,世皆误治。

吴孚先治王兵宪,患惊悸,时或烦躁,夜更靡宁,右关虚弱,左寸尤甚,与加味归脾二十剂而全愈。

龚子才治一童子,因用心过度,少寐惊悸,怔忡恶寒,先用补中益气汤加茯苓、枣仁、远志,恶寒渐止。又用加味归脾汤,惊悸稍安,再用养心汤而安。

杜某治林学士子，居常喜食海蛤，饮食之顷，未尝不设，至十八年，忽面色顿青，形体瘦削，夜多惊悸，皆谓劳瘵之疾，百疗不瘳。杜脉之曰：非病。何以知之？虽瘦削面青，精神不减。问学院子，秀才好食甚物？曰：多食南海中味。杜曰：但多服生津液药，病当自愈。如是经两月，面色渐有红润意，夜亦无惊悸。林问所以然，杜曰：王冰《素问》云，盐发渴，乃胜血之症。海味如盐，既多食，使心血渐衰，则夜惊悸。今既去咸，用生津之药，人且少壮，津血易生，故疾去而安矣。

薛立斋治一妇人，劳则心跳怔忡，寒热往来，用归脾汤为主，佐以八珍汤，诸症悉愈。又用加味逍遥散、宁志丸而安。后复作，服归脾、宁志药即愈。

一妇人患惊悸怔忡，日晡发热，月经过期，饮食少思，用八珍汤加远志、山药、枣仁，三十余剂渐愈，佐以归脾全愈。后因劳发热，食少体倦，用补中益气汤。又因怒，适月经去血不止，前症复作，先以加味逍遥散，热退经止，又用养心汤治之而痊。

一妇人惊悸怔忡，自汗盗汗，饮食不甘，怠惰嗜卧，用归脾汤而愈。至年余，怀抱郁结，患前症兼衄血、便血，仍用前汤而愈。

许绅者京师人，嘉靖初，供事御药房，受知于世宗，累迁太医院使，历加工部尚书，领院事二十年。官婢杨金英等谋逆，以帛缢帝，气已绝，绅急调峻药下之，辰时下药，未时忽作声，去紫血数升，遂能言，又数剂而愈。帝德绅，加太子太保，礼部尚书，赐赉盛厚。未几，绅得疾，曰：吾不起矣。曩者宫变，吾自分不效必杀身，因此惊悸，非药石能疗也。已而果卒，赐谥恭僖，官其一子，恤典有加。明太医官最显者，止绅一人。《明史》《金陵琐事》亦载此则。其药乃大黄、桃仁、红花等。

马元仪治一人，患心悸症，肢体倦怠，或以阴虚治之不效。诊其脉浮虚无力，盖得之焦劳思虑伤心也。《内经》云：心痹者，脉不通，烦则心下鼓。又《原病式》云：水衰火旺，心胸躁动。据此则是阴虚矣，且后面于二句又无发明，又何必勉强阑入？其言脉不通者，正以焦劳太过，心脏之脉郁而不通也。郁则伤血而动君火，故悸动不宁也。心之下脾位，脾受心病，郁而生涎，精液不生，清阳不布，故四肢无气以动而倦怠也。法宜大补心脾，乃与归脾汤二十剂，即以此方作丸，服之全愈。

章氏妇因失恃于归，劳心悒郁，形志倍伤，遂心悸恍惚，身体如在舟车云雾中，或与降气理痰之剂不应。诊之，两脉虚微，尺脉倍弱，曰：忧劳过度则脾损，脾虚必盗母气以自救，故心虚而悸。心藏神，为十二官之主，虚则无所听命而恍惚不安也。宜大培土气，则脾自复，不仰给于心，而心亦安，神亦守矣。与人参附子理中汤，一剂而安，四剂神气大复，脉和而愈。

仲氏女因惊恐即发热，神昏，语言错妄。脉之，右结涩，左浮弦。此虽因惊恐而得，实先因悒郁所伤也。凡郁则肺金必亏，肝脉因之寡畏而妄行，肾水因之失养而不足，加以惊恐则肾益伤而肝愈扰。其发热者，风木内甚也。神昏者，火热上腾也。宜舒通肺气以制肝生肾，用瓜蒌仁、紫菀、枳壳、桔梗、杏仁、苏子、秦艽、胆星，三剂，右脉透，神气清。加生首乌、黄连，二剂热退。再以生地三钱，首乌五钱，远志一钱，牛膝、知母、胆星各一钱，贝母、橘红、茯神各一钱，甘草五分而愈。盖金气治，则木受制而水得所养，一举而三善备矣。若泥惊恐所致，而用金石脑麝之品，不几延寇入室乎？

高逢辰表侄，尝游惠山，暮归遇一巨人醉卧寺门，惊悸不解，自是便溺，日五六十次。李氏云：心、小肠，受盛腑也。因惊而心火散，心虚肾冷然，其伤心、肠之验欤。（《医说

续编》）

按：《经》云惊则心无所倚，恐则伤肾，是为水火不交，二脏俱病。脏既受病，腑欲专为，其可得乎？此受盛职废，运化无权，而渗泄不禁矣。（原注）

长山徐妪遘惊痰，初发手足颤掉，褫去衣裳裸而奔，或歌或哭，或牵曳如舞木偶。粗工见之吐舌走，以为鬼魅所惑。周汉卿独刺其十指端出血，已而安。（《续文萃》）

缪仲淳治顾太学叔夏内人，舟中为火所惊，身热羸弱，几成劳瘵症。医误投参、芪，势危甚。以清肌安神之剂与之，戒以勿求速效，凡十数剂而安。麦冬、青蒿子、银柴胡、桑白皮、蜜炙枇杷叶各二钱，炙鳖甲、苡仁各三钱，五味、白芍、生地各一钱。

施沛然治吕孝廉沈仆，患惊悸三月，闻响则甚，遇夜则恐，恐甚则上屋逾垣，旋食旋饥，日啖饭无算。或谓心偏失神，用补心汤益甚。脉之，右关洪数无伦，两尺浮大，按之极濡。病得于酒且内，肾水枯竭，客热犯胃。经云：肾主恐。又曰：胃热亦令人恐。又曰：消谷则令人饥。又曰：足阳明病，闻木音则惕然而惊，甚则逾垣上屋。此病在胃与肾脾。心属火，是脾之母，补心则胃益实，火盛则水益涸，故药之而病反甚也。但病本在肾，而标在胃也。先治其标，用泻黄散，后治其本，用肾气丸。一病而寒热并用，补泻兼施。第服泻黄散三日，当不饥矣，服肾气丸十日，当不恐矣。已而果然。

一儒者苦学久困场屋，得痰吐衄盈盆，尫羸骨立，夜卧交睫，即梦斗败争负恐怖之状，不可形容。如是十载，每劳则发，用正心安神不效。一日读脏气法时论，乃知人魂藏于肝，肝又藏血。作文既苦，衄血又伤，则魂失养，故交睫若此。知非峻补不奏功，乃以酒溶鹿角胶，空腹饮之，五日而睡卧安，半月而肌肉生，一月而神气复，始能出户。来氏撰。

张景岳治一强壮少年，遭酷吏之恐，病似胀非胀，似热非热，绝食而困。众谓痰火，宜清中焦。诊之曰：此恐惧内伤，少阳气索而病及心肾大亏之证也。遂加温补，兼治心脾，一月而起。愈后虽气健如初，而阳寂不举。告之曰：根蒂若斯，肾伤已极，非少壮所宜之兆，速宜培养心肾，庶免他虞。彼反以恐吓为疑，全不之信，未及半载，竟复病而殁。惜哉！

一妇人产后惊悸，闻声辄死，非用力抱持，则虚烦欲死，如是累月。仲淳曰：此心、脾、肝三经俱虚也。用人参、枣仁、茯神、远志、芍药、石斛、甘草、麦冬、五味、丹砂为丸，以龙眼汤吞服，弥月而愈。

卢不远治沈君鱼，终日畏死，龟卜筮数无不叩，名医之门无不造。一日就诊，卢为之立方用药，导谕千万言，略觉释然。次日侵晨，又就诊，以卜当十日死，卢留宿斋中，大壮其胆，指菁山叩问谷禅师授参究法，参百日，念头始定而全安矣。戊午过东瀛吴对亭大参山房，言及先时恐惧状，盖君鱼善虑，虑出于肝，非思之比。思则志气凝定，而虑则运动展转，久之伤肝，肝血不足，则善恐矣。情志何物？非世间草木所能变易其性，惟参禅一着，内忘思虑，外息境缘，研究性命之源，不为生死所感，是君鱼对症之大药也。君鱼病良已，能了知此药物否？（《续名医类案·卷二十一·惊悸》）

【原文】 薛立斋治一产妇，惊悸二度，服琥珀地黄丸、《局方》地香散随效。再患服之，其症益甚，而脉浮大，按之如无，发热恶寒，此血气俱虚，薛用十全大补、加味归脾二汤各百余剂而愈。后遇惊恐劳怒复作，仍用前药而安。

吴孚先治王氏妇，产数日，恶露已尽，身体虚弱，遇回禄异出，神惊散乱，身翩翩如在云端。专科用元明、红花等味，反增烦剧，汗泻交作，六脉虚弱如无。用六君子加黄芪、炮姜、制附、枣仁、钩藤、龙骨、川断、五味,始服症减,继则神清。每日参一两或二两,二十剂而安。

高鼓峰治用晦室人,患产后惊悸。初起时,见筐中棉絮,念将所生儿入棉絮中,不几闷死,遂作惊恐忧患之状。后凡有所触,意中以为不耐,即忧患不止。或一端执想,数日才已,饮食不进,面少精采,服诸补心养血药无一效。高脉之曰:孩时得毋因齿病致大惊否?用晦向室人问之。曰:十岁时,果曾病齿,治齿者用刀钳之,几受惊而死,子何能识之也?解曰:脉法当如是耳,不精于象数钤法之学者,不能也。此语不必。少时以惊受损,伤其君火,心包气散,痰得留之。今产后火虚,痰因虚动,疾端见矣。夫心为君主,主明则下安,国乃大昌。故凡七情,皆由心起。今心虚甚,痰邪侵扰,思虑亦因之多变。况喜乐气之阳也,忧患惊恐气之阴也,阳虚则阴得乘之。又儿为其所爱,气虚痰入,则爱不得正,因爱而过为防护之惟恐不至,遂因而生忧矣。今先用归脾、养荣、八味等类,五十大剂,待其气血完备,然后攻之,病可得而去,而病不再发矣。先补后攻法。如言治之果愈。

张路玉治汪督学媳,产后虚无气,洒洒然如惊,时咳青黑结痰,欲咳则心中憺憺大动,浑身麻木,心神不知所之,偶闻声响,则头面哄热微汗,神魂如飞越状,屡用补养之药罔效,虚羸转剧。诊之,脉浮微弦而芤,独左寸厥厥动摇,此必胎前先伤风热,坐草时并力过甚,痰血随气上逆,冲过膜膈而流入心包也。朝用异功散加童便煅焠蛤粉,以清理痰气;夕用大剂独参汤,下来复丹,以搜涤痰积。盖痰在膈膜之上,非焰硝无以透之,血在膈膜之上,非五灵脂无以浚之,然非藉人参相反之性,不能激之使出也。服数日,神识渐宁,形神渐旺,改用归脾汤加龙齿、沉香,调理而安。

薛立斋治一产妇,恶露淋沥,体倦面黄,食少恶寒,朝夜不寐,惊悸汗出。此脾经虚热,用加味归脾汤而痊。后因怒,胁胀作呕,食少,用六君加柴胡,治之而痊。

缪仲淳治王六媳乃正,产后惊悸,闻声辄死,非用力抱持,则虚烦欲绝,如是累月。曰:此心脾肝三经俱虚也。用人参、枣仁、茯神、远志、白芍、石斛、甘草、麦冬、五味、丹砂为丸,以龙眼汤吞,弥月而愈。(《续名医类案·卷二十五·产后·惊悸》)

【参考文献】 魏之琇.续名医类案[M].黄汉儒,蒙木荣,廖崇文,点校.北京:人民卫生出版社,1997.

《杂病源流犀烛》

【原文】 惊者,心与肝胃病也。《内经》言:惊属之肝胃,但心气强者,虽有危险,触之亦不为动,惟心气先虚,故触而易惊也。然则因所触而发为惊者,虽属肝胃,受其惊而辄动者,心也,故惊之为病,仍不离乎心。其由乎肝者,何也?肝属木、属风,风木多震动,故病惊骇也。其由乎胃者,何也?胃多气、多血,血气壅则易热,热故恶火而易惊。且胃气厥,则为忧惧,故恶人之烦扰而惊。阳明属土,土畏木,故闻木声而惊也。大抵惊之因,多由于外,或耳闻大声,或目见异物,遇险临危,当其外有所触,心忽一虚,神气失守,神去则舍空,舍空则液与痰涎着于包络之间宜控涎丹加朱砂、远志,多致目睛不转,不能言,短气,自汗体倦,坐卧不安,多异梦,忽惊觉多魇宜温胆汤、独活汤、琥珀养心丹。与悸恐不同,若因大惊而病者,脉必动如豆粒寸脉止而复来曰动脉,而无头尾,急当镇定之宜黄连安神丸。有由肾虚而惊者宜人参、黄芪、当归、白术、元参、陈皮、黄柏。有由胆虚而惊者宜人参、枳壳、肉桂、五味子、枣仁、熟地、杞子、柏子仁。有由肝胆俱虚,百药不效者,须补肾宜酒化鹿角胶,空腹廿五钱,极效。

古人谓肝无虚,不可补,补肾正补肝也。有被物惊,心跳不宁者宜秘方。有心气不足,神不定而惊者宜妙香散。有肝虚受风,卧若惊状者宜珍珠母丸。有血虚而惊者宜朱砂安神丸。有由痰盛而惊者宜加味定志丸,有思虑过度者宜清心补血汤。有气血俱虚者宜养心汤。皆当求其端而治之,而惊始可安矣。

[脉法]《脉诀》曰:心中惊悸,脉必结代。《正传》曰:寸口脉动而弱,动为惊,弱为悸。又曰:肝脉动暴,有所惊骇。《得效》曰:惊则脉颤,颤者动也。《入门》曰:惊伤胆,则脉动。

[惊病形症]《内经》曰:血并于阴,气并于阳,故为惊狂。《纲目》曰:惊者,心卒动而不宁也。《三因》曰:因事有所大惊而成者,名曰心惊胆摄,病在心胆经,其脉必大动。丹溪曰:惊悸者,有时而作,大概属血虚与痰,瘦人多是血虚,肥人多是痰饮,时觉心跳者亦是血虚。

《入门》曰:惊悸因思虑过度及大惊恐而作,甚则心跳欲厥。又曰:惊悸当补血安神,宜静神丹、宁志元;若气郁惊悸,宜交感丹、加味四七汤。《正传》曰:心虚而痰郁,遇险临危,触事丧志,使人有惕惕之状,是为惊悸。

悸者,心痹病也。非缘外有所触,自然跳动不宁,其原由水衰火旺,故心胸躁动,宜天王补心丹。或水停心下,心为火而恶水,故筑筑跳动不自安,宜茯苓饮子、半夏麻黄汤。或汗吐下后,正气虚而悸不得卧,宜温胆汤。此皆病之由也。总而论之,要不外乎心伤火动、火郁痰生二语,其为症状,舌强,恍惚,善悲。丹溪以血与痰概之虚宜天王补心丹,痰宜辰砂远志丸,可以识其端矣。

[悸病形症]仲景曰:心悸者,水惧火也,惟肾欺心,故为悸。伤寒饮水多,必心下悸。又曰:食少饮多,水停心下,甚者则悸,微者短气。《三因》曰:五饮停畜,闭于中脘,使人惊悸,属饮家。《纲目》曰:水饮为症,必头眩心悸。(《杂病源流犀烛·卷六·惊悸悲恐喜怒忧思源流》)

【参考文献】 沈金鳌.杂病源流犀烛[M].李占永,李晓林,校注.北京:中国中医药出版社,1994.

《伤寒论纲目》

【原文】 [纲]仲景曰:伤寒八九日,下之,胸满烦惊,小便不利,谵语,一身尽重,不可侧转者,柴胡加龙骨牡蛎汤主之。

伤寒脉浮,医以火迫劫之,亡阳,必惊狂,起卧不安者,桂枝去芍药加蜀漆龙骨牡蛎救逆汤主之。风温,脉浮,自汗,身重,多眠;若被火者,微则发黄,剧则如惊痫,时瘛疭。

[目]成无己曰:伤寒中,有单言惊者,有单言悸者,理不得浑,故两分之。其兼言惊悸者,则少阳中风,两耳无所闻,目赤,胸中满而烦者,不可吐下,吐下则悸而惊一条而已。惊,坏病也,由误下、火逆、温针所致。仲景之法,不过随其逆而调之。(《伤寒论纲目·卷四·惊》)

【参考文献】 沈金鳌.伤寒论纲目[M].北京:中国中医药出版社,2015.

《脉因证治》

【原文】 [脉]寸口脉动而弱,动为惊,弱为悸。趺阳脉微而浮,浮为胃气虚,微则不能食,此恐惧之脉,忧迫所作也。寸口脉紧,趺阳脉浮,胃气则虚,是以悸。肝脉骛暴,有所惊骇。

[证]悸有三,惊、悸、忪悸。痰饮闭于中脘,其证短气自汗,四肢浮肿,饮食无味,心虚烦闷,坐卧不安。悸,心筑然而动。

[治]因血虚。肝主血,无血养则不盛,故易惊。心神怔乱,气与涎结,遂使惊悸。血虚,治宜朱砂安神丸。气涎相结,宜温胆汤,在心胆经。小儿惊搐,涎潮如死,乃母胎时受怖。为腹中积热,可坠其涎,镇火清心等是也。

悸因失志气郁,涎聚在心脾经,治宜定志丸。失志者,或事不如意,久思所爱。

少阴心悸,乃邪入于肾,水乘心,唯肾欺心,火惧水也。治在于水,以茯苓导其湿,四逆散调之,枳实、柴胡、芍药、甘草是也。与惊悸不同,名亦谓之悸,故书以别之。

发搐痰饮为证,脉必弦涩,皆用下之。

外有肝痹、心肺疟,言虚寒,皆惊。

朱砂安神丸　治血虚惊悸。

朱砂一两,另研　黄连一钱二分　当归五分　甘草五分　生地三钱

炊饼丸。

温胆汤　治心胆性易惊。

半夏　竹茹　枳实二两　茯苓一两五钱　陈皮三两　甘草一两

寒水石散　治因惊心气不行,郁而生痰,结为饮。

寒水石煅　滑石水飞,各一两　甘草一两　龙脑少许

热则水下,寒姜下。(《脉因证治·卷四·四十六、惊悸》)

【参考文献】　朱震亨.脉因证治[M].欧阳兵,周霞,点校.天津:天津科学技术出版社,2000.

《妇科冰鉴》

【原文】　产后阴血亏虚,心气怯弱,神志失守,邪热乘心,以致惊不自安,悸动不定,目睛不转,恍惚疑惧者,惟宜养血安神。盖血足则神有藏舍,惊悸何能作哉?

若血虚而致者,茯神散。忧愁思虑而伤心脾者,镇心归脾汤。茯神散本门三七,镇心归脾汤本门三八。(《妇科冰鉴·卷七·产后门·惊悸恍惚二八》)

【参考文献】　柴得华.妇科冰鉴[M].王耀廷,洪晓明,王丹,点校.北京:中医古籍出版社,1995.

《古今医案按》

【原文】　卫德新之妻,旅中宿于楼上,夜值盗劫烧舍,惊坠状下,自后每闻有响,则惊倒不知人。家人辈蹑足而行,莫敢冒触以声,岁余不痊。医作心病治之,人参珍珠及定志丸,皆无效。戴人见而断之曰:惊者为阳,从外入也。恐者为阴,从内出也。惊者,为自不知故也。恐者,自知也。足少阳胆经属木,胆者,敢也,惊怕则胆伤矣。乃命二侍女执其两手于高椅之上,当面前下,置一小几,戴人曰:娘子当视此。一木猛击之,其妇大惊。戴人曰:我以木击几,何必惊乎?伺少定击之,惊少缓。又斯须,连击三五次。又以杖击门,又暗使人击背后之窗。徐徐惊定而笑。曰:是何治法?戴人曰:《内经》云,惊者平之。平者,常也。平常见之,必无惊。是夜使人击其门窗,自夕达曙,寝息如故。夫惊者,神上越也。从下击几,使之下

视,所以收神也。从此遂愈。

王中阳治江东富商,自奉颇厚,忽患心惊,如畏人捕之,闻脂粉气即遗泄,昼夜坐卧,常欲人拥护方安,甫交睫。即阳动精滑。遍身红晕紫斑,两腿连足浸淫湿烂,脓下不绝,饮食倍常,酬应不倦,累医不效。王诊得六脉俱长,三部九候往来有力,两手寸尺特盛。猝难断证,因问之,商告曰:某但觉虚弱无力,多惊悸,及苦于下元不固,两腿风疮,侍奉皆赖妇人,而又多欲不能自禁,奈何治之?王曰:时医必作三种治,一者治惊悸,二者治虚脱,三者治风疮,以余观之,只服滚痰丸,然后调理。满座愕然。王曰:此系太过之脉,总是湿痰为病,与火炎水涸,神怯精伤者,本异标同也。逐去痰毒,不必缕治。服丸三日,脉稍平。曰:君连年医药不效,反增剧者,不识虚实,认假为真故也。再令服三次。越五日,脉已和,不言惊悸之苦,但求遗泄之药。王用豁痰汤加茯苓煎服,月余诸证悉减。乃用泥金膏,以新汲水调敷两腿,干则再上,周时洗去,则热气已衰,皮肉宽皱。然后用杖毒活血方,调敷全愈。

震按:阅洞虚子原案,曰此系太过之脉,心肾不交。又曰水火亢行,心不摄血,运于下不能上升,凝于肌肤,日久湿烂,与火炎水滥,神不宁阳频泄者,本同标异也。其词涩而义晦,不如曰湿热生痰,上壅下注,反觉径捷,故僭改之。再查豁痰汤,亦逸人自定,乃以小柴胡汤去姜、枣,加紫苏、薄荷、羌活、陈皮、厚朴、枳壳、南星,云治一切痰疾,与滚痰丸相副,或以前胡易柴胡。其泥金膏,则用阴地上蚯蚓粪三分,熟皮朴硝二分,同研细,水调敷。杖毒活血方,则用蛇床子、光草乌、火煅炉甘石、枯矾、槟榔、花粉、绿豆粉、凌霄花、赤石脂、白石脂、大蓟根叶、小蓟根叶为末,另煎大黄汁调敷,云治杖疮奇妙。

〔附〕一富室子弟,因忧畏官事,忽患恶闻响声,鞋履作声,亦即惊怖,有事则彼此耳语而已,饮食自若,举动无差。王令服滚痰丸二次,即能起坐应酬。再以豁痰汤、分心气饮,相间服之而愈。分心气饮者,乃二陈汤加紫苏、羌活、桑白皮、肉桂、青皮、腹皮、木通、赤芍也。

又一人因相识官员为事,猝为当道直入其室搜索,男人即惊死,其妻须臾苏省,失志颠倒,弃衣摸空。王亦令服滚痰丸二次,下咽即睡,次夜又服,仍用豁痰汤加枳实,服数日即安。

张路玉治河南督学汪緘庵媳,产后病虚无气,洒洒然如惊,常时咳青黑结痰,欲咳则心中憯憯大动,咳则浑身麻木,心神不知所之,偶闻一声响,则头面烘热,微汗,神魂如飞越状。专事妇科者,屡用补养心血之剂,罔效,虚羸转剧。邀张诊之,脉浮,微弦而芤,独左寸厥厥动摇。此必胎前先伤风热,坐草时进力过甚,痰血随气上逆,冲过膈膜而流入心包也。朝用异功散加童便煅淬蛤粉,以清理痰气,大剂独参汤下来复丹,以搜涤瘀积。盖痰在膈膜之上,非焰硝无以透之;血在膈膜之上,非五灵无以浚之。然非藉人参相反之性,不能激之使出也。服数日,神识渐宁,形神渐旺,改用归脾汤加龙齿、沉香,调理而康。

吴昭如室,年壮体丰,有素而呕血,腹胀,脾约便难之恙,两遭回禄,忧患频仍,近于失血之后,忽然神气愦乱,口噤目瞪。石顽诊之,气口数盛而促,人迎弦大而芤,形神不能自主,似有撮空之状。一医以为证犯条款,不出五日当毙。张谓不然,若是撮空,必然手势散漫,今拈着衣被。尽力扯摘,定为挟惊挟怒无疑。爪者筋之余,非惊怒而何?况脉来见促,当是痰气中结,殊非代脉之比。询其病因,惊怒俱有。遂用钩藤钩一两,煎成,入竹沥半盏,姜汁五匙,连夜服药,即得安寐。次日六脉稍平,但促未退,仍用前方减半,调牛黄末一分,其夕大解三度,共去结粪五六十枚,腹胀顿减,脉静人安,稀糜渐进。数日之间,平复如常。

震按：七情致病，病本难治，戴人、丹溪治法神矣。洞虚子专主痰火，亦难奉为要诀；石顽二案，论病最精，用药更巧。（《古今医案按·卷五·七情·惊》）

【原文】 乐元忠妻，产后病惊，身飘飘如在浮云中，举目则旋转，持身不定，四肢酸软。皆以安神补虚治之，前证转甚。戴原礼独曰：左脉芤且涩，神色不变，是因惊致心包络积血耳。乃下血如漆者一斗，遂愈。古人云，大实似羸者此也。

震按：此证必共认为虚矣。苟不辨其左脉之芤涩，岂能测其心胞之积血耶？人只知惊是病，不知因惊而又致病，则治惊无益也。可举此案以例其余。（《古今医案按·卷九·女科·惊》）

【参考文献】 俞震.古今医案按[M].北京：中国医药科技出版社，2014.

《罗氏会约医镜》

【原文】 附：烦躁及宗气动。

怔忡者，心中跳动不安，如击鼓然，凡事不能用心，一思更甚。此由思索过劳，心血虚损而然。治者宜生血养心，稍加凉血之味。

[批]论怔忡。

惊悸者，肝胆怯也。凡有危险触之，或自汗，或战栗，或眠多异梦，或口中有声。《经》曰：东方青色，入通于肝，发为惊骇。由是子令母虚，而心血不足。又或遇事冗繁，心阴耗损，治宜安养心神，滋培肝胆为主。虽有客邪，亦当知先本后标之义。

[批]论惊悸。（《罗氏会约医镜·卷之十·论怔忡惊悸恐惧健忘三十》）

【原文】 产后脏虚，心气不足。阴虚，邪热乘心，以致惊不自安，悸动不定，目睛不转，而不能动。诊其脉，动而弱者惊悸也，惟宜养血，佐以安神，血生则神有所依也。

养血安神汤新　治产后心血不足，以致神魂不安而惊悸也。

当归身二钱　熟地三五钱　白芍酒炒，钱半　茯神　枣仁炒　生地　炙草各一钱　远志六分　五味三分　干姜炒黑，三四分　柏子仁微炒去油，七分　白莲五粒，去心，微炒，捣碎

水煎，温服。或用天王补心丹亦妙。方载怔忡门。（《罗氏会约医镜·卷十五·产后门·产后惊悸一〇三》）

【参考文献】 罗国纲.罗氏会约医镜[M].北京：中国中医药出版社，2015.

《彤园妇人科》

【原文】 **茯神散**　治产后血虚，心气不守，惊悸恍惚，不得安宁。

茯神一两　当归　生地各二两　桂心五钱　蜜芪　赤芍各三钱　人参　牛膝　琥珀　龙齿各二钱

共研极细，白汤每下三钱，日三服。

加味归脾汤　治因忧愁思虑，心脾受伤，恍惚悸动。

人参　蜜芪　炙术　茯神　当归　圆肉　远志肉　炒枣仁各一钱　炙草　木香各五分

同煎，另研煅龙齿、朱砂末各五分，作二次兑服。若因郁怒伤肝，加柴胡、丹皮。

加味四物汤　治产后心悸恍惚者。

当归　熟地　炒芍　川芎　茯神各二钱　远志肉　炒枣仁各一钱　桂心五分

《千金方》 治产后心悸,言语错乱者。

茯神三钱　炒芍二钱　当归　桂心　甘草　去心麦冬各一钱

姜、枣引。烦闷加羚羊角末钱半,去枣。

《经效方》 治产后心虚悸动而兼烦躁。

茯神　当归　炒芍　沙参　炒研枣仁　去心麦冬各钱半　甘草　炒条芩　白鲜皮各一钱　红枣二枚 （《彤园妇人科·卷五·产后门·惊悸恍惚》）

【参考文献】 郑玉坛.彤园妇人科[M]//中国古医籍整理丛书：女科.江凌圳,校注.北京：中国中医药出版社,2015.

《胎产秘书》

【原文】 凡妊娠心神怔悸,睡梦多惊,胁腹饱胀,过时连脐急痛,气促不宁,此是胎气既成,五脏安养已久,或因气闷,或因喧呼,致令胎惊,筋骨伤痛,四肢不安,急以大圣散治之。

大圣散

当归　川芎　麦冬　茯苓各二钱　炙芪　人参　木香　甘草各五分　姜三片

水煎。（《胎产秘书·上卷·胎惊心悸气促胀痛不安》）

【原文】 产后忧、惊、劳倦、去血过多,心中烦动不宁,谓之怔忡。如惕然而惊,心中怯怯,若人捕之之状,谓之惊悸。二症当调和脾胃,补养心血,使气宁神足,气舒心安,以加减养荣汤,其病自愈。

加减养荣汤

川芎八分　当归二钱　枣仁　茯苓　人参　麦冬　远志　白术　黄芪各一钱　陈皮　炙甘各五分　龙眼肉八个　姜三片

水煎。虚烦,加竹茹。痰,加竹沥、姜汁。此方可加丹参、柏仁。

安神丸

黄连　生地酒洗九蒸也,晒　当归各二钱　炙甘八分

作饼,为丸如豆大,朱砂为衣。每服四十丸。此与前药并服。（《胎产秘书·下卷·产后怔忡惊悸》）

【原文】 加减养荣汤　治产后惊悸,块消痛止宜服此方。

人参　白术　茯神　枣仁　麦冬　远志　黄芪各一钱　当归　川芎各二钱　陈皮　炙草各四分　圆眼肉八枚

水煎服。如血块未消,宜服生化加木香减川芎、麦冬,即归脾汤。（《胎产秘书·下卷·治产后》）

【参考文献】 陈笏庵.胎产秘书[M]//周仲瑛,于文明,俞欣玮,等.中医古籍珍本集成：妇科卷.长沙：湖南科学技术出版社,2014.

《神仙济世良方》

【原文】 许大仙择,如人病虚劳,四肢无力,饮食少思,怔忡惊悸,失血之后,大汗之后,此等症不可用偏寒偏热之药,必须温平之品,少少与之,渐移默夺,庶几奏效。倘以偏师出奇,必有后患。方用：

熟地五钱　白术五钱　茯苓五钱　白芥子五分　山药二钱　枸杞子一钱　当归一钱　枣仁五分　麦冬一钱　神曲三分　芡实三钱

水煎服。去湿之药俱多,健脾利气生血养精,既无偏寒偏热之虞,中和纯正,久服之湿去,脾气自行,血足则精神自长,此温和之妙药也。

张大仙曰:治法甚妙。余亦择一方可存。

熟地五钱　山药一钱　茯苓一钱　甘草一钱　女贞子一钱　麦冬三钱　白芍三钱　当归二钱　菟丝子一钱　枣仁一钱　远志八分　陈皮三分　砂仁一粒　覆盆子一钱

水煎服。此方不凉不热,补肾、肝、肺、脾、心之五脏,而无偏重之忧,可以温治者,幸留意焉。

华真人曰:可并传。(《神仙济世良方·下卷·治虚劳怔忡惊悸方》)

【参考文献】　柏鹤亭.神仙济世良方[M].北京:中医古籍出版社,1988.

《盘珠集胎产症治》

【原文】　血虚心气不足也。心虚而受风邪,遂成惊悸,名曰心风。其状目睛不转,其脉动而弱,宜大补气血。若作风治,速之危矣。

怯然如人将捕之,心血虚也,块痛未除,且服生化汤和二十四。块消痛止,宜加减养荣汤补五十三。(《盘珠集胎产症治·卷中·产后·惊悸》)

【参考文献】　严洁,施雯,洪炜.盘珠集胎产症治[M]//曹炳章.中国医学大成:(七)妇科儿科分册.张年顺,王凯,校.北京:中国中医药出版社,1997.

《素灵微蕴》

【原文】　陈梦周,患作酸嗳气,头晕耳鸣,春季膈热,火升头痛,手麻惊悸,不寐善忘,左乳下跳动不息。每午后膝冷病作,鸡鸣膝温而轻,平旦膝暖而差。服燥土疏木之药,饱食甘寝,但胸有火块,游移上下左右,时时冲击微痛,心跳未已。初秋膝冷又发,项脊两肩作痛,面颧浮肿,喷嚏时来,四肢拘急,心跳连脐,遍身筋脉亦动。八月后睡醒口苦,舌根干燥,每夜鸡鸣,膝冷病作,午后膝温而轻,日夕膝暖而差。病来计粒而食,饮啖稍过,胀闷不消,滞气后泄。略啖瓜果,便觉腹痛,食粥则吐稀痰,晚食更多。

此缘土湿不运,阳气莫藏。心藏神,肾藏精,人之虚灵善悟者,神之发也,睹记不忘者,精之藏也。而精交于神,神归于精,则火不上炎,水不下润,是谓既济。精不交神,则心神飞越,不能知来,神不归精,则肾精驰走,不能藏往,此善忘之由也。精根于神,及其右降而为金,则魄俱而精生;神根于精,及其左升而为木,则魂成而神化。《子华子》所谓精秉于金火而气谐于水木也。今火炎于上,则金被其克而不降,水润于下,则木失其政而不升矣。

木自东升。《尚书·洪范》:木曰曲直。曲直作酸。曲者,木气之不直也。木性直遂升达,发荣滋畅,故不作酸,曲折抑郁,不得直上,则盘塞地下而克脾土。土困不能消化水谷,故变稼穑甘味,腐而为酸。土主五味,其味为甘,一得木气贼伤,则甘化而为酸也。以五行之气,阳降阴升,则水旺而为寒,阳升阴降,则火旺而为热,阴方升而阳方降,则金旺而为凉,阳方升而阴方降,则木旺而为温。阳之动,始于温而盛于暑,阴之静,始于凉而盛于寒。物惟温暖而加覆盖,气不宣扬则善酸,方热既凉已寒,不作此味。譬之釜水,薪火未燃,是水之寒,火燃未沸,是木之温,炉红汤沸,是火之热,薪尽火熄,是金之凉。后世庸工,以酸为热,岂有鼎沸而羹酸者乎?

悸者,乙木之郁冲;惊者,甲木之浮宕。乙木之枝叶敷舒于上,甲木之根本栽培于下,则惊悸不生。乙木不能直升,枝叶上郁,肝气振摇,则善悸;甲木不能顺降,根本下拔,胆气虚飘,则善惊。

头耳者,少阳胆经之所络也。甲木下降,则浊气退藏,上窍清空,甲木上逆,浊气升塞,故头晕而耳鸣,甚则壅遏而头痛也。胆气上溢则口苦。"奇病论":肝者,中之将也,取决于胆,咽为之使,此人数谋虑不决,故胆虚气上溢,而口为之苦。胆木化气于相火,相火上炎,故作苦也。相火下蛰则水温,甲木失根,火泄水寒,是以膝冷。相火逆升,是以膈热。甲木冲击,是以胸痛也。

金自西降。《尚书·洪范》:金曰从革。从革作辛。革者,金气之不从也。金性从顺降敛,清凉肃静,故不作辛,革碍郁遏,不得从下,上被火刑,则生辛味。肺主气而司皮毛,肺气郁升,收令不遂,皮毛疏泄,感袭风寒,则生嚏喷。以肺主呼吸,而呼吸之气,直达肾水,故肾水之中,亦有肺气,越人"八难"所谓肾间动气,呼吸之门也。吸随阴入,呼因阳出,肺心为阳,肾肝为阴。"四难":呼出心与肺,吸入肾与肝。一呼自肾而至肺,一吸自肺而至肾,其息深深,故喷嚏不作。肺气不降,而皮毛不阖,积郁莫泄,逆冲鼻窍,鼻窍迫狭,出之不及,故作喷嚏,如药在炮中,激而为响也。肺气逆行,横塞肩脊,故作痛,壅阏头面,故作肿也。

左右者,阴阳之道路也。木陷于左,金逆于右,阴阳之道路塞矣,而不可徒求之左右,必责中气之虚。胃为阳土,脾为阴土,阳土顺降,阴土逆升。脾升则平旦而后乙木左升,胃降则日夕而后辛金右降,木升则阳气发生而善寤,金降则阳气收藏而善寐。脾土不升,则木郁于左而清昼欲寝,胃土不降,则金郁于右而终夜不睡。寤寐者,卫气所司,卫气昼行于阳,夜行于阴,阳尽则寐,阴尽则寤,随中气而出入也。胃土不降,收气失政,卫气不得入于阴,常留于阳,留于阳则阳气盛,不得入于阴则阴气虚,故目不瞑。阴气虚者,阴中之阳气虚,非精血之亏损也。盖阳动而阴静,静则睡,动则醒,卫不入阴,阳泄而失藏,浮动无归,故不能寐。孤阴无阳,故曰阴气虚也。胃土不降,由于太阴之湿,《灵枢·邪客》有半夏秫米之法,半夏降逆,秫米泻湿。<small>秫米即高粱米,善泻湿气。</small>深中病情,仲景而后,此义不传矣。

肝藏魂,肺藏魄。《灵枢·本神》:随神往来谓之魂,并精出入谓之魄。以神发于魂,肝之魂生则胎心神,故魂含子气而知来。精产于魄,肺之魄结则孕肾精,故魄含子气而藏往。胃土上逆,肺金不降,阴魄浮升,不能并肾精下蛰,故往事遗忘而不藏也。

中气运转,脾阳升动,则饮食磨化,湿旺脾郁,饮食不化,故过啖则胀。《子华子》:流水之不腐,以其逝也,水谷陈宿,脾土郁陷,抑遏乙木,不得发扬,故瘀生酸味。肝气不达,而时欲发舒,故当脐而跳。中气不转,胸腹闷塞,故上嗳而下泄也。左乳下者,胃之虚里。《素问·平人气象》:胃之大络,名曰虚里,贯膈络肺,出于左乳下,其动应衣,宗气泄也。宗气在胸,降于少腹,平人喘息,动见少腹者,宗气之升降也。胃气既逆,肺无降路,宗气不能下行,故横冲于虚里,失其收敛降蛰之性,泄而不藏,故曰泄也。此与心下之悸动异委同源,木不得直升,则动在心下,金不得顺降,则动在乳下,总缘胃气之上壅也。肺胃升填,收令莫行,甲木莫由下达,相火渫越,是膝冷髓寒之本。阳衰土湿,再以薄粥助之,故气滞痰生。得之日晚湿旺之时,故痰涎愈多。四肢秉气于胃,脾病不能为胃行气于四肢,故拘急而生麻。寒水侮土,中气愈滞,故膝冷则病作。

阳气春升而秋降,阴气春降而秋升,一日之中,亦分四时,其阴阳升降,与一岁相同。《灵枢·根结》:发于春夏,阴气少,阳气多,发于秋冬,阳气少,阴气多。春阳上升,则地下之阴多,故阳升之时,午后阴升而膝冷,秋阳下降,则地下之阳多,故阳降之时,鸡鸣阴降而膝冷。《素问·厥论》:阴气起于五指之里,阳脉者,集于膝下而聚于膝上,故阴气盛则从五指至膝上寒。其寒也,不从外,皆从内也。膝膑者,溪谷之会,机关之室,精液之所朝夕也。寒水归壑,流注关节,故膝膑寒冷,所谓肾有邪而气流于两腘也。

治法惟宜燥土。土居二气之中,以治四维,在阴而阴,在阳而阳,随四季而递变。土旺则上清下温,升左降右,稍助其推迁,而南北互位,东西贸区,静与阴同闭,动与阳俱开,成然寐,蘧然觉,经目而讽于口,过耳而识于心,泰山崩而色不变,迅雷震而心不摇,神宇泰定,诸病俱消矣。

惊悸之证,阳败土湿。后世庸工,以为阴亏,归脾、补心诸方,谬妄极矣。梦周平日强记善睡,涉秋病作,服归脾、六味诸药,大损眠食,惕然惊悸,通夜不寐。年逾六十,中气衰弱,而常服滋润,伐其微阳,神思荒浪,欲作阜落国人。其老矣,何以堪此哉!

《宋书》:谢晦与檀道济将发营阳,晦其夕悚动不眠,道济就寝便熟。何其胆壮如是?是宜泻湿降逆,以培甲木,甲木根深,自当宠辱不惊。

世之医士,未穷梦觉之关,神浮于上,而散以远志,阳败于中,而伐以地、冬,火灭于下,而泻以栀、柏,彼直真梦者矣,何以使梦者之觉乎。悲夫!

晋唐而后,世阅人而为世者多矣,但守窔奥之萤烛,不仰天庭之白日,是使长夜杳杳,千秋不寤。己且未觉,而偏能觉人?设遇伤寒少阴善寐之证,又能使人长睡不觉矣,可胜叹哉!
(《素灵微蕴·卷三·惊悸解》)

【参考文献】 黄元御.素灵微蕴[M].杨枝青,校注.北京:中国中医药出版社,2015.

《金匮要略浅注》

【原文】 试为惊者出其方。火邪者,所包者广,不止以火逼劫亡阳惊狂一证,然举其方治,可以启其悟机,但认得火邪为主。即以桂枝去芍药加蜀漆牡蛎龙骨救逆汤主之。

此为惊证出其方也。以火邪二字为主,而其方不过举以示其概也。

徐忠可云:惊悸似属神明边病,然仲景以此冠于吐衄下血及瘀血之上,可知此方重在治其瘀结,以复其阳,而无取乎镇坠,故治惊全以宣阳散结宁心去逆为主。至于悸,则又专责之痰,而以半夏、麻黄发其阳,化其痰为主,谓结邪不去,则惊无由安,而正阳不发,则悸邪不去也。

桂枝去芍药加蜀漆牡蛎龙骨救逆汤方

桂枝三两,去皮　甘草二两,炙　龙骨四两　牡蛎五两　生姜三两　大枣十二枚　蜀漆三两,洗去腥

上为末,以水一斗二升,先煮蜀漆减二升,内诸药煮取三升,去滓,温服一升。

为悸者出其方。心下悸者,半夏麻黄丸主之。

此为悸证出其方也。但悸证有心包血虚火旺者,有肾水虚而不交于心者,有肾邪凌心者,有心脏自虚者,有痰饮所致者。此则别无虚证,惟饮气之为病欤。

半夏麻黄丸方

半夏　麻黄各等分

上二味末之,炼蜜和丸小豆大。饮服三丸,日三服。(《金匮要略浅注·卷七·惊悸吐衄下血胸满瘀血病脉证第十六》)

【参考文献】 陈修园.金匮要略浅注[M]//陈修园.陈修园医学丛书.林慧光,戴锦成,高申旺,校注.北京:中国中医药出版社,2016.

《金匮启钥(妇科)》

【原文】 妇人血风惊悸,是风乘于心也。夫心藏神,为诸脏主。血气和平,心神安定。虚损则心神衰弱。风邪乘虚而袭,故惊悸不宁。因有痰盛而迷心窍者,则用加味定志丸可也。然惊悸虽生于心,而又不外乎心胆二经,治亦不离乎虚实之两途。胆经酸枣仁丸,心经用朱砂安神丸,此从心胆之实热而治之也。胆经用茯神汤,心经用定志膏或茯苓补心汤,此从心胆之虚热而治之也。有因外惊而致惊者,盖由人之为主者心,心之借养者血,心血一虚,神出其舍,痰乘虚生,惊悸乃作。治当调养心血,和平神气,则妙香散、七福饮,何能稍缓焉。失血者,心神有不安,人参养荣汤及养心汤,断不可少;如不应,独参汤可进。此无形之气,能生有形之血,正此谓也。火衰土败者,如堤防一倒,水邪泛滥,兼以阳不统阴,水愈上泛而刑心,惊悸不安,非真武汤不能平镇矣。惊悸不已,则变忧惧,如人将捕,恐惧战兢,势所必致,此又病从肾经而发,亦阳衰不能摄阴,阴泛而心惧也,用大补元煎加附子、炮姜、远志、柏子仁之类,自可痊也。病发癫狂,亦由血气虚空,风邪客入,具故何也?盖人秉阴阳之气,风邪入并于阴则为癫,入并于阳则发狂。古人谓狂证多实,癫证多虚,然亦不可执论也。直视仆地,口歪息急或吐涎沫,良久乃醒,此癫病也。少卧不肌,子贤自智,自贵倨傲,言笑歌乐,弃衣登高,妄行不休,此狂病也。古用生铁落散,亦取金制木之意乎。倘顽痰胶固上膈,非吐法不能驱,则用瓜蒂散可也。若痰在肠胃,可用大承气汤以荡剔之。然病之虚者十之九,实者十之一。所以元气虚弱者,即痰盛发热,皆是虚象,切不可以承气而施之。苟能培补,病渐起矣。如慢惊一症,无风可祛,无痰可逐,但补脾胃,生气健旺,神志自清,痰涎自化,古方六君子汤或归脾汤、八味地黄,随其脾肾而用之,如炮姜、桂、附、姜汁、竹沥、远志、柏子仁之类,均不可缺。若概用辛散消风化痰,必为败症,亡可翘足而待,良可概也。(《金匮启钥(妇科)·卷二·惊悸癫狂论》)

【参考文献】 黄朝坊.金匮启钥(妇科)[M]//刘炳凡,周绍明,尤昭玲.湖湘名医典籍精华:妇科卷,儿科卷.长沙:湖南科学技术出版社,2000.

《竹林女科证治》

【原文】 产后惊悸,闻声欲死,非他人用力抱持,则虚烦欲死,由心肝脾三经虚也。宜石斛散。若心气大虚,言语颠倒,宜芎归汤送补心丸,得卧即安。

石斛散

人参 酸枣仁 茯神 远志肉 白芍 石斛 麦冬去心 炙甘草 五味子各等分

为末,每服二三钱,桂圆汤下。

芎归汤

当归 川芎各五钱

水煎服。

补心丸

当归身　生地黄　熟地黄　茯神各一两　人参　麦冬各一两五钱　枣仁　柏子仁各八钱　炙甘草四钱　五味子　莲子各一两二钱

上为末，蜜丸梧子大。每服百余丸，芎归汤下。（《竹林女科证治·卷三·保产下·惊悸》）

【参考文献】　竹林寺僧.竹林女科证治[M]//周仲瑛,于文明,俞欣玮,等.中医古籍珍本集成：妇科卷.长沙：湖南科学技术出版社,2014.

《医法圆通》

【原文】　按惊悸一证，名异而源同，同在心经也。惊由神气之衰，不能镇静；悸由水气之扰，阴邪为殃。二证大有攸分，不得视为一例。予意当以心惊为一证，心悸为一证，临证庶不至混淆，立法治之，方不错乱。

夫曰惊者，触物而心即惶惶无措，偶闻震响而即恐惧无依，此皆由正气衰极，神无所主。法宜扶阳，交通水火为主，如白通汤、补坎益离丹之类，多服自愈。悸者，心下有水气也，心为火地，得阴水以扰之，故心不安。水停心下，时时荡漾，故如有物忡也。法宜行水为主，如桂苓术甘汤、泽泻散之类。若悸甚而心下痛甚，时闻水声，又当以十枣汤，决堤行水，不可因循姑惜，以酿寇仇也。[眉批]知非氏曰：《经》曰：阳气者，欲如运枢，起居如惊，神气乃浮。钦安分惊为一证，以为正气衰微，神无所主，法宜扶阳，与《内经》吻合，自是方家举止。分悸为一证，指为心下有水气，亦合仲景之法。凡医皆能如此认证，言言有物，谓有不愈之病，吾不信也。

近来市习，一见惊悸，并不区分，概以安魂定魄为主，一味龙骨、朱砂、茯神、远志、枣仁、参、归治之。治惊之法，尽于斯矣。（《医法圆通·卷二·惊悸》）

【参考文献】　郑寿全.医法圆通[M].于永敏,刘小平,校注.北京：中国中医药出版社,1993.

《王九峰医案》

【原文】　惊则气乱伤心，恐则气怯伤肾，伤则二气致偏，偏久致损，损不能复，病势益甚。现在气不生阴，阴不化气，木乘春旺，中土受损，水精不布，揆度失常，面色如妆，玉山已倒，生机残矣。今拟一方候酌。熟地、人参、淮药、归身、茯神、枣仁、远志、广皮、牡蛎。

心血不足，肝火有余，火伏营中，肝阴不静，致多惊恐。《经》以东方色青，入通于肝。其病发惊骇是矣。生地、川连、丹砂、甘草。

大惊卒恐，心神肾志交伤。肾藏精，恐则精怯，精化气，怯则精无以化。心藏神，惊则神乱，化生精，乱则精无以生。是以心神震动，惶惶惕惕，莫能自主。阳统于阴，精本乎气，上不安者，必由乎下，心气虚者，必因于精。证以精气互根之宜，君相所资之道。法当峻补心肾，仍须尽释疑怀，使气归精，精化气，则神志安定，病自已矣。熟地、洋参、上芪、冬术、归身、云苓、枣仁、远志、炙草。

心脾气血素虚，因惊恐致伤神志，胸中震动不安，时多恐畏，甚则心烦意乱，不知所从。《经》曰：胃之大络，名曰虚里，出于左乳之下，其动应衣，宗气泄也。心脏神，肾藏志，肾虚心脾失养，神不安舍，宗气无根，心肾乖离，危症也。

熟地、洋参、冬术、归身、枣仁、远志、九节菖、淮药、磁石、飞丹砂、炙草。

心怯神伤,兼有痰火,恐惧不安。东洋参、茯神、冬术、麦冬、九节菖、远志、磁石、丹砂。

肝有风热,脾蕴湿痰,痰热上乘胸膈,致生惊恐。温胆汤加白石英、丹砂、金钗一股,煮水煎服。

火盛水亏,烦热消渴,胸中震动,畏恐不安,法宜壮水。生地黄汤。

胃弱脾虚,湿痰中蕴,上迷心窍,惊悸不安。温胆汤加冬术、制南星、沉香、飞丹砂。

因惊恐而致病者,主于肝胆;因病而致惊恐者,属乎心肾。心为君主之官,端拱无为,相火代君行事,相火藏于两肾之间。《经》言七节之旁,中有小心,即其处也。肾为作强之官,伎巧出焉,盖人之动作行为,皆赖肾中之火,此火一衰,则情志昏愦,形神颓残,而风痹痿厥等症,所由来也。今脐下卒然震动,惊惕莫能自主,旋竟上攻,两臂痿厥不收,逾时而已。脉数无力,面色戴阳,症势颇类无根之火。盖非相火衰微,乃忧思抑郁,致火不宣扬,不能生土,且南方卑湿,脾土常亏。既失所生,又素不足,脾湿郁而生痰,流注诸经,变幻不一。左关属肾,肾火不安,肾志为恐,而蔽障于痰则悸,譬如水滴火中,炎焰勃然而起,故气自脐下而上升于两臂,正合七节之旁之旨。两臂亦中土太阴、阳明之部,横走于肝则木不安,肝主谋虑,胆附于肝,胆主决断,为痰所扰则怯。诸恙虽见于目前,而致病之原已萌于曩昔。人年至半百而衰,必少壮有恃强之弊,非一朝一夕之故,其所由来者渐矣。公议补肝肾,运中枢,以杜痰源;省思虑,益精神,以舒志意,方克有济。张景岳云:此为不慎其初,所以致病于后,今病已及身,而又不知慎,则末有能善其后者矣。此言最切,故幸留意焉。六味合六君加沉香,蜜丸。(《王九峰医案·下卷·惊悸》)

【参考文献】 王九峰.王九峰医案[M].北京:中国中医药出版社,2007.

《证治针经》

【原文】 惊则伤胆,心肝俱戕。气逆汗淋,重镇参救逆之法;桂枝、黄芪、人参、龙骨、牡蛎。肢寒冷汗神怯欲速,宁心协甘缓之方。人参、茯神、枣仁、龙骨、菖蒲、炙草、南枣、小麦。暴厥兮心怔阳动,则肝肾同固;生地、萸肉、龙骨、牡蛎、五味、金箔。神伤兮不语窍阻,则痰火宜攘。建兰根、姜汁、金汁。上约《指南医案》。(《证治针经·卷三·惊》)

【参考文献】 郭诚勋.证治针经[M].江一平,校注.北京:中国中医药出版社,1996.

《灵素节注类编》

【原文】 《素问·经脉别论》,帝曰:人之居处、动静、勇怯,脉亦为之变乎?岐伯曰:凡人之惊恐、恚劳、动静,皆为变也。是以夜行则喘出于肾,淫气病肺;有所堕恐,喘出于肝,淫气害脾;有所惊恐,喘出于肺,淫气伤心;度水跌仆,喘出于肾与骨,当是之时,勇者气行则已,怯者则着而为病。故曰:诊病之道,观人勇怯、骨肉、皮肤,能知其情,以为诊法也。

此言七情劳力,皆扰动身心,其禀强者,气血流行,旋即安和无患,怯者因而气血滞着成病。故凡临证,当观其形气强弱,察其病由,以为诊治要法也。

故饮食饱甚,汗出于胃;惊而夺精,汗出于心;持重远行,汗出于肾;疾走恐惧,汗出于肝;摇体劳苦,汗出于脾。故春夏秋冬,四时阴阳生病,起于过用,此为常也。

《经》言夺血者无汗,夺汗者无血,是汗与血,同由水谷精气所化,而出于一源者。有所劳伤,以动五脏精气,即与胃中水谷之精,随气上注于肺,遂化汗由皮腠而外泄也。是故春夏秋冬之四时,阴阳气血之生病,起于过用心力,劳伤所致,此为常也。(《灵素节注类编·卷八·内伤诸病·惊恐劳力诸伤》)

【参考文献】 章楠.灵素节注类编[M]//章楠.医门棒喝三集.方春阳,孙芝斋,点校.杭州:浙江科学技术出版社,1986.

《奉时旨要》

【原文】 怔忡之病,《经》曰:胃之大络,名曰虚里,贯鬲络肺,出于左乳下,其动应衣,宗气泄也。其症心胸筑筑振动,惶惶惕惕,无时得宁是也。自仲景始,有动气在上下左右之辨,谓皆不可汗下。良由阴虚于下,宗气无根而气不归原。故在上则浮撼于胸臆,在下则振动于脐旁。患此者,速宜养气养精,滋培根本。若误认为痰火,则速其危矣。治宜七福饮及大补元煎、理阴煎之类;若心虚挟痰,则定志丸加半夏、橘红;水停心悸者,《外台》茯苓饮;寒痰停蓄者,姜术汤。

惊恐之症,《经》云:肝虚则目䀮䀮无所见,耳无所闻,善恐,如人将捕之。又曰:阳明厥,恶人与火,闻木音则惕然而惊者,阳气与阴气相薄,水火相恶,故惕然而惊。惊则心无所倚,神无所归,虑无所定,故气乱。恐则精却,上焦闭,气还,下焦胀,则气不行。此症虽有感自外邪,然非肝胆之气不足,则亦不易惊也。宜安养心神为主,安神丸、十全大补汤。心气稍热者,朱砂安神丸。此治法也。然而惊则气乱,恐则气下,惊出于暂,犹易于复,恐积于渐,甚不可解。且心怯则神伤,精却则阳痿,日消月缩,不亡何待?徒资药力无益也。惟恃大勇大断者,壮其胆,方能拔其病根。

笔花氏曰:怔忡,虚症也。古无是名,自《内经》有其动应衣一语,而仲景始有不可汗下之论。总由阴虚劳损,气不归原所致,宜节欲节劳以养精气。治法或先气而后精,或先精而后气,且兼热者宜清,兼寒者宜暖,又当因情酌用也。至于惊恐,亦全属虚症。有触而怯者为惊,无触而怯者为恐。症虽由肝,总归心病,天王补心丹、酸枣仁汤,皆要药也。(《奉时旨要·卷三·木属·怔忡(惊恐)》)

【原文】 七福饮用枣仁归,远志参甘地术为。
大补元煎参熟山,萸杞当归杜仲甘。
理阴煎用炙草归,熟地干姜附肉桂。
定志丸用参术菖,朱砂茯远麦牛黄。
《外台》茯苓饮参术,生姜陈皮又枳实。
姜术汤,治寒饮,桂夏苓甘大枣等。
《秘旨》安神参枣仁,半夏当归与茯神,橘红炙草五味子,生姜汤下镇神魂。
朱砂安神能治心,生地归甘黄连真。
十全大补八珍齐,再添肉桂与黄芪。
天王补心丹,参苓味远玄,枣仁天麦梗,柏子地归丹。
酸枣仁汤远苓神,参芪莲肉草归陈。(《奉时旨要·卷三·木属·怔忡惊恐汤头》)

【参考文献】 江涵暾.奉时旨要[M].北京:中国中医药出版社,2007.

《类证治裁》

【原文】 怔忡者,心动不安,无所见闻惊恐,而胸间惕惕自动也。惊者,神气失守,由见闻夺气,而骇出暂时也。恐者,胆怯股栗,如人将捕之,乃历久而惧难自释也。怔忡伤心神,惊伤胆液,恐伤肾精,三者心胆肝肾病。恐甚于惊,惊久则为怔忡。而心胆之虚,无不由肾精之虚也。昔人论阳统于阴,心本于肾,上下不安者由乎下,心气虚者因乎精,此精气互根,君相相资之理,固然矣。然怔忡惊恐,与悲思忧怒,皆情志之病。患者非节劳欲,摄心神,壮胆力,则病根难拔。治者务审其病情而调之。如心脾气血本虚,而致怔忡惊恐,或因大惊猝恐,神志昏乱者,七福饮,甚者大补元煎。如肾水亏,真阴不足致怔忡者,左归饮。如命火衰,真阳不足致怔忡者,右归饮。如三阴精血亏损,阴中之阳不足,而致怔忡惊恐者,大营煎或理阴煎。如水亏火盛,烦躁热渴而为怔忡惊悸者,二阴煎或加减一阴煎。如思虑郁损心营,而为怔忡惊悸者,逍遥散或益营煎。如痰火盛,心下怔忡者,温胆汤加炒黄连、山栀、当归、贝母。如寒痰停蓄心下而怔忡者,姜术汤。如痰迷心窍惊悸者,温胆汤,甚者朱砂消痰饮。此景岳治法也。(《类证治裁·卷之四·怔忡惊恐论治》)

【原文】 手厥阴脉动甚,则心澹澹大动,胃络名虚里,贯膈络肺,出左乳下,其动应衣,虚而有痰则动,更须臾发一阵热者是也。以上怔忡脉。

惊悸脉必结代,寸口脉动而弱。动为惊,弱为悸。病在心胆,其脉必大动,惊者其脉止而复来,其人目睛不转,不能呼气。以上惊脉。

恐则脉沉,恐伤肾,脉必沉。其人恐怖,其脉形如循丝,累累然,其面白,色脱也。以上恐脉。(《类证治裁·卷之四·怔忡惊恐论治·怔忡惊恐脉候》)

【原文】 贡氏。惊悸恍惚,不饥不食不寐,脉虚促。病因怒恐而得,胆火上冒则头眩心忡,胸脘刺痛,气结,呵欠怯冷,倏烦热多惊,皆阳越失镇,服药鲜效,总由治失其要。先镇浮阳,再议和阴。牡蛎、龙骨俱煅研二钱,磁石一钱,柏子仁、连翘心各五分,茯神、生枣仁各二钱。三服症象大减,改用羚羊角六分,嫩桑叶三钱,熟地、枣仁、茯神、白芍各二钱,小麦一合,麦冬、半夏各钱半。数服能寐思食矣。

族女。产后心虚善恐,见闻错妄,此由肝胆怯也。用酸枣仁汤养阴血。枣仁、潞参、当归、茯神、熟地、远志、莲子、炙草。服稍定,时恍惚,不思食,去熟地,加竹茹、菖蒲。服渐瘳。(《类证治裁·卷之四·怔忡惊恐论治·惊恐脉案》)

【参考文献】 林珮琴.类证治裁[M].刘荩文,主校.北京:人民卫生出版社,1988.

《王孟英医案》

【原文】 邵鱼竹给谏,起居食饮如常,惟仅能侧卧,略难仰卧,仰而寤,无恙也,稍一合眼,则惊窜而醒,虽再侧眠,亦彻夜不得寐矣,多年莫能治。凡心肾不交之人,多不能仰卧。以仰则肾气不能上承而心气愈浮也。孟英以三才合枕中丹,加黄连、肉桂服之良效。心肾交治,而以黄连、肉桂媾合之,用意甚巧。其长郎子旎,久患痰多,胸膈满闷,连年发痫,药之罔效。孟英脉之曰:气分偏虚,痰饮阻其清阳之旋运,宜法天之健以为方,则大气自强,而流行不息,胸次乃廓然如太空矣。与六君去甘草,加黄芪、桂枝、薤白、蒌仁、石菖蒲、蒺藜、旋覆,服之满闷渐舒,痫亦不发矣。

周菊生令正，患少腹酸坠，小溲频数而疼，医投通利不效，继以升提温补。诸法备试，至于不食不寐，大解不行，口渴不敢饮水，闻声即生惊悸。孟英脉之曰：厥阳为病也，不可徒治其太阳。先与咸苦，以泄其热；续用甘润，以滋其阴，毫不犯通渗之药而愈。

一圊人诣孟英泣请救命，诘其所以，云家住清泰门内马婆巷。因本年二月十五日卯刻，雷从地奋，火药局适当其冲，墙垣廨宇一震泯然，虽不伤人，而附近民房撼摇如簸。其时妻在睡中惊醒，即觉气不舒畅，半载以来，渐至食减形消，神疲汛少，帷卧则其病如失，药治罔效。或疑邪祟所凭，祈禳厌镇，亦属无灵。敢乞手援，幸无却焉。孟英许之，往见妇卧于榻，神色言动，固若无恙。诊毕病人云：君欲睹我之疾也。坐而起，果即面赤如火，气息如奔，似不能接续者。苟登圊溲便，必喷逆欲死。前所服药，破气行血，和肝补肺，运脾纳肾，清火安神，诸法具备，辄如水投石。孟英仿喻氏治厥巅疾之法用药，一剂知，旬余愈。仍是治肝之法。

杨某方作事，不知背后有人潜立，回顾失惊，遂不言不食，不寐不便，别无他苦。孟英按脉沉弦，以石菖蒲、远志、琥珀、胆星、旋、贝、竹黄、杏仁、省头草、羚羊角为剂，化服苏合香丸。二帖，大解行而啜粥，夜得寐而能言，复与调气宁神蠲饮药，数日霍然。

章养云室患感，适遇猝惊，黄、包二医皆主温补，乃至昏谵痉厥，势极危殆，棺衾咸备，无生望矣。所亲陈仰山闻之，谓云：去秋顾奏云之恙，仅存一息，得孟英救愈，盍图之。章遂求诊于孟英，证交三十八日，脉至细数无伦，阴将竭矣。两手拘挛，肝无血养。宛如角弓之反张，痰升自汗，渴饮苔黄，面赤臀穿，昼夜不能合眼。先与犀、羚、贝、斛、元参、连翘、知母、花粉、胆星、牛黄、鳖甲、珍珠、竹黄、竹叶、竹沥、竹茹为方。三剂，两手渐柔，汗亦渐收。又五剂，热退痰降，脉较和，而自言自答，日夜不休，乃去羚、斛、珠、黄，加西洋参、生地、大块朱砂两许。服之，喋絮不减。或疑为癫，似有摇惑之意。孟英恐其再误，嘱邀许芷卿商之。芷卿极言治法之丝丝入扣，复于方中加青黛、龙、牡。服二剂，仍喋喋不已。热在心，而用肝肾药，宜乎不效。孟英苦思数四，径于前方加木通一钱，投匕即效。次日病者自语：前此小溲业已通畅，不甚觉热，昨药服后，似有一团热气从心头直趋于下，由溺而泄。从此神气安谧，粥食渐加，两腿能动，大解亦坚。忽咽肿大痛，水饮不下，孟英曰：余火上炎也。仍与前方，更吹锡类散而安。惟臀疮未敛，腿痛不已，乃下焦气血伤残，改用参、芪、归、芍、生地、合欢、山药、麦冬、牛膝、石斛、木瓜、桑枝、藕肉。数服痛止餐加，又与峻补，生肌而愈。温病误补，未有能生者。孟英独出手眼，实发前人所未发。用木通精当，凡心经蕴热，用犀角、黄连等药，必兼木通，其效乃捷，以能引心经之热从小肠出也。

杭城温元帅，例于五月十六日出巡遣疫。有魏氏女者，家住横河桥之北，会过其门，将及天晓，适有带发头陀，由门前趋过，瞥见之大为惊骇，注目视之，知为僧也，遂亦释然。而次日即不知饥，眩晕便秘。医谓神虚，投补数帖，反致时欲昏厥。不问何证，竟投温补，何其愚耶？更医作中风治，势益甚。旬日后，孟英持其脉弦伏而滑，胸腹无胀闷之苦，旬余不更衣。是惊则气乱，挟痰逆升，正仲圣所谓诸厥应下者，应下其痰与气也。以旋、赭、栀、连、雪羹、楝、贝、金箔、竹沥、蕺汁为方，并以铁器烧红淬醋，令吸其气。二剂，厥止，旬日而痊。

王瘦石禀属阴亏，卒闻惊吓之声，而气逆肢冷，自汗息微。速孟英视之，身面皆青绿之色，脉沉弦而细。乃素伤忧虑，而风阳陡动也。与牡蛎四两、鳖甲二两、蛤壳一两、石英五钱、龙齿、小麦、辰砂、麦冬、茯神、贝母、竹茹为方。一剂知，二剂已，续以滋养而瘳。凡阴虚之体，血不足以养肝，则肝阳易潜。用大剂镇逆，养阴开郁法治，丝丝入扣，宜乎应手辄效也。

顾媪因比邻失火,几焚其店,惊吓之余,不能起榻,胁痛偏右,便秘神瞀,身面发黄。医云湿热,治之罔效,乞诊孟英,脉涩而弦,按之甚软,曰:此因惊恐气结不行所致。予沙参、桑叶、栀子、丝瓜络、冬瓜子、苇茎、枇杷叶、旋覆、葱须、竹茹,数剂而痊。(《王孟英医案·卷二·惊》)

【参考文献】 王士雄.王孟英医案[M].北京:中国中医药出版社,2006.

《景岳全书发挥》

【原文】 若因惊而病者,如惊则气乱而心无所倚,神无所归,虑无所定之类,此必于闻见夺气而得之,是宜安养心神,滋培肝胆,当以专扶元气为主。必兼清火而治,自然奏效。《内经》所谓惊则气乱者,火气乱之也。若竟讲元气则肝胆之火不静,而惊不能定。总之主气强者不易惊,而易惊者,必肝胆之不足也。不足而有火,火性动故也。故虽有客邪,亦当知先本后标之义。若先治本,其邪何从而解散?盖惊出于暂,而暂者即可复;恐积于渐,而渐者不可解,甚至心怯而神伤,精却则阴痿,日消月缩,不亡不已。丹溪治周本心大恐,心不自安,如人将捕之状,夜卧不发,两耳后如见火光炎上,饮食虽进而无味,以参、术、当归为君,陈皮为佐,加盐炒黄柏、炙元参少许,服之月余而愈。《经》云:恐伤肾。用黄柏、元参引参、术归入补肾药也。景岳每毁丹溪,观其治恐用补而加黄柏、元参,得君臣佐使之法,非景岳之新方比也。(《景岳全书发挥·卷二·怔忡惊恐·论惊恐》)

【参考文献】 叶天士.景岳全书发挥[M].北京:中国中医药出版社,2015.

《医学从众录》

【原文】 有所触而动曰惊,无所触而动曰悸,凡怔忡眴惕,皆其类也。高鼓峰曰:此心血少也。起于肾水不足,不能上升,以致心火不能下降。大剂归脾汤去木香,加麦冬、五味、枸杞,吞都气丸。杨乘六云治怔忡大法,无逾此旨。如怔忡而实,挟包络一种有余之火,兼痰者,则加生地、川贝母、黄连之类以清之。

胡念斋曰:虽缘心血不足,然亦有胃络不能上通者;有脾脉不能入心者;有宗气虚而虚里穴动者;有水气凌心者;有奔豚上乘者。治法不甚相远,惟水气与奔豚,当另法治之。

孙男心典按:水气凌心,轻则用小半夏加茯苓汤以泄之,重则用茯苓甘草汤安之,再重则用真武汤镇之。奔豚用桂枝汤加桂主之,或以茯苓桂枝甘草大枣汤主之。(《医学从众录·卷二·惊悸》)

【参考文献】 陈修园.医学从众录[M].宋白杨,校注.北京:中国医药科技出版社,2019.

《验方新编》

【原文】 凡妊娠心神忪悸,睡梦多惊,胁腹饱胀,过时连脐急痛,气促不宁,此是胎气既成。五脏安养已久,或因气闷,或因喧呼,致令胎惊筋骨伤痛、四肢不安,急以大圣散治之。大圣散:当归、川芎、麦冬、茯苓各二钱,炙芪、人参、甘草各五分,姜三片,水煎。(《验方新编·卷二十·妇科胎前门·胎惊心悸气促胀痛不安》)

【原文】 产后忧惊劳倦,去血过多,心中烦动不宁,为之怔忡。如惕然而惊,心中怯惧,若人捕之之状,为之惊悸。二症当调和脾胃,补养心血。使气宁神足,气舒心安,以加减养荣汤,其病自愈。

加减养荣汤

川芎八分 当归二钱 枣仁 茯苓 人参 麦冬 远志 白术一钱 黄芪一钱 陈皮 炙甘草各五分 龙眼肉八个 姜三片

水煎服。虚烦加竹茹,痰加竹沥、姜汁。此方可加丹参、柏仁。

安神丸

黄连 生地酒乳九蒸九晒 当归各三钱,炙甘草八分

作饼为丸如豆大,朱砂为衣。每服四十丸。此与前药并服。(《验方新编·卷二十·妇科胎后门·产后惊悸怔忡》)

【参考文献】 鲍相璈,梅启照.验方新编[M].李世华,校注.北京:中国中医药出版社,1994.

《杂病广要》

【原文】 惊与悸不同,杨仁斋说,言约而理尽,故首揭之,以正端绪。如动筑之悸,别是一义,与此所言自异。

总说(名义)

人之所主者心,心之所养者血。心血一虚,神气不守,此惊悸之所肇端也。曰惊、曰悸,其可无辨乎?惊者,恐怖之谓;悸者,怔忪之谓。心虚而郁痰,则耳闻大声、目击异物、遇险临危、触事丧志,心为之忤,使人有惕惕之状,是则为惊。心虚而停水,则胸中渗漉,虚气流动,水既上乘,心火恶之,心不自安,使人有快快之状,是则为悸。惊者,与之豁痰定惊之剂,悸者,与之逐水消饮之剂。所谓扶虚,不过调养心血、和平心气而已。若一切以刚燥用工,或者心火自炎,又有热生风之证。(《直指》按《说文》:悸,心动也。此杨氏所本)

悸即怔忡也,怔忡者,本无所惊,自心动而不宁。惊者,因外有所触而卒动。(《准绳》按:原更有惊恐辨,今载篇末,宜考)

《伤寒明理论》释悸字云:悸,心忪也,筑筑惕惕然动,怔怔忪忪不能自安也。则悸即怔忡,而今人分为两条,谬矣。(同上)

惊悸由失精

《养生方》云:精藏于玉房,交接太数则失精。失精者,令人怅怅,心常惊悸。(《病源论》)

惊病所由

风惊者,由体虚心气不足,为风邪所乘也。心藏神而主血脉,心气不足则虚,虚则血乱,血乱则气并于血,气血相并又被风邪所乘,故惊不安定,名为风惊。(《病源论》按:又有风惊邪候、风惊悸候、风惊恐候,大旨并同。风惊邪候曰:其状乍惊乍喜,恍惚失常是也)

夫惊悸者,心虚胆怯之所致也。且心者,君主之官,神明出焉;胆者,中正之官,决断出焉。心气安逸,胆气不怯,决断思虑得其所矣。或因事有所大惊,或闻虚响,或见异相,登高陟险,惊忤心神,气与涎郁,遂使惊悸。惊悸不已,变生诸证,或短气悸之,体倦自汗,四肢浮

肿,饮食无味,心虚烦闷,坐卧不安,皆心虚胆怯之候也。治之之法,宁其心以壮胆气,无不瘥者矣。(《济生》按:严氏别有怔忡论,此主惊病而言)

惊悸者,血虚,惊悸有时。按:又于怔忡曰无时,是对待为辨,以朱砂安神丸。(《丹溪》)

悸病所由

夫怔忡者,由心血不足也。盖心主于血,血乃心之主,心乃形之君,血富则心君自安矣。多因汲汲富贵,戚戚贫贱,久思所爱,触事不意,真血虚耗,心帝失辅,遂成怔忡。怔忡不已,变生诸证,舌强恍惚,善忧悲,少颜色,皆心病之候。《难经》曰:损其心者调其荣。法当专补真血,真血若富,心帝有辅,无不愈者矣。又有冒风、寒、暑、湿,闭塞诸经,令人怔忡;五饮停蓄,堙塞中脘,亦令人怔忡。当随其证,施以治法。(《济生》)

心胸躁动,谓之怔忡,俗云心忪,皆为热也。(《原病式》)

怔忡者,血虚,怔忡无时,血少者多。有思虑便动,属虚。时作时止者,痰因火动。瘦人多因是血少,肥人属痰,寻常者多是痰。真觉心跳者是血少,四物、朱砂安神之类。假如病因惊而得,惊则神出其舍,舍空则痰生也。(《丹溪》)

心悸之由,不越二种:一者虚也,二者饮也。气虚者,由阳气内虚,心下空虚,火气内动而为悸也;血虚者亦然。其停饮者,由水停心下,心为火而恶水,水既内停,心不自安,故为悸也。(《准绳》)

脉候

趺阳脉微而浮,浮则胃气虚,微则不能食,此恐惧之脉,忧迫所作也。惊生病者,其脉止而复来,其人目睛不转,不能呼气。(《脉经》)

治法诸说

气郁生痰,自汗,温胆汤、《简易》雄朱丸。因事大惊,梦寐不祥,《济生》远志丸、宁志膏、酸枣仁汤。房事失精,令人怅闷惊悸,十四友元,临眠服,空心,大菟丝元。(《永类》节录十四友元、大菟丝元,系心肾双补大方)

若惊悸眠多异梦,随即惊觉者,宜温胆汤加酸枣仁、莲肉各一钱,以金银煎,下十四友元,或镇心丹(见《和剂》)、远志圆、酒调妙香散。(《要诀》)

治惊悸,必先以养心安神之剂,随后豁痰,或用吐法。大便结而脉实者,以朱砂滚痰丸下之,一服不愈再服之,无不愈者。(《医统》)

肝出谋虑,游魂散守,恶动而惊,重治于肝经。胆为决断,属志不伸,触事而惊,重治于胆腑。有因怒气伤肝,有因惊气入胆,母能令子虚,因而心血不足。又或嗜欲繁冗,思想无穷,则心神耗散,而心君不宁,此其所以有从肝胆出治也。(同上)

郁痰留饮,积于心包、胃口而致惊悸怔忡者有之,此又不可概以虚而治也。医者当参究脉候,立方处治,速能奏功。(同上)

易惊属胆气虚,忌破气、升发、燥热,宜补胆气、甘温、辛温、酸平。(《本草经疏》)

痰则豁痰定惊,饮则逐水蠲饮,血虚者调养心血,气虚者和平心气。痰结者降下之,气郁者舒畅之。阴火上炎者,治其肾而心悸自已。若如外物卒惊,宜行镇重。(《汇补》)

或有阴火上冲,怔忡不已,甚者火炎于上,或头晕眼花,或齿落头脱,或手指如许长大,或见异物,或腹中作声,此阴火为患也。治宜滋阴抑火汤。心不宁者,加养心之剂。日久服降火药不愈,加附子从治,或入参、芪亦可。(《准绳》)

惊恐治法之分

惊则气乱,恐则气下。惊恐虽若同类,而不知恐之伤人尤甚于惊,何也?盖惊出于暂,而暂者即可复;恐积于渐,而渐者不可解,甚至心怯而神伤,精怯则阴痿,日消月缩,不亡不已。此非大勇大断者,必不能拔去其病根,徒资药力不易及也。予尝治暴惊者,十愈其八九,治恐惧者,十不得其一二。(《景岳》)

镇心诸方

《深师》龙骨汤　疗宿惊失志,忽忽喜忘,悲伤不乐,阳气不起方。

龙骨　茯苓　桂心　远志去心,各一两　麦门冬去心,二两　牡蛎熬　甘草炙,各三两　生姜四两

上八味,㕮咀,以水七升,煮取二升,分为二服。《外台》按:此桂枝加龙骨牡蛎汤变方。《圣惠》治产后脏气虚,心神惊悸,龙齿散,于本方去龙骨、茯苓,加龙齿、茯神、人参、熟干地黄、当归、芍药。

治心脏不安,惊悸善忘,上膈风热,化痰安神,**朱砂散**方。

朱砂一两,研　白石英一两,研

上件药二味,同细研为散。每服半钱,食后临卧煎金银汤调下。《简要济众》《神巧》加马牙硝三分,研。

铁粉牛黄丸　主心经留热,安精神,化风痰,止心下怔忡。

铁粉再研,水飞过,焙干,二两　辰砂别研,水飞过极细,焙干,一两　天竹黄一分,别研极细　牛黄半两,细研,治急风加至一两　铅白霜一分,别细研

上五味煎,糯米粥饭和为丸如绿豆大。每服十五丸,人参汤下,日再服。糯米饮下亦得。《传家秘法》按:此《圣惠》铁粉圆类方,宜参癫门。

治心神不定,恍惚不乐,火不下降,时有惊跳,消阴养火全心气,**朱雀圆**。

茯神二两,去皮　沉香半两

上为细末,炼蜜丸如小豆大。每服三十丸,食后人参汤下,甚妙。《选奇后集》《正传》引河间朱砂半两,研为衣。此方余家常用,加朱砂为散,甚效。《粹言》茯苓定志丸,治恐伤肾,神志不宁。于本方加茯苓、人参、朱砂,面糊丸,白汤下。

治惊气入心络,喑不能言语。《夷坚己志》十五卷卒事章。

密陀僧研极细如粉

上以茶调服一钱匕,一服即愈。昔有人为狼及恶蛇所惊,皆以此药疗而愈。田师中太尉秘方亦治暗风,密陀僧大如两指者一块,以铁线密缠,留铁线一条,悬空挂之四边,以火煅,令通红,酒一升,醋一升,合和淬药,取酒醋尽为度,出火毒一宿,研令极细。每服一钱,麝香酒调下,吐涎不妨。《是斋》按:《本事》有治惊忧受邪,惊气圆,既录癫门中。

枣肉灵砂　专治虚人夜不得睡,梦中惊魇,自汗怔忡。

灵砂二钱,研　人参半钱　酸枣仁肉一钱　按:《如宜方》肉字无。

上为末,枣肉丸,临卧时枣汤吞下五七粒。《得效》

安神丸　治心神烦乱,怔忡,兀兀欲吐,胸中气乱而热,有似懊𢙐之状,皆膈上血中伏火,蒸蒸然不安。宜用权衡法,以镇阴火之浮越,以养上焦之元气。

黄连一钱五分,酒洗　朱砂一钱,水飞　酒生地黄　酒当归身　炙甘草已上各五分

上件除朱砂水飞外,捣四味为细末,同和匀,汤浸蒸饼为丸如黍米大。每服十五丸,津唾咽下,食后。《兰室》又**朱砂安神丸**于本方去地黄、当归。丹溪曰:心气虚怯之人,怔忡,或烦乱,或健忘,或失心后神志不清,辰砂安神丸。又**朱砂丸**,治劳役心跳,于本方去地黄,加芍药、侧柏叶、川芎、陈皮。《心统》**琥珀安神丸**,治病后虚烦不眠,于本方加琥珀、真珠。

补心诸方 附清火方

定志小丸 主心气不定,五脏不足,甚者忧愁悲伤不乐,忽忽喜忘,朝差夕剧,暮差朝发,狂眩。

菖蒲　远志各二两　茯苓　人参各三两

上四味末之,蜜丸。饮服如梧子大七丸,日三。加茯神为茯神丸,散服亦佳。《千金》按:此方本出《肘后》,疗人心孔昏塞,多忘喜误,末,服方寸匕。《翼方》名开心散,主好忘。《外台》:《古今录验》一方,加茯神一两半,牛黄五铢为六味,茯苓、远志、菖蒲各一两。《圣济》亦名茯神丸。《和剂》名定志圆,炼蜜和圆,以朱砂为衣。《圣济》治心热健忘,远志散,于本方加黄连为末,食后酒调方寸匕。《济生》远志丸,治因事有所大惊,梦寐不祥,登高陟险,神理不安,惊悸恐怯,于茯神丸加龙齿,辰砂为衣。《心法附余》加味定志丸,治痰迷心膈,惊悸怔忡,于本方加琥珀、郁金。

妙香散 治男子妇人心气不足,志意不安,惊怖,悲忧惨戚,虚烦少睡,喜怒不常,夜多盗汗,饮食无味,头目昏眩。

茯苓去皮,不焙　茯神去皮木　薯蓣姜汁炙　远志去心,炒　黄芪各一两　人参　桔梗炒　甘草炙,各半两　辰砂三两,别研　麝香一钱,别研　木香二钱半

上为细末。每服二钱,温酒调下,不拘时候。常服补益气血,安神镇心。《和剂》王荆公:安神秘精,定心气,用人参、益智、五色龙骨各一两,茯苓、茯神、远志(去心)各半两,朱砂(研)、甘草(炙)各一分。为末,每服二钱,空心温酒调下,亦名妙香散。《简易》

治肝经因虚内受风邪,卧则魂散而不守,状若惊悸,**真珠圆**。真珠母大于常珠,形状不一。

真珠母未钻真珠也,五分,研如粉同碾　当归洗去芦,薄切,焙干后秤　熟干地黄酒洒九蒸九曝,焙十,各一两半　人参去芦　酸枣仁微炒,去皮,研　柏子仁各一两,研　茯神去木　沉香　龙齿各半两

上为细末,炼蜜为圆如梧子大,辰砂为衣。每服四五十丸,金银薄荷汤下,日午夜卧服。《本事》

益荣汤 治思虑过度,耗伤心血,怔忡恍惚,善悲忧,少颜色,夜多不寐,小便或浊。

当归去芦,酒浸　黄芪去芦　小草　酸枣仁炒,去壳　柏子仁炒　麦门冬去心　茯神去木　白芍药　紫石英细研,各一两　木香不见火　人参　甘草炙,各半两

上咬咀。每服四钱,水一盏半,生姜五片,枣一枚,煮至七分,去滓温服,不拘时候。《济生》

宁志丸 治心虚血虚多惊。

人参　白茯苓　茯神　柏子仁　琥珀　当归　酸枣仁温酒浸半日,去壳,隔纸炒香　远志酒浸半日,新布裹捶,取肉焙,各半两　乳香　朱砂别研　石菖蒲各一分

上末,炼蜜圆梧子大。每三十圆,食后枣汤下。《直指》

平惊通圣散 治一切惊悸、怔忡、健忘等证。

当归　人参　黄连　茯神　远志　甘草炙,各三钱　石菖蒲　朱砂另研,各二钱

上为细末,竹叶煎汤调二钱,食后临卧服。《医统》《百代医宗》怔忡汤,于本方去人参、远志、石菖蒲,加川芎、白芍、熟苄、生苄,煎服。《尊生书》静神丹,治忧思过度,惕然心跳,于本

方去人参、甘草,加生地、牛黄,丸黍米大,金箔为衣,灯心汤下五十丸。

镇心汤(出《云林验方》) 治心荒立应。《济世全书》作清火安神汤,治惊悸怔忡,心神荒乱。

当归一钱二分　川芎七分　生地黄八分　片芩八分　黄连六分　栀子仁七分,炒　酸枣仁一钱,炒　远志一钱,制　麦门冬去心,一钱　白芍八分

上锉一剂,生姜煎服。《医鉴》

一人心下怔忡,眠倒即大声鼾睡,醒即不寐。用羚羊角、乌犀角。各用水磨浓汁,入所用之药汤剂内,服之即愈。盖打鼾睡者,心肺之火也。《慈航》

消饮诸方

温胆汤　治心胆虚怯,触事易惊,或梦寐不祥,或异象惑,遂致心惊胆慑,气郁生涎,涎与气搏,变生诸证。或短气悸之,或复自汗,四肢浮肿,饮食无味,心虚烦闷,坐卧不安。

半夏汤洗七次　竹茹　枳实麸炒去穰,各二两　橘红三两,去白　甘草炙,一两　白茯苓一两半

上为锉散。每服四大钱,水一盏半,姜五片,枣一个,煎七分,去渣,食前服。《三因》《得效》十味温胆汤主治同于本方加酸枣仁、远志、北五味子、熟地黄、条参。《金匮翼》去五味子。《经验秘方》温胆汤,定心志,于本方去竹茹,加远志、酸枣仁。宜与《伤寒·惊悸》相参。

茯苓饮子　治痰饮蓄于心胃,怔忡不已。

赤茯苓去皮　半夏汤泡七次　茯神去木　橘皮去白　麦门冬去心,各一两　沉香不见火　甘草炙　槟榔各半两

上咬咀。每服四钱,水一盏半,生姜五片,煎至七分,去渣温服,不拘时候。《济生》

加味四七汤　治心气郁滞,豁痰散惊。

半夏制,二两　白茯苓　厚朴制,各一两半　茯神　紫苏叶各一两　远志姜汁蘸湿,取肉焙　甘草炙,各半两

上锉。每服四钱,姜七片,石菖蒲半寸,枣二枚,煎服。《直指》

姜术汤　治虚证停饮,怔忡。

白姜生　白术　茯苓　半夏曲各半两　辣桂　甘草炙,各一分

上锉。每服三钱,姜枣煎服。同上按:此系苓桂术甘汤、小半夏汤合方。

移精治验

卫德新之妻,旅中宿于楼上,夜值盗劫人烧舍,惊堕床下,自后每闻有响,则惊倒不知人。家人蹑足而行,莫敢冒触有声,岁余不痊。诸医作心病治之,人参、珍珠及定志丸皆无效。戴人见而断之曰:惊者为阳,从外入也;恐者为阴,从内出。惊者为自不知故也;恐者自知也。按《准绳》举此言曰:盖惊者,闻响即惊。恐者,自知,如人将捕之状,及不能独自坐卧,必须人为伴侣方不恐惧。或夜必用灯照,无灯烛亦恐惧者是也。足少阳胆经属肝木,胆者敢也,惊怕则胆伤矣。乃命二侍女执其两手,按高椅之上,当面前下置一小几。戴人曰:娘子当视此。一木猛击之,其妇大惊。戴人曰:我以木击几,何必惊乎?伺少定击之,惊,缓又斯须连击三五次,又以杖击门,又暗遣人画背后之窗,徐徐惊定而笑曰:是何治法?戴人曰:《内经》云惊者平之,平者常也,平常见之必无惊。是夜使人击其门窗,自夕达曙。夫惊者,神上越也。从下击几,使之下视,所以收神也。一二日虽闻雷亦不惊。《十形三疗》(《杂病广要·卷第二十一·脏腑类·惊悸》)

【参考文献】 丹波元坚. 杂病广要[M]. 李洪涛,主校. 北京:中医古籍出版社,2002.

《胎产指南》

【原文】 产后忧惊劳倦,去血过多,则心中躁动不宁,谓之怔忡。若惕然而惊,心中怯怯,如人将捕之状,谓之惊悸。治此二症,唯调和脾胃补气血,志定神宁,气舒心安,而病愈矣。

如分娩后,血块未消,宜服生化汤,补血行块,血旺则怔忡惊悸自平,不必加定安心神之剂。如块消痛止后患此症者,宜服加减养荣汤,加木香,减川芎、麦冬,即归脾汤。

加减养荣汤

川芎一钱　当归二钱　茯神一钱　枣仁一钱　人参一钱　麦冬一钱　白术二钱　远志二钱,去心　黄芪二钱　龙眼肉八个　陈皮四分　甘草四分

姜引。虚烦,加竹肉一丸。痰,加竹沥、姜汁。

养心汤 治产后心血不宁,惊悸不安。

黄芪一钱　当归二钱　茯苓八分　川芎八分　麦冬一钱　人参一钱　甘草四分　远志八分　枣仁一钱　柏子仁一钱　五味子十粒

姜引。

安神丸 与前药兼服。

黄连三钱,酒炒　怀生地三钱　归身五钱　炙草五分

为末,蒸饼糊为丸如绿豆大,朱砂二钱为衣。每服四十九丸。(《胎产指南·卷之七上卷·产后论解三十二症医方·产后怔忡惊悸》)

【参考文献】 单南山.胎产指南[M].张晋峰,杨威,李哲,等,补校.北京:人民军医出版社,2012.

《校注医醇賸义》

【原文】 惊则气浮,真阳外越,真阴不守,心悸筋惕,大安汤主之。

大安汤 自制

白芍一钱五分,酒炒　五味子五分　牡蛎四钱,煅研　龙齿二钱　木瓜一钱,酒炒　枣仁二钱,炒研　熟地黄五钱　人参二钱　茯苓二钱　柏仁二钱　金器一具,同煎

此方治惊,以龙、牡、金器镇其浮,以枣仁、白芍、五味、木瓜敛其越,人参、茯苓以益气,当归、柏仁以养血,乃心肝兼顾,神气同固之法也。祖怡注。(《校注医醇賸义·卷二·劳伤·惊伤》)

【参考文献】 费伯雄,徐相,朱祖怡.校注医醇賸义[M].上海:上海科学技术出版社,1959.

《高注金匮要略》

【原文】 寸口脉动而弱,动即为惊,弱则为悸。

寸口,指关前而言。动脉,形圆体短,厥厥动摇,而兼滑象者是也。弱,如弱水之弱,有不能载物之象。惊非外来,惕然自儆也。悸者,怯怯虚馁之状。两物相击,轻小者动,亦受击者动。寸口脉动而弱,寸应心下,弱则其气轻小,动则下焦之气有击者之上冲也,心下逼神君之座,下气突犯,故动即主惊。心下为宗气之城,本气虚微,故弱则主悸。诸解格格可

笑。本经及《伤寒论》，凡言脉有二例，而俱以"而"字为界，一则以上字为经，而以"而"字以下为病，如脉浮而紧、脉浮而缓之类，盖以浮脉定太阳，而以紧缓别风寒也。一则如本文脉动而弱、后文脉浮而大之类，盖又以上一字为浮取，而以"而"字以下为沉取也，余仿此。

心下悸者，半夏麻黄丸主之。

半夏麻黄丸方

半夏　麻黄等分

上二味，末之，炼蜜和丸如小豆大。饮服三丸，日三服。

火邪者，桂枝去芍药加蜀漆牡蛎龙骨救逆汤主之。

桂枝救逆汤方

桂枝二两,去皮　甘草二两,炙　生姜三两　大枣十二枚,擘　牡蛎五两,熬　龙骨四两　蜀漆三两,洗去腥

上为末，以水一斗三升，先煮蜀漆，减二升，内诸药，煮取三升，去滓，温服一升。以取三升而服一升计之，当如服桂枝汤之法，作三日服矣，特不饮热粥耳。

此条及方，旧本错编在本篇十二条下。细按汤意，确是治惊悸之方，且其文气又确是依靠上文心下悸者而来，则"火邪者"三字方不突兀，故移于此，有识者自能辨之也。承上文言实者责之，固主半夏麻黄丸，责中下之有余以治惊。又有以火逼劫其汗，汗为心肺之液，汗出而心肺夹空之气两虚，以致神明之宰无所依着，而招中下之逆，而惊悸者，是火邪者也。火邪之为惊悸者，责在上焦之虚，舍桂枝救逆一汤，其能填此阳气阳液乎？盖桂枝汤之桂甘姜枣，最为招来阳气、阳液之橇，已见小建中注。东垣称蜀漆入心经，有飞针走线之功，先煮之以为主，则引桂甘姜枣之性，直达心肺之空，以填其虚。然后以牡蛎之静藏水底、龙骨之镇摄山灵者为佐，则神明之摇动浮越者自安，是桂甘姜枣所以治悸，而龙牡所以定惊也。至于心肾同治少阴，而其气尝相升降，心气虚，畏肾中之贼阴上凌真宰，故合牡蛎之水族，而与龙骨同用者此也。（《高注金匮要略·惊悸吐衄下血胸满瘀血病脉证治第十六》）

【参考文献】　高学山.高注金匮要略[M]//中国古医籍整理丛书.北京：中国中医药出版社，2015.

《不知医必要》

【原文】　远志饮温补　治心劳虚寒，梦寐惊悸。

党参去芦,米炒　当归酒炒　枣仁即炒,杵　茯神各一钱五分　远志去心,四分　黄芪炙,一钱　肉桂去皮,另炖,三分　炙草六分

加生姜二片煎。酸枣仁汤亦治惊悸，方在不寐内。

平补镇心丸补微凉　治心血不足，时或怔忡，夜多乱梦，如坠崖谷，常服安心肾，益营卫。

党参去芦,米炒,五钱　熟地酒蒸　淮山药姜汁炒　茯神各四钱　龙齿煅　麦冬去心,各三钱　枣仁即炒杵　天冬　北五味各二钱　远志去心,一钱　当归三钱

炼蜜为丸如绿豆大。每服三钱，米饮或温酒下。如欲温补者，加肉桂二钱。

镇惊丹补　治夜睡惊悸。

当归三钱　朱砂研末,二分　猪心一只,切片同蒸，连汁食　（《不知医必要·卷二·附惊悸列方》）

【参考文献】　梁廉夫.不知医必要[M]//100种珍本古医籍校注集成.黄鑫,校注.北京：中医古籍出版社，2012.

《灸法秘传》

【原文】　《正传》曰：惊悸者，忽然若有惊，惕惕然心中不宁，其动也有时；怔忡者，心中

惕惕然,动摇不静,其作也无时。医家虽有辨别,总灸上脘穴为宜。上脘见劳伤。(《灸法秘传·应灸七十症·惊悸怔忡》)

【参考文献】 金镕,雷丰.灸法秘传[M].李晓寅,毛伟波,江凌圳,校注.北京:中国中医药出版社,2023.

《血证论》

【原文】 悸者,惧怯之谓。心为君火,君火宣明则不忧不惧,何悸之有。心火不足则气虚而悸;血不养心则神浮而悸。仲景建中汤治心气虚悸,炙甘草汤治心血不足而悸。今则以养荣汤代建中,以归脾汤代炙甘草,一治气虚,一治血虚。又有饮邪上干,水气凌心,火畏水克而悸者,桂苓甘术汤治之。失血家多是气血虚悸,水气凌心者绝少。又曰正虚者,邪必凑之。凡是怔忡、惊悸、健忘、恍惚,一切多是痰火沃心,扰其神明所致,统用金箔镇心丸主之。

惊者,猝然恐惕之谓。肝与胆连,司相火。君火虚则悸,相火虚则惊。盖人之胆壮则不惊,胆气不壮,故发惊惕,桂枝龙骨牡蛎甘草汤治之。恐畏不敢独卧者,虚之甚也,仁熟散治之。又凡胆经有痰,则胆火上越,此胆气不得内守,所以惊也,温胆汤加龙骨、牛黄、枣仁、琥珀、柴胡、白芍治之。复有阳明火盛,恶闻人声,闻木音则惊者,此《内经》所谓气并于阳,故发惊狂者也。乃肝胆木火脾土,法宜大泻阳明之火,大柴胡汤治之,当归芦荟丸亦治之。血家病惊,多是阳明火盛,病虚惊者,亦复不少,用以上诸方须兼顾血证,以尽其化裁,勿执桂甘龙牡等汤而不知宜忌也。(《血证论·卷六·惊悸》)

【参考文献】 唐宗海.血证论[M].欧阳兵,李文华,韩涛,点校.天津:天津科学技术出版社,2003.

《一得集》

【原文】 藩司掾魏某,患怔忡惊悸不寐,两月有余,施医局友作虚症治,愈治愈剧,乃就余诊。脉浮滑鼓指,目黄舌苔白腻。余谓阳明不阖,痰火上冲,湿热内蕴之候也。举半夏秫米汤,加橘皮、竹茹、川连、茯神、枣仁、山栀、杏仁、泽泻、滑石,作甘澜水煎,炊以苇薪,二剂能寐,而怔忡惊悸悉减。复以清痰降火化湿之剂,目黄渐退,胃亦渐旺,诸恙悉痊矣。患此症者甚多,若作虚治,是抱薪而救焚也。(《一得集·卷下·医案·魏掾痰火上冲惊悸不寐治验》)

【参考文献】 心禅僧.一得集[M]//裘庆元,张年顺,刘清国.珍本医书集成:第4册,医案杂著类.北京:中国中医药出版社,2012.

《邹亦仲医案新编》

【原文】 阳穆清君,素有怔忡,现不熟睡,左脉关部浮大,尺部沉小,右手缓平。乃因事刺激,肝家受郁已深,且惊恐频伤,心肾不交又极,倘不急治,窃恐蕴酿日锢,难免不病发神经。法与逍遥散以解肝郁,佐远志、菖蒲以交心肾。一剂知,三剂遂得熟眠,肝脉之浮大不见,尺寸之沉小亦调,不劳余力而痊也。(《邹亦仲医案新编·抑郁惊恐将发神经》)

【参考文献】 邹亦仲.邹亦仲医案新编[M]//刘炳凡,周绍明,周慎.湖湘名医典籍精华:内科卷.长沙:湖南科学技术出版社,1999.

第四节 郁 证

《良朋汇集经验神方》

【原文】 分心气饮 治男子、妇人诸气不和,多因忧愁思虑,忿怒伤神或临食忧戚,或事不遂意,使抑郁之气留滞不散,停于胸膈之间不能流畅,致心胸痞闷,胁肋虚胀,噎塞不通,吞酸噫气,呕哕恶心,头目昏眩,四肢倦怠,面色萎黄,口苦舌干,饮食减少,日渐羸瘦,或大肠虚闭,或因病之后胸中虚痞,不思饮食,并皆治之。

木通　官桂　茯苓　半夏姜制,各一钱　紫苏　羌活　赤芍各八分　大腹皮五分　青皮去穰　陈皮各七分　甘草三分　桑白皮一钱

上锉,生姜三片,枣一枚,灯草三十寸,水煎温服。

四君子汤 治一切诸气,公私拂情,抑郁烦恼,七情所伤,不思饮食,气虚不足等症。

人参　白术　砂仁　厚朴姜汁炒　陈皮　当归　甘草　茯苓各等分

水二钟,姜一片,枣二枚煎八分,不拘时服。如气虚甚加黄芪。(《良朋汇集经验神方·卷之一·郁证门》)

【参考文献】 孙伟.良朋汇集经验神方[M].齐馨,点校.北京:中医古籍出版社,1993.

《身经通考》

【原文】 交感丹 治一切名利失意,抑郁烦恼,七情所伤,不思饮食,面黄肌瘦,胸膈痞满。

香附二斤炒黄,净末一斤　茯神为末四两,飞之更妙

炼蜜丸弹子大。每服一丸,空心细嚼,白滚汤磨沉香少许,苏子一撮炒,熬汤下更速。(《身经通考·身经通考卷四·方选·郁症门》)

【参考文献】 李潆.身经通考[M]//珍本医籍丛刊.李生绍,赵昕,刘晓燕,点校.北京:中医古籍出版社,2004.

《不居集》

【原文】 化肝煎 治怒气伤肝,因而气逆动火,致为烦热,胁痛胀满,动血等症。

青皮　陈皮　白芍各二钱　丹皮　栀子　泽泻各一钱五分　土贝母二三钱

寒热加柴胡,下血加地榆。(《不居集·上集卷之十八·郁证例方》)

【原文】 虚损之人,每多善怒。怒气未除,便进饮食,怒气挟食,致伤脾胃。脾胃一伤,即发泄泻,不可消食,致脾气益弱。亦不可利气疏解,使肝益虚。大法补脾之虚,而利肝之气。故患此必须切戒恼怒为主。(《不居集·上集卷之二十一·泄泻·郁怒泄泻》)

【参考文献】 吴澄.不居集[M].刘从明,校注.北京:中医古籍出版社,2012.

《叶天士晚年方案真本》

【原文】 周东汇,廿一岁。此情怀多嗔,郁热自内生,经来愆期,心嘈辣,腹中痛,干咳忽呛,皆肝胃气热上冲,久则失血经阻,最宜预虑。

小黑稆豆皮　细生地　清阿胶　生白芍　云茯神　漂淡天门冬（《叶天士晚年方案真本·杂症》）

【参考文献】 叶天士,李顺保,褚玄仁.叶天士晚年方案真本[M]//盛增秀.医案类聚.北京：人民卫生出版社,2015.

《续名医类案》

【原文】 萧万舆治一妇,年四旬,怀抱郁结,呕痰少食,胸膈胀痛,虽盛暑犹着绵衣,六脉浮结,或烦渴不寐,此命门火衰,元气虚寒也。以**六君子**加姜、桂及八味丸,不两月而症痊矣。（《续名医类案·卷十·郁症》）

【参考文献】 魏之琇.续名医类案[M]//盛增秀.医案类聚.北京：人民卫生出版社,2015.

《程杏轩医案》

【原文】 炳兄女在室,年已及笄,性躁多郁,初春曾患吐血,夏间陡然发厥,厥回呕吐不止,汗冷肢麻,言微气短,胸膈胀闷,脉息细涩,状似虚象。医投补剂益剧。予诊之曰：此郁病也。《经》云：大怒则形气绝,而血菀于上,使人薄厥。又云：血之与气,并走于上,乃为大厥。议与越鞠丸加郁金、枳壳、茯苓、陈皮、半夏。兄曰：女病卧床数日,粒米不入,脉细言微,恐其虚脱。奈何？予曰：依吾用药则生,否则难救。盖此脉乃郁而不流,非真细弱,欲言而讷,乃气机阻闭故也。观其以手频捶胸臆,全属中焦郁而不舒。且叫喊声彻户外,岂脱证所有耶。请速备药,吾守此,勿迟疑也。取药煎服。少顷,膈间漉漉有声,嗳气数口,胸次略宽,再服呕止,寝食俱安。转用八味逍遥散,除白术加香附、郁金、陈皮,病愈血证亦泯。（《程杏轩医案·初集·家炳然兄女肝郁气厥实有羸状》）

【参考文献】 程文囿.程杏轩医案[M].北京：中国医药科技出版社,2018.

《南雅堂医案》

【原文】 肝血枯燥,致易动嗔怒,发则头痛面热,胸胁胀满,是肝木失养,木气抑郁不舒。木乃生火,飞扬上升,欲不发怒得乎？宜调补肝血,用**加味逍遥散**治之。

炒白芍五钱　白术三钱　白茯苓二钱　炒栀子一钱　柴胡一钱　姜半夏一钱　当归身三钱
炒荆芥一钱　陈皮五分　甘草五分

水同煎服。（《南雅堂医案·虚痨门》）

【原文】 素有湿邪,复因恼怒,引动肝胆之火,与胃中之痰气相搏,致食入便呕,心悸少寐,脉沉,乃气郁之明征,拟用**温胆汤**加味治之。

制半夏二钱　淡竹茹三钱　陈皮一钱　粉丹皮一钱　炒山栀二钱　枳实八分　酸枣仁二钱
白茯神三钱　石菖蒲八分　炙甘草五分

水同煎服。(《南雅堂医案·膈症门》)

【原文】 情怀郁勃,心肝受病,神志不安,时狂时静,心传邪于肺,则烦悸不寐而咳嗽,肝传邪于胆,则目定神呆而振栗,皆由郁火为患也。拟清心安神壮胆为主,并以和脾平肝者佐之,方列后。

小川连一钱　白茯神三钱　酸枣仁二钱　远志二钱　川贝母一钱五分　北沙参一钱五分　龙骨三钱　石决明三钱　石菖蒲二钱　胆星二钱　铁落二钱

上药加猪胆一枚,用川芎五分研末纳入胆内,以线扎好同煎服。(《南雅堂医案·痉厥门》)

【参考文献】 陈念祖. 南雅堂医案[M]//盛增秀. 医案类聚. 北京:人民卫生出版社,2015.

《斠山草堂医案》

【原文】 右,十八岁。向病腹痛,近触恼怒,脘次胀闷不舒,饮食日减,神倦脉细。此六郁中之气郁也。

炒白芍　炒山栀　川楝子　焦建曲　陈皮　砂仁　石决明　牡丹皮　制香附　川郁金　焦谷芽 (《斠山草堂医案·中卷·郁》)

【参考文献】 何书田. 斠山草堂医案[M]//盛增秀. 医案类聚. 北京:人民卫生出版社,2015.

《类证治裁》

【原文】 本,谋虑不遂,胆郁生火。春季目眶红晕,惊悸,口渴溺黄,见闻错妄,脉洪疾。用龙胆泻肝汤去芩、柴、通、泽,加丹皮、白芍、赤苓、生枣仁。二服已定,再用平调之剂而安。(《类证治裁·卷之三·郁症》)

【参考文献】 林佩琴. 类证治裁[M]. 孔立,校注. 北京:中国中医药出版社,1997.

《王孟英医案》

【原文】 许康侯令堂,初夏患坐卧不安,饥不能食,食则滞膈,欲噫不宣,善恐畏烦,少眠形瘦,便艰溲短,多药莫瘳。孟英按脉弦细而滑,乃七情怫郁,五火烁痰。误认为虚,妄投补药,气机窒塞,升降失常。面赤痰黄,宜先清展,方用旋覆、菖蒲、紫菀、白前、竹茹、茯苓、黄连、半夏、枇杷叶、兰叶。不旬而眠食皆安。为去前四味,加沙参、归身、紫石英、麦冬,调养而痊。(《王孟英医案·卷二·郁》)

【参考文献】 王士雄. 王孟英医案[M]. 北京:中国中医药出版社,2006.

《问斋医案》

【原文】 女子肝无不郁,如男子肾无不虚,乙癸同源故也。肝郁善怒,犯中扰胃、克脾。胸脘胀痛,呕吐食减,经来不一,血色不华,默默寡言,忽忽不乐。是皆肝郁不伸之所致也。宜《医话》山鞠穷煎。雀脑芎藭、茅山苍术、云南茯苓、四制香附、六和神曲、沙糖炒山楂、炒麦芽、制南星、法制半夏。长流水煎。(《问斋医案·卷第六·妇人杂病·肝郁》)

【参考文献】 蒋宝素.问斋医案[M].焦振廉,谢晓丽,赵坚,等,注释.上海:上海浦江教育出版社,2013.

《沈俞医案合钞》

【原文】 （案1）《内经》以喜怒出于膻中,今襟怀不畅,无忻忻自得之意,盖缘久郁则清阳失司,生机不能灵动也。遇事烦厌难耐,寐醒即欲起身,肝阳心火易扰而不宁谧。拟由滋养以濡济之,所谓盏中添油,炉中覆火之法也。茯神、远志、枣仁、归身、丹参、柏子仁、半夏曲、石菖蒲、麦冬、萱草、人参。神曲和丸,金箔为衣。

（案6）忧悲则气结不舒,生阳衰飒,故纳谷作胀,嗳噫,烦懑,其足膝肿痛,连两拗及背皆痛者,以至阴之地,无阳以蒸动也。虎膝骨、茯神、杜仲、淡附子、生於术、淮牛膝、生苡仁。

接方：目有微赤暂定温药。茯苓、焦白术、杜仲、白芍、车前子、小茴香、金毛狗脊（去毛切片,三钱）、苡仁、大枣。

又：去小茴香,用千年健三钱。（《沈俞医案合钞·郁（俞案)》）

【原文】 忧愁悒郁,心神受伤,肾不上交,故应酬无意绪,行动则气促,诊脉左弦右细,知非痰火为病,宜**归脾汤**、**宁志膏**之类。党参、黄芪、元生地、远志、茯神、归身、枣仁、炙草、木香汁。

又,脉细弦,重按觉有力,肝阳上亢,暂进清肝法,前用补不应,症兼口燥,左胁胀。细生地、羚羊角尖、香附、钩钩、黑栀、木通、青黛、橘红、金器一件。

又,用清肝法又觉外寒,此亦气血久虚之故,但左脉尚沉弦,仍从肝治为妥。元生地、茯神、胆星、钩钩、远志肉、橘红、丹皮、羚羊角尖,加辰砂二分冲服。（《沈俞医案合钞·忡悸》）

【参考文献】 沈又彭,俞震.沈俞医案合钞[M]//盛增秀.医案类聚.北京:人民卫生出版社,2015.

《校注医醇賸义》

【原文】 所欲不遂,郁极火生,心烦虑乱,身热而躁,**解郁合欢汤**主之。

解郁合欢汤（自制）

合欢花二钱　郁金二钱　沉香五分　当归二钱　白芍一钱　丹参二钱　柏仁二钱　山栀一钱五分　柴胡一钱　薄荷一钱　茯神二钱　红枣五枚　橘饼四钱

此方用柴胡、当归、白芍、薄荷,逍遥散之半,去茯苓、白术、甘草、煨姜,而用合欢、郁金、沉香、山栀、橘饼,舒郁顺气,清火达木,即所以安胃。又用丹参、柏仁、茯神、红枣,则所以养心脾而缓肝急,使君火与相火俱安,而脾胃亦得太和矣。识得郁火与肝胆之火之分别,而后知两方各有其合处。祖怡注。（《校注医醇賸义·卷二·火·郁火》）

【参考文献】 费伯雄,徐相任,朱祖怡.校注医醇賸义[M].上海:上海科学技术出版社,1959.

《曹沧洲医案》

【原文】 王右（正号朱家角）。肝气郁结,心营不足,痰热气火乘之,遂有疑惑恐惧之状,绵延日久,莫可自解,脉左细数,右微滑。急须标本两治。

归身三钱五分,土炒　陈胆星七分　天竺黄片三钱　青礞石三钱五分,煅,先煎　松木茯神四钱　盐半夏三钱　合欢皮四钱　广郁金一钱　炒香枣仁三钱五分　紫贝齿一两,生杵,先煎　远志炭七分　竹茹二钱　川石斛四钱　白薇三钱五分

上。始病气郁,近增惊恐,脏气大为所困,肉脱面㿠,咳嗽气急,动作无力,脉虚弦。眼灼盛衰不定,七情为病,理之不易。

千首乌四钱　青盐半夏三钱五分　蜜炙紫菀七分　川断一钱,盐水炒　鳖甲心四钱,水炙　川贝二钱,去心　款冬花三钱五分,蜜水炙　茯苓四钱　功劳子三钱　生蛤壳一两,杵,先煎　冬瓜子五钱　橘白一钱　生谷芽五钱,绢包　(《曹沧洲医案·肝脾门》)

【参考文献】　曹沧洲.曹沧洲医案[M]//盛增秀.医案类聚.北京:人民卫生出版社,2015.

《叶天士医案精华》

【原文】　情志连遭郁勃,脏阴中热内蒸,舌绛糜干燥,心动悸。若饥,食不加餐。内伤情怀起病,务以宽怀解释。热在至阴,咸补苦泻,是为医药。鸡子黄、清阿胶、生地、知母、川连、黄柏。(《叶天士医案精华·郁》)

【参考文献】　秦伯未.叶天士医案精华[M]//秦伯未.清代名医医案精华.上海:上海卫生出版社,1958.

第五节　卑　　惵

《杂症要略》

【原文】　有痞塞不饮食,心中若歉,爱处暗地,见人则避,此为卑惵之病,血不足故也,人参养荣汤。(《海外回归中医善本古籍丛书·第五册·杂症要略·怔忡惊悸健忘恐》)

【参考文献】　张仲景.杂症要略[M]//郑金生.海外回归中医善本古籍丛书:第五册.北京:人民卫生出版社,2003.

《病机沙篆》

【原文】　胸中痞塞,不能饮食,心中如有所怯者,喜居暗室或倚门后,见人即畏避无地,此名卑惵之病,专由于血不足也,宜**人参养营汤**加藿香、谷芽。(《病机沙篆·卷下·怔忡惊悸恐》)

【参考文献】　李士材.病机沙篆[M]//周仲瑛,于文明.中医古籍珍本集成续:诊断卷.长沙:湖南科学技术出版社,2014.

《证治汇补》

【原文】　有胸中痞塞,不欲饮食,心中常有所歉,爱居暗室,或倚门见人,即惊避无地,似失志状,此为卑惵之病,由心血不足者,人参养荣汤。脾胃不和者,六君子汤加益智、远志治

之。(《证治汇补·卷之五·胸膈门·惊悸怔忡》)

【参考文献】 李用粹.证治汇补[M].吴唯,校注.北京：中国中医药出版社,1999.

《张氏医通》

【原文】 胸中痞塞,不能饮食,心中常有歉,爱居暗处,或倚门后,见人则惊避无地。此卑惵之病,**藿香正气散**。虚者,**人参养荣汤**。(《张氏医通·卷六·神志门·悸》)

【参考文献】 张璐.张氏医通[M].李静芳,建一,校注.北京：中国中医药出版社,1995.

《四诊抉微》

【原文】 卫气弱,名曰惵(惵者,寸口微滑,而按之软弱,举指瞥瞥,似数而仍力微,以卫气主表,表虚不能胜邪,故有似乎心中怵惕之状,因以惵字喻之,惵音牒,思惧貌);荣气弱,名曰卑(卑者,诸脉皆不应指,常兼沉涩之形,而按之隐隐,似伏而且涩、难,以营气主里,里虚则阳气不振,故脉不显,有似妾妇之甲屑,不能自主,故以卑字譬之);惵卑相搏,名曰损(损者,惵卑交参之谓,故谓相搏之则邪正俱殆,脉转衰微,直以损字呼之)。(《四诊抉微·卷之五·切诊·仲景脉法》)

【参考文献】 林之翰.四诊抉微[M].北京：人民卫生出版社,1957.

《医学读书记》

【原文】 心脉搏坚而长,当病舌卷不能言;其软而散者,当消环自已。按"搏坚而长"者,太过之脉。心象火,而脉紫舌;心火有余,故病舌卷不能言也。"软而散"者,不足之脉。心者生之本,神之处;心不足则精神为消,如卑惵、遗亡、恐惧之类是也。(《医学读书记·卷上·〈甲乙〉之误》)

【参考文献】 尤在泾.医学读书记[M].北京：中国中医药出版社,2007.

《不居集》

【原文】 胸中痞塞,不欲饮食,心中常有所慊,爱居暗室,或倚门见人即惊避无地,似失志状,此为卑惵之病。由心血不足者,**人参养荣汤**。脾胃不和者,**六君子汤**加益智仁、远志肉。(《不居集·上集卷之二十二·怔忡惊悸健忘善怒善恐不眠·虚劳卑惵》)

【参考文献】 吴澄.不居集[M].刘从明,校注.北京：中医古籍出版社,2012.

《医碥》

【原文】 有痞塞不思饮食,心中常有所歉,爱处暗地,或倚门后,见人则惊避,似失志状,心常跳动,此为卑惵之病。以气血两不足也,**人参养荣汤**(见虚损);饮食少者,**嘉禾散**(见疟)加当归、黄芪各一钱。(《医碥·卷之四·杂症·悸》)

【参考文献】 何梦瑶.医碥[M].邓铁涛,刘纪莎,点校.北京：人民卫生出版社,1994.

《虚损启微》

【原文】 胸中痞塞,居暗避人,病名卑惵,血不足也。宜**养营汤**加减治之。(《虚损启

微·卷上·诸虚见症》）

【参考文献】 洪炜.虚损启微[M].上海：上海古籍出版社,1996.

《杂病源流犀烛》

【原文】 卑慄,心血不足病也。与怔忡病一类,其症胸中痞塞,不能饮食,如痴如醉,心中常有所歉,爱居暗室,或倚门后,见人即惊避无地,每病至数年,不得以癫症治之也（宜天王补心丹、人参养荣汤、古庵肾丸）。（《杂病源流犀烛·卷六·怔忡源流（卑慄）》）

【参考文献】 沈金鳌.杂病源流犀烛[M].田思胜,整理.北京：人民卫生出版社,2006.

《奇症汇》

【原文】 有一人痞塞,不饮食,心中常有所歉,爱处暗地,或倚门后,见人即避,似失志状。此为卑慄之病,以血不足故尔。**人参养荣汤**主之。（《奇症汇·卷之四·心神》）

【参考文献】 沈源.奇症汇[M].魏淑敏,于枫,点校.北京：中医古籍出版社,1991.

《宝命真诠》

【原文】 胸中痞塞,不能饮食,心中常有所歉,受居暗室,或倚门后,见人即惊,避无地,此卑慄之病。专由于血不足也,宜人参养荣汤加谷芽、藿香。（《（宝命真诠·内伤饮食伤劳倦伤七情六欲伤）》）

【参考文献】 吴楚.宝命真诠[M]//中医古籍整理丛书.郭晓东,林大勇,张丽艳,等,校注.北京：人民卫生出版社,2015.

《医书汇参辑成》

【原文】 痞塞,不饮食,心中常有所歉,爱处暗室,或倚门后,见人则惊避,似失志状（此为卑慄之病,以血不足故耳）,宜**人参养荣汤**（见虚劳）。（《医书汇参辑成·惊悸》）

【参考文献】 蔡宗玉.医书汇参辑成[M]//沈金鳌.中国古医籍整理丛书.谷峰,校注.北京：中国中医药出版社,2015.

《思远堂类方大全》

【原文】 久思所爱,触事不意,耗散其血,心血不足,遂成怔忡,人参养荣汤（见虚劳）。有失志者,由所求不遂,或过误自咎,懊悔若有所失,以至失志怔忡之症,温胆汤去竹茹加人参、柏仁各一钱,下定志丸（见惊）,仍佐以酒调辰砂妙香散（见狂）。有痞塞不饮食,心中常有所歉,喜处暗地,或依门后,见人则惊避,似失志状,此为卑慄重病,以血不足也,人参养荣汤。脾胃不足者,谷神嘉禾散加当归、黄芪各半钱（见反胃）。（《思远堂类方大全·卷八·悸》）

【参考文献】 臧应詹.思远堂类方大全[M]//王振国.齐鲁未刊医籍拾珍.北京：人民军医出版社,2014.

《医会元要》

【原文】 若夫营卫慄卑而病寒热者,黄芪建中及八物汤之类主之。（《医会元要·奇经

八脉主病及药(任督二脉图注)·阴维阳维脉主病》)

【参考文献】 蔡贻绩.医会元要[M]//刘炳凡,周绍明,熊继柏.湖湘名医典籍精华.长沙：湖南科学技术出版社,2000.

《医钞类编》

【原文】 此由所求不遂,或过误自咎,懊恨嗟叹不已,独语书空,若有所失,宜温胆汤(见寤寐)去竹茹加人参、柏子仁各一钱下定志丸(见后)。仍佐以辰砂妙香散(见遗精),酒调服。痞塞不饮食([批]痞塞不饮食,见人则惊避),心中常有所歉,爱处暗室,或倚门后,见人则惊避,似失志状,此为卑慄之病,以血不足故耳,宜人参养荣汤(见劳损)。脾胃不足者六君子汤(见脾胃)加砂仁、薏仁、五味子、麦芽、神曲;寒加白蔻、丁香、藿香;热加枇杷叶、桑白皮;气滞加槟榔、木香、青皮。(《医钞类编·(二)情志门·惊证失志恐惧喜笑怒悲太息》)

【参考文献】 翁藻.医钞类编[M].崔为,王姝琛,苏颖,等,校注.北京：中国中医药出版社,2015.

《类证治裁》

【原文】 〔卑慄症〕与怔忡类,其症胸中痞塞,不能饮食,心常有歉,爱居暗室,见人则惊避无地,病至数年,不得以癫症治之,人参养营汤。(《类证治裁·卷之四·怔忡惊恐论治·分治(卑慄附)》)

【参考文献】 林佩琴.类证治裁[M].李德新,整理.北京：人民卫生出版社,2005.

《素问绍识》

【原文】 心者,生之本神之处。心不足则精神为消,奴卑慄遗亡恐惧之类是也。(《素问绍识·卷第二·脉要精微论篇第十七》)

【参考文献】 丹波元坚.素问绍识[M].北京：人民卫生出版社,1955.

第六节 脏 躁

《女科经纶》

【原文】 陈良甫曰：记管先生治一妊娠四五月,脏躁悲伤,遇昼则惨戚泪下,如有所凭,与**仲景大枣汤**而愈。(《女科经纶·卷四·胎前证·妊妇脏燥悲伤治验》)

【原文】 薛立斋曰：有一妊妇,悲哀烦躁,其夫询之,云我无故,但欲自悲耳。用仲景方,又用淡竹茹汤,佐八珍汤。但前证或因寒水攻心,或肺有风邪者,宜审察治之。

慎斋按：以上四条,序脏燥悲伤证。仲景、学士二条,是概病机也。良甫、立斋二条,方主妊娠见证。无故悲伤属肺病。脏躁者,肺之脏躁也。胎前气血壅养胎元,则津液不能充润,而肺为之燥。肺燥当补母,故甘草、大枣以补脾。若立斋用八珍汤,补养气血,真佐前人

未尽。(《女科经纶·卷四·胎前证·妊妇悲哀烦躁证用药法》)

【参考文献】 萧壎.女科经纶[M]//中医非物质文化遗产临床经典读本.北京：中国医药科技出版社,2011.

《张氏医通》

【原文】《经》云：精气并于肺则悲。在脏为肺,在志为悲。悲,肺之志也。金本燥,能令燥者,火也,心火主于热,善痛,故悲痛苦恼者,心神烦热躁乱而非清净也。所以悲哭而五液俱出者,火热亢极,而反兼水化制之也。

《金匮》云：妇人脏燥,善悲伤欲哭,有如神灵所作,数欠伸,甘麦大枣汤主之。

脏燥者,火盛烁津,肺失其润,心了戾而然,故用甘草缓心系之急而润肺燥,大枣行脾胃之津,小麦降肝火之逆,火降则肺不燥而悲自已也。

戴人云：少阳相火,凌烁肺金,金受屈制,无所投告,肺主悲,故但欲痛哭为快耳。

石顽曰：凡肺燥悲愁欲哭,宜润肺气降心火为主,余尝用生脉散、二冬膏,并加姜、枣治之,未尝不随手而效；若作颠疾,用金石药则误矣。(《张氏医通·卷六·神志门·悲》)

【参考文献】 张璐.张氏医通[M].李静芳,建一,校注.北京：中国中医药出版社,1995.

《济阴近编》

【原文】 淡竹茹汤 治妊娠脏躁,悲伤或作虚烦。

麦门冬　天门冬　小麦　半夏　人参　茯苓　竹茹　甘草　姜　枣

(《济阴近编·卷之三·脏躁悲伤》)

【参考文献】 陈治.济阴近编[M].叶平,张丽,叶骞,等,校注.北京：中国中医药出版社,2015.

《胎产心法》

【原文】 淡竹茹汤 治妊妇心虚惊悸,脏躁悲伤不止；又治虚烦甚效。

麦冬去心　小麦　制半夏各一钱　人参　茯苓各一钱　甘草五分

上引加生姜三片,枣一枚,淡竹茹一团如指大,水煎服。(《胎产心法·卷之上·脏躁悲伤论》)

【参考文献】 阎纯玺.胎产心法[M]//周仲瑛,于文明,俞欣玮,等.中医古籍珍本集成：妇科卷.长沙：湖南科学技术出版社,2014.

《临证指南医案》

【原文】 某。因惊外触,见症神怯欲迷,已经肢厥冷汗怕动。仿镇怯理虚,脏燥阳浮。人参、茯神、枣仁、生龙骨、石菖蒲、炙草、南枣、陈淮小麦。早上服。

杨氏。经血期至,骤加惊恐,即病寒热,心悸不寐。此惊则动肝,恐则伤肾。最虑久延脏燥,即有肝厥之患。淮小麦、天冬、龙骨、牡蛎、白芍、茯神。(《临证指南医案·卷七·惊》)

【参考文献】 叶天士.临证指南医案[M].北京：中国中医药出版社,2008.

《素灵微蕴》

【原文】《金匮》：妇人脏燥，喜悲伤欲哭，是其肺金之燥也。金为水母，燥金生其寒水，是以恐作。盖人之五志，神气升达则为喜，将升未升，喜之弗遂，则郁勃而为怒，精气沦陷则为恐，将陷未陷，恐之欲生，则凄凉而为悲。木火衰而金水旺，故有悲恐而无喜怒，水寒则火灭，金燥则木伤故也。（《素灵微蕴·卷三·悲恐解》）

【参考文献】 黄元御.素灵微蕴[M].北京：中国中医药出版社，2015.

《评注产科心法》

【原文】 孕妇无故悲泣，为脏躁也。用大枣汤或竹茹汤治之，自愈。

大枣汤

小麦三两　甘草三两　大黑枣十枚

水六碗，煎三碗，分三四次服。

淡竹茹汤

人参一钱　茯苓一钱　半夏五分，泡　麦冬五钱　甘草五分　竹茹一钱五分

加枣姜，煎服。此方心虚、虚烦、惊悸皆可治。（《评注产科心法·上集·胎前门·孕悲》）

【参考文献】 汪喆.评注产科心法[M]//裘庆元.妇科秘本三种.北京：中国中医药出版社，2019.

《彤园医书（妇人科）》

【原文】 孕妇无故，时时伤悲哀痛象，若神灵凭依者，名脏躁，乃因肺金燥也。肺主悲哀，胎热则火炎灼金，肺不能自持，故生悲伤。

甘麦大枣汤　主治脏躁。

甘草五钱　小麦二两　大枣三枚

煎汤频服。

竹茹汤　治心虚胆怯，无故悲伤。

竹茹　茯神各二钱　小麦　麦冬　法半　沙参　炙术各一钱

姜、枣引。

加味八珍汤　治形气虚羸，悲哀不止。

沙参　炙术　茯苓　当归　生地　川芎　酒芍　炒芩　竹茹各钱半　炙草　麦冬各一钱　栀仁五分

姜、枣引。（《彤园医书（妇人科）·卷四·胎前本病门·脏躁悲伤》）

【参考文献】 郑玉坛.彤园医书（妇人科）[M]//中国古医籍整理丛书：女科.江凌圳，校注.北京：中国中医药出版社，2015.

《金匮启钥（妇科）》

【原文】 脏躁世更有怨哀烦躁，病名脏躁悲伤者，其证遇书则惨凄泪下，象若神灵。治法宜先投以大枣汤，后佐以四君子加山栀。一法淡竹茹汤，佐以八珍汤。两两推勘，随宜用

之，无不效者。

甘麦大枣汤

甘草三两　小麦一升　大枣十枚

上水煎温，分三服，亦补脾气。

淡竹茹汤　治妊娠心虚惊悸脏躁，悲伤不止；又治虚烦甚效。

麦冬去心　小麦　半夏汤泡，各二两半　人参　白茯苓各二两　甘草一两

上锉散。每服四钱半，加姜五片，枣一枚，竹茹一团如指大，同煎温服。(《金匮启钥(妇科)·卷四·眼目论·附脏躁悲伤鬼胎》)

【参考文献】　黄朝坊.金匮启钥(妇科)[M]//刘炳凡，周绍明，尤昭玲，等.湖湘名医典籍精华：妇科卷，儿科卷.长沙：湖南科学技术出版社，2000.

《济阴宝筏》

【原文】　淡竹茹汤　治妊娠心虚惊悸，脏躁悲伤，或作虚烦。

麦冬去心　小麦　半夏汤泡，五分　人参　白茯苓十分　甘草五分

上姜、枣并竹茹少许，水煎。治胎脏躁悲哭用红枣烧存性，米饮调下。(《济阴宝筏·卷十一妊娠门·脏躁悲伤》)

【参考文献】　刘常辈.济阴宝筏[M].甘慧娟，校注.北京：中国中医药出版社，2015.

《也是山人医案》

【原文】　吴六三。肝阳亢为头晕，肾阴虚则耳鸣。此晚年肝肾气馁，下虚上实明甚。但忽惊悸，汗大泄，有时瘖不肯瘥，竟有悲伤欲哭之象。明系脏阴少藏，厥阳鼓动，内风上冒，舞于太阴。每有是症，病自情志中生。所以清之攻之，均属无益。议仲景妇人篇，参脏躁悲伤之旨，用药自有准绳，但王道未能速效。

阿胶三钱　牡蛎三钱　磁石二钱　淮小麦一钱五分　炙草五分　大枣三钱　茯神二钱

(《也是山人医案·脏躁悲伤》)

【参考文献】　薛生白，也是山人.扫叶庄医案　也是山人医案[M].上海：上海科学技术出版社，2010.

第七节　百合病

《医灯续焰》

【原文】　《金匮》百合病论曰：百合病者，百脉一宗，悉致其病也。意欲食，复不能食；常默默，欲卧不能卧，欲行不能行；饮食或有美时，或有不用，恶闻食臭时；如寒无寒，如热无热，口苦，小便赤。诸药不能治，得药则剧吐利，如有神灵者。身形如和，其脉微数。每溺时头痛者，六十日乃愈。若溺时头不痛，淅然者，四十日愈。若溺快然，但头眩者，二十日愈。其证或未病而预见，或病四五日而出，或病二十日，或一月后见者，各随证治之。

百合知母汤 百合病,发汗后者,主此方。

百合七枚,擘 知母三两,切

上先以水洗百合,渍一宿,当白沫出;去其水,更以泉水二升,煎取一升,去滓;别以泉水二升,煎知母取一升去滓;后合和煎取一升五合,分温再服。

滑石代赭汤 百合病,下后者,主此方。

百合七枚,擘 滑石三两,碎,绵裹 代赭石如弹丸大一枚,碎,绵裹

上先以水洗百合,渍一宿,当白沫出;去其水,更以泉水二升,煎取一升,去滓;别以泉水二升,煎滑石、代赭取一升,去滓;后合重煎,取一升五合,分温再服。

百合鸡子汤 百合病,吐后者,主此方。

百合七枚,擘 鸡子黄一枚

上先水洗百合,渍一宿,当沫出;去其水,更以泉水二升,煎取一升;去滓,内鸡子黄搅匀,煎五分温服。

百合地黄汤 百合病,不经吐下发汗,病形如初者,主此方。

百合七枚,擘 生地黄汁一升

上以水洗百合,浸一宿,当白沫出;去其水,更以泉水二升,煎取一升;去滓,内地黄汁,煎取一升五合,分温再服。中病勿更服,大便当如漆。(《医灯续焰·卷十八(补遗)·附拟补内外因第九六淫方·晦淫百合狐惑热中脏燥》)

【参考文献】 潘楫.医灯续焰[M].何源,闫志安,张黎临,等,校注.北京:中国中医药出版社,1997.

《金匮要略广注》

【原文】《活人书》云:伤寒虚劳大病后,气未平复变成百合病。今由百脉一宗致病观之,当是心肺二经之病也。盖心合血脉,肺朝百脉,脉者,血之府。凡病在气分者,显而易见;病在血分者,隐而难名。如行卧饮食寒热等症,皆有莫可形容之状,在《内经》解㑊病似之。观篇首如有神灵者,岂非以心藏神,肺藏魄,人身神魄失守,遂有恍惚错妄之情乎?

论曰:百合病者,百脉一宗,悉致其病也。意欲食复不能食,常默默;欲卧不能卧,欲行不能行;欲饮食或有美时,或有不用闻食臭时;如寒无寒,如热无热,口苦小便赤,诸药不能治,得药则剧吐利,如有神灵者,身形如和,其脉微数。每溺时头痛者,六十日乃愈;若溺时头不痛,淅然者,四十日愈;若溺快然,但头眩者,三十日愈。其症或未病而预见,或病四五日而出,或病二十日,或一月微见者,各随症治之。

病名百合,以百脉合而成病也。一宗者,宗气也。人身荣气出于中焦,宗气出于上焦,正当膻中发源之处膻中,任脉穴名,在两乳间,《难经》云:气会膻中,是为上气海。《针经》云:五谷入胃,其糟粕、津液、宗气分为三隧。宗气积于胸中,出喉咙以贯心肺而行荣卫,盖分而为百脉,合而为一宗也。百病一宗,悉致其病,则源流上下表里,无一不病矣。所以致此病者,《内经》云:凡伤于寒则为病热今之伤寒,古名为热病,热气遗留不去,伏于脉中,则昏昏默默,凡行卧饮食寒热,皆有一种虚烦不耐之象,以致热在上则口苦,热在下则便赤,逆于上则为吐,溢于下则为利也。如有神灵者,以心肺俱病,神魄无所凭依而为之昏愦也。身形不和而如和者,热伏于脉而不觉也。脉微数者,热客脉中而伤荣也。头者,诸阳之首;膀胱者,太阳之府,溺从此出,太

阳经上额交巅,溺则膀胱府虚,阳气下陷,故经气亦虚而头痛也。头痛者,其病深,故六十日,周一甲子之数始愈。溺时但洒淅怯寒者,表中阳气尚未虚极,故四十日愈。若溺快然,则太阳经气已充,但头眩,则较头痛为渐轻,故二十日愈。其症二字指溺时头痛渐然诸症而言。或未病预见者,谓未经百合病之先,预见溺时头痛等症也下三句仿此。各随症治之,指下文诸治法言。(《金匮要略广注·卷上·百合狐惑阴阳毒证治第三》)

【参考文献】 李文.金匮要略广注[M].北京:中国中医药出版社,2007.

《冯氏锦囊秘录》

【原文】 伤寒百合病者,行住坐卧不定,如有鬼神。苏颂曰:病名百合,而以百合治之,未识其意。士材曰:亦清心安神之效也。(《冯氏锦囊秘录·杂症大小合参卷十·伤寒百合病》)

【参考文献】 冯兆张.冯氏锦囊秘录[M]//中医非物质文化遗产临床经典名著.北京:中国医药科技出版社,2011.

《张氏医通》

【原文】 《金匮》云:论曰:百合病者,百脉一宗,悉致其病也。意欲食,复不能食,常默默;欲卧不能卧,欲行不能行;饮食或有美时,或有不欲闻食臭时;如寒无寒,如热无热,口苦小便赤,诸药不能治,得药则剧吐利,如有神灵者。身形如和,其脉微数,每溺时头痛者,六十日乃愈。若尿时头不痛,淅淅然者,四十日愈。若尿时快然,但头眩者,二十日愈。其证或未病而预见,或病四五日而出,或病二十日,或一月微见者,各随证治之。

百合病发汗后者,百合知母汤主之。百合病下之后者,滑石代赭汤主之。百合病吐之后者,百合鸡子汤主之。百合病不经吐下发汗、病形如初者,百合地黄汤主之。百合病一月不解,变成渴者,百合洗方主之。百合病渴不瘥者,栝蒌牡蛎散主之。百合病变发热者,百合滑石散主之。百合病见于阴者,以阳法救之;见于阳者,以阴法救之。见阳攻阴,复发其汗,此为逆;见阴攻阳,乃复下之,此亦为逆。(《张氏医通·卷六·痿痹门·百合》)

【参考文献】 张璐.张氏医通[M].李静芳,建一,校注.北京:中国中医药出版社,1995.

《绛雪园古方选注》

【原文】 百合七枚,擘　生地黄汁一升

上以水洗百合,渍一宿,当白沫出,去其水;更以泉水二升,煎取一升,去滓,纳生地汁煎取一升五合,分温再服。中病勿更服,大便当如漆。

通章言百合病,百脉一宗,不但主于营卫,而手足六经悉能致其病,汗吐下皆非所宜。本文云百脉一宗,明言病归于肺,君以百合,甘凉清肺,即可疗此疾,故名百合病;再佐以各经清解络热之药,治其病所从来,当用先后煎法,使不悖于手足经各行之理。期以六十日,六经气复而自愈。若太阴、太阳无病,惟少阴、少阳、厥阴、阳明四经为病,期以四十日愈。若仅属厥阴、阳明二经为病,期以二十日愈。读第四章未经汗吐下者,治以百合地黄汤,中病勿更服;大便如漆,热邪已泄,再服恐变症也。论症以溺时头痛为辨,盖百脉之所重在少阴、太阳,以太阳统六经之气,其经上循巅顶,下通水道,气化不行,乃下溺而上头痛,少阴为生水之源,开阖涩乃溺而渐然。若误汗伤太阳者,溺时头痛,以知母救肺之阴,使膀胱水脏知有母气,救肺即所以救膀胱,是阳病救阴之法也。误下伤少阴者,溺时渐然,以滑石上通肺、下通太阳之阳,恐滑石通腑利窍,仍蹈出汗之弊,乃复代赭石重镇心经之气,使无汗泄之虞,救膀胱之阳,即所以救肺之阳,是阴病救阳之法也。误吐伤阳明者,以鸡子黄救厥阴之阴,以安胃气,救厥阴即所以奠阳明,救肺之母气,是亦阴病救阳之法也。以百合一味,引伸诸方,总不外乎补阴、补阳之理,举此可以类推,学者宜自得之。(《绛雪园古方选注·中卷·内科·百合地黄汤》)

【参考文献】 王子接.绛雪园古方选注[M].北京:中国中医药出版社,2007.

《医学心悟》

【原文】 行住坐卧,若有神灵,其人默默然,意趣不乐,谓之百合病。用百合知母汤主之。(《医学心悟·卷二·伤寒兼症·百合病》)

【参考文献】 程国彭.医学心悟[M].闫志安,徐文兵,校注.北京:中国中医药出版社,1996.

《伤寒心法要诀》

【原文】 百合百脉合一病,如寒似热药无灵,饮食起居皆忽忽,如神若鬼附其形。脉数溺时辄头痛,溺时不痛淅淅风,溺时快然但头眩,六四二十病方宁。

[注]百合病者,谓伤寒过期,留连不解,不分经络百脉,悉合为一病也。如寒似热,诸药无灵。欲饮不能饮,欲食不能食,欲卧不能卧,欲行不能行,精神忽忽,如神若鬼附其形体,而莫知所适从也。如脉数、溺尿时辄头痛者,六十日乃愈。若溺尿时头不痛,惟淅淅然恶风寒者,四十日乃愈。若溺时快然,但头眩者,二十日乃愈。故曰:六四二十日病方宁也。(《伤寒心法要诀·卷二·百合》)

【参考文献】 吴谦.伤寒心法要诀[M]//吴谦.医宗金鉴.北京:人民卫生出版社,1963.

《订正仲景全书金匮要略注》

【原文】 论曰:百合病者,百脉一宗,悉致其病也。意欲食复不能食,常默默然,欲卧不能卧,欲行不能行,欲饮食或有美时,或有不用闻食臭时,如寒无寒,如热无热,口苦,小便赤,诸药不能治,得药则剧吐、利,如有神灵者,身形如和,其脉微数。每溺时头痛者,六十日乃愈;若溺时头不痛者,淅然者,四十日愈;若溺快然,但头眩者,二十日愈。其证或未病而预见,或病四五日而出,或病二十日或一月微见者,各随证治之。

[注]百合,百瓣一蒂,如人百脉一宗,命名取治,皆此义也。百合病者,谓人百脉一宗,悉致其病也。曰百脉即一脉也,犹言百体一体也,是盖以周身言之也。周身之脉,分而言之曰百,合而言之曰一,故曰百脉一宗。若曰百合之病,总脉病也。脉者谓十二脉,三百六十五络脉也。伤寒大病之后,余热未解,百脉未和,或平素多思不断,情志不遂,或偶触惊疑,卒临景遇,因而形神俱病,故有如是之现证也。百脉周于身,脉病则身病,故身形如和不和,欲卧不能卧,欲行不能行也。百脉通于心,脉病则心病,故常默默也。如寒无寒,如热无热,似外感而非外感也。意欲食复不能食,或有美时,或闻食臭,有不用时,似里病而非里病也。至脉

数、口苦、小便赤者,是郁结之热,虽侵里而其热未甚也。方其初病之时,医者不识,误为表里之病,以药汗下之,故剧吐利也。虽剧吐利,不变诸逆。若有神灵,身形如前之和,而脉则比前微数,故其势即不能遽进,不觉加甚,而亦不能速愈也。试以缓愈之期,约略言之,重者不过六十日,轻者不过二十日,轻重之间者,不过四十日可愈也。然愈必以每溺时头痛不头痛,恶风不恶风,快然不快然辨者,以经脉之邪,莫不由太阳而愈也。头痛恶风,是其经之候也;溺时快然,是其腑之征也。其证或未病而预见者,其证指百合病等证言也。未病,言未病伤寒病也,犹言未病伤寒之前,而预先见百合欲食不食等证也。或病四五日而出,谓已病伤寒之后,而始见百合病证也。预先见者,是先有情志不遂,偶触惊疑而召病也。或病二十日或一月才见者,是因伤寒病后而才见也。故曰:各随证治之也。

[集注]李彣曰:《活人书》云:伤寒大病后,气血未得平复,变成百合病。今由百脉一宗,悉致其病观之,当是心、肺二经之病也。如行卧、饮食、寒热等证,皆有莫可形容之状,在《内经》解㑊病似之。观篇中有如神灵者,岂非以心藏神、肺藏魄,人生神魄失守,斯有恍惚错妄之情乎?又曰:《内经》云,凡伤于寒,则为病热。热气遗留不去,伏于脉中,则昏昏默默,凡行卧、饮食、寒热,皆有一种虚烦不耐之象矣。

沈明宗曰:若邪淫于胸中连及上脘,则意欲食,复不能食;走于肝肾,故常默默;流入脾胃,故欲卧不能卧,欲行不能行;邪不在胃,饮食或有美时;壅抑胃气,则闻食臭;流于胆则口苦;流于膀胱则便赤。以上诸证,非一齐并见,皆移易变动而见也。

百合病,见于阴者,以阳法救之;见于阳者,以阴法救之。见阳攻阴,复发其汗,此为逆;见阴攻阳,乃复下之,此亦为逆。

[注]此承上条以明其治也。百合一病,难分阴阳表里,故以百合等汤主之。若病见于阴者,以温养阳之法救之;见于阳者,以凉养阴之法救之。即下文见阳攻阴,或攻阴之后,表仍不解,复发其汗者,此为逆。见阴攻阳,或攻阳之后,里仍不解,乃复下之者,此亦为逆也。

[集注]徐彬曰:《内经》所谓用阴和阳,用阳和阴,即是此义。故诸治法,皆以百合为主。至病见于阳,加一二味以和其阴;病见于阴,加一二味以和其阳。

李彣曰:百合病多端,数条之法,亦说不尽。

沈明宗曰:此治百合病之总要法也。微邪伏于营卫,流行而病表里,当分阴阳以施救治可也。

百合病,不经吐、下、发汗,病形如初者,百合地黄汤主之。

[注]百合一病,不经吐、下、发汗,病形如初者,是谓其病迁延日久,而不增减,形证如首章之初也。以百合地黄汤,通其百脉,凉其百脉。中病勿更服,恐过服生地黄,大便常如漆也。

百合地黄汤方

百合擘,七枚　生地黄汁一升

上以水洗百合,渍一宿,当白沫出,去其水,更以泉水二升,煎取一升,去滓,内地黄汁,煎取一升五合,分温再服。中病勿更服,大便常如漆。(《订正仲景全书金匮要略注·卷十九·百合狐惑阴阳毒病脉证并治第三》)

【原文】论曰:百合病者,百脉一宗,悉致其病也。意欲食,复不能食,常默默然,欲卧不能卧,欲行不能行,饮食或有美时,或有不用闻食嗅时,如寒无寒,如热无热,口苦,小便赤;

诸药不能治,得药则剧吐、利,如有神灵者,身形如和,其脉微数。每溺时头痛者,六十日乃愈;若溺时头不痛,淅然者,四十日愈;若溺快然,但头眩者,二十日愈。其证或未病而预见,或病四五日而出,或病二十日或一月微见者,各随证治之。(《订正仲景全书金匮要略注·卷八·正误存疑篇·存疑·百合狐惑阴阳毒第三》)

【参考文献】 吴谦.订正仲景全书金匮要略注[M]//吴谦.医宗金鉴.北京:人民卫生出版社,1973.

《金匮悬解》

【原文】 百合病者,百脉一宗,悉致其病也。意欲食,复不能食;常默然,欲卧不能卧,欲行不能行;饮食或有美时,或有不欲闻食臭时;如寒无寒,如热无热;口苦,小便赤,诸药不能治,得药则剧吐利,如有神灵者,身形如和,其脉微数。每溺时头痛者,六十日乃愈。若溺时头不痛,淅淅然者,四十日愈。若溺时快然,但头眩者,二十日愈。其证或未病而预见,或病四五日而出,或病二十日或一月后见者,各随证治之。

百合病者,伤寒之后,邪气传变,百脉一宗,悉致其病。百脉者,六气攸分,五行不一,而百脉一宗,则殊途同归,悉致其病,则百端俱集。意未尝不欲食,复不能食,常默然无语。动止不安,故欲卧不能卧,欲行不能行。饮食或有甘美之时,或有恶闻食臭之时。如寒而无寒,如热而无热,口苦便赤。诸药不效,得药则剧,吐利不测。身形如和,其脉微数。如是则经络脏腑莫名其部,寒热燥湿莫名其条。此有法焉,观其小便。溺时头痛者,水降而气升也。气水一原,在上则为气,是谓上焦如雾;在下则为水,是谓下焦如渎;在中气水之交,是谓中焦如沤。上焦清气昏蒙,心绪烦乱,浊气稍降,头目犹清,溺时清气降泄而浊气升腾,头上壅塞,是以作痛,此其病重,两月乃愈。若溺时头上不痛,但淅淅振栗者,气虽上升,而未甚壅遏,其病颇轻,四十日愈。若溺时快然,但觉头眩者,气虽上升,而不至填塞,其病更轻,二十日愈。其溺时之证,或未病而预见,或病四五日而方出,或病二十日及一月而后见者,各随其证之轻重而治之也。(《金匮悬解·卷六·外感杂病·百合九章·百合一》)

【参考文献】 黄元御.金匮悬解[M]//黄元御.黄元御医书全集:中.北京:中医古籍出版社,2016.

《伤寒直指》

【原文】 百合病者,百脉一宗,悉致其病也。意欲食复不能食,常默默,欲卧不能卧,欲行不能行,饮食或有美时,或有不用,闻食臭时,如寒无寒,如热无热,口苦,小便赤,诸药不能治,得药则剧,吐利如有神灵者。身形如和,其脉微数,每溺时头痛者,六十日乃愈。若溺时头不痛,淅然者,四十日愈;若溺快然但头眩者,二十日愈;其证或未病而预见,或病四五日而出,或病二十日,或一月微见者,各随证治之。(《千金》:百合病者,谓无经络,百脉一宗悉致病也。皆因伤寒虚乏,大病后未平复,变成斯证。其状恶寒而呕者,病在上焦也,二十三日当愈。腹满微喘,大便坚,三四日一大便,时复小溏者,病在中焦也,六十三日当愈。小便淋沥难者,病在下焦也,三十三日当愈。各随其证以治之。百合为病,令人欲食,复不能食,或有美时,或不用,闻饮食臭,或如有寒,其实无寒,如有热,其实无热,常默默,欲卧,复不得眠,至朝口苦,小便赤涩,欲行复不能行,诸药不能治,治之即剧吐利,如有神灵所为也。百合病,身形如和,其脉微数,其候每溺时,即头觉痛者,六十日愈。溺时头不痛,淅然寒者,四十日愈。溺时觉快然,但头眩者,二十日愈。其人或未病而预见,或已病四五日而出,或一月二十日后见其候,治之勿误也。依证治之)百合病见于阴者,以阳法救之;见于阳者,以阴法救之。见阳攻阴,复发其汗,此为逆;见阴攻阳,乃复下之,此亦为逆,其病难治。《千金》:百合病,见在于阴而攻其阳,则阴不得解也,复发其汗为逆;见在于阳而攻其阴,则阳不能解也,复下之其病不愈。《医案》:一人得伤寒病,经汗下后不愈,延至月余,耳聋,食药入口即吐,其误剂已多,脾胃受伤,故食药俱不纳也。证百合病,乃以陈皮、白术、百合、干姜煎饮,一服即能食不吐。渐增减服之而安。健按:此因伤寒后失调,脾胃虚而气血不复,证似蜂起,故名百合。欲行懒行,似寒似热,总合一虚字耳。虚则内火空发,故小便赤,口苦头眩,服药稍差,反增其剧。玩医案,以健脾开胃,诚为大法。然恐未尽其妙,此当用归脾汤加黄芩治之可愈。何论其日数之多少哉?)百合病,发汗后者,百合知母汤主之。《千金》:已经发汗后,更发病者)百合病,下之后者,滑石代赭汤主之。(已经下后,更发病者)百合病,吐之后者,百合鸡子汤主之。(已经吐后,更发病者)百合病,不经吐下发汗,病如初者,百合地黄汤主之。百合病,一月不解,变成渴者,百合洗方主之。百合病,渴不差者,栝蒌牡蛎散主之。百合病,变发热(一作寒热)者,百合滑石散主之。(《伤寒直指·卷七·辨可下病脉证治第二十一》)

【参考文献】 强健.伤寒直指[M].吉文辉,王大妹,点校.上海:上海科学技术出版社,2005.

《兰台轨范》

【原文】 论曰:百合病者,百脉一宗,悉致其病也。意欲食,复不能食,常默然,欲卧不能卧,欲行不能行,饮食或有美时,或有不用闻食臭时,如寒无寒,如热无热,口苦小便赤,诸药不能治,得药则剧吐利,如有神灵者。身形如和,其脉微数。每溺时头痛者,六十日乃愈。若溺时头不痛,淅然者,四十日愈。若溺快然,但头眩者,二十日愈。其证或未病而预见,或病四五日而出,或病二十日,或一月微见者,各随证治之。

百合病,见于阴者,以阳法救之;见于阳者,以阴法救之。见阳攻阴,复发其汗,此为逆;见阴攻阳,乃复下之,此亦为逆。此等症,病后得之者甚多。医者不知,多方误治,以致病气日深,不可救疗,始终无一人能识之者,遍地皆然也。百脉一宗悉病,盖肺朝百脉,故以百合治肺为主药。(《兰台轨范·卷三·百合病》)

【参考文献】 徐灵胎.兰台轨范[M].刘洋,刘惠杰,校注.北京:中国中医药出版社,2008.

《续名医类案》

【原文】 一人病昏昏默默,如热无热,如寒无寒,欲卧不能卧,欲行不能行,虚烦不耐,若有神灵,莫可名状。此病名百合,虽在脉,实在心肺两经,以心合血脉,肺朝百脉故也。盖心藏神,肺藏魄,神魄失守,故见此症。良由伤寒邪热,失于汗下和解,致热伏血脉而成。用百合一两,生地汁半钟,煎成两次服,必候大便如漆乃瘥。(《续名医类案·卷一·伤寒》)

【参考文献】 魏之琇.续名医类案[M].黄汉儒,蒙木荣,廖崇文,点校.北京:人民卫生出版社,1997.

《伤寒论纲目》

【原文】 [纲]仲景《金匮》曰:论曰,百合病者,百脉一宗,悉致其病也。意欲食复不能食,尝默默,欲卧不能卧,欲行不能行,饮食或有美时,或有不欲闻食臭时,如寒无寒,如热无热,口苦,小便赤,诸药不能治,得药则剧吐利,如有神灵者,身形如和,其脉微数。每溺时头痛者,六十日乃愈;若病时头不痛,淅淅然者,四十日愈;若溺时快然,但头眩者,二十日愈。其症或未病而预见,或病四五日而出,或病二十日,或一月后见者,各随症治之。

[目]徐彬曰:此言伤寒之人,都有正气不能御邪,致浸淫经脉。现症杂乱,不能复分经络,曰百合病,谓周身百脉皆病。然皆有所宗而主之,以致各病,而名不能专持其病者。但觉行住坐卧饮食皆妨,而寒热口苦、便赤、吐利,且得药则剧,身形反如和,毫无可捉摸。而寒热口苦,似属少阳;小便赤,似属太阳;吐利,似属三焦腑病。未深入脏,故恐邪久留连阳经,搏结于脑,则猝难脱身,而非不治之病。但于溺时而头痛者,知其病深;头不痛而淅淅然,则病稍浅;快然而头眩,则邪更浅,故愈日以渐而速。乃《千金》曰,其状恶寒而呕者,病在上焦,二十三日当愈;其状腹满微喘,大便坚,三四日一大便,时复小溏者,病在中焦,六十三日当愈;其状小便淋沥而难者,病在下焦,三十三日当愈。则知此病有搏邪在内,而微有三焦之分者,其治法又当分三焦而和之。(《伤寒论纲目·卷十六·伤寒所属诸病·百合病》)

【参考文献】 沈金鳌.伤寒论纲目[M].北京:中国中医药出版社,2015.

《伤寒瘟疫条辨》

【原文】 百脉一宗,举身皆病,无复经络传次,故曰百合。大抵病后虚劳,脏腑不调所致。其病似寒不寒,似热不热,欲食不食,欲卧不卧,默默不知苦所在,服药即吐,如见鬼状。俱因病在阴则攻阳,病在阳则攻阴,药剂乖违,故成百合病。通宜小柴胡汤加百合、知母、粳米,血热用百合地黄汤。《绪论》曰:百合病,即痿证之暴者。以肺热叶焦,气化不行,以致小便不利。又肺为百脉之总司,故通身经络废弛,百脉一宗,举身皆病,宜百合地黄汤。盖取百合之清肃肺气以利水道,则周身之阳火自化耳。按:此亦伤寒温病之后证也。(《伤寒瘟疫条辨·卷三·百合病》)

【参考文献】 杨璿.伤寒瘟疫条辨[M].徐国仟,点校.北京:人民卫生出版社,1986.

《金匮要略浅注》

【原文】 论曰:百合病者,(分为)百脉,(合为)一宗,(无经络可别)悉致其病也。(第见其证)意欲食(而)复不能食,(口欲言,而又不言,而)常默默,欲卧(而又躁,而)不能卧,欲行(而又懒,而)不能行,欲饮食,或有美时,或有不欲闻食臭时,如寒无寒,如热无热,口苦,小便赤,诸药不能治。得药则剧吐利,如有神灵者。身形如和,(以上诸证,全是恍惚去来不可为凭之象,惟凭之于脉与溺,确知其为热)其脉微数,(数则主热也。)溺出膀胱,膀胱为太阳之腑,其脉上至巅顶,溺时头痛者,太阳乍虚,而热气乘之也。今)每溺时(而)头(每)痛者,(乃热气之甚者,必)六十日(之久,月再周而阴气复,阴气复而阳邪平,然后)乃愈;若溺时头不痛,淅淅然者,(则病稍浅矣,大约)四十日(可)愈;若溺(时)快然,但头眩者,(则更浅矣,不过)二十日(可)愈。其(百合)证(多于伤寒大病后见之)或未病而预见,(热气先动也)或病四五日而出,或二十日或一月后见者,(遗热不去也)各随证治之。

此详言百合病之证脉也。此证多见于伤寒大病前后,或为汗吐下失法而变,或平素多思不断,情志不遂,或偶触惊疑,猝临异遇,以致行住坐卧饮食等,皆若不能自主之势,此病最多,而医者不识耳。

程云来云：头者，诸阳之首。溺则阳气下施，头必为之摇动。曷不以老人小儿观之？小儿元气未足，脑髓不满，溺将出，头为之摇，此阳气不充故耳；老人血气衰，肌肉涩，脑髓清，故溺出时不能射远。将完必湿衣，而头亦为之动者，此阳气已衰，不能施射故耳。由此观之，溺出头之痛与不痛，可以观邪之浅与深矣。故百合病溺出头痛者，言邪舍深而阳气衰也。内衰则入于脏腑，上则牵连脑髓，是以六十日愈。若溺出头不痛淅淅然者，淅淅如水洒淅皮毛，外舍于皮肤肌肉，尚未入脏腑之内，但阳气微耳，是以四十日愈。若溺出快然，但头眩者，言邪犹浅，快则阴阳和畅，营卫通利，脏腑不受邪，外不淅淅然，则阳气尚是完固，但头眩者，是邪在阳分，阳实则不为邪所牵，故头不疼而眩，是以二十日愈也。其说亦通。（《金匮要略浅注·卷二·百合狐惑阴阳毒病证治第三》）

【参考文献】　陈修园.金匮要略浅注［M］//陈修园.陈修园医学丛书.林慧光，戴锦成，高申旺，校注.北京：中国中医药出版社，2016.

《金匮玉函要略辑义》

【原文】　论曰：百合病者，百脉一宗，悉致其病也，意欲食复不能食，常默然，欲卧不能卧，欲行不能行，饮食或有美时，或有不用闻食臭时，如寒无寒，如热无热，口苦小便赤，诸药不能治，得药则剧吐利，如有神灵者，身形如和，其脉微数。每溺时头痛者，六十日乃愈；若溺时头不痛淅然者，四十日愈；若溺快然，但头眩者，二十日愈。其证或未病而预见，或病四五日而出，或病二十日，或一月微见者，各随证治之。（默然，赵本作默默；不用闻食臭之用字，徐沈作欲；微见《巢源》作复见，《千金》作后见；魏快，作怏，非）

〔尤〕百脉一宗者，分之则为百脉，合之则为一宗，悉致其病，则无之非病矣。然详其证，意欲食矣，而复不能食，常默然静矣，而又躁不得卧，饮食或有时美矣，而复有不用闻食臭时，如有寒如有热矣，而又不见为寒，不见为热。诸药不能治，得药则剧吐利矣，而又身形如和，全是恍惚去来，不可为凭之象。惟口苦小便赤，脉微数，则其常也。所以者何，热邪散漫，未统于经，其气游走无定，故其病亦去来无定，而病之所以为热者，则征于脉，见于口与便，有不可掩然者矣。夫膀胱者，太阳之腑，其脉上至巅顶，而外行皮肤，溺时头痛者，太阳乍虚，而热气乘之也，淅然快然。则递减矣。夫乍虚之气，溺已即复，而热淫之气，得阴乃解。故其甚者，必六十日之久，诸阴尽集，而后邪退而愈，其次四十日。又其次二十日，热瘥减者，愈瘥速也。此病多于伤寒热病前后见之，其未病而预见者，热气先动也，其病后四五日，或二十日，或一月见者，遗热不去也，各随其证以治，具如下文：

案魏氏以此证，断为气病，而今验之于病者，气病多类此者。然下条百合诸方，并似与气病不相干，故其说虽甚巧，竟难信据。《千金》云：伤寒虚劳，大病已后，不平复，变成斯疾。其状恶寒而呕者，病在上焦也，二十三日当愈。其状腹满微喘，大便坚，三四日一大便，时复小溏者，病在中焦也，六十三日当愈。其状小便淋沥难者，病在下焦也，三十三日当愈。各随其证治之，思邈所论如此。参之于本条。明是百合病，别是一种病，尤注颇详，故今从之。（张氏医通，有治百合病医案一则，当参考）

百合病，发汗后者，百合知母汤主之。（《千金》作百合病，已经发汗之后，更发者，下文例并同）

〔尤〕人之有百脉，犹地之有众水也。众水朝宗于海，百脉朝宗于肺，故百脉不可治，而可治其肺。百合，味甘平微苦，色白入肺，治邪气，补虚清热，故诸方悉以之为主，而随证加药治之。用知母者,以发汗伤津液故也。〔魏〕百合病,用百合,盖古有百合病之名,即因百合一味,而瘳此疾,因得名也。如《伤寒论》条内云:太阳病桂枝证,亦病因药而得名之义也。

案:《本草》苏颂云:仲景治百合病,凡四方,病名百合,而用百合治之。不识其义,今得魏注,而义自明。后世有病名河白者,以河白草治之。(出《证治大还》)即与此同义。(《金匮玉函要略辑义·卷一·百合狐惑阴阳毒病证治第三》)

【参考文献】 丹波元简.金匮玉函要略辑义[M].北京:人民卫生出版社,1955.

《吴门治验录》

【原文】 问:百合一症,虽《金匮》立方,用者颇少,今用古法加减,厥疾乃瘳,究竟辨症用药之意,未得明晰。曰:百合病,似无病,又似无不病,脉象起居,亦如平人,而内外上下,举止动静,俱觉无一是处。揆厥因由,究系肺经不调轻病。盖肺主皮毛,而朝百脉,又为娇藏,寒热劳瘁,皆能耗其治节之气,却在皮毛轻浅,故诊脉不见病象。若一用重剂,反恐变增他症,故仲景但用清轻上浮之品,以调其气分,借百合无病不合之意,以为主药,却于病症相合,肺得清润,则百脉俱能受益,再随其见症而加减之,自然诸症渐痊矣。医者,意也。仲景所以为医中之圣与,后东垣李氏《秘录》中,有万愈中和饮一方,治症极多,亦以百合为主药,即仿仲景法也。张路玉《本经逢源》极称百合功能,清而不凉,滋而不腻,通二便,调百脉,为肺部妙药,且以为山中蚯蚓所化,曾于掘出亲见之,夫蚯蚓为地龙,能通经络,或亦理之所有,或云此系野种,与外科尤宜,然不妨阙疑,以俟博物君子。(《吴门治验录·卷三》)

【参考文献】 顾金寿.吴门治验录[M]//中国古医籍整理丛书:医案医话医论.孙理军,孙耀光,柏云飞,校注.北京:中国中医药出版社,2016.

《金匮方歌括》

【原文】 百合病,不经吐、下、发汗,病形如初者,此汤主之。

百合七枚　生地黄汁一升

上洗煎百合如前法,取一升,去滓,内地黄汁,煎取一升五合,温分再服。中病勿更服,大便当如漆。

歌曰:不经汗下吐诸伤,形但如初守太阳(迁延日久,始终在太阳经不变者);地汁一升百合七,阴柔最是化阳刚。

元犀按:病久不经吐、下、发汗,病形如初者,是郁久生热,耗伤气血矣。主以百合地黄汤者,以百合苦寒清气分之热,地黄汁甘润泄血分之热,皆取阴柔之品以化阳刚,为泄热救阴法也。中病者,热邪下泄,由大便而出矣,故曰如漆色。(《金匮方歌括·卷一·百合狐惑阴阳毒方·百合地黄汤》)

【参考文献】 陈修园.金匮方歌括[M].北京:中国中医药出版社,2016.

《奉时旨要》

【原文】 百合病者,行住坐卧,若有神灵,默默意趣不乐,**百合知母汤**主之。(《奉时旨要·卷二·阳属·伤寒兼症》)

【参考文献】 江涵暾.奉时旨要[M].北京：中国中医药出版社，2007.

《叶氏医效秘传》

【原文】 伤寒病后，失于调理，余邪未尽，阴阳错攻，当汗反下，当下反汗，以致为逆，邪不能解，故为百脉一宗，举皆受病，无复经络传次。所以欲食不食，欲卧不卧，欲行不行，似寒无寒，似热无热，默默不知，口苦便赤，药入口即吐利愈剧，如有邪祟，其脉微数，此为百合病，故用百合等汤。若溺时头痛，六十日愈。溺时头不痛，淅然寒者，四十日愈。若溺快然而头眩者，二十日愈。（《叶氏医效秘传·卷二·伤寒诸证论·百合病》）

【参考文献】 叶天士.叶氏医效秘传[M]//黄英志.叶天士医学全书.北京：中国中医药出版社，2015.

《研经言》

【原文】 仲景以百合治百合病专方也，诸家注从未有能道其故者。案《本草经》百合除邪气，利大小便。百合病症状虽变幻不一，要之，小便赤黄一症则有定。仲景于至无定中求其有定者，以立诊治之准，此百合病所以必用百合也。百合病重在小便，故于头痛、头淅淅、头眩诸足以卜愈期者，皆于小便时诊之。凡辨疑难症，皆当准此。夫古人至奇之法，实有至常之理。浅人泥于百合补肺之说，因以肺朝百脉为之解，浅也。又百合病者，由于余邪逗留，血气不润所致。如意欲食而或美及欲卧欲行云云，状其无大邪之抑，正气有时得伸也；复不能食至不用闻臭、不能卧、不能行云云，状其气血少润也。如寒如热，肌中不润而滞涩也；无寒无热，余邪不能作势也；口苦，胃液被余邪所吸，不能消净食物也；得药剧吐利，胃液不充，反为药所胜也；脉微数，微为血气少，数为邪气止也；溺时痛见于头者，溺为去液之事，故病液少者，卜之于此，下虚则上实也。此证之于症而合者也。其治法，专以滋润为主，故本方于百合外，加生地汁，津血并润也。汗下吐皆伤液，故随上下之所伤而救之。知母、鸡黄皆滋润之品。滑石为润下之品。惟赭能逐邪，欲乘其方下而逐之也。变渴，则栝蒌、牡蛎；变发热，则滑石，无非取乎其润。此证之于方而合者也。然后知《本经》百合除邪气、利大小便云云，皆润之之效也。大抵病至邪留正虚之时，攻则害正，补则碍邪，惟有润之，使正纾邪浮，始可设法逐邪。其逐邪之法，总不出伤寒差已后更发热者，小柴胡汤主之；脉浮者以汗解之，脉沉实者以下解之数语，决不以百合数方了事也。惟至此时，则病之局势已移，不得仍以百合称，故百合病止此耳！读仲景书，如读《春秋左传》，当取他传，续此传后，而后纪事之本末始全。（《研经言·卷三·百合病用百合解》）

【参考文献】 莫枚士.研经言[M].王绪鳌，毛雪静，点校.北京：人民卫生出版社，1990.

《高注金匮要略》

【原文】 百合病者，宗气、血脉百不合之病也。以百不合之病，而合之以百合，以药名病，犹云柴胡症、桂枝症之义，故曰百合病也。百脉者，百骸之血脉也，就上中下三焦而言；一宗者，一身之宗气，就心肺之夹空而言。然气主乎血，血抱乎气，尝有夫唱妇随、君令臣供之妙。若阴血一伤，则其气自为涣散，而气血失合一之用，故悉致其病也。是则气原无病，所病者，惟是血不足以副之，故见夫若无家、君几失国之象。下文欲食、欲卧、欲行、欲饮食、或有美时,及无寒无热,一半俱阳气未病之候,而不能食、不能卧、不能行,或饮食有不用,而且食闻臭及如热等,一半症候俱阴不能为阳以赞厥成耳。默默,神机以失依而有消阻之状。口苦者,阳浮于上也。小便赤者,阳陷于下也。药不对症,故不能治。盖行诸药者,以脾胃之阴阳相得,然后能使之内走脏腑,外达经表耳。今阳有余而弛,阴不足而纵。阳弛,故得阳药则剧吐;阴纵,故得阴药则剧利也。如有神灵,指预知暗识之类,盖阴不能宅阳,而魂离神荡,往往有在家而预知行人之至,静卧而潜通窃议之言者是也。此系神机不守,为百合病之最重者。俗解顶上文之得药吐利为言,则谬甚矣。身形如和者,阳气无病之应;脉微数者,阴血干热之应。阴短阳长之人,每当溺时,则膀胱一空而阴气下流,其阳热愈浮于上,故头痛。六十日为六气转换之候,五行之鬼气,满则必移,而平气接之,是为子制其鬼也,故期其愈。若头不痛,但渐然及溺快而但头眩者,其阴虚阳浮之候递减,而愈期亦各较速也。其症统指欲食至头眩等症而言。未病而见,谓不因他病而自成百合病者,即下文第五条百合地黄汤症是也。病四五日三项,谓不论新旧,先因他病而致虚阴气以成此病,即下文二条之百合知母汤、三条之百合滑石代赭汤、四条之百合鸡子黄汤等症是也。或有问余者曰:子何以知此症之阳气无病,但病阴虚而阳自涣散也耶? 答曰:以本篇方意知之,诸方中用药,俱就上中下而峻补其阴,至于阳气,但用百合一味以招来收摄之而已矣。见诸方下。客首肯而去。(《高注金匮要略·百合狐惑阴阳毒病证治第三》)

【参考文献】 高学山.高注金匮要略[M]//中国古医籍整理丛书.北京:中国中医药出版社,2015.

《中西汇通医经精义》

【原文】 肺藏魄。人身血肉块然,阴之质也,有是质,即有宰是质者,秉阴精之至灵,此之谓魄。肝主血,本阴也,而藏阳魂;肺主气,本阳也,而藏阴魄,阴生于阳也。实指其物,即肺中清华润泽之气。西医所谓肺中只有膜沫是也,惟其有此沫,则散为膏液,降为精血,阴质由是而成矣。魂主动,而魄主静,百合病慌惚不宁,魄受扰也,魇魇中恶,魄气所掩也。人死为鬼,魄气所变也。凡魂魄皆无形有象,变化莫测,西医剖割而不见,遂置弗道,夫谈医而不及魂魄,安知生死之说哉。(《中西汇通医经精义·上卷·五脏所藏》)

【参考文献】 唐容川.中西汇通医经精义·医易通说·医学见解·痢证三字诀·本草问答[M].太原:山西科学技术出版社,2013.

《血证论》

【原文】 大病伤寒之后,欲食不食,欲卧不卧,欲行不行,精神恍惚,若有鬼神附其体中者,名曰百合病。谓百脉一宗,合致其病。肺主百脉,肺魄不宁,故病如此。诸多恍惚,未尽名状,必见溺赤脉数之证,乃肺金受克之验也,仲景用生地、百合、滑石治之。此专言杂病余邪为患者也。失血家阴脉受伤,凡是恍惚不宁皆百合病之类,总宜清金定魄为主,清燥救肺汤加百合、茯神、琥珀、滑石、生地、金箔治之,地魄汤亦治之,或琼玉膏加龙骨、羚羊角、百合,或人参清肺汤加百合、滑石。(《血证论·卷六·恍惚》)

【参考文献】 唐宗海.血证论[M].欧阳兵,李文华,韩涛,点校.天津:天津科学技术出版社,2003.

《一得集》

【原文】 定庠生金彩眉,其夫人丙戌秋病霍乱卒,渠亦患湿热症。是年定海之霍乱,经余治愈者甚多,及彩眉之遇余也,则在仲冬时矣。盖渠自秋间患湿温之后,失于清解,留邪在络,且丧偶悲郁,再有烟癖,耗伤精血,烦躁不寐,目不交睫者匝月,日间坐卧不安,百感交集,欲食而不能食,欲卧而不能卧,饮食或宜或不宜,神识似痴,脉之空大,指下极乱。余曰:此正《金匮》所云百合病也,再兼痰上冲,遂与百合地黄汤,加清痰降火之药。两剂稍能寐,而神志仍似痴呆,乃专清其痰火,而加宁神定志之品,出入加减,至丁亥春始痊。(《一得集·卷中医案·金彩眉百合病治验》)

【参考文献】 心禅.一得集[M]//珍本医书集成:第14册,杂著类.上海:上海科学技术出版社,1986.

《难经正义》

【原文】 《灵枢·本神》篇云:随神往来谓之魂,言其知觉之灵处也。肺藏魄者,魄乃阴之精,形之灵也,肝主血,本阴也,而藏阳魂,阳潜于阴也。肺主气,本阳也,而藏阴魄,阴生于阳也。人之初生,耳目心识,手足运动,啼呼为声,皆魄之灵也。百合病恍惚不宁,魄受扰也,魇魔中恶,魄气掩也。(《难经正义·卷三·三十四难》)

【参考文献】 叶霖.难经正义[M].吴考盘,点校.北京:人民卫生出版社,1990.

《医学摘粹》

【原文】 百合病者,谓伤寒过期,留连不解,不分经络,百脉悉合为一病也。如寒似热,诸药无灵,欲饮不能饮,欲食不能食,欲卧不能卧,欲行不能行,精神忽忽,如神若鬼,附其形体,而莫知所适从也。如脉数,溺尿时辄头痛者,六十日乃愈。若溺时快然,但头眩者,二十日乃愈。(《医学摘粹·伤寒证辨·百合》)

【参考文献】 庆云阁.医学摘粹[M].彭静山,点校.上海:上海科学技术出版社,1983.

《退思集类方歌注》

【原文】 治百合病。百合病者,百脉一宗,悉致其病也。意欲食,复不能食,常默然,欲卧不能卧,欲行不能行,饮食或有美时,或有不欲闻食臭时,如寒无寒,如热无热,口苦,小便赤,诸药不能治,得药则剧吐利,如有神灵者。身形如和,其脉微数。每溺时头痛者,六十日乃愈;若溺时头不痛,淅淅然者,四十日愈;若溺快然,但头眩者,二十日愈。其证或未病而预见,或病四五日而出,或二十日或一月微见者,各随证治之。若未经吐、下、发汗,病形如初者,此方主之。

百合七枚　生地黄汁一升

上先以水洗百合,渍一宿,当白沫出,去其水,更以泉水二升,煎取一升,去滓,纳地黄汁,煎取一升五合,分温再服,中病,勿更服,大便当如漆。(《退思集类方歌注·百合汤类·百合地黄汤》)

【参考文献】 王旭高.退思集类方歌注[M]//王旭高.王旭高临证医书合编.太原:山西科学技术出版社,2009.